靶器官毒理学丛书

TARGET ORGAN TOXICOLOGY SERIES

皮肤、眼与骨毒理学

Toxicology of Skin, Eye and Bone

主编　茆文革　张恒东　张增利
主审　常元勋　朱宝立

北京大学医学出版社

PIFU, YAN YU GU DULIXUE

图书在版编目（CIP）数据

皮肤、眼与骨毒理学／茆文革，张恒东，张增利主编．／常元勋，朱宝立主审．—北京：北京大学医学出版社，2010.8
（靶器官毒理学丛书）
ISBN 978-7-81116-876-1

Ⅰ．①皮… Ⅱ．①茆…②张…③张… Ⅲ．①皮肤—毒理学②眼—毒理学③骨—毒理学 Ⅳ．①R322.9 ②R322.7 ③R99

中国版本图书馆CIP数据核字（2009）第231291号

皮肤、眼与骨毒理学

主　编：	茆文革　张恒东　张增利
主　审：	常元勋　朱宝立
出版发行：	北京大学医学出版社（电话：010-82802230）
地　址：	(100191) 北京市海淀区学院路38号　北京大学医学部院内
网　址：	http://www.pumpress.com.cn
E - mail：	booksale@bjmu.edu.cn
印　刷：	北京瑞达方舟印务有限公司
经　销：	新华书店
责任编辑：陈　碧	责任校对：杜　悦　　责任印制：郭桂兰
开　本：	880mm×1230mm　1/32　印张：17.125　字数：500千字
版　次：	2010年8月第1版　2010年8月第1次印刷　印数：1-2000册
书　号：	ISBN 978-7-81116-876-1
定　价：	56.00元

版权所有，违者必究
（凡属质量问题请与本社发行部联系退换）

本书由
北京大学医学部科学出版基金
　　　　　　　　资助出版

编写人员名单

主　审　　常元勋　北京大学公共卫生学院
　　　　　朱宝立　江苏省疾病预防控制中心
主　编　（以编写章节前后顺序排列）
　　　　　茆文革　江苏省疾病预防控制中心
　　　　　张恒东　江苏省疾病预防控制中心
　　　　　张增利　苏州大学放射医学与公共卫生学院
编　委　（以编写章节前后顺序排列）
　　　　　白　瑢　江苏省疾病预防控制中心
　　　　　蒋晓红　江苏省疾病预防控制中心
　　　　　刘　岚　江苏省卫生厅
　　　　　杨泽云　南通市疾病预防控制中心
　　　　　姚建华　苏州市疾病预防控制中心
　　　　　龚　伟　江苏省疾病预防控制中心
　　　　　汪庆庆　江苏省疾病预防控制中心
　　　　　刘仁平　苏州工业园区疾病防治中心
　　　　　金振国　江苏省疾病预防控制中心
　　　　　陈晓敏　淮安市疾病预防控制中心
　　　　　李冰燕　苏州大学放射医学与公共卫生学院
　　　　　刘建中　北京市疾病预防控制中心
　　　　　李　煜　北京市疾病预防控制中心
编　者　（以编写章节前后顺序排列）
　　　　　徐　军　江苏省疾病预防控制中心
　　　　　余　彬　江苏省疾病预防控制中心
　　　　　焦建栋　无锡市疾病预防控制中心
　　　　　王建锋　江苏省疾病预防控制中心
　　　　　张　锋　江苏省疾病预防控制中心
　　　　　徐艳琼　江苏省疾病预防控制中心
　　　　　张　力　江苏省疾病预防控制中心
　　　　　韩　磊　江苏省疾病预防控制中心
秘　书　　赵　茜　北京大学公共卫生学院

《靶器官毒理学丛书》编审委员会

主 任 委 员 　常元勋

副主任委员 　赵超英　朱宝立　姜允申

委　　　员 　（按姓氏汉语拼音排序）

　　　　　　　　贾　光　马文军　茆文革　彭双清

　　　　　　　　谭壮生　唐　萌　王民生　张恒东

　　　　　　　　张增利　赵振东　周志俊

秘　　　书 　赵　茜　谭壮生

序

《靶器官毒理学丛书》，以机体各系统（器官）为"靶器官"，以靶器官损伤与外源化学物的关系为切入点，全面总结和介绍外源化学物对神经、血液、心血管、呼吸、免疫、消化、泌尿和生殖系统，以及眼、皮肤与骨的毒性表现、毒性机制、防治原则。重点介绍近几十年来外源化学物对人和动物致突变、生殖发育（致畸）毒性及致癌性。这将填补我国这一领域的空白。

本丛书是国内第一套全面介绍外源化学物对各系统（器官）损伤的丛书。北京大学医学出版社委托常元勋教授担任本丛书总主编，组织全国部分院校、省（市）疾病预防控制中心的教授、研究员，作为本丛书各分册的主编。

本丛书作为毒理学综合参考书，具有系统性、完整性和先进性。我相信本丛书对从事环境卫生、劳动卫生、环境保护和劳动保护等领域的专业人员的工作和研究会有所帮助。

中国科学院院士
北京大学教授　王夔

2009 年 4 月 24 日

丛书前言

20世纪人类进步的一个表现是通过使用天然的和合成的化学物质解决迅猛增加的人口的生存问题，并且提高了人类的生活水平。但是经过一百多年的迅猛发展后，人们慢慢觉悟到生存、生活质量和安全是互相关联的，不可忽略其中任何一个方面。因此，环境有害化学因素对人体健康的影响已受到全社会的关注。

人体的生命活动是组成人体的各个系统（器官）功能的综合。因此，健康状态下系统（器官）方能行使正常功能，如血液系统中血液的循环，呼吸系统对气体的吸入和排出，消化系统对食物的消化和吸收，泌尿系统对代谢产物的排出，免疫系统的防御功能，健康的生殖系统关系到出生人口的素质，皮肤是人体重要的保护器官，眼是重要的视觉器官。然而，神经系统在人体各系统（器官）中起着主导作用，它全面地调节着体内各系统（器官）的功能，以适应内外环境的变化。由此可见，环境中任何一种化学因素，如果影响到某一系统（器官）或多种系统（器官）功能，将会引起人体综合功能的改变，导致损伤或死亡。

本丛书分为《神经系统毒理学》、《血液毒理学》、《呼吸系统毒理学》、《心血管系统毒理学》、《免疫毒理学》、《消化系统毒理学》、《泌尿系统毒理学》、《生殖与发育毒理学》以及《皮肤、眼与骨毒理学》等9个分册。以机体各系统（器官）为"靶器官"，以靶器官损伤与外源化学物的关系为切入点，全面总结和介绍外源化学物对神经、血液、心血管、呼吸、免疫、消化、泌尿和生殖系统，以及眼、皮肤与骨的毒性表现、毒性机制、防治原则。重点介绍近几十年来外源化学物对人和动物致突变、生殖发育（致畸）毒性及致癌性。这将填补我国这一领域的空白。

由于本丛书是国内第一套全面介绍外源化学物对各系统（器官）损伤的丛书。为此，我们组织全国部分院校、省（市）疾病预防控制中心的教授、研究员,作为本丛书各分册的主编。尤其令人振奋的是,作者群中有相当数量的年轻、学有所长的硕士、博士,显示了我国未来毒理学领域发展的巨大潜力。本丛书的出版发行无疑意味着我国毒理学正在向国际一流行列迈进。本丛书的编写得到了北京市疾病预防控制中心和江苏省疾病预防控制中心的资助,以及北京大学医学出版社的出版基金资助。同时还得到各分册主编、编委及编写人员所在单位领导的大力支持,使本丛书能够顺利出版发行。

本丛书作为毒理学综合参考书,具有系统性、完整性和先进性。对从事环境卫生、劳动卫生、食品卫生、毒理学、中毒抢救、环境保护和劳动保护等领域的专业人员的工作将有所帮助。

由于编写人员较多,文笔水平有差别。此外,对编写内容的简繁可能有所不同,难免有些疏漏之处,请读者谅解。

常元勋
2009.3.17

前 言

人体直接接触外源化学物可引起一定的毒作用，外源化学物被吸收后随血流分布到全身各组织、器官，也可产生毒性。外源化学物对机体各器官的毒作用并不相同，但其直接发挥毒作用的部位往往只限于一个或几个器官或组织。皮肤是人体重要的保护器官，眼是人体最重要的感觉器官之一，而骨对人体有支持、内脏保护及运动等作用。环境中的各种有害因素可以通过不同方式和途径对人体的皮肤、眼和骨造成直接或间接的损害。

本册主要介绍常见外源化学物对皮肤、眼、骨的毒性作用。主要内容包括靶器官（皮肤、眼、骨）的结构和功能、毒性类型和表现、实验研究，以及代表性外源化学物的理化性质、毒性概述、毒性表现、毒性机制、防治原则等。在编写过程中，笔者参考了大量国内外专著以及文献资料，希望尽可能系统地将目前常见的外源化学物影响皮肤、眼、骨的毒理学相关知识和防治措施呈献给读者，为针对性预防提供科学依据。

这次编写得到了南京医科大学姜允中教授的热情支持，在此表示衷心感谢。由于编者水平所限，本册难免存在缺点和错误，敬请读者不吝批评和指教。

朱宝立
2009 年 4 月

目 录

第一篇 皮肤毒理学

第一部分 总 论

第一章 皮肤的结构和功能 …… 5

第一节 皮肤的解剖结构…… 5
一、表皮 …… 5
二、真皮 …… 6
三、皮下组织 …… 7
四、甲、毛发、皮脂腺和汗腺 …… 7
五、皮肤的血管、淋巴管、神经和肌肉 …… 8
六、皮肤的颜色 …… 9
第二节 皮肤的生理功能…… 9
一、保护作用 …… 10
二、感觉作用 …… 11
三、调节体温作用 …… 11
四、分泌和排泄作用 …… 11
五、吸收作用 …… 12
六、代谢作用 …… 12

第二章 致皮肤损伤的外源化学物及毒性表现 …… 15

第一节 致皮肤损伤的外源化学物 …… 15

一、化学因素 …… 15
二、生物因素 …… 17
三、药物因素 …… 17
第二节 致皮肤损伤的毒性表现 …… 19
一、自觉症状 …… 19
二、皮肤损害 …… 19
第三节 皮肤损伤的临床表现 …… 22
一、职业性皮炎 …… 23
二、职业性皮肤色素变化 …… 26
三、职业性痤疮 …… 27
四、职业性皮肤溃疡 …… 28
五、职业性疣 …… 28
六、职业性皮肤角化、皲裂 …… 29
七、职业性痒疹 …… 29
八、职业性毛发、指甲改变 …… 30
九、职业性化学性皮肤灼伤 …… 30
十、皮肤癌 …… 31

第三章 外源化学物致皮肤损伤的机制 …… 32

第一节　外源化学物对皮肤的影响 …………… 32
一、自觉症状 …………… 32
二、皮肤损害 …………… 32
第二节　致皮肤损伤机制 … 33
一、原发性刺激作用 …… 33
二、致敏作用 …………… 34
三、光敏作用 …………… 35
第三节　毒性评价 ………… 35
第四章　皮肤损伤毒理学研究方法 …………… 37
第一节　常用动物毒性实验方法 ……………… 37
一、皮肤刺激性/腐蚀性试验 ……………… 37
二、斑贴试验 …………… 40
三、皮肤变态反应和皮肤光毒性试验 ………… 42
四、皮肤接触性荨麻疹试验 ……………… 44
五、皮肤致癌试验 ……… 44
第二节　减少和优化动物实验的方法 ………… 45
一、部分替代动物实验的方法 ……………… 46
二、完全替代动物实验的方法 ……………… 47
第三节　皮肤刺激性体外替代试验 ……………… 51
一、人重组皮肤模型 EPISKIN™ ……………… 51

二、人重组皮肤模型 EpiDerm™ ……………… 51
三、小鼠皮肤功能完整性试验 ……………… 51
四、非灌流猪耳试验 …… 52
五、皮肤刺激性的定量构效关系（QSAR）……………… 52
第四节　皮肤腐蚀性体外替代试验 ……………… 52
一、人重组皮肤模型 EPISKIN™ ……………… 52
二、人重组皮肤模型 EpiDerm™ ……………… 52
三、大鼠经皮电阻测定分析（TER）……………… 53
四、CORROSITEX™ 皮肤腐蚀性试验 ……………… 53
第五节　皮肤光毒性体外替代试验 ……………… 54
一、3T3 成纤维细胞中性红摄取光毒试验 ………… 54
二、重组人三维皮肤模型 …… 54
三、人角质形成细胞试验 ……………… 55
四、肝细胞试验 ………… 55
五、光-红细胞联合试验 …… 55
六、厌氧酵母增殖率试验 … 56
七、组氨酸光氧化试验 … 56
第六节　分子生物学技术 … 56

第二部分 致皮肤损伤的常见外源化学物

第五章 金属及类金属 …… 61
第一节 铬及其化合物 …… 61
一、理化特性 …… 61
二、来源、存在与接触机会 …… 61
三、吸收、分布、代谢与排泄 …… 62
四、毒性概述 …… 63
五、毒性表现 …… 67
六、毒性机制 …… 67
第二节 镍及其化合物 …… 68
一、理化特性 …… 68
二、来源、存在与接触机会 …… 69
三、吸收、分布、代谢与排泄 …… 69
四、毒性概述 …… 70
五、毒性表现 …… 73
六、毒性机制 …… 73
第三节 铍及其化合物 …… 74
一、理化特性 …… 74
二、来源、存在与接触机会 …… 74
三、吸收、分布、代谢与排泄 …… 75
四、毒性概述 …… 75
五、毒性表现 …… 78

六、毒性机制 …… 79
第四节 钴及其化合物 …… 80
一、理化特性 …… 80
二、来源、存在与接触机会 …… 80
三、吸收、分布、代谢与排泄 …… 81
四、毒性概述 …… 82
五、毒性表现 …… 84
六、毒性机制 …… 85
第五节 汞及其无机化合物 …… 85
一、理化特性 …… 85
二、来源、存在与接触机会 …… 85
三、吸收、分布、代谢与排泄 …… 86
四、毒性概述 …… 87
五、毒性表现 …… 91
六、毒性机制 …… 91
第六节 砷及其化合物 …… 91
一、理化特性 …… 91
二、来源、存在与接触机会 …… 92
三、吸收、分布、代谢与排泄 …… 92
四、毒性概述 …… 93
五、毒性表现 …… 98
六、毒性机制 …… 99
第七节 磷 …… 100

一、理化特性 …………… 100
二、来源、存在与接触机会
　………………………… 101
三、吸收、分布、代谢与排泄
　………………………… 101
四、毒性概述 …………… 101
五、毒性表现与机制 …… 104

第六章　氯代烷及氯代烯烃
　………………………… 109
第一节　三氯甲烷 …… 109
一、理化特性 …………… 109
二、来源、存在与接触机会
　………………………… 109
三、吸收、分布、代谢与排泄
　………………………… 110
四、毒性概述 …………… 110
五、毒性表现 …………… 114
六、毒性机制 …………… 114
第二节　三氯乙烯 …… 115
一、理化特性 …………… 115
二、来源、存在与接触机会
　………………………… 115
三、吸收、分布、代谢与排泄
　………………………… 116
四、毒性概述 …………… 116
五、毒性表现 …………… 122
六、毒性机制 …………… 123
第三节　二噁英 ……… 124
一、理化特性 …………… 124
二、来源、存在与接触机会
　………………………… 125

三、吸收、分布、代谢与排泄
　………………………… 125
四、毒性概述 …………… 125
五、毒性表现 …………… 128
六、毒性机制 …………… 129

第七章　无机酸 ……… 133
第一节　硫　酸 ……… 133
一、理化特性 …………… 133
二、来源、存在与接触机会
　………………………… 133
三、吸收、分布、代谢与排泄
　………………………… 133
四、毒性概述 …………… 134
五、毒性表现 …………… 135
六、毒性机制 …………… 136
第二节　盐　酸 ……… 136
一、理化特性 …………… 136
二、来源、存在与接触机会
　………………………… 136
三、吸收、分布、代谢与排泄
　………………………… 137
四、毒性概述 …………… 137
五、毒性表现 …………… 138
六、毒性机制 …………… 139
第三节　氢氟酸 ……… 139
一、理化特性 …………… 139
二、来源、存在与接触机会
　………………………… 139
三、吸收、分布、代谢与排泄
　………………………… 140

四、毒性概述 …………… 140
五、毒性表现 …………… 143
六、毒性机制 …………… 143
第四节 硝酸 ……………… 144
一、理化特性 …………… 144
二、来源、存在与接触机会
……………………… 144
三、吸收、分布、代谢与排泄
……………………… 144
四、毒性概述 …………… 145
五、毒性表现 …………… 146
六、毒性机制 …………… 147
第八章 有机酸 …………… 149
第一节 甲酸 ……………… 149
一、理化特性 …………… 149
二、来源、存在与接触机会
……………………… 149
三、吸收、分布、代谢与排泄
……………………… 149
四、毒性概述 …………… 150
五、毒性表现 …………… 151
六、毒性机制 …………… 151
第二节 三氯乙酸 ………… 152
一、理化特性 …………… 152
二、来源、存在与接触机会
……………………… 152
三、吸收、分布、代谢与排泄
……………………… 152
四、毒性概述 …………… 152
五、毒性表现与机制 …… 153

第三节 过氯酸 …………… 153
一、理化特性 …………… 153
二、来源、存在与接触机会
……………………… 154
三、吸收、分布、代谢与排泄
……………………… 154
四、毒性概述 …………… 154
五、毒性表现 …………… 155
六、毒性机制 …………… 156
第四节 丙烯酸 …………… 156
一、理化特性 …………… 156
二、来源、存在与接触机会
……………………… 156
三、吸收、分布、代谢与排泄
……………………… 156
四、毒性概述 …………… 157
五、毒性表现与机制 …… 158
第五节 水杨酸类 ………… 158
一、理化特性 …………… 158
二、来源、存在与接触机会
……………………… 159
三、吸收、分布、代谢与排泄
……………………… 159
四、毒性概述 …………… 160
五、毒性表现 …………… 161
六、毒性机制 …………… 162
第九章 无机碱 …………… 165
第一节 氨 ………………… 165
一、理化特性 …………… 165
二、来源、存在与接触机会
……………………… 165

三、吸收、分布、代谢与排泄 ………………………… 165
四、毒性概述 …………… 166
五、毒性表现与机制 …… 167
第二节 氢氧化钠 ……… 167
一、理化特性 …………… 167
二、来源、存在与接触机会 ………………………… 167
三、毒性概述 …………… 168
四、毒性表现 …………… 168
五、毒性机制 …………… 169
第三节 氢氧化钾 ……… 169
一、理化特性 …………… 169
二、来源、存在与接触机会 ………………………… 169
三、毒性概述 …………… 169
四、毒性表现与机制 …… 170
第四节 氧化钙和氢氧化钙 ………………………… 170
一、理化特性 …………… 170
二、来源、存在与接触机会 ………………………… 170
三、毒性概述 …………… 171
四、毒性表现与机制 …… 171
第十章 有机碱 ………… 174
第一节 甲胺 …………… 174
一、理化特性 …………… 174
二、来源、存在与接触机会 ………………………… 174
三、吸收、分布、代谢与排泄 ………………………… 174

四、毒性概述 …………… 175
五、毒性表现 …………… 176
六、毒性机制 …………… 177
第二节 乙二胺 ………… 177
一、理化特性 …………… 177
二、来源、存在与接触机会 ………………………… 177
三、吸收、分布、代谢与排出 ………………………… 178
四、毒性概述 …………… 178
五、毒性表现与机制 …… 179
第十一章 原发性刺激物 ………………………… 181
第一节 煤焦油 ………… 181
一、理化特性 …………… 181
二、来源、存在与接触机会 ………………………… 181
三、吸收、分布、代谢与排泄 ………………………… 181
四、毒性概述 …………… 182
五、毒性表现与机制 …… 183
第二节 环氧树脂 ……… 183
一、理化特性 …………… 183
二、来源、存在与接触机会 ………………………… 184
三、吸收、分布、代谢与排泄 ………………………… 184
四、毒性概述 …………… 184
五、毒性表现 …………… 186
六、毒性机制 …………… 186

第三节　煤焦油沥青……… 187
一、理化特性………… 187
二、来源、存在与接触机会
　　……………………… 188
三、吸收、分布、代谢与排泄
　　……………………… 188
四、毒性概述………… 188
五、毒性表现………… 191
六、毒性机制………… 192
第四节　大　漆………… 193
一、理化特性………… 193
二、来源、存在与接触机会
　　……………………… 194
三、吸收、分布、代谢与排泄
　　……………………… 194

四、毒性概述………… 194
五、毒性表现………… 194
六、毒性机制………… 195
第十二章　军用毒剂芥子气
　　……………………… 199
一、理化性质………… 199
二、来源、存在与接触机会
　　……………………… 199
三、吸收、分布、代谢与排泄
　　……………………… 200
四、毒性概述………… 200
五、毒性表现………… 208
六、毒性机制………… 209

第二篇　眼毒理学

第一部分　总　论

第一章　眼的结构和功能
　　……………………… 219
第一节　眼球的结构和功能
　　……………………… 219
一、眼球壁…………… 219
二、眼球内容物……… 220
第二节　眼附属器…… 221
一、眼睑……………… 221
二、结膜……………… 222
三、泪器……………… 222
四、眼肌……………… 223

五、眼眶……………… 223
第二章　致眼损伤的外源化学物
　　及毒性表现……… 224
第一节　致眼损伤的部分外源
　　化学物…………… 224
一、角膜与结膜……… 224
二、虹膜、房水和睫状体… 224
三、晶状体…………… 224
四、视网膜…………… 225
五、视野与视神经…… 225
六、眼内压…………… 225
七、青光眼…………… 225

7

第二节　外源化学物致眼毒性表现……………… 225
一、急性毒性 ……………… 226
二、睑周湿疹与过敏反应 … 227
三、沉着变色 ……………… 227
四、致白内障 ……………… 227
五、视网膜毒性 …………… 227
六、其他中毒性眼病 ……… 228

第三章　外源化学物致眼损伤的毒性机制……… 229

第四章　眼损伤毒理学研究方法……………… 232
一、在体兔眼刺激试验（Draize试验）………………… 232
二、眼刺激试验离体替代方法 …………………………… 233

第二部分　各　论

第五章　金属及类金属…… 239
第一节　铅及其化合物…… 239
一、理化性质 ……………… 239
二、来源、存在与接触机会 ………………………… 239
三、吸收、分布、代谢与排泄 ………………………… 240
四、毒性概述 ……………… 241
五、毒性表现 ……………… 247
六、毒性机制 ……………… 248
第二节　锰及其化合物…… 249
一、理化特性 ……………… 249
二、来源、存在与接触机会 ………………………… 249
三、吸收、分布、代谢与排泄 ………………………… 250
四、毒性概述 ……………… 250
五、毒性表现 ……………… 255
六、毒性机制 ……………… 256
第三节　砷及其化合物…… 256
一、理化特性 ……………… 256
二、来源、存在与接触机会 ………………………… 257
三、吸收、分布、代谢与排泄 ………………………… 257
四、毒性概述 ……………… 258
五、毒性表现 ……………… 263
六、毒性机制 ……………… 264

第六章　芳香族烃类及硝基化合物……………… 268
第一节　萘………………… 268
一、理化特性 ……………… 268
二、来源、存在与接触机会 ………………………… 268
三、吸收、分布、代谢与排泄 ………………………… 268
四、毒性概述 ……………… 269
五、毒性表现 ……………… 270
六、毒性机制 ……………… 271
第二节　2,4,6-三硝基甲苯 ………………………… 271
一、理化特性 ……………… 271

二、来源、存在与接触机会 …… 271
三、吸收、分布、代谢与排泄 …… 272
四、毒性概述 …… 272
五、毒性表现 …… 276
六、毒性机制 …… 277
第三节 二硝基酚 …… 277
一、理化性质 …… 277
二、来源、存在与接触机会 …… 278
三、吸收、分布、代谢与排泄 …… 278
四、毒性概述 …… 278
五、毒性表现 …… 279
六、毒性机制 …… 279
第七章 甲 醇 …… 282
一、理化性质 …… 282
二、来源、存在与接触机会 …… 282
三、吸收、分布、代谢与排泄 …… 282
四、毒性概述 …… 283
五、毒性表现 …… 286
六、毒性机制 …… 287
第八章 硫及其化合物 …… 290
第一节 硫 酸 …… 290
一、理化特性 …… 290
二、来源、存在与接触机会 …… 290

三、吸收、分布、代谢与排泄 …… 290
四、毒性概述 …… 291
五、毒性表现 …… 292
六、毒性机制 …… 293
第二节 二硫化碳 …… 293
一、理化特性 …… 293
二、来源、存在与接触机会 …… 293
三、吸收、分布、代谢与排泄 …… 294
四、毒性概述 …… 294
五、毒性表现 …… 299
六、毒性机制 …… 300
第三节 二氧化硫 …… 302
一、理化特性 …… 302
二、来源、存在与接触机会 …… 302
三、吸收、分布、代谢与排泄 …… 302
四、毒性概述 …… 303
五、毒性表现 …… 306
六、毒性机制 …… 307
第九章 无机酸 …… 310
第一节 盐 酸 …… 310
一、理化特性 …… 310
二、来源、存在与接触机会 …… 310
三、吸收、分布、代谢与排泄 …… 311

四、毒性概述 …………… 311
五、毒性表现 …………… 312
六、毒性机制 …………… 313
第二节 氢氟酸 …………… 313
一、理化特性 …………… 313
二、来源、存在与接触机会
　………………………… 313
三、吸收、分布、代谢与排泄
　………………………… 314
四、毒性概述 …………… 314
五、毒性表现 …………… 316
六、毒性机制 …………… 317
第三节 硝酸 ……………… 317
一、理化特性 …………… 317
二、来源、存在与接触机会
　………………………… 317
三、吸收、分布、代谢与排泄
　………………………… 318
四、毒性概述 …………… 318
五、毒性表现 …………… 320
六、毒性机制 …………… 320
第十章　氯及碱性物质 …… 322
第一节 氯 ………………… 322
一、理化特性 …………… 322
二、来源、存在与接触机会
　………………………… 322
三、吸收、分布、代谢与排泄
　………………………… 322
四、毒性概述 …………… 323
五、毒性表现 …………… 324

六、毒性机制 …………… 324
第二节 氨 ………………… 324
一、理化特性 …………… 324
二、来源、存在与接触机会
　………………………… 325
三、吸收、分布、代谢与排泄
　………………………… 325
四、毒性概述 …………… 325
五、毒性表现 …………… 326
六、毒性机制 …………… 327

第十一章　常见药物对眼的
　　　　　影响 …………… 329
第一节 致角膜、结膜的不良
　　　　反应 …………… 329
一、肾上腺素 …………… 329
二、去氧肾上腺素 ……… 329
三、胺碘酮 ……………… 329
四、庆大霉素 …………… 330
五、碘苷滴眼剂 ………… 330
六、维生素 D …………… 331
七、丁卡因 ……………… 331
八、皮质类固醇 ………… 331
九、氯喹 ………………… 333
十、氯丙嗪 ……………… 333
第二节 致晶状体混浊 …… 335
一、吩噻嗪类药物 ……… 335
二、平阳霉素（博来霉素 A5）…
　………………………… 335
三、毛果芸香碱 ………… 335
四、毒扁豆碱 …………… 336

第三节　致眼内压升高……336
　一、硝酸甘油……………… 336
　二、妥拉唑林……………… 337
　三、山莨菪碱……………… 337
　四、后马托品……………… 337
　五、溴丙胺太林、西托溴铵……
　　　…………………………338
　六、苯海索………………… 338
　七、喷托维林……………… 338
　八、赛庚啶………………… 339
　九、克仑特罗……………… 339
　十、精神安定药…………… 339
　十一、麻醉剂……………… 340
　十二、糜蛋白酶…………… 341

第四节　致球后视神经炎
　　　…………………………341
　一、乙胺丁醇……………… 341
　二、洋地黄………………… 342
　三、氯霉素………………… 342
　四、链霉素………………… 342
　五、青霉胺………………… 342
　六、呋喃唑酮……………… 343
　七、顺铂…………………… 344
　八、狂犬疫苗……………… 344

第五节　致视神经萎缩…… 344

　一、金鸡纳生物碱类药物
　　　（奎尼丁、奎宁）……344
　二、异烟肼………………… 345
　三、可乐定………………… 345
　四、萘啶酸………………… 346
　五、氯碘羟喹……………… 346
　六、维生素 A……………… 346
　七、维生素 D……………… 347

第六节　致视网膜病变…… 347
　一、吲哚美辛……………… 347
　二、阿司匹林等水杨酸类药物…
　　　…………………………347
　三、氯噻酮………………… 348
　四、硫唑嘌呤……………… 348
　五、麦角胺………………… 348
　六、氯米芬………………… 348
　七、吡喹酮………………… 349
　八、伤寒新疫苗…………… 349

第七节　致眼部其他不良反应
　　　…………………………350
　一、苯妥英钠……………… 350
　二、普萘洛尔……………… 350
　三、烟酸…………………… 350
　四、甲氧氯普胺…………… 351
　五、他莫昔芬……………… 351

11

第三篇 骨

第一部分 总论

第一章 概述 …………… 357
第二章 骨的结构与功能 ……
………………………… 358
第一节 骨的组织结构 …… 358
一、骨基质 ………………… 358
二、骨的细胞 ……………… 359
第二节 长骨的结构 ……… 360
一、骨松质 ………………… 360
二、骨密质 ………………… 361
三、骨膜 …………………… 362
第三节 骨的发生 ………… 362
一、膜内成骨 ……………… 362
二、软骨内成骨 …………… 363
第四节 影响骨生长的因素
………………………… 366
第五节 软骨 ……………… 367
一、透明软骨 ……………… 367
二、纤维软骨 ……………… 368
三、弹性软骨 ……………… 369
第六节 关节 ……………… 369
一、关节软骨 ……………… 369
二、关节囊 ………………… 369
三、滑液 …………………… 370
第三章 致骨损伤的外源化学物
及毒性表现 ……… 371
第一节 致骨损伤的外源化学物
………………………… 371
第二节 外源化学物致骨损伤的
毒性表现 ………… 371
一、骨发育异常 …………… 372
二、骨质疏松 ……………… 372
三、佝偻病与骨软化 ……… 372
四、骨关节损害 …………… 373
五、骨坏死 ………………… 374
六、骨肿瘤 ………………… 374
七、骨生物力学参数的改变
………………………… 375
八、骨代谢参数的改变 …… 375
第四章 外源化学物致骨毒性
机制 ……………… 378
一、对骨的直接影响 ……… 378
二、对骨的间接影响 ……… 379
第五章 骨毒理学研究方法
………………………… 382
第一节 X线诊断学 ……… 382
一、普通检查 ……………… 383
二、特殊检查 ……………… 383
三、造影检查 ……………… 383
第二节 骨形态计量学 …… 383
一、骨形态计量学在骨代谢研究
中的静态指标 ………… 385
二、骨形态计量学在骨代谢研究
中的动态指标 ………… 386
第三节 骨转换的生化指标

.... 387
一、骨形成指标............ 387
二、骨吸收指标............ 388
三、血、尿骨矿物质成分的检测
.... 388
第四节 骨生物力学............ 388
一、骨样本的制备及保存 ... 389
二、力学测试方法............ 389
第五节 Micro-CT 扫描
.... 391
一、在测量骨矿物质含量方面
   的应用............ 392
二、在测量骨质量方面的应用
.... 393
第六节 体外实验方法...... 393
一、骨髓基质干细胞的培养
.... 393
二、成骨细胞培养............ 398
三、破骨细胞体外培养...... 400

第二部分 致骨损伤的外源化学物

第六章 金属............ 407
第一节 镉及其化合物...... 407
一、理化性质............ 407
二、来源、存在与接触机会
.... 407
三、吸收、分布、代谢与排泄
.... 408
四、毒性概述............ 409

五、毒性表现............ 415
六、毒性机制............ 416
第二节 铅及其化合物...... 419
一、理化性质............ 419
二、来源、存在与接触机会
.... 419
三、吸收、分布、代谢与排泄
.... 423
四、毒性概述............ 425
五、毒性表现............ 432
六、毒性机制............ 433
第三节 铝及其化合物...... 436
一、理化性质............ 436
二、来源、存在与接触机会
.... 437
三、吸收、分布、代谢与排泄
.... 437
四、毒性概述............ 438
五、毒性表现............ 445
六、毒性机制............ 446

第七章 氟及其化合物...... 455
一、理化性质............ 455
二、来源、存在与接触机会
.... 455
三、吸收、分布、代谢与排泄
.... 455
四、毒性概述............ 456
五、毒性表现............ 466
六、毒性机制............ 467

第八章 氯乙烯............ 476

一、理化性质 …………… 476
二、来源、存在与接触机会
　　…………………… 476
三、吸收、分布、代谢与排泄
　　…………………… 477
四、毒性概述 …………… 478
五、毒性表现 …………… 483
六、毒性机制 …………… 483
第九章　药物 ………… 486
第一节　糖皮质激素 …… 486
一、毒性表现 …………… 486
二、毒性机制 …………… 489
第二节　喹诺酮类药物 … 493
一、毒性表现 …………… 493
二、毒性机制 …………… 494
第三节　抗癫痫药物 …… 495
一、毒性表现 …………… 495

二、毒性机制 …………… 497
第四节　双膦酸盐类药物
　　…………………… 498
一、毒性表现 …………… 499
二、毒性机制 …………… 500
第五节　甲状腺激素 …… 501
第十章　放射性核素 … 508
一、毒性表现 …………… 508
二、毒性机制 …………… 510
第十一章　其他物质 … 512
第一节　乙醇 …………… 512
一、毒性表现 …………… 512
二、毒性机制 …………… 513
第二节　烟草 …………… 515
一、毒性表现 …………… 515
二、毒性机制 …………… 517

第一篇

皮肤毒理学

第一篇

肉林养生学

第一部分

总 论

第一章

皮肤的结构和功能

第一节 皮肤的解剖结构

皮肤位于人体的表面，是人体面积最大的器官。成人皮肤的总面积约为 1.5~2.0 m²。皮肤与外界环境直接接触，容易最先受到外源性有害因素的侵害。皮肤主要由表皮、真皮和皮下组织构成，其间分布着丰富的血管、淋巴管、神经和皮肤附属器［毛发、毛囊、汗腺、皮脂腺、指（趾）甲等］。

一、表皮

表皮是皮肤的最外层，为角化的复层鳞状上皮。表皮由两类细胞构成：一类是角质形成细胞，为表皮的主要细胞；另一类是树突细胞，数目较少，散在于角质形成细胞间，包括黑色素细胞（melanocyte）、朗格汉斯细胞（Langerhans cell）、梅克尔细胞（Merkel cell）、未定型细胞（indeterminate cell）。一般由深层至表层依次分为：基底层、棘细胞层、颗粒层、透明层和角质层。

1. 角质层（stratum corneum）　　位于表皮的表层，由几层至十几层扁平角质细胞组成。它们的形成和脱落有一定的速度，以保持角质层的正常厚度。角质层在掌、跖部位最厚；眼睑、包皮、额部、腹部、肘窝、腘窝等部位较薄。指（趾）甲是从角质衍化出来的特殊结构。角质层细胞虽然是一些已角化死亡的细胞，但能吸收短波紫外线，反射可见光并防止体液流失，也是阻止外源化学物和微生物侵入机体的主要屏障，还具有抗酸、碱的能力。角质层的细胞逐渐老化脱落。

2. 透明层（stratum lucidum）　　掌、跖部位比较明显。细胞呈扁平状，无核，仅 2~3 层。细胞的界限不明显，在常规染色切片中无色、透明，故称透明层。此层含磷脂类物质较多，通常认为是防止水及电解质通过的屏障带。

3. 颗粒层（stratum granulosum）　　位于棘细胞层的外层，一般由3～5层菱形细胞组成。其特征为细胞内可见透明角质颗粒。细胞以胞吐的方式释放出酸性糖胺聚糖和疏水性磷脂，形成多层膜状结构，这些物质可能与细胞间黏结物质的形成有关，能加强细胞间的黏结，并阻止棘层细胞间隙内的组织液外溢。

4. 棘细胞层（prickle cell layer）　　位于基底层上方，一般有5～10层细胞，由基底细胞分化而来。细胞核大而呈圆形，细胞间有许多短小的胞质突起如棘状，故称棘细胞。越向外细胞分化越好，趋向扁平。棘层浅部棘细胞胞质内还有许多卵圆形膜被颗粒（membrane coating granule，也称板层颗粒，lamel lated granule），又称角蛋白小体或Odland小体，大小约$100～300\mu m$，有膜包裹，内有平行排列的板层。板层颗粒由高尔基复合体产生。

5. 基底层　　位于表皮的最深层。细胞呈栅栏状排列，形态为立方或矮柱状，称基底细胞。基底细胞具有活跃的增殖能力，每隔12天分裂一次，并逐渐向表层推移和分化，递变为表皮的各层细胞，最后变成角质层，这个过程一般需要28天左右。故此层又称生发层。

6. 基底膜　　是真皮和表皮的交界，在常规染色切片上不着色。

二、真皮

真皮位于表皮下面，向下与皮下组织相连。真皮由致密结缔组织组成，富含胶原纤维、弹性纤维、网状纤维、基质等。真皮中的细胞主要是纤维细胞，还有少数组织细胞、肥大细胞、浆细胞、淋巴细胞等。真皮内有血管、淋巴管、神经及皮肤附属器等。真皮的浅层呈乳头状，称为乳头层，与基底膜紧密结合。乳头层中有毛细血管和感觉神经末梢。乳头层下为网状层，两层之间没有清晰的界限。

真皮的主要功能有：①真皮所含的胶原纤维和弹性纤维有一定的张力和弹性，可以抵御外界力的冲击；②是皮肤组织中的支柱；③贮存水分、电解质及一定量的血液。

三、皮下组织

皮下组织由疏松结缔组织和脂肪组织构成,与真皮没有明显的分界,它的下面是肌膜等组织。皮下组织内含有较大血管和淋巴管、神经、毛囊和汗腺等。皮下脂肪层的厚薄,与个人的营养状况、性别、年龄及躯体部位的不同有关。其主要功能有:①防止热量散失;②储藏脂肪;③抵御外来的机械性冲击。

四、甲、毛发、皮脂腺和汗腺

1. 甲　　可分为甲板和甲根,紧接甲板周围的皮肤称甲襞,由近端甲襞覆盖的部分叫甲根。甲板后部有一半月形白色区称为甲半月。甲板下面为甲床。甲根和甲半月下面为甲母,是甲的发生区,甲细胞发育形成甲板。

2. 毛发　　分为长毛、短毛和毳毛三种。毛发在皮肤表面以上的部分叫毛干,在毛囊内的部分叫毛根。毛根的下端膨大如球,称毛球。毛乳头由下方深入毛球内,含有丰富的血管和神经,以营养毛发。长毛分布于头皮、须部、阴部、腋下等处。短毛分布于眉、睫、鼻孔、耳道等处。毳毛无色素,分布于全身。掌、跖、乳头、指(趾)末节无毛发。毛发的生长或脱落并不处于同一周期,不同类型的毛发其生长或脱落生长周期不同。

3. 皮脂腺　　皮脂腺位于真皮上部,大部分开口于毛囊上 1/3 处,也有的直接开口于皮肤表面(如唇、乳头等处)。皮脂腺主要分布于头、面、胸及上背部,掌、跖无皮脂腺。青春期开始后皮脂腺分泌旺盛,雄激素和皮质类固醇激素对皮脂腺的分泌有一定影响。皮脂腺的主要功能为分泌皮脂,润泽皮肤、毛发等。

4. 汗腺　　小汗腺一般称汗腺,其腺体位于皮下组织或真皮深层,导管直接开口于皮肤表面。除唇红部、包皮内侧及龟头部外,汗腺分布于全身,掌、跖、腋、额、背、腹股沟等处较多。顶泌汗腺起源于毛囊上皮细胞,是大管状腺。其分泌部分的直径比小汗腺大 10 倍左右。顶泌汗腺管开口于毛囊皮脂腺入口的上方。主要位于外耳道、腋窝、乳晕、肛门、脐窝、外生殖器等部位。汗腺由胆碱能交感神经支配。顶泌汗腺在青春期后分泌旺盛，其分泌由肾上腺素能神经支配。

五、皮肤的血管、淋巴管、神经和肌肉

1. 血管　　表皮没有血管，动脉自深部组织进入皮下组织，再上行至真皮下，与静脉共同形成与皮肤表面平行的真皮深部血管网；分支营养腺体、毛囊、神经和肌肉，形成真皮乳头血管袢。毛细血管汇合成小静脉，小静脉下行逐渐粗大，与动脉共同组成浅部和深部血管网。皮下组织和真皮中的动、静脉多呈并行。皮肤血管的主要功能为：①参与体温调节；②输送养料，排除代谢产物；③输送白细胞及抗体，抵抗外来侵害；④皮肤受损害后，组织修复过程中生成新的毛细血管。

2. 淋巴管　　皮肤淋巴系统起源于真皮乳头层内的毛细淋巴管盲端，毛细淋巴管逐渐增大为淋巴管，循血管径路，形成淋巴管浅丛，在真皮与皮下组织间形成淋巴管深丛，逐渐汇合形成较粗的淋巴管，流向附近的淋巴结。毛细淋巴管通透性较大，并且其内压力低于周围的组织及毛细血管的压力，部分血浆蛋白、细菌、异物等均可进入淋巴管，但当到达淋巴结时，细菌、异物可被阻止或被消灭。

3. 神经　　皮肤中有丰富的神经分布。神经束经皮下组织进入皮肤，在皮下组织中神经分支形成皮下神经丛，分布到位于此层中的汗腺和毛囊。在无毛的厚皮肤中，由此丛发出感觉纤维到环层小体。神经束进入真皮时，在网状层广泛分支形成网状层神经丛，分布到真皮结缔组织及位于其中的汗腺、毛囊和较大的小动脉。许多小神经束又在网状层与乳头层交界处形成神经丛。由此丛发出的纤维到真皮乳头，并到表皮底部。

皮肤中的神经包括有感觉神经纤维和自主神经纤维的分支。皮肤的感觉神经，除头、面部外，大多是有髓神经纤维，其终末广泛分布于皮肤各层中，也可分布于毛囊周围，有的甚至穿过基底膜，与基底细胞层中的上皮细胞衍生的梅克尔细胞接触。电镜下，有髓神经纤维

成束的轴突由几个神经膜细胞（也称施万细胞，Schwann cell）包绕，单个施万细胞包裹单条或多条轴突。神经的髓鞘实际上是施万细胞的质膜板层结构，横断面观施万细胞表面可见一条沟，轴突陷于沟中，沟两边的质膜相贴形成轴突系膜（mesaxon）。由一个施万细胞的轴突系膜环绕轴突形成板层结构，包绕一段轴突，此段结构称为结间体（internode），施万细胞分段连续包绕轴突，因此，结间体是有髓神经的基本结构单位。在毛囊，特别是大的毛囊，有感觉神经网围绕在皮脂腺导管入口处的下方，在近外根鞘处失去髓鞘，形成许多细小无髓纤维的树枝状终末。

自主神经则来自交感神经，为无髓神经纤维，在皮肤内仅有运动纤维。分布于血管、立毛肌、小汗腺和顶泌汗腺，其功能为调节腺体的分泌和平滑肌的收缩。无髓神经在电镜下为许多施万细胞纵向衔接，包裹轴突，一个施万细胞可包绕多条神经纤维，但不形成髓鞘板层。这些轴突不同程度地包埋在施万细胞表面凹陷形成的纵沟之内。

4. 皮肤的肌肉 皮肤的肌肉有平滑肌和横纹肌两种。皮肤的平滑肌主要是立毛肌，一侧固定于毛囊下 1/3 处，另一侧固定于真皮上层，收缩时毛发竖立。血管壁、乳晕、阴囊及肉膜均有平滑肌。横纹肌只见于颜面部的表情肌。

六、皮肤的颜色

皮肤颜色主要取决于表皮内黑色素含量的多少。黑色素由表皮基底层中的黑色素细胞产生。黑色素细胞形态呈树枝状分支，分布于邻近表皮细胞之间，可将色素输送至表皮细胞中。皮肤颜色较浅的人黑色素仅见于基底层，皮肤颜色较深的人，棘细胞内甚至角质层亦可含有获得的色素颗粒。

第二节 皮肤的生理功能

皮肤具有保护、感觉、体温调节、分泌、排泄、吸收、代谢和参与免疫反应等基本生理功能。

一、保护作用

皮肤对机体的保护作用主要表现为：

1. 对机械性刺激的保护 表皮的角质层坚韧且致密，对外来刺激有一定的防护作用。皮肤常遭受压迫或摩擦的部位，能增厚或形成胼胝，以抵抗压迫或摩擦。真皮的胶原纤维较粗大，可使皮肤耐受较强的牵拉；皮肤中弹力纤维可使皮肤有较好的弹性；皮下脂肪可以起到软垫的作用，能缓冲外力冲击带来的损伤。

2. 对物理性损害的防护 ①由皮脂腺分泌的皮脂在皮肤表面与汗液、水分形成一层乳化的脂类薄膜，使角质层滋润，避免角质层的干燥，使其不至于发生皲裂，又能够防止体内水分过度蒸发和体外水分的渗透。②角质层对电流有一定的阻抗性，因而皮肤干燥时不易受电击。皮肤湿润时，电阻较小，较易受电击。③角质层和皮肤色素对防护紫外线有重要作用。角质层可反射大部分日光，又可滤去大部分透入表皮的紫外线。日晒也可促使角质层增厚，这是皮肤对紫外线照射的自然反应。表皮各层细胞交错排列，可使透入表皮的紫外线发生散射，减轻直接照射的作用。此外，表皮中的黑色素对紫外线有较好的吸收和阻断作用，故与较白的皮肤相比，颜色较深的皮肤对紫外线和日光有较好的耐受性。

3. 对化学性损害的防护 皮肤对外源化学物具有一定的防护作用，表皮的角质层对酸、碱都有一定的抵抗力。一般来说，皮肤对外源化学物的防护作用，主要是由于皮肤的致密角质层可以防止水分及外源化学物的渗入，但它并不是不可逾越的屏障。

4. 对微生物的防御作用 皮肤经常接触细菌，但一般不发生感染。完整、没有破损的皮肤有抵抗细菌侵犯的能力。皮肤上经常存在的细菌主要是小球菌和棒状杆菌属，有时也有肠道杆菌，还可有念珠菌和椭圆形糠秕马拉色菌，但它们一般是不致病的。

青春期皮脂腺分泌的皮脂中不饱和脂肪酸增多，也有抑制真菌的作用，故患白癣的儿童到青春期可自愈。此外，正常皮肤上的菌群对其他细菌有干扰作用，对于皮肤的抗菌能力也有重要意义。

二、感觉作用

皮肤中有极丰富的神经纤维网及各种神经末梢。外界刺激引起的神经冲动，可以通过周围神经、脊髓神经后根神经节、脊髓丘脑前束（触和压觉）和脊髓丘脑侧束（痛和温度觉）传至大脑皮层而产生感觉。皮肤表面可感受冷、热、触、痛、痒等不同的感觉，可以鉴别光滑、粗糙、细腻、湿润、柔软、震颤以及坚硬等物质（如金属、纺织品、木质）。皮肤的这种感觉功能使得机体能够感受外界的多种变化，对于人适应外界气候环境的改变，避免机械、化学和物理性损伤，以及日常生活与劳动等都非常重要。

三、调节体温作用

当外界温度发生变化时，皮肤生物温度感受器通过感觉神经将外界的温度变化传到下丘脑的调节中枢。然后，通过交感神经中枢调节血管的收缩和扩张，从而调节体温。机体体表热量的散发受到皮肤表面热辐射、汗液蒸发以及皮肤周围空气对流和热传导的影响。

当外界温度升高时，皮肤毛细血管扩张，使通过真皮乳头中的毛细血管的微循环血流量增多，散热量增加，使得体温不至于过度升高；当外界温度降低时，处于扩张状态的皮肤毛细血管减少，部分血流自小动脉直接流入小静脉，通过真皮乳头的毛细血管的微循环血流量减少，散热量减少，从而防止热量过多散发，体温过度降低。

汗液蒸发（包括不明显出汗）的时候，可以带走较多的热量，因而在调节体温方面，它起着重要的作用。夏季出汗蒸发后，感觉凉爽，可防止体温升高及中暑。相反，冬季排汗减少，可减少由蒸发而丢掉的热量，防止体温降低。

四、分泌和排泄作用

1. **汗液的分泌和排泄**　　汗液主要是由小汗腺分泌的，顶泌汗腺的分泌可见于腋下、腹股沟及阴部等处。在室温下，仅有少数汗腺进行分泌活动，排出的汗液少，不为人所察觉，称不显性出汗。当气温高于30℃时，活动性小汗腺增加，排汗明显，称显性出汗。汗腺的透明细胞受到胆碱能神经纤维的支配，排出钠及水。由于皮肤发挥调节体温及排汗作用，机体可以对高温环境逐渐适应。汗液排出后可以与皮脂混合，使角质层柔软、润泽，汗液中的乳酸使皮肤带有酸性，具有抑制某些细菌生长的作用。此外，汗液还排出少量尿素，对肾略有辅助作用。

2. 皮脂的分泌和排泄　　皮脂主要是由皮脂腺产生的。皮脂腺多数生长在毛囊附近，分泌的皮脂在皮肤表面形成的乳化脂膜有润泽毛发、使皮肤柔润、防止皮肤干裂的作用，并能防止水分透入皮肤。皮脂中的脂肪酸可以中和沾染在皮肤上的碱性物质，并能抑制细菌、真菌等在皮肤表面的繁殖。

皮脂的分泌受年龄及性别的影响。新生儿因受母体雌激素的影响，皮脂形成较多，数月后这种获得性雌激素的作用逐渐减小。青春期后至壮年期，性腺和肾上腺产生的雌激素增加，使皮脂腺增大，皮脂的形成也增加。老年则逐渐减少。妇女在停经后皮脂的分泌减少。

五、吸收作用

某些物质可以选择性地通过表皮，而被真皮吸收，产生全身影响。皮肤吸收的主要途径有：①主要是渗透角质层细胞的细胞膜，进入角质层细胞，然后再通过表皮其他各层；②少量大分子、少量不易渗透的水溶性物质或脂溶性物质可以通过毛囊、皮脂腺和汗腺导管而被吸收；③少量通过角质层细胞间隙渗透进入皮肤。

六、代谢作用

皮肤各种组织成分的形成及其生理功能的进行等都需要经过一定的生化过程才能完成，这就是皮肤的代谢功能。主要代谢如下：

1. 糖代谢　　糖原和葡萄糖是细胞中的主要糖类。可以为细胞活动提供能量。正常表皮细胞中糖原较少，但在细胞分裂加速时，则糖原增加。表皮中葡萄糖含量约为血浆中葡萄糖含量的2/3。糖尿病患者皮肤葡萄糖含量增加，故容易发生化脓性和真菌感染，如疖、痈和皮肤真菌病、念珠菌病等。

真皮基质中有较多的酸性黏多糖，包括透明质酸、硫酸软骨素等。它们对水及电解质代谢平衡有密切影响。糖胺聚糖类有较高的黏稠度，对真皮及皮下组织的成分起着支持作用。

2. 蛋白质代谢 表皮细胞的各种蛋白质代谢主要自基底细胞开始，随着表皮细胞的逐渐成熟和向上移动，产生不同的蛋白质。但在表皮各层中也有不同的蛋白质合成。如颗粒层中的透明角质颗粒在透明层中转化为光亮而有折光性的角母蛋白。后者在角质层中衍化并与纤维性物质形成角质蛋白。

表皮细胞中的蛋白质可分为纤维性蛋白质和非纤维性蛋白质。纤维性蛋白质如表皮中的张力原纤维和角质层中的角质蛋白纤维，它们使表皮细胞膜逐渐变硬而坚韧，具有保护作用。真皮中的非纤维蛋白质包括控制遗传特性的核蛋白、调节细胞代谢的各种酶以及真皮的基质。

3. 脂类代谢 皮肤的脂类代谢与表皮细胞的分化和能量供应密切相关。表皮中的脂类包括的主要成分有：磷脂、脂肪酸、甘油酯、固醇类、碳氢化合物如鱼肝油萜、蜡酯等。这些成分多数来自于皮脂腺的分泌，小部分来源于表皮的角质层。皮肤的脂类代谢可受多种因素影响，如雄激素可使脂类代谢旺盛。

4. 水和电解质代谢 ①皮肤是贮存水分的重要器官之一。在正常情况下，皮肤水分约占人体水分的 $18\%\sim20\%$，皮肤中的水分大部分贮存于真皮内。不仅是皮肤各种生理作用的重要环境，而且对整体的水分也可以起到调节作用。机体脱水时皮肤可提供其水分的 $5\%\sim7\%$ 以上以补充血循环中的水分。皮肤有炎症时水分蒸发显著增多。②皮肤中的电解质以氯化钠及氯化钾的含量最多。此外，还有微量的镁、铜、钙和磷等。表皮角质层及指（趾）中含有较多的硫，如二硫键，可将相邻的多肽链联合起来，参与角质蛋白纤维的合成。皮肤有损伤时，一般可引起钾含量减少，而钠和水则增加。因此，限制水和盐类的摄入，对于治疗皮炎、湿疹等病有一定好处。

5. 酶 酶是一种蛋白质，种类很多，是调节细胞代谢的重要催化剂。有些酶在能量代谢中也起着重要作用，酶所产生的能量为其他代谢提供所需要的条件。如酪氨酸是黑色素代谢必需的催化剂，它是一种含铜的蛋白质。

（茆文革编　朱宝立校）

主要参考文献
1. 赵辩. 临床皮肤病学. 2版. 南京：江苏科学技术出版社，2001：5-48.
2. 常元勋. 靶器官与环境有害因素. 北京：化学工业出版社，2008：563-568.

第二章

致皮肤损伤的外源化学物及毒性表现

外源化学物是引起皮肤损害的最常见的原因，约占 90% 以上。其毒性表现一般无特异性，即同一种毒物可引起不同类型的皮肤病，反之，同一种皮肤病也可由不同类型的毒物所引起。由于大多数职业性皮肤损害的毒性表现与非职业性皮肤病相似，因此，在诊断时，还需要了解职业接触史、有关生产过程以及生产中所使用的原、辅材料等。

第一节 致皮肤损伤的外源化学物

一、化学因素

1. **原发刺激** 根据接触有害物质浓度、时间的不同，会出现充血、红斑、水肿、丘疹、起疱和溃疡等不同程度的反应。

（1）**无机酸类** 硫酸、盐酸、硝酸、氢氟酸、磷酸、铬酸。

（2）**无机碱类** 氨、氢氧化钠（钾、钙、钡）、磷酸钠（钙、钡）、氧化钙及硅酸钠。

（3）**金属及类金属** 锑、砷、铬、镍、银、汞、锌、锂、锇、铂、硒、铍、磷。

（4）**有机酸类** 甲酸、乙酸、鞣酸、乳酸、水杨酸、苯酚、氯乙酸等。

（5）**有机碱类** 乙醇胺类、甲基胺类、乙二胺等。

（6）**其他** 氯化乙基汞、乙酸苯汞、萘乙酸、丙烯腈、硫酸二甲酯、肼及其化合物。

2. **致敏反应** 初次接触某外源化学物，出现极小反应或无任何反应。当再次接触此外源化学物时，可发生严重反应。

（1）金属盐类　重铬酸盐、镍盐、铍盐、汞盐、银盐等。

（2）合成树脂类　环氧树脂、酚醛树脂、脲醛树脂、聚酯树脂、丙烯酸树脂、三聚氰胺、甲醛树脂。

（3）橡胶化学物质　促进剂（二苯胍、六甲基四胺、巯基苯并噻唑、二硫化四甲基秋兰姆、二硫化二吗啉）、抗氧化剂（N-异丙基-N′-苯基对苯二胺、苯基-β-萘胺、氢醌单苯醚）。

（4）染料　偶氮类染料及其中间体。

（5）药物　氯丙嗪、青霉素、氯霉素、普鲁卡因、磺胺、碘剂。

3. **光敏作用**　光敏作用是皮肤致敏的一种特殊形式。某些外源化学物对皮肤没有直接影响，但在某种特定波长的光照下，可造成局部或全身明显损伤。

（1）药物类　二溴水杨酸苯胺、六氯酚、磺胺、三溴水杨酸苯胺。

（2）焦油类　吡啶、蒽、菲、杂酚油、沥青。

4. **接触性荨麻疹**　主要累及接触部位，但有时也可能出现全身效应。

（1）非免疫机制　二甲亚砜、氯化钴溶液。

（2）免疫机制　戊胺、氮芥盐酸盐、二乙基苯磺酰胺、破伤风抗毒素、杆菌肽、青霉素和链霉素。

5. **皮肤癌**　煤焦油、杂酚油、页岩油/切削油、多环芳烃［苯并［a］芘］、杂环化合物、沥青、不纯石蜡等。

6. **对皮肤附件的作用**

（1）毛发　各种抗有丝分裂药物、口服避孕药、抗凝血剂、三苯乙醇、普萘洛尔、氯丁二烯、铊、砷、苯。

（2）皮脂腺　氯化芳烃等。

（3）汗腺　酚、氯仿、米帕林、抗有丝分裂药、中枢神经抑制药。

二、生物因素

(1) 植物毒素　漆树（大漆）、白头翁（白头翁素、白头翁皂苷、白头翁酸、挥发油等）、皂毒苷等。

(2) 动物毒素　肉毒鱼类（雪卡毒素），血毒鱼类（鱼血毒素），蟾蜍（蟾蜍毒、蟾蜍素、蟾蜍碱等）。

三、药物因素

1. 疹型与药物的关系

(1) 常见致敏药　青霉素、链霉素、巴比妥类、磺胺类、非那西丁、砷剂、溴剂、碘剂、汞剂、胰岛素、氨苯砜、乙酰螺旋霉素、四环素、土霉素、氨基比林、氯丙嗪、阿托品、洋地黄、卡马西平、曲克芦丁、头孢拉定、环丙沙星、地高辛、己烯雌酚，可致红斑、丘疹、斑丘疹等临床表现。

巴比妥类、磺胺类、非那西丁、青霉素、链霉素、氨基比林、破伤风抗毒素、氢氯噻嗪、氨苄西林、布洛芬、交沙霉素、氧氟沙星，可致麻疹、猩红热样临床表现。

磺胺类、巴比妥类、四环素、土霉素、砷剂、非那西丁、氨基比林、依米丁、乙酰螺旋霉素、阿托品、利福平、安乃近、碘剂、汞剂、青霉素、链霉素、复方氢氧化铝、金盐类，可致固定性药疹样临床表现。

(2) 少见（偶见）致敏药　二巯丙磺钠、氟桂利嗪、胸腺因子D、多巴酚丁胺、美司钠、氢化可的松、地尔硫䓬、复合维生素糖丸、樟脑酚、脑活素、仙鹤、芬布芬，可致红斑、丘疹、斑丘疹等临床表现。

大观霉素、烟酸肌醇、洛哌丁胺、甲氧氯普胺、氢化可的松、西咪替丁、茵栀黄注射液、诺氟沙星、多潘立酮、酮康唑、核糖霉素、吡罗昔康、氯苯那敏、乙双吗啉、氟桂利嗪、正天丸、六味地黄、美司钠、尼莫地平、硫喷妥钠。可致固定性药疹样临床表现。

2. 剥脱性皮炎

(1) 常见致敏药　巴比妥类、青霉素、链霉素、磺胺类、砜类药、氯丙嗪、呋喃西林、水合氯醛、卡马西平、汞剂、砷剂、铋剂、甲硝唑、利福平、林可霉素、头孢唑林。

(2) 少见（偶见）致敏药　酚酞、吡硫醇、阿苯达唑、颠茄浸膏、奈普生、酮康唑、克银丸、人参蛤蚧精口服液。

3. 大疱性表皮松解萎缩坏死型药疹

(1) 常见致敏药　卡马西平、磺胺类、苯巴比妥盐、氨基比林、灰黄霉素、氨苯砜、四环素、破伤风抗毒素、异丙嗪、卡那霉素、头孢唑林、青霉素、麦迪霉素、安乃近、速效伤风胶囊、吲哚美辛、甲硝唑、林可霉素、阿尼利定和万古霉素。

(2) 少见（偶见）致敏药　阿法罗定、鱼腥草注射液、双氯酚酸、复方降压片、诺氟沙星、桂利嗪、西洋参、别嘌醇、乙酰螺旋霉素、吲达帕胺、白细胞介素-2、氨硫脲、山菠萝和吡罗昔康。

4. 单纯性紫癜和过敏性紫癜

(1) 常见致敏药　水杨酸类、苯巴比妥盐、安乃近、金盐类、链霉素、磺胺类、奎尼丁、血清类、砷剂、汞剂和胰岛素。

(2) 少见（偶见）致敏药　双氯酚酸、红霉素、阿苯达唑、乙酰螺旋霉素和乙肝疫苗。

5. 荨麻疹及血管神经性水肿

(1) 常见致敏药　青霉素、磺胺类、水杨酸盐、可待因、破伤风抗毒素、头孢氨苄、巴比妥盐、诺氟沙星、雌激素、链霉素、呋喃唑酮、普鲁卡因、碘造影剂、胰岛素、灰黄霉素、奎宁、地塞米松、阿尼利定、酮康唑、血清、疫苗、非那西丁、氨基比林、安替比林、砷剂、二巯丙醇、乙醚、异烟肼、汞剂、对氨水杨酸、阿司匹林、四环素、肝素、神经垂体激素、促性腺激素、甲状腺素和胰酶。

(2) 少见（偶见）致敏药　雷尼替丁、维生素C、银翘片、颠茄片、肝素、三九胃泰、氯化钾、康泰克（苯丙醇胺＋氯苯那敏）、阿司咪唑、蛲虫膏、狂犬病疫苗、甲硝唑、吲哚美辛、普罗帕酮、肝必复、鹅去氧胆酸、牙周康（甲硝唑＋布洛分）、溶菌酶、维生素 B_6、阿普唑仑片、乙双吗啉、硫酸小诺米星、甘草锌、吉他霉素、齐多夫定、美司钠和银黄注射液。

6. 色素沉着　　常见致敏药：砷剂、金剂、银剂、铋剂、奎宁。

7. 痤疮样皮疹

（1）常见致敏药　溴剂、碘剂、皮质类固醇、雄性激素、避孕药和异烟肼。

（2）少见（偶见）致敏药　维生素 B_2 和维生素 B_6。

8. 多形红斑

（1）常见致敏药　苯妥英钠、磺胺类、巴比妥盐、水杨酸盐、安替比林、溴化物、碘剂、青霉素、链霉素、砷剂、疫苗、对氨水杨酸、普鲁卡因和金属盐类。

（2）少见（偶见）致敏药　多潘立酮、奥美拉唑、桂利嗪、卡马西平、氯霉素、感冒通（双氯芬酸钠＋人工牛黄＋马来酸氯苯那敏）、结核菌素、康泰克（苯丙醇胺＋氯苯那敏）、吲哚美辛、米诺环素、利福平、氨硫脲、细胞色素 C 和制霉菌素。

第二节　致皮肤损伤的毒性表现

一、自觉症状

自觉症状是患者主观感觉到的症状，多种多样，与皮肤病的性质，损害的严重程度及患者的个体特异性有关。主要有痒、痛、烧灼、麻木等感觉，其他还有刺痛、异物感、对温度和接触物的易感性增强或降低等。

二、皮肤损害

皮肤损害是可以被他人用视觉或触觉检查出来的皮肤或黏膜所呈现的损害。通常分为原发性及继发性两种，但两者往往不能截然分开。无论皮肤病变如何复杂，都是由某些基本损害构成的。基本损害可分为斑、丘疹、水疱、大疱、结节、荨麻疹、囊肿、肿瘤、鳞屑、表皮剥脱（或抓痕）、糜烂、溃疡、痂、皲裂、瘢痕、萎缩、苔藓样变等多种。

（一）原发性损害

是由皮肤病理变化直接产生的第一个结果。不同的皮肤损害有着不同的原发病变。主要包括下列几种：

1. 斑疹 为皮肤局限性的色素改变，既不凸起，也不凹下。一般大小 1~2cm，超过 2cm 则称为斑片。斑疹可分为炎症性及非炎症性两种：（1）炎症性斑。主要是刺激引起真皮内血管暂时性扩张而致皮肤呈红色，后又可变淡，或者压之红色消退，压力除去后又恢复原状。（2）非炎症性斑。不是由于皮肤发炎，而是由于下述因素引起：①色素改变；②皮肤血管扩张如毛细血管扩张症；③皮内注射染料，如文身；④皮内出血，血液进入真皮组织中，如紫癜、瘀斑等。

2. 丘疹 为局限性隆起皮面的实质性损害，其直径一般小于 0.5cm，较大者称为斑块。多由于代谢产物的沉积、表皮或真皮细胞成分的局限性增殖或真皮细胞浸润而形成的。丘疹顶部可以是尖的、圆的、扁平的或中间凹陷。颜色可以是红色、紫色、黄色或白色。

3. 结节 为一可见的隆起性损害，是可触及的圆或椭圆形的局限性实质性损害。直径大于 0.5cm。大小、性状、颜色不一。其病变范围比丘疹深而大。结节位于真皮深层及皮下组织中，有时仅稍高出皮肤表面。有的结节可发生坏死，形成溃疡而遗留有瘢痕。

4. 荨麻疹 为局限的水肿性圆顶隆起的皮肤损害。呈粉红色、暗红色或白色，周围有红晕。形状可呈圆形、环形或回状。小的直径仅 3~4mm，大的可达 10~12mm。数目可仅数个，亦可很多。荨麻疹存在的时间短暂，可在数小时内（一般不超过 24h）消退，消退后不留痕迹。

5. 水疱与大疱 为局限性空腔含有液体的隆起的损害，水疱直径一般小于 0.5cm，大于 0.5cm 者称为大疱。可以是孤立或群集状分布。水疱可以形成脓疱或大疱。疱内可含有血液、血清或淋巴液，其色随疱内的液体而异。形状可以为半圆形、扁平或不规则形，有的中央有脐窝。疱周围可有或无红晕。水疱或大疱可因发生部位深浅不同而分为角层下水疱、表皮内水疱或大疱。

6. **肿瘤**　　为发生于皮内或皮下组织的肿块。小的如绿豆，大的如鸡蛋或更大。可呈圆形、蒂形或不规则形状。质地或软或硬，可高于皮肤或仅能触及。一般呈皮肤色，如有炎症变化或出血，则可呈红色，如有色素细胞增生，则呈黑色。有的是良性的，也可以是恶性的。可持续生长扩大，或破溃而形成溃疡创面。

7. **囊肿**　　为含有液体的囊性病损，多呈球形或卵圆形，触之有弹性感。常见的有表皮囊肿，皮脂腺囊肿。

（二）继发性损害

可由原发性损害转变而来，也可以是治疗及机械性损害（如搔抓）所引起。

1. **鳞屑**　　为脱落的表皮细胞。可呈多种形状，如糠秕状、云母状或蛎壳状，在剥脱性皮炎中可呈大片状。

2. **表皮剥脱或抓痕**　　为表皮缺失。可呈线状或点状，或浅或深。如有血清或血渗出，则干燥后有黄色痂或血痂。常见于各型瘙痒症及瘙痒性皮肤病变。如损害深达真皮层以下，则愈合后可有瘢痕。

3. **浸渍**　　主要为皮肤长时间泡水或处于潮湿状态，皮肤表面变软变白，甚至起皱，称为浸渍。受浸渍的表皮容易发生脱落。

4. **糜烂**　　为水疱、脓疱或浸渍后表皮的脱落，或丘疹、小结节表皮的破损而露出表皮下层或真皮的乳突层，其形状为圆形或椭圆形，视损害的形态而定。愈合后不留瘢痕。

5. **皲裂**　　为皮肤线状裂隙。常发生在手掌、足跟、口角及肛门周围等处。主要是由于皮肤干燥或慢性炎症所致弹性减低或消失、加上外力而形成。可累及真皮，引起疼痛，甚至出血。

6. **苔藓样变**　　为角质形成细胞及角质层增殖和真皮炎症细胞浸润而形成的斑块状结构，表现为皮肤浸润肥厚，纹理加深，像皮革或呈树皮状。该皮损系反复搔抓摩擦所引起，常发生于神经性皮炎、湿疹或其他伴有瘙痒的疾病中。

7. **硬化** 为局限性或弥漫性皮肤变硬，触诊较明显。皮肤硬化为硬皮病的表现，也常见于慢性郁积性皮炎、慢性淋巴水肿及瘢痕疙瘩中。可由真皮或皮下水肿、细胞浸润、胶原增生而引起。真皮或皮下组织钙化表现为皮下硬性结节或斑块，皮肤表面有变化或无可见变化。

8. **痂** 为创面上浆液或脓液与脱落的表皮碎屑及细菌等混合而成的物质。由血清形成的痂呈黄色，由血液形成的呈棕色或暗红色。

9. **溃疡** 为皮肤缺损或破坏达真皮或皮下组织。溃疡的大小、颜色、边缘、基底层、分泌物及进程可很不一致。如果溃疡破坏至真皮层以下，以及结节、肿瘤溃疡或外伤而形成的溃疡，则愈合后留有瘢痕。

10. **萎缩** 发生于表皮或真皮，或两者同时累及，甚至累及皮下组织，并伴有表皮细胞数目的减少。正常皮肤的纹理可保持或消失。因受伤或炎症而形成的表皮萎缩，往往失去正常皮肤的纹理，呈"烫平"的外观。真皮萎缩常表现为皮肤凹陷。多发生于炎症或外伤之后。

11. **瘢痕** 为真皮或深部组织缺损或破坏后经新生结缔组织修复而成。其轮廓与先前存在的损害相一致。一般没有正常皮肤的纹理和皮肤的附属器官，很少有自觉症状，有时可有痒或痛感。

12. **皮肤异色** 伴有皮肤色素沉着、萎缩及毛细血管扩张。

皮肤的各种损害往往并不是孤立和静止不变的，可以是数种损害并存，也可由一种损害演变为另一种损害。因此，观察皮肤损害，应注意分辨原发性和继发性损害，分辨早期损害和晚期损害及其演变过程。同时要注意皮损的形态、排列和分布，这对于皮肤病变的诊断和鉴别诊断有很大益处。

第三节 皮肤损伤的临床表现

在外源化学物引起的皮肤损害中，由于致病因素、发病机制以及个体因素不同，皮肤损伤表现往往是多种多样的。同一种外源化学物可引起不同类型的皮肤损害，而同一种皮肤损害也可以由不同的外源化学物所引起。例如许多外源化学物都可以引起接触性皮炎。煤焦油沥青则除了引起接触性皮炎、光毒性皮炎外，还能引起黑变病、痤疮、疣等多种皮肤损害。下面介绍外源化学物引起的常见皮肤毒性表现。

一、职业性皮炎

皮肤接触外源化学物所引起的职业性皮炎是最常见的皮肤损害。然而，这种皮肤损害的确切本质是什么，目前还没有很好的解释。外源化学物的浓度、环境状况、其他存在的相关因子与这些因子渗透到皮肤的程度比较起来，前者所起的作用可能更重要。因此，严格意义上说，任何外源化学物在适宜的条件下，均有可能产生皮肤刺激反应。

按外源化学物致病因素的不同，可分为接触性皮炎、光接触性皮炎、药疹样皮炎。其基本皮肤损伤表现是红斑、水肿、丘疹及水疱。

（一）接触性皮炎

这一类型皮炎主要由外源化学物所致，发病率高，致病物种类多，涉及行业广。按发病机制一般分为原发性刺激性接触性皮炎和变应（过敏）性接触性皮炎两种类型。

1. 原发性刺激性接触性皮炎　简称刺激性皮炎。主要由于外源化学物的原发刺激作用引起。皮肤损害程度与刺激物的性质、浓度、温度、接触方式及接触时间有密切关系。接触高浓度强刺激物，常立即出现皮肤损害。个体差异较小。

皮肤损害局限于直接接触刺激物的裸露部位，界限清楚。最易接触刺激物的手腕和前臂，尤其指背、指侧和手背常为好发部位。皮疹分布与刺激物的状态有关。如刺激物为固态、液态，常累及手和前臂；如为烟雾或气体，常累及面部、颈部及上胸"V"字形区；如为粉尘，可影响覆盖部位，特别是皮肤皱襞处；如工作服被污染或因搔抓等原因间接接触所致，皮肤损害则常发生于腰部、股内侧、外阴及相应部位。

一般情况下，接触刺激物后首先在接触部位局部出现瘙痒或烧灼感，继而出现红斑、丘疹，或在水肿性红斑的基础上密布丘疹、水疱或大疱，疱破裂后出现糜烂、渗出、结痂等。皮肤损害的演变可停止在任何阶段：轻者可只有红斑、瘙痒，几天后脱屑而愈；重者在红斑的基础上迅速发生丘疹、水疱以至大疱，疱破后有渗出，糜烂现象。长期反复接触者，可出现不同程度的浸润、增厚、脱屑、皲裂及色素沉着，自觉灼痛或瘙痒，皮肤渐失弹性，呈现慢性皮炎征象。该皮炎具有自限性，去除病因后易治愈。

2. **变应（过敏）性接触性皮炎** 简称变应性皮炎，是由致敏物引起、由 T 淋巴细胞介导的细胞免疫反应，属于迟发型接触过敏。该皮炎有明显个体差异，同样条件下的接触者中，只有少数人发病，反应程度与致敏强度和个体素质有关。

变应性接触皮炎的毒性表现与原发性刺激性皮炎相似，但大疱少见，常呈湿疹样变。皮损初发部位多与接触部位一致，以后常向周围蔓延，非接触部位亦可发病，严重者可泛发全身。分布一般对称，边缘大多模糊不清。急性损害初期时表现为水肿性红斑，继之丘疹、水疱，疱破后出现糜烂、渗出、结痂等。位于眼睑、唇、外生殖器等处的皮损常以水肿性红斑为主。有时初发的损害可表现为成簇的小水疱，自觉瘙痒。急性期皮损如处理不当或继续接触致病物，可逐渐演变为浸润性斑片，间有糜烂、渗出，可伴有鳞屑、痂皮，呈典型的钱币状湿疹样改变。临床上所谓职业性湿疹往往表现为此类皮肤损害，如铬化合物所引起的湿疹。湿疹的病程时好时坏，有痒感，多发生于手背、前臂，呈小片状、局限性，有时呈对称性。

慢性皮肤损害以浸润、增厚、皲裂为特征，反复接触致病物或变应原后，可呈急性或亚急性发作。

该皮损病程长短不一，部分患者可逐渐适应，越发越轻，以至不发。少数患者则越发越重，不能继续接触而必须变换工种。多数患者于停止接触变应原后 1～3 周皮损消退，个别患者过敏状态持续较久或发生交叉过敏，致病情迁延。

(二) 光接触性皮炎（光敏性皮炎）

光接触性皮炎是化学因素与物理因素共同作用的结果。劳动过程中接触光敏物质（如煤焦油沥青等）可导致皮炎发生。能够产生光敏作用的光能，主要是中长波紫外线（280~400nm）。光敏性皮炎按其作用机制不同可分为光毒性皮炎和光变应（光敏）性皮炎。

1. 光毒性皮炎 光敏物被光能激活后直接作用所致，没有免疫过程。皮炎主要发生在夏季，皮损只局限于身体暴露部位，有明显的光照界限。通常照光后半小时或几小时就发病。轻者局部皮肤出现潮红、肿胀、伴有烧灼或刺痛感，遇日晒、风吹、出汗或用水洗涤时则症状加剧。皮损表面干燥、光滑，眼睑周围可有不同程度的水肿。经避光和适当处理后，一般在2~3天后炎症减轻，局部脱屑而愈。严重者可在红斑、水肿基础上出现水疱，同时伴有眼结膜炎及全身症状，如头痛、头晕、乏力、口渴、腹痛、呕吐和恶心等。皮炎后留有色素沉着是光毒性皮炎的特点之一。若在同样条件下再次接触，则皮炎可再发，但症状较轻，局部皮肤色素沉着加深。经过反复发作后，皮损可表现为皮肤干燥、粗糙、苔藓样变化等慢性皮炎的征象。急性煤焦油沥青中毒是典型的光毒性皮炎。

2. 光变应性皮炎 这是由于接触某些光敏物（例如沥青等）再经过光照射后所引起的一种免疫反应。发作有一定的潜伏期，通常5~14天或更久，致敏后再接触致敏物则一般在24h内可发病。

皮损初发于接触部位，边缘不清，以后向周围扩散，可波及遮盖处甚至全身皮肤。表现为水肿性红斑，边缘不清，有密集小丘疹或水疱，呈湿疹样变化，常伴有丘疱疹或荨麻疹样皮炎。自觉瘙痒，可伴有灼痛感。病程迁延，在脱离接触后，一般需要2周渐愈，有时持续数月。如不停止接触或继续受到光照，可反复发病长期不愈。该皮炎一般不伴有全身症状，愈合后一般不留有色素沉着。

(三) 药疹样皮炎

接触三氯乙烯、丙烯腈、甲胺磷或乐果等化学物可引起重症多形红斑、大疱性表皮坏死松解症或剥脱性皮炎等皮肤损害，常累及黏膜，伴有发热，严重时出现肝、肾或其他脏器损害。该皮炎虽然发病率不高,但病情往往较严重。

二、职业性皮肤色素变化

外源化学物等有害因素引起的皮肤色素变化,可分为色素沉着和色素减退两种类型。前者主要是职业性黑变病,后者为职业性白斑。

(一)职业性黑变病

这是一种色素代谢障碍性皮肤病。主要是长期接触煤焦油、石油及其分馏产品,橡胶添加剂及橡胶制品,某些染料、颜料及其中间体等所引起的慢性皮肤色素沉着。本皮损的发生与个体因素有明显关系。一般认为诱因可能是内分泌紊乱和神经精神因素。多发生于中年人,女性多于男性。

该皮损以面部、颈部暴露部位为主,也可发生于四肢、躯干甚至全身。色素沉着前或初期,常表现为不同程度的红斑和瘙痒。皮损形态上多呈网状或斑点状,有时呈现以毛孔为中心的小片状色素沉着,或融合成弥漫性斑片,界限不清。少数表现为毛细血管扩张和表皮轻度萎缩。皮损形态和发病部位往往有一定关系,如网状主要发生在面颈部,躯干、四肢则多呈斑点状或点状,但与接触物之间没有明显关系。

皮损颜色呈深浅不一的灰黑色、褐色和紫黑色等,表面往往有污秽的外观。此外,有的患者可伴有头痛、头晕、乏力、食欲不振、消瘦等全身症状。本病在停止接触致病物后,经治疗全身症状可在短时间内消失,但色素沉着一般要经过1~2年或更长时间才能消退。

典型的病理皮肤表现可分为三期:

第一期:红斑期,主要表现为前额、颈部出现斑状充血,时轻时重,伴有痒感。继之出现网状或斑状色素沉着。

第二期:色素沉着及毛孔角化期,在面、颈、四肢等处出现明显的斑状或网状色素沉着,多数患者伴有明显的毛孔角化,色素沉着呈毛孔周围性分布。

第三期:萎缩期或皮肤异色症期,除了患处皮肤出现弥漫性色素沉着外,亦可见到表皮萎缩及毛细血管扩张。毛孔角化现象减轻或消失,痒感消失。

应当注意本病与光毒性皮炎继发色素沉着的区别,后者发生在光毒性皮炎之后,色素沉着在暴露部位,有较明显的界限,呈弥漫性色素沉着,停止接触致病物和避光后色素消退很快。

(二) 职业性白斑

长期接触苯基酚或烷基酚类化合物,如对苯二酚、对苯基酚、对辛丁基酚、叔丁基儿茶酚等,引起皮肤色素脱失斑。

常于接触致病物 1~2 年甚至更长时间后发生,无自觉症状。皮损好发于手、腕、前臂等直接接触部位,亦可发生在颈、胸、背、腰、腹等非暴露部位,少数患者皮损可波及全身。

皮损大小不一,呈不规则形、点状或片状色素脱色斑,界限比较清楚。部分白斑中央可见岛屿状色素斑点,少数皮损边缘色素略增加,其变化有时与白癜风难以区别。

本病变呈慢性过程,发病后如继续接触致病物,可导致皮损的扩大、增多,融合成片。在脱离接触致病物后,可以自行缓解消退。砷化物不但可以引起色素沉着,也可以引起色素减退,如果两者同时存在则呈黑白相间的网状或斑状,有人称之为白斑黑皮病。皮肤白斑也可继发于烧伤痊愈后或某些接触皮炎之后。

三、职业性痤疮

这是由于接触矿物油类或卤代烃所引起的皮肤毛囊、皮脂腺系统慢性炎症损害。表现为毛囊上皮细胞增生、角化,皮脂排泄受阻。职业性痤疮易发生于脂溢性体质的人,任何年龄、任何接触部位均可发生。一般潜伏期 1~4 个月,脱离接触皮损可好转或痊愈,恢复接触则可复发。根据不同的致病因素,分为油痤疮和氯痤疮。

(一) 油痤疮

多由于接触煤焦油、页岩油、天然石油及其高沸点的分馏产品、煤焦油、沥青等所引起。好发于易受油脂污染及被油类浸渍的衣服的摩擦部位,如指背、手背、前臂伸侧、颜面的两颧颊部、眼睑、耳廓、胸、背及腰、腹、臀、股等部位。皮损呈毛囊性损害,初起时皮肤干燥,毛孔扩大,毳毛沿毛囊口折断,有类似毛孔苔藓或角化痤疮样改变,有刺痛感。损害常密集成群而不融合,继之出现毛囊口被角化性黑色脂质栓塞而形成黑头粉刺,挤出栓塞物后常留有特殊形态的压模样瘢痕。

(二) 氯痤疮

由某些卤代烃、多氯酚及聚氯乙烯热解物等引起。

皮损好发于眼外下侧、颧区及耳廓前后,亦可波及阴囊、躯干及臀部。表现为接触部位成片的毛囊性皮损,以黑头粉刺为主,炎症丘疹较少见。初起时多在眼外侧下方及颧部出现密集的针尖大小的小黑点,久之则于耳轮周围、腹、臀、臂及阴囊等处常见较大的黑头粉刺,伴有毛囊口角化,间有粟丘疹样皮损。耳轮周围及阴囊处常有草黄色囊肿,被认为是氯痤疮的特征性体征之一。

四、职业性皮肤溃疡

这是直接接触某些铬、铍、砷等所致的形态特异、病程较长的慢性皮肤溃疡。典型的溃疡呈鸟眼状,俗称鸟眼状溃疡,如铬溃疡(铬疮)、铍溃疡等。

皮损好发于四肢远端,特别是指、腕、踝关节处。一般都发生于皮肤破损的部位,接触致病物而致皮损。多为单发,有时也呈多发性。溃疡大小、深浅与致病物的性质、接触量和接触方式有关。初起表现为局限性水肿性红斑或丘疹,继之中心呈淡灰色或灰褐色坏死,并于数日内破溃,绕以红晕。而后溃疡四周逐渐高出平面。典型溃疡多呈圆形,直径 2~5mm,表面有少量分泌物,或覆盖灰黑色痂,边缘清楚。久之周围组织增生隆起呈堤状,中心向深处糜烂,外观与鸟眼相似,故称之为鸟眼状溃疡。溃疡初期疼痛不明显,有继发感染时疼痛明显。如继续接触致病物则不易愈合,病程可长达数月,愈合后留有萎缩性瘢痕。

五、职业性疣

长期接触煤焦油沥青、煤焦油、页岩油及其高沸点的分馏产品等矿物油类,可引起接触部位的皮肤表面增生,引起扁平疣样、寻常疣样及乳头瘤样皮损。

一般没有自觉症状,主要发生在手背、前臂及阴囊等处,有数个或数十个不等。常见扁平疣样,呈圆形或不规整形,小米粒至豆大小,稍高于皮肤表面,略带黄色,也有的呈寻常疣样。此类皮损在减少或脱离接触致病因素后,有的可以自行消退。有的皮损表现为乳头瘤样的疣样,其表面呈乳头状,基底部较硬,有浸润,有时有皲裂或继发感染发生。这类皮损变化往往被认为是皮肤癌前病变,个别可转变为上皮癌。

职业暴露石棉接触工人,石棉纤维刺入皮肤可发生寻常疣样赘生物,称之为石棉疣。接触玻璃纤维的工人也可发生类似的皮肤损害。

六、职业性皮肤角化、皲裂

职业性皮肤角化、皲裂不是独立的疾病。长期接触有机溶剂、酸性物质、碱性物质及机械摩擦等都会造成接触部位的这种皮肤粗糙、增厚或裂隙等损害。

本皮损好发于手指、手掌、指掌侧、手指关节及甲沟附近。皮损初期表现为皮肤干燥、弹性降低,失去正常的柔韧性,并出现许多浅表裂纹,无痛,不出血。进而发展为皮肤粗糙、增厚、同时出现较深的与皮肤纹路一致的皲裂。裂纹累及真皮,常常由于活动牵拉而渗血,自觉疼痛,少数患者可伴有感染。随气候转暖,一般皮损可逐渐好转。

七、职业性痒疹

外源化学物所引起的痒疹主要发生在化学性粉尘、金属或矿物粉末、蒸气、酸雾或烟尘存在的车间或工种。接触铜屑、搪瓷粉末、玻璃纤维等引起的皮肤瘙痒是化学和/或机械性刺激的结果。某些外源化学物诱发的接触性荨麻疹也可以引起皮肤的瘙痒。

该皮损主要发生在暴露部位,而且与接触物性质及接触方式有密切关系。如为气体或烟雾时,则常发生在面、颈部;如为粉尘,则可发生于颈、腕、腰等处；如工作服被污染，则可发生在被工作服所覆盖的部位。轻者自觉皮肤瘙痒，而无原发性病变，重者可因搔抓而发生继发性损害，如抓痕、血痂、色素沉着，甚至皮肤增厚、苔藓样变，也可继发感染而导致毛囊炎、疖。瘙痒多在工作接触时发生或加剧，离开接触环境或刺激物则减轻或消失。

接触外源化学物所引起的接触性荨麻疹，皮损多局限于直接接触部位，偶可波及全身。潜伏期较短，一般接触后 15～30min 内，局部出现瘙痒、烧灼或刺痛感，继而发生大小不等、鲜红色或瓷白色荨麻疹。有时则呈现水肿性丘疹或潮红。患者可伴发鼻炎、哮喘及反复发作的变应性接触性皮炎。一般一旦去除病因，数小时内可消退，再接触可复发。

八、职业性毛发、指甲改变

职业性毛发改变主要表现为毛发的增生或脱落。长期接触矿物油、煤焦油沥青等可引起指背和前臂部毳毛折断，同时伴有毛囊口角化现象。碱厂工人由于接触碱性粉尘和蒸气，可造成头发脱色、头发变黄和变白。接触氯丁二烯的工人可以暂时脱发。长期的机械性刺激可使局部毛发增生，如搬运工人的肩胛部或撑船工人锁骨下部出现的多毛症。

长期接触碱类物质、矿物油等还可以引起指甲的改变，如平甲、匙甲、甲剥离等。绞丝工人和屠宰工人常发生甲沟炎。

九、职业性化学性皮肤灼伤

主要是由于常温或高温的外源化学物直接对皮肤的刺激、腐蚀作用，以及外源化学反应热引起的急性皮肤损害，可伴有眼灼伤和呼吸道损伤。皮肤可出现红斑、水疱、焦痂等。外源化学物灼伤严重程度与外源化学物的性质、浓度、温度、接触方式、接触时间等因素有关。

十、皮肤癌

长期接触煤焦油沥青、煤焦油、页岩油、无机砷等可引起皮肤鳞状细胞癌、基底细胞癌等皮肤肿瘤。

(徐　军　刘建中编　茆文革校)

主要参考文献
1. 何凤生. 中华职业医学. 北京：人民卫生出版社, 1999：1037-1088.
2. 赵辩. 临床皮肤病学. 2版. 南京：江苏科学技术出版社, 2001：627-647.
3. 常元勋. 靶器官与环境有害因素. 北京：化学工业出版社, 2008：568-610.
4. 金泰廙. 职业卫生与职业医学. 5版. 北京：人民卫生出版社, 2003：146-155.
5. 顾向荣. 动物毒素与有害植物. 北京：化学工业出版社, 2004：13-24, 124-127.

第三章

外源化学物致皮肤损伤的机制

第一节 外源化学物对皮肤的影响

皮肤作为人体最大的外露器官，具有一定的防护功能。但是，由于生产、生活环境中外源化学物种类繁多（有机溶剂、日用化妆品、农药、金属化合物等），某些外源化学物仍可渗透皮肤进入血液循环，在一个或多个靶器官引起毒性作用，或诱发全身过敏反应。由于有些外源化学物可以溶解于角质层中以游离状态存在，或者结合于角质层中形成贮库效应，导致其经皮吸收与其他途径吸收的代谢动力学存在一定的差别。Yourick等认为不同外源化学物经皮吸收后在皮肤中贮存的部位及量均有所不同，而同一种外源化学物选用不同的溶剂在皮肤各层中也有不同的贮存量。但是，有研究者通过对乙醇类同系物的亲脂性与其渗透性的相关性进行研究，提出与传统看法完全不同的观点，认为亲脂性药物更容易在真皮层贮存。

外源化学物对人体皮肤的影响主要包括：

一、自觉症状

主要有痒、痛、烧灼、麻木等感觉，其他还有刺痛、异物感，对温度和接触物的易感性增强或降低等。

二、皮肤损害

基本损害可分为斑、丘疹、水疱、大疱、结节、荨麻疹、囊肿、肿瘤、鳞屑、表皮剥脱（或抓痕）、糜烂、溃疡、痂、皲裂、瘢痕、萎缩、苔藓样变等。

第二节 致皮肤损伤机制

外源化学物引起的皮肤病变无论在外观（形态学）还是毒性表现的严重程度上都不尽相同。职业暴露的后果包括从最轻微的皮肤发红或者皮肤变色到极为复杂的程度，如恶性癌变。尽管能够对皮肤造成损害的因素很多，实际上却很难将特定的皮肤损害与某种特定的有害因素联系起来，仅某些具有化学基团的物质能够引起特征性的损害模式，所致损害的特点和损害的部位可以提供致皮肤毒性的有害因素的明确线索。

所有对皮肤有危害的外源化学物，按作用机制可分为原发性刺激物、致敏物及光敏物等。大量对皮肤有直接毒害作用和无直接作用的外源化学物，经皮肤吸收后都能引起机体中毒。这些物质要产生这种毒性作用必须能够穿过表皮角质层和细胞层，也要能通过表皮-真皮联结处。当通过表皮-真皮联结处后，就很容易进入血液和淋巴系统，从而到达易受损的靶器官。

一、原发性刺激作用

这类化合物对皮肤的损害作用是原发性刺激作用，这些物质要产生这种毒性作用必须能够穿过角质层。皮肤在接触这类化合物后，只要时间够长、化合物浓度够高、接触的量够大，即会在接触部位发生炎性反应，其反应程度与接触时间、量、浓度成正比。原发刺激物的致病机制尚未完全清楚，例如，发疱剂或发疱气体（氮芥、溴甲烷和路易士毒气等）能阻断某些酶的作用，使糖类、脂肪和蛋白质代谢中的特定阶段被阻断。但是对于发疱剂为什么能产生和如何产生这种结果尚不完全清楚。然而通过观察外源化学物在体外的反应过程，我们也可对可能的致病机制有所了解。

碱能够与酸、油脂或蛋白质发生反应，因此可以推断它能够与皮肤中的油脂和蛋白质发生反应，使皮肤表层的油脂发生改变，由此破坏角质层的结构。有些有机物能溶解脂类，它们对皮肤的油脂可能也具有同样的作用。但是，看起来这些溶剂似乎又能溶解皮肤内的某些物质，或者使角质层脱水，进而损坏皮肤防御系统的完整性。反复与上述溶剂接触，开始是发生炎性反应，最后可导致接触性皮炎。

某些外源化学物很容易与皮肤内或皮肤表面的水分结合，并发生剧烈的化学反应。氧化钙和氯化钙就是依靠这种方式产生皮肤刺激作用的。

煤焦油沥青、杂酚油、原油、某些芳香族氯代化合物，能与阳光协同作用，刺激黑色素细胞过度产生黑色素，导致色素沉着。急性皮炎治愈后也可以产生色素沉着。与此相反，烧伤、慢性接触性皮炎、接触苄基对二酚醚或某些酚衍生物能够使患部色素减少或脱色素。三氧化二砷、煤焦油沥青等能损坏皮肤细胞，使细胞异常生长，导致接触部位皮肤发生癌变。

二、致敏作用

致敏物是指能引起皮肤发生过敏反应的化合物。过敏反应一般可分为四型。Ⅰ型：速发型；Ⅱ型：细胞毒型；Ⅲ型：免疫复合物型；Ⅳ型：迟发型。Ⅰ型变态反应（速发型）是过敏原进入机体后，诱导B细胞产生IgE抗体。IgE与靶细胞有高度亲和力，牢固地吸附在肥大细胞、嗜碱性粒细胞表面。当相同的抗原再次进入致敏的机体，与IgE抗体结合，就会引发细胞膜的一系列生物化学反应，发生脱颗粒，并合成新的介质。各种介质随血流散布至全身，作用于皮肤、黏膜、呼吸道等效应器官，引起小血管及毛细血管扩张，毛细血管通透性增加，平滑肌收缩，腺体分泌增加，嗜酸性粒细胞增多、浸润，可引起皮肤黏膜过敏症（荨麻疹、湿疹、血管神经性水肿）、呼吸道过敏反应（过敏性鼻炎、支气管哮喘、喉头水肿）、消化道过敏症（食物过敏性胃肠炎）、全身过敏症（过敏性休克）。Ⅱ型变态反应（细胞毒型）是抗体（多为IgG，少数为IgM、IgA）首先同细胞本身抗原成分或吸附于膜表面的成分相结合，然后通过四种不同的途径杀伤靶细胞，即抗体和补体介导的细胞溶解、炎症细胞的募集和活化、免疫调理作用。Ⅲ型变态反应（免疫复合物型），在免疫应答过程中，抗原抗体复合物的形成是一种常见现象,但大多数可被机体的免疫系统清除。如果因为某些因素造成大量复合物沉积在组织中,则引起组织损伤和出现相关的免疫复合物病。Ⅳ型变态反应(迟发型)与上述由特异性抗体介导的三型变态反应不同,Ⅳ型是由特异性致敏效应T细胞介导的。此型反应局部炎症变化出现缓慢,接触抗原24~48h后才出现高峰反应,故称迟发型变态反应。机体初次接触抗原后,T细胞转化为致敏淋巴细胞,使机体处于过敏状态。当相同抗原再次进入时,致敏T细胞识别抗原,出现分化、增殖,并释放出许多淋巴因子,吸引、聚集并形成以单核细胞浸润为主的炎症反应,甚至引起组织坏死。常见Ⅳ型变态反应有:接触性皮炎,移植排斥反应。

三、光敏作用

光敏物与皮肤接触时,主要是通过特定波长的光线照射后局部或全身皮肤发生炎症反应。按作用机制的不同,光敏反应可分为光毒性反应和光变应性反应。前者即当光敏物透入皮肤,特定波长光线的光能激发光敏物的电子而使其活化,活化的光敏物对皮肤产生直接的毒性作用,引起皮肤炎症。其作用机制与原发性刺激反应相似。光变应性反应属于Ⅳ型变态反应,与过敏性接触性皮炎的不同之处在于必须有光能参与才能引起炎症反应。

通常在285~450nm范围的光能诱发光敏作用。不同光敏物作用的光谱是不同的。光毒性反应的作用光谱与该光敏物本身的吸收光谱大致相同;而光变应性反应的作用光谱可超出该光敏物吸收光谱向长波扩展。光敏性反应常受皮肤颜色的深浅、角质层的厚度、致敏物的吸收与排泄速度、光线强弱和光照时间有关,同时与温、湿度等环境因素有关。

第三节 毒性评价

皮肤封闭型斑贴实验是评价外源化学物对皮肤刺激性的经典方法之一。目前使用的实验方法有局部全封闭斑贴法和局部半封闭斑贴法，这两种方法以纱布作为斑贴物，但前者用不透气的布完全包住，后者使用半封闭敷料固定。两者的皮肤反应主要靠肉眼来评判，采用半定量的分级评判标准，主观性强，对弱刺激反应的评判不够敏感。封包技术本身可以促进物质的吸收，但不能使所有药物的经皮吸收都增加，随不同化合物和不同皮肤而异。医用红外线局部照射法也能提高皮肤刺激的阳性检出率。

皮肤组织病理学检查相对客观准确，可发现肉眼观察所存在的假阴性，提供皮肤变化的真实材料，提高皮肤刺激反应观察的分辨率和准确度。与皮肤刺激实验相比，即使肉眼观察平均积分完全相同，病理检查结果也不一定相同。对于皮肤的轻度损伤，病理组织细胞水平检查有更强的分辨能力。当肉眼观察皮肤损伤已恢复时，病理反应仍潜伏存在；当皮肤损伤反应较严重，肉眼观察平均积分未超标或接近超标时，实际情况却可能更为严重。皮肤组织病理学检查能更早、更准确地反映化妆品引起的轻度皮肤损伤，而肉眼观察能反映皮肤损伤的动态变化，故在实际工作中两者应相互结合来权衡评价物质对皮肤的刺激性。

（茆文革编　朱宝立校）

主要参考文献

1. Yourick JJ, Koenig ML, Yourick DL. Fate of chemicals in skin after dermal application: does the in vitro skin reservoir affect the estimate of systemic absorption. Toxicol Appl Pharmacology, 2004, 195 (3): 309-320.
2. Cross S E, Magnusson B M, Winckle G, et al. Determination of the effect of lipophilicity on the in vitro permeability and tissue reservoir characteristics of topically applied solutes in human skin layers. Journal of Investigative Dermatology, 2003, 120 (5): 759-764.
3. 蔡健峰，王世栋，唐文娟，等. 鞋用胶水和溶剂的皮肤毒性研究. 海峡预防医学杂志，2001，7 (3)：37-38.

第四章

皮肤损伤毒理学研究方法

第一节 常用动物毒性实验方法

外源化学物对皮肤造成的毒性效应常见的主要有接触性皮炎、光毒性/光变应性皮炎、荨麻疹、色素异常、皮肤肿瘤等。对于全面研究和评价各种外源化学物对皮肤的毒作用，整体动物毒性实验是最常用、传统的皮肤毒理学研究方法之一。常用实验动物有小鼠、大鼠、豚鼠、兔、狗和猴等。动物实验有一系列环节，如动物选择、饲养、实验和实验后处理等，一般应有专门提供纯种或杂交动物的饲养中心和进行研究的实验中心；动物实验应遵守有关操作规程，并应符合有关动物实验伦理学国际公约。

常用的整体动物毒性实验方法包括皮肤、黏膜刺激试验，皮肤致敏和光敏试验，皮肤接触性荨麻疹试验，皮肤致癌试验等。

一、皮肤刺激性/腐蚀性试验

皮肤接触外源化学物后可产生皮肤刺激和/或腐蚀。常见的本类试验有皮肤原发性刺激试验，包括单次和多次皮肤刺激试验、完整的皮肤和破损皮肤刺激试验等。

将受试物一次或多次涂敷于受试动物的皮肤上，在规定的时间间隔内，观察动物皮肤局部刺激作用的程度并进行评分。采用自身对照，以评价受试物对皮肤的刺激作用。急性皮肤刺激性试验观察期限应足以评价该作用的可逆性或不可逆性。

（一）急性皮肤刺激性试验

实验前约24 h，将实验动物（一般为家兔或豚鼠）背部脊柱两侧毛剪掉，不可损伤表皮，去毛范围左、右各约2cm×3cm。取受试物约0.5 ml（g）直接涂在皮肤上，然后用两层纱布（2.5cm×2.5cm）

和一层玻璃纸或类似物覆盖，再用无刺激性胶布和绷带加以固定。另一侧皮肤作为对照。采用封闭试验，敷用时间为 4h。对化妆品而言，可根据人的实际使用和产品类型，延长或缩短敷用时间。对用后冲洗的化妆品产品，仅采用 2 h 敷用试验。试验结束后用温水或无刺激性溶剂清除残留受试物。

如怀疑受试物可能引起严重刺激或腐蚀作用，可采取分段试验，将三个涂布受试物的纱布块同时或先后敷贴在一只家兔背部脱毛区皮肤上，分别于涂敷后 3 min、60min 和 4h 取下一块纱布，皮肤涂敷部位在任一时间点出现腐蚀作用，即可停止试验。于清除受试物后的 1h、24h、48h 和 72h 观察涂敷部位的皮肤反应，按表 1-4-1 进行皮肤反应评分，以受试动物积分的平均值进行综合评价。根据 24h、48h 和 72h 各观察时点的最高积分均值，按表 1-4-2 判定皮肤刺激强度。观察时间的确定应足以观察到可逆或不可逆刺激作用的全过程，一般不超过 14 天。

（二）多次皮肤刺激性试验

7～14 天内进行重复皮肤染毒试验，对检测受试物刺激性的效果比单次染毒效果好。若受试物是与皮肤长期密切接触的消费品或反复使用的产品，则重复染毒试验的优点更突出。

试验前将实验动物（一般为家兔或豚鼠）背部脊柱两侧被毛剪掉，去毛范围各为 2cm×3cm，涂抹面积 2.5cm×2.5cm。取受试物约 0.5ml（g）涂抹在一侧皮肤上，当受试物使用无刺激性溶剂配制时，另一侧涂溶剂作为对照，每天涂抹 1 次，连续涂抹 14 天。从第二天开始，每次涂抹前应剪毛，用水或无刺激性溶剂清除残留受试物。1h 后观察结果，按表 1-4-1 评分，对照区和试验区同样处理。结果评价则按下列公式计算每天每只动物的平均积分，以表 1-4-2 判定皮肤刺激强度。

$$每天每只动物平均积分 = \frac{\sum 红斑和水肿积分}{受试动物数 \times 14}$$

表 1-4-1 皮肤刺激反应评分

皮肤反应	积分
红斑和焦痂形成	
无红斑	0
轻微红斑（勉强可见）	1
明显红斑	2
中至重度红斑	3
严重红斑（紫红色）至轻微焦痂形成	4
水肿形成	
无水肿	0
轻微水肿（勉强可见）	1
轻度水肿（皮肤隆起轮廓清楚）	2
中度水肿（皮肤隆起约 1mm）	3
重度水肿（皮肤隆起超过 1mm，范围扩大）	4
最高积分	8

表 1-4-2 皮肤刺激强度分级

积分均值	强度
$0\sim<0.5$	无刺激性
$0.5\sim<2.0$	轻刺激性
$2.0\sim<6.0$	中刺激性
$6.0\sim8.0$	强刺激性

在许多研究中，人为地造成动物局部皮肤损伤（不能伤及真皮及产生出血），可用于比较受试物对完整皮肤及受损皮肤造成的刺激反应的情况，分析两者是否存在关联。

急性皮肤刺激试验结果从动物外推到人的可靠性很有限。白色家兔在大多数情况下对有刺激性或腐蚀性的物质较人类敏感。若用其他品系动物进行试验也得到类似结果，则会增加从动物外推到人的可靠性。试验中使用封闭式接触是一种超常的实验室条件下的试验，在人类实际使用化妆品过程中很少存在这种接触方式。

二、斑贴试验

斑贴试验是测定机体迟发型接触性变态反应的一种诊断方法，该反应属Ⅳ型变态反应。皮肤斑贴试验是研究毒物对皮肤毒性的实验方法之一。受试物（接触物）本身具有抗原性，或为低分子半抗原与表皮细胞膜蛋白结合形成的完全抗原，被表皮内的朗格汉斯细胞捕获或携带到局部淋巴结，传递给T细胞。在朗格汉斯细胞及角质形成细胞新产生的表皮胸腺细胞活化因子的共同作用下，辅助T细胞（Th）产生IL-2，进一步激发了T细胞活化、增殖及产生T效应细胞，使机体致敏。再次接触时，机体则在接触部位释放各种淋巴因子激发炎症反应而出现炎性细胞浸润、血管扩张、通透性增加。朗格汉斯细胞受损害后亦可释放溶酶体，使与半抗原结合的表皮细胞受到破坏而发生红斑、丘疹、水疱、渗出、糜烂等急性皮炎。

（一）人体斑贴试验

人体斑贴试验用于检查受试物是否引起人体皮肤不良反应。本试验应用特制斑贴材料进行人体斑贴试验。根据外源化学物的不同性质，斑贴试验受试物可选原化学物，或将其稀释成不同浓度。对新化学物首先进行动物皮肤试验，要求先完成动物多次皮肤刺激试验并出具书面证明，在保证对人体安全，或者受试物系统毒性低，所造成的轻微损伤短期内可以恢复的情况下，方可安排用于人体斑贴试验。

1. 方法 根据受试物性质选择与之相适应的赋形剂配制适当浓度的浸液、溶液、软膏或直接用接触物作试剂，并将其置于4层1cm×1cm大小的纱布上，将该纱布置于前臂屈侧或肩胛区脊柱两侧紧贴皮肤，其上用一稍大的透明玻璃纸覆盖，四周固定。每次可进行数种受试物的检测。48h后取下受试物并查看结果，如果在48h内出现瘙痒、红肿等，可随时取下受试物并用清水清洗。也可采用铝制小室贴膜进行试验。目前国内尚有含多种变应原的诊断试剂盒出售，较为简便。国外有变态反应诊断仪，可检测上百种变应原。

2. 结果分析和评价

（1）结果判定：①－：受试部位无任何反应；②±：受试部位皮肤出现轻微瘙痒、发红；③＋：受试部位皮肤出现单纯红斑、瘙痒；④2＋：受试部位皮肤出现水肿性红斑、丘疹；⑤3＋：受试部位皮肤出现显著红斑、丘疹及水疱。

（2）阳性反应表示患者对受试物过敏，也可能是原发性刺激或其他因素所致。阴性反应表示患者对试验物不敏感，或因操作技术不当而出现假阴性反应。使用中应注意：①禁用原发性刺激物作斑贴试验；②配制试验物与原试验物一致时，浓度必须由低到高，以免引起强烈反应而导致皮肤坏死；③急性皮炎未消退前不宜进行该项试验；④服用激素及其他抗组胺类药物期间做该项试验可出现假阴性反应；⑤用多个试验物或不同浓度试验物进行斑贴试验时，每两个试验物之间应至少相隔4cm并有阴性对照（赋形剂）。

（二）光斑贴试验

在皮肤斑贴试验的基础上，再给予一定剂量的紫外线照射，如斑试物中有光敏物质，经紫外线照射后在敏感机体的皮肤受试部位可出现迟发型变态反应。

1. 方法 用可疑光敏物质于背部同时进行三处闭合斑贴试验，配制斑试物（浓度≤10%）及其他具体操作步骤与斑贴试验相同。24h后去掉两斑贴进行照射。斑贴部位的四周用黑布遮盖，第一处用亚红斑量（UVC）照射；第二处用加有窗玻璃滤过的同一灯源（UVA）照射，剂量为10个最小红斑量（MED）；第三处去掉斑试物后，立即用敷料覆盖作对照。第一、二处光照时，另外分别照射无可疑物的一个区作为对照，亦可同时测定多种光敏物质，每一光敏物质作三处。无论测定一种还是多种光敏物质，均于24h、48h及72h分别观察结果。

2. 结果分析和评价

①若三处均为阴性，说明该可疑物质既无光敏作用，又无接触过敏作用；②第一、二处与无可疑物质单纯光照处（对照）反应一致，证明该物质无光敏作用；③若三处均为阳性反应，且表现相似，程度相同，说明被试物仅有接触过敏作用，无光敏作用；④若三处均为阳性反应，但照光部位大于非照光部位，且大于单纯照光无可疑物部位，则该受试物为光敏物质；⑤若第一处出现红斑、灼痛等，并于72~96h 迅速消退，为光毒反应；⑥若第二处引起湿疹样反应改变并伴瘙痒，且持续 1~2 周，则为光变态反应；⑦连续观察 72h 无反应者，不能否定该物质为光敏物质，因个别潜在光敏物质可能延迟到 96h 后才出现反应。

三、皮肤变态反应和皮肤光毒性试验

（一）豚鼠皮肤变态反应试验

对外源化学物进行致敏性研究和检测是化学物安全性评价或危害鉴定的重要部分。目前传统的、最常用的检测化学物接触致敏性的试验方法是两种豚鼠试验，即局部封闭涂皮试验和豚鼠最大值试验。

对实验动物多次皮肤涂抹（诱导接触）或皮内注射受试物 10~14 天（诱导阶段）后，给予激发剂量的受试物，观察实验动物，并与对照组动物比较对激发接触受试物的皮肤反应强度。

该试验结果应能得出受试物的致敏能力和强度。但这些结果只能在很有限的范围内外推到人类。引起豚鼠强烈反应的物质在人群中可能引起一定程度的变态反应，而引起豚鼠较弱反应的物质在人群中或许不能引起变态反应。这两种方法均存在结果评价主观性强、所需动物数量多、试验周期长等不足。

（二）皮肤光毒性试验

光毒性是指皮肤一次接触外源化学物后，继而暴露于紫外线照射所引发的一种皮肤毒性反应，或者全身应用外源化学物后，暴露于紫外线照射发生的类似反应。将一定量受试物涂抹在动物背部去毛的皮肤上，经一定时间间隔后暴露于 UVA 光线下，观察受试动物皮肤反

应,并确定该受试物有否光毒性。

光毒性试验使用的光源为波长 320～400nm 的 UVA。如含有 UVB,其剂量不得超过 $0.1J/cm^2$。用前需用辐射计量仪在实验动物背部照射区设 6 个点测定光强度 (mW/cm^2),以平均值计。

1. 方法　　进行正式光毒试验前 18～24h,将动物脊柱两侧皮肤去毛,试验部位皮肤需完好、无损伤或异常。备 4 块去毛区(见图 1-4-1),每块去毛面积约为 2cm×2cm。将动物固定,在去毛区 1 和 2 涂敷 0.2ml(g)受试物。所用受试物浓度不能引起皮肤刺激反应(可通过预试验确定)。30min 后,左侧(去毛区 1 和 3)用铝箔覆盖,胶带固定,右侧用 UVA 进行照射。结束后分别于 1h、24h、48h 和 72h 观察皮肤反应,根据表 1-4-1 判定每只动物皮肤反应评分。为保证试验方法的可靠性,至少每半年用阳性对照物检查一次,即在去毛区 1 和 2 涂阳性对照物。

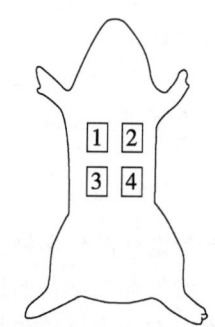

图 1-4-1　动物去毛区示意图

2. 结果分析和评价　　单纯涂受试物而未经照射区域无皮肤反应,而涂受试物后经照射的区域出现皮肤反应,且分值之和为 2 或 2 以上时,判定受试物具有光毒性。

(三)人体激发斑贴试验

激发斑贴试验是借助皮肤临床检查接触性皮炎致敏原的方法,进一步模拟人体致敏的全过程,预测受试物的潜在致敏性。试验全过程应包括诱导期、中间休止期和激发期。只要人体斑贴试验表明受试物为轻度致敏原,即可作出禁止生产和销售的评价。

四、皮肤接触性荨麻疹试验

根据是否有免疫反应参加,可将荨麻疹分为非免疫接触性荨麻疹和免疫接触性荨麻疹。

(一) 非免疫接触性荨麻疹试验

采用健康成年豚鼠进行试验。每组8～10只,最少分3个不同剂量组,最高剂量组不致引起皮肤刺激反应。于豚鼠的一耳均匀涂抹0.1 ml (mg) 受试物,另一耳作为对照。一般受试涂抹后40min,病理组织学检查可见明显的水肿和血管周围颗粒细胞浸润,50min左右水肿反应达最大。该方法用于预测非免疫性荨麻疹的化学物。

(二) 免疫接触性荨麻疹试验

1. **自身免疫抗体检测** 包括自体血清皮肤试验(ASST)和嗜碱性粒细胞组胺释放试验(BHRA)。

2. **变应原检测** 包括血清特异性 IgE 检测和斑贴试验。

上述两类试验主要用于机制研究和诊断治疗探讨。

五、皮肤致癌试验

皮肤致癌试验的目的是确定外源化学物的致癌性。一般先进行致突变试验、恶性转化试验,对外源化学物的致癌性进行初步推测;在此基础上,进一步进行动物长期诱癌试验和短期、中期致癌试验,并结合人群流行病学研究资料,才能对外源化学物的致癌性作出评价。常用的皮肤致癌试验有哺乳动物细胞体外恶性转化试验和哺乳动物长期致癌试验。

(一) 哺乳动物细胞体外恶性转化试验

该试验主要通过检测外源化学物能否使体外培养的细胞生长自控力丧失,从而研究某一种受试外源化学物的潜在致癌能力。

恶性转化试验常用的细胞株有:叙利亚仓鼠胚胎细胞(SHE)、人体纤维细胞等原代细胞,BALB/c-3T3细胞系,RLV/RE细胞系等。以BALB/c-3T3小鼠细胞为例，这些单层生长细胞经化学致癌物处理产生转化灶，将转化细胞注射至同系裸鼠皮下，则可产生肿瘤。因此，观察受试物处理的单层细胞是否出现转化灶及转化灶数量，并与对照组比较，可预测受试物潜在的致癌能力。

对转化细胞及其恶性程度的进一步鉴定还可采用凝集试验、软骨脂培养和裸鼠接种等方法。

(二) 哺乳动物长期致癌试验

本试验是目前检测哺乳动物致癌物的标准方法。

1. 实验设计 ①收集受试外源化学物的有关资料；②实验动物准备：常用大鼠和小鼠，雌、雄各半；③确定剂量与分组；④染毒途径：尽量选择类似人类接触受试物途径的方式；⑤染毒时间和试验周期：大鼠试验期限为104周，小鼠为96周。

2. 观察内容和检查项目 ①动物体重变化；②检查动物；③实验室检查；④尸检。

3. 结果分析和评价 发现第一例肿瘤时存活的动物数确定为有效动物数。主要评价指标有肿瘤发生率、多发性、潜伏性。

对阳性结果的评定应当慎重。应注意分析有无剂量-效应关系，并进行统计学检验。出现剂量-效应关系并与对照组存在显著性差异时，应判定为阳性；当染毒组出现对照组没有的肿瘤类型时，也应判定为阳性，但应该有历史对照资料。

第二节 减少和优化动物实验的方法

传统的研究皮肤刺激性、致敏性的方法主要是以豚鼠为研究对象的最大值试验、封闭型斑贴试验、开放型斑贴试验以及人体斑贴试验等。随着人们对生存环境及动物保护的热切关注，自从动物实验的"减少（reduce）、优化（refine）和替代（replace）"这一3R原则被提出以来，生命科学研究尽量避免使用传统的实验对象——动物，转而以器官培养、细胞培养、人工器官构建等代替。

作为替代的小鼠试验方法有鼠耳廓肿胀试验（MEST）、小鼠局部淋巴结分析法（LLNA）和非侵入性鼠耳廓肿胀分析法（MESA）。前两种试验方法已基本通过实验室间的验证，推荐为可靠的检测中度到高度致敏物质的方法。1992年经济合作与发展组织（OECD）关于皮肤致敏的相关条例指出MEST和LLNA作为第一阶段的检测手段，如果两种中的任何一种试验出现阳性结果，可认为该物质是潜在的致敏物质，而无需进行豚鼠试验；若均为阴性检测结果，则需进行豚鼠实验以进一步验证。

一、部分替代动物实验的方法

（一）鼠耳廓肿胀试验

MEST法出现于20世纪后期，该方法是预先向小鼠腹部皮内注射福氏完全佐剂，再多次用胶带剥脱法剥离角质层后涂受试物，10天后，将受试物涂于一侧耳廓，分别记录涂药前、后24h及48h耳廓厚度的变化，使鼠耳廓肿胀厚度超过20%者判为致敏物。该法具有耗资低、试验周期短、结果评价客观等优点，可定量替代豚鼠试验用于检测外源化学物引起的迟发型接触性超敏反应，而且该方法的判断指标不易被受试物颜色干扰，可以推广至光毒反应、光敏反应等。

（二）小鼠局部淋巴结分析法

LLNA法的原理是皮肤接触致敏性化学物质，在致敏期间可引起局部引流的淋巴结内T细胞发生活化和增殖。设置高、中、低三个浓度组和对照组，每组4~5只小鼠，连续3天在耳背外涂擦受试物，用放射性元素^{3}H标记的胸腺嘧啶核苷由尾静脉注入小鼠体内，5h后处死小鼠，取其耳旁淋巴结制成单细胞悬液，测定细胞分裂数，增殖超过3倍以上则判定为致敏物。该方法进一步减少了实验动物的使用数量，经过改良，现用无放射性的5-溴-2-脱氧尿苷或荧光染料羧基荧光素二乙酸盐琥珀酰亚胺酯（CFSE）代替放射性元素来减少放射性污染。与豚鼠实验、MEST法和人体最大值试验相比，该方法稳定且特异，检测指标客观，且可定量。该法早在1990年就获得了欧洲替代方法验证中心（ECVAM）认证作为皮肤致敏试验的替代方法。虽然结果会出现一定的假阳性率，如对刺激物十二烷基磺酸钠（SDS）反应结果呈阳性，但在替代传统的动物实验上仍具有重大意义。

（三）非侵入性鼠耳廓肿胀分析法

MESA法作为变应性接触性皮炎迟发型超敏反应的检测手段，类似于MEST法。在小鼠腹部局部涂抹受试物使之致敏，5天后，在耳部皮肤外用同一受试物，分别在24h、48h、72h测量耳部的肿胀程度，评估受试物的致敏潜能。与MEST法相比，它的优点在于减少了很多侵入性的操作，如向小鼠腹部皮下注射福氏完全佐剂、麻醉小鼠、破坏腹部皮肤的角质层屏障等，此外，它还可以检测极低浓度的已知致敏物导致变应性接触性皮炎的潜能。如果给予小鼠高维生素A食物，MESA法的反应强度可放大数倍，可用于弱效致敏物的检测，并且可检出一般饮食MESA法和豚鼠试验中出现假阴性的物质，MESA法的灵敏度高于人体试验，与豚鼠试验相当。

二、完全替代动物实验的方法

在MEST法、MESA法和LLNA法中，虽然以少量动物替代了大量动物，但对实验动物仍有需求，而动物替代方法的最终目标是要找到合理的方法完全替代动物实验。目前主要的完全替代动物实验方法有以下几种。

（一）单种细胞培养

皮肤变态反应的机制涉及角质形成细胞和朗格汉斯细胞，在受到外源化学物刺激后，角质形成细胞分泌各种细胞因子，包括IL-1α、TNF-α、GM-SCF、IL-8、IFN-γ等。朗格汉斯细胞接受微环境的刺激，表达各种成熟标记物，如CD86、CD54、CD40等，分泌细胞因子如IL-1β等。

1. 细胞液下培养角质形成细胞技术 以细胞为基础的皮肤变态反应替代模型最初以角质形成细胞为研究对象，在众多分泌的细胞因子中，IL-8、IL-1α的变化更有代表性。IL-8在多种刺激物作用后增加，而致敏物作用后其基线水平不改变或降低。接触致敏物后可导致 IL-1α 在细胞内的分泌量增加，而刺激物及致敏物均导致 IL-1α 自细胞内的释放量增加。不仅如此，细胞因子分泌模式随着化学物质的不同也有较大的差异。

2. **三维培养角质形成细胞技术**　　与单纯的细胞液下培养相比，三维培养更接近正常生理模式，其体外数据更准确、可靠。角质形成细胞三维培养建立起角质层屏障，将外源化学物的渗透能力列为考察对象之一，更符合皮肤变态反应机制。Coquette A 等以气液界面培养的方法建立人角质形成细胞的三维培养体系，在该体系中，角质形成细胞分化出角质层、颗粒层和棘层，形成较为完整的角质层屏障。以细胞因子 IL-8 和 IL-1α 的变化作为评价指标。刺激物作用时，IL-1α 的水平显著升高，而在中等或强致敏物作用下，IL-8 分泌量的增加更为显著。在单层细胞培养体系和三维培养体系中，IL-8 分泌量的不同可能是由于化学物质在单层培养体系中直接作用于细胞，而在三维培养体系中则需要透过角质层屏障才能对角质形成细胞起作用。目前以鼠尾胶原和成纤维细胞构成的组织工程真皮为支撑的角质形成细胞三维培养模型已作为人工皮肤得到广泛运用，如 EPISKIN™、EpiDerm™ 等产品已获得欧洲替代方法验证中心（ECVAM）批准，作为检测外源化学物皮肤刺激性的动物替代方法运用于化妆品的检测中。但尚无类似产品可用于致敏性的检测，原因可能在于角质形成细胞三维培养模型中不含专职的免疫细胞，而皮肤变态反应是一个典型的有专职免疫细胞参与的过程，在变态反应中，角质形成细胞与朗格汉斯细胞通过细胞因子产生相互影响。该模型所检测物质限于中等或强效，但目前尚不清楚是否具有足够的灵敏度以检测出致敏作用很弱的外源化学物。

3. **树突状细胞的液面下培养技术**　　角质形成细胞的培养模型是通过检测细胞受到刺激物或致敏物作用后 IL-1α 和 IL-8 的改变，从而作出判断。但细胞因子的分泌模式在一定程度上有外源化学物的特异性，导致假阳性或假阴性的出现。因为没有专职的免疫细胞，角质形成细胞模型不能较好地区分刺激物和致敏物。朗格汉斯细胞作为皮肤中主要的抗原呈递细胞，约占表皮细胞数目的 3%，但在皮肤变态反应中起着关键作用，它不易从皮肤中分离，即使分离得到，不仅产量低，且细胞活力差。有研究将脐血或骨髓中 $CD34^+$ 造血祖细胞诱导培养成树突状细胞，或将外周血来源的单核细胞诱导成树突状细胞，检测细胞表面标记物 HLA-DR、CD54、CD80、CD86 的变化以区别刺激物或致敏原。结果发现此类模型敏感性不够高，且细胞制备周期复杂，时间长，同时存在细胞供体不同的个体差异。为解决个体差异问题，多种单核细胞永生化细胞系受到极大关注，如 THP-1 细胞、U937 细胞、MUTZ-3 细胞、KG-1 细胞等，其中，U937 细胞构建的模型敏感性不高，具有中度致敏潜能的羟基肉桂酸被误检为阴性；KG-1 细胞、U937 细胞针对致敏化学物质的反应根据所检测物质的理化性质不同而出现各种反应，特异性不高，而且无法将致敏物和刺激物区分开。但 THP-1 细胞、MUTZ-3 细胞代表性较好，对化学物致敏潜能的反应主要表现为细胞表面标记物 CD86 和 CD54 表达水平上调，而刺激物则不影响两者的表达。Sakaguchi 等建立 h-CLAT 模型分析了 THP-1 细胞活力及 CD86/CD54 表达与体外皮肤致敏性检测之间的关系，以 $CD86 \geqslant 150$、$CD54 \geqslant 200$ 为标准，判断致敏物的准确度在 93% 左右，这一标准与 LLNA 的 EC3 标准有很好的一致性。除了检测免疫细胞表面共刺激分子的变化，以鼠源性的树突状细胞为研究对象，发现致敏物不仅使细胞表面 CD40 表达增加，同时使 CXCR4 的水平也明显升高，而刺激物则降低两者的表达水平。除了以各类细胞标志物作为终末检测指标以外，Hooyberghs 等以 73 名志愿者的 $CD34^+$ 造血祖细胞诱导培养成的树突状细胞为对象，在三个不同的时间点，用三种不同浓度的致敏物或刺激物分别作用于培养的细胞，通过 13 个基因的转录组分析来区别致敏物和非致敏物，一致性达 89%，特异性高达 97%，敏感性为 82%。上述诱导的树突状细胞及替代朗格汉斯细胞的细胞系都存在两方面的缺点，一是这类单细胞培养模型缺乏角质层屏障，无法考察受试外源化学物经角质层屏障的渗透能力；二是一种细胞的单层培养模型缺乏角质形成细胞与朗格汉斯细胞间的相互影响，不能完全反映人体变态反应过程。

(二) 多细胞培养

为了解决单种细胞培养模型中的检测指标敏感性不够高、特异性不够强等问题,参照变态反应发生的不同阶段,建立多种细胞共培养和三维培养技术是动物替代试验发展的新趋势。

1. 角质形成细胞与朗格汉斯前体细胞的共培养　　一般认为在致敏物接触局部皮肤时,角质形成细胞受到致敏物的刺激,分泌 IL-1α、IL-8 等细胞因子,向朗格汉斯细胞提供危险信号,提高朗格汉斯细胞对致敏物的敏感性。骨髓或脐血 $CD34^+$ 造血前体细胞或外周血的单核细胞在某些细胞因子的作用下,发生诱导分化,具有朗格汉斯细胞相关的免疫功能。Schreiner 等将角质形成细胞与来源于外周血的 $CD14^+$ 单核细胞共同培养,加入 GM-SCF、IL-4、TGF-β 等诱导 $CD14^+$ 单核细胞分化成树突状细胞,用于检测某些外源化学物的致敏性,发现致敏物三硝基苯磺酸、4-氨基乙酰苯胺、对苯二胺等接触性致敏原可使培养体系中的树突状细胞表面 CD86 表达增加,而刺激物十二烷基磺酸钠则不会引起类似的变化。

2. 朗格汉斯前体细胞与 T 细胞的共培养　　皮肤变态反应致敏期,朗格汉斯细胞接触致敏化学物质,活化后,分泌 IL-1β,摄取加工抗原,逐渐成熟,向局部淋巴结迁移,激活初始辅助 T 细胞,使之发生增殖活化。基于这一机制,Rouginer 等用脐血 $CD34^+$ 造血干细胞的朗格汉斯细胞样树突状细胞,或将外周血中的单核细胞经 IL-4、GM-SCF 等细胞因子诱导,得到有成熟树突状细胞表型的细胞,再作为抗原呈递细胞受到强效致敏物作用后,能诱发自体初始 T 细胞大量增殖,但弱致敏原或刺激物十二烷基磺酸钠则不会引起类似变化。

3. 含有多种细胞的三维培养　　人表皮含有角质形成细胞、朗格汉斯细胞、黑素细胞和梅克尔细胞。角质形成细胞的三维培养或各类两种细胞的液面下共培养系统不能完全反映出人体皮肤屏障功能,且树突状细胞、T 细胞的来源及不同供者间的差异都成为影响该类模型进一步发展的难题。将 $CD34^+$ 造血祖细胞、角质形成细胞和黑色素细胞三者共培养于真皮支架上构建出组织工程皮肤,更接近正常人皮肤。Facy V 等建立了分层培养的角质形成细胞与 $CD34^+$ 造血祖细胞共培养模型，化合物2，4-二硝基氟苯、对苯二胺等致敏物可导致 IL-1β、CD86过度表达。该模型采用来源于脐血的 $CD34^+$ 造血祖细胞，这种细胞来源少，存在个体差异，无法推广。最近，Uchino 等成功建立了含有角质形成细胞和树突状细胞的三维培养模型，将外源化学物暴露于这种新的皮肤模型上1h，测得致敏物可导致该模型中细胞因子分泌增加，且树突状细胞表面 CD86 表达增加，而非致敏物则不会引起上述反应。

第三节 皮肤刺激性体外替代试验

欧洲替代方法验证中心（ECVAM）预验证表明 EPISKIN、EpiDerm 以及皮肤功能完整性试验（SIFT）是最具潜力的体外刺激性替代试验方法。

一、人重组皮肤模型 EPISKIN™

将受试物均匀涂布于 EPISKIN™ 皮肤模型，18h 后用 MTT 法检测细胞存活率，如果细胞的存活率≤50%，则受试物具有刺激性。该方法的灵敏性为70%，特异性达80%。试验的重复性和预测性能与所规定的标准相符。因此 EPISKIN™ 方法可作为外源化学物急性皮肤刺激试验的体外替代试验模型。

二、人重组皮肤模型 EpiDerm™

该试验与 EPISKIN™ 人重组皮肤模型类似，将受试物均匀涂布于 EpiDerm™ 上，用 MTT 还原法检测细胞活性降低 50% 时的暴露时间，若受试物刺激性均值≥0.8，则认为受试物具有刺激性。该试验实验室内的结果重现性好，但实验室之间结果重现性较差，准确性较低，目前尚未纳入正式验证。

三、小鼠皮肤功能完整性试验

该试验是将受试物均匀涂布于小鼠完整皮肤上，暴露 20h 之后，采用经表皮水分丢失（TEWL）和皮肤内、外电阻（ER）两种方法检测小鼠的皮肤完整性。根据 TEWL 和 ER 值的大小来评价受试物是否具有刺激性。

四、非灌流猪耳试验

该试验是通过检测非灌流猪耳接触受试物后皮肤表面 TEWL 值的变化来研究受试物的刺激性。但该法重复性较差，尚需进一步完善。

五、皮肤刺激性的定量构效关系（QSAR）

QSAR 本身不是替代试验，但该法对于刺激性筛选以及分级非常重要。有研究表明 QSAR 可以按照欧盟化学物质刺激性分类标准较好地区分刺激性以及无刺激性化学物质，准确性达 67%。

第四节 皮肤腐蚀性体外替代试验

一、人重组皮肤模型 EPISKIN™

该试验的原理是腐蚀化学物质可通过扩散或腐蚀角质层对角质层下面的细胞产生毒性。受试物直接作用于人体皮肤模型表面，经过特定的接触时间后，用 MTT 法检测角质层下的细胞活性，如果细胞活性低于所规定的值，则可认为该受试物具有腐蚀性。

该方法比对试验结果重现性很好，可以测试各种不同理化特性的物质。该法已通过 ECVAM 的验证，并被正式采纳。

二、人重组皮肤模型 EpiDerm™

该试验的原理是通过测定受试物穿透角质层对其下面的细胞存活率的影响，评价受试物的腐蚀性。

ECVAM 验证表明，该方法精确度和灵敏度高，特异性好，比对试验结果重现性很好，适用于不同理化特性物质的腐蚀性检测，已被

ECVAM 正式采纳。

三、大鼠经皮电阻测定分析（TER）

TER 法是由 Oliver 等提出的。该方法通过检测受试物对皮肤角质层完整性和屏障功能的损害能力，评价受试物的腐蚀性。作为一种常规的试验，其比对试验重现性很好，适用于不同理化特性物质的腐蚀性检测，已被 ECVAM 正式采纳。

四、CORROSITEX™皮肤腐蚀性试验

CORROSITEX™试验是由 Gordon 等于 1994 年提出的，已于 2001 年成为 OECD（经济合作与发展组织）指南中的实验方法。

该方法是皮肤体外试验，主要用来测定外源化学物对皮肤的损伤程度，通过此试验可以将外源化学物的腐蚀性分为 8 类。CORROSITEX™试验代替了兔真皮腐蚀性试验，通过可靠的模拟人皮肤来替代兔真皮。此技术的核心是建立在生物膜剂化学检测系统上的，如果暴露在腐蚀性物质下，生物膜可以被染色。

使用 CORROSITEX™试验进行皮肤腐蚀性/刺激性研究的主要优点有节约实验时间和节约成本两个方面。①节约时间：不同于动物实验皮肤腐蚀性/刺激性试验（需要 2～4 周才能完成），完成 CORROSITEX™试验整体一组检测仅需 3min，整个试验时间最长不超过 4h；②节约费用：该试验减少了运输费用，费用节约是建立在工作生产的安全和化学品安全说明书（MSDS）的发展速度上，由于此试验时间短，使物质的 MSDS 可以迅速更新，促进了市场的发展。

试验方法：CORROSITEX™试验系统有内部充满化学检测液体的玻璃管形瓶，上面由一有专利的生物屏障膜作为管型瓶的瓶盖，生物膜是用来检查腐蚀功能的模拟活性皮肤。只要化学物品腐蚀生物膜，化学检测液体即改变颜色和结构。实验者仅需要简单地记录样品进入生物膜的时间，然后按照需要，根据国家环境保护部门的规定对化合物的腐蚀性进行合适的分类，也可以用这些数据对化合物在销售时进行等级划分。

该方法具有较好的重现性。此试验可以作为其他检测方法的辅助方法。

第五节 皮肤光毒性体外替代试验

一、3T3成纤维细胞中性红摄取光毒试验

3T3成纤维细胞中性红摄取光毒（3T3 NRU PT）试验是以BALB/c小鼠3T3成纤维细胞株为模型，将细胞株与外源化学物共同培养一段时间后，给予或不给予（对照）不引起细胞毒性的UVA照射，测定抑制细胞株摄取中性红50%的受试物浓度（IC_{50}），根据光刺激因子（PIF）＝IC_{50}（-UV）/IC_{50}（+UV）的临界值（5）及细胞毒性浓度反应曲线的平均光效应临界值（0~1）的结果判断受试物的光毒性。3T3 NRU PT试验操作简单，重现性好，与体内试验结果的相关性高，EVCAM工作组专家通过11个试验室对30种依据体内试验结果精心挑选的外源化学物的测试，认为3T3 NRU PT试验是"一项非常有效的试验，该项试验结果无需经过动物实验即可确认受试化学物的阴性结果，可考虑用于替代"。1998年欧盟/欧洲化妆品、个人防护用品与香料协会（COLIPA）确认3T3NRU PT试验第一个成功地通过体外替代试验有效性验证，并且是目前唯一能精确预测人体试验结果的体外试验。

二、重组人三维皮肤模型

重组人皮肤模型主要有三种类型：皮肤模型（含皮肤成纤维细胞层）、表皮层模型（含皮肤角化细胞层和成纤维细胞层）、全皮肤模型（含成纤维细胞层、角化细胞层和角质细胞层）。后两者因为含有存活的原代皮肤细胞和皮肤屏障，被称为三维皮肤模型。现常用的三维皮肤模型有MatTek公司的MatTek™、SKINETHIC™、EPISKIN™模型及CellSystem公司的CellSystem™。人三维皮肤模型与其他细胞株相比，最显著的优点是由多层皮肤细胞组成，能较真实地反映外

源化学物作用于皮肤的方式，可模拟化学物和分子与皮肤接触后的吸收和渗透，提供更确切的数据，暴露光线的光谱与真实环境也更接近。自1994年第一例人完全三维皮肤模型Skin-TM用于替代皮肤光毒性试验以来，因其检测结果的可靠性，ECVAM已将其作为光毒体外替代的第三个核心试验正进行有效性验证。由于人三维皮肤模型对紫外线的刺激有高度耐受性，Bernard和Portes发现SKINETHIC™和EPISKIN™模型可以检测出具有弱光毒性的化学物质。尽管有一定优点，与3T3试验相比，人三维皮肤模型试验由于建立的细胞模型数量和种类有限，且价格昂贵（每个样本约25～90欧元），并不适用于常规、大量的检测。

三、人角质形成细胞试验

人角质形成细胞试验以栅弧灯作为光源，采用荧光测试化学物在暴露和不暴露于UVB下的毒性效应。近年来，通过对人角质形成细胞和成纤维细胞（如3T3成纤维细胞）的试验结果比较发现，原代培养的人角质形成细胞试验并没有明显优势。Maurer等的观察表明人角质形成细胞对光毒反应的敏感度要低于成纤维细胞。

四、肝细胞试验

由于能进行定量的药代动力学测定，较易获得单一的同源细胞株，肝细胞试验在生化、毒理等领域内应用广泛。研究发现，当肝细胞与外源化学物接触后，在400W汞灯的照射下，可用MTT法、乳酸脱氢酶法等多种方法评价化学物的细胞光毒性。Goll认为肝细胞瘤细胞株（HepG2）用于光毒试验检测简单易行且敏感。但由于肝细胞的分离、保存技术尚不完善，且它的活性在培养液中随时间延长呈进行性下降趋势，因而不适于体外筛选试验。目前多用于光生物转运、光生物动力学等光毒效应的代谢机制研究。

五、光-红细胞联合试验

本试验主要用于研究光毒机制，包括光溶血和血红蛋白光氧化两个试验。光溶血试验用于检测光毒物质诱导细胞溶血导致的光动力学反应。血红蛋白光氧化试验主要用于检测甲基化血红蛋白的形成,从而判定外源化学物特别是光毒物质对氧化血红蛋白的光毒效应。

六、厌氧酵母增殖率试验

该试验主要通过检测与外源化学物接触24h后的细胞增殖率来评价光照下化学物对细胞生理状态的总体影响。

七、组氨酸光氧化试验

本试验主要用于水溶性药物和化妆品的光毒性机制研究。方法是将受试物与组氨酸溶于 pH>7 的溶液中,根据外源化学物的性质将混合物暴露于 UVB、UVA 或可见光下,通过修正的 Pauly 反应检测其溶液中剩余组氨酸,计算外源化学物吸收组氨酸的比率,从而评价其光毒效应。该试验仍需进一步完善。

第六节 分子生物学技术

随着细胞分子生物学技术在毒理学研究中的应用,对外源化学物的毒性研究已发展到将体内实验与体外细胞、分子水平实验相结合的毒性评价和研究新模式。以动物为基础的传统毒理学研究将减少,某些复杂的整体动物实验将逐步被体外实验或构效关系等数学模型所代替,或被基因工程所代替。现代分子生物学技术,如聚合酶链反应(PCR)、杂交技术、基因重组技术、基因转染、基因敲除以及毒理基因组学、毒理蛋白质组学和毒理代谢组学等,推动了现代皮肤毒理学研究的发展,从而为更深层次地探索外源化学物致皮肤毒性及其分子机制提供了可能,并为外源化学物的接触和毒性提供了有效的生物标志物。

组织(细胞)化学是运用核酸分子间碱基互补的性质结合组织化学和免疫组织化学技术在组织切片(或细胞片)上显示特异核酸(DNA 或 RNA)序列的一种技术,由于该反应是在组织(细胞)原位通过分子水平上探针(一段已知序列的核酸片段)与靶核酸链间的互补杂交来实现的,故又称为原位分子杂交。杂交组织化学属于核酸杂交技术的一种,常用杂交技术包括固相杂交、液相杂交和原位杂交等,其中固相杂交是将待测 DNA 或 RNA 通过 DNA 印迹法和 RNA 印迹法转移到硝酸纤维素膜或尼龙膜上,也可直接将待测核酸点在硝酸纤维素膜或尼龙膜上,然后滴上探针进行杂交;原位分子杂交不但能对靶核酸序列进行定性和定量测定,还能反映出该核酸序列在组织细胞内的分布情况,在生物学和病理学等诸多临床和基础医学领域研究中有着广泛的应用价值。

蛋白质组学是研究细胞、组织或机体在特定的时间和空间上基因组活跃表达的全部蛋白质的科学。不同于传统的单个蛋白质或某一类蛋白质研究,它是在蛋白质水平定量、动态、整体地研究生物体。目前蛋白质组学技术在皮肤领域的应用尚处起始阶段。在皮肤基础研究方面,运用蛋白质组学技术先后建立了 BALB/c 小鼠皮肤蛋白质图谱、成纤维细胞的蛋白质图谱、黑素小体全蛋白图谱、表皮生长因子(EGF)受体的酪氨酸磷酸化蛋白图谱等,并首次将蛋白质组学技术用于角质形成细胞的鉴定。但是皮肤蛋白质组学研究仍面临不少困难。首先由于蛋白质本身结构的复杂性,对于极端酸性、碱性、低拷贝、难溶性蛋白质的分离目前仍是难点,需要在技术上突破。同时也需要发展高分辨率、高敏感性、高通量自动化的分离和分离后鉴定技术;其次对皮肤的蛋白质组学研究还仅仅限于基础研究的初始阶段,而对数量众多的皮肤病还尚未广泛涉及。随着蛋白质组学技术的不断发展、成熟以及对各种皮肤病的不断深入研究,蛋白质组学研究必将为皮肤损伤的诊断和防治带来突破性的发展。

(张　锋编　茆文革校)

主要参考文献

1. 王心如. 毒理学实验方法与技术. 2 版. 北京:人民卫生出版社,2007:270-290.

2. 彭双清,郝卫东,伍一军. 毒理学替代法. 北京:军事医学科学出版社,2009: 61-80.
3. 秦鸥,王学民. 诊断性斑贴试验临床应用. 临床皮肤科杂志,2007,36(12): 800-802.
4. Frosch PJ, Menne T, Lepoittevin JP. Contact Dermatitis. 4th ed. Berlin: Springer-Heidelberg, 2006: 360-378.
5. 杨颖. 皮肤光毒性体外替代试验方法研究进展. 中国预防医学杂志,2005,6 (1):79-81.
6. 曹玉萍. 皮肤致敏性动物替代模型的研究进展. 中国美容医学,2009,118 (2):268-271.
7. Stewart I, Seawright AA, Schluter PJ, et al. Primary irritant and delayed-contact hypersensitivity reactions to the freshwater cyanobacterium Cylindrospermopsis raciborskii and its associated toxin cylindrospermopsin. BMC Dermatol, 2006, 6:5.
8. Coquette A, Berna N, Vandenbosch A, et al. Analysis of interleukin-1alpha (IL-1alpha) and interleukin-8 (IL-8) expression and release in in vitro reconstructed human epidermis for the prediction of in vivo skin irritation and/or sensitization. Toxicol In Vitro, 2003, 17 (3): 311-321.
9. Schreiner M, Peiser M, Briechle D, et al. A loose-fit coculture of activated keratinocytes and dendritic cell-related cells for prediction of sensitizing potential. Allergy, 2007, 62 (12): 1419-1428.
10. 邹运动,曹玉萍,郑洪艳,等. 基于组织工程皮肤的化学品光毒性检测. 中国组织工程研究与临床康复,2009,13(11):2147-2149.
11. 谭小华. 皮肤刺激动物实验替代物研究的现状与发展. 毒理学杂志,2008,22 (1):56-60.
12. 何国群. 皮肤变态反应试验替代方法研究进展. 国外医学:卫生学分册, 2005,4(32):248-252.
13. 陈斌,毕志刚. 蛋白质组学在皮肤研究中的应用. 国外医学:皮肤性病学分册,2004,5(30):285-287.

第二部分

致皮肤损伤的常见外源化学物

第五章

金属及类金属

第一节 铬及其化合物

一、理化特性

铬（chromium，Cr）是一种银灰色、坚硬而脆的金属。不溶于水、硝酸，溶于稀盐酸和硫酸，形成相应盐类。常温下是惰性的，在空气中不被氧化。铬是多价化合物，其常见的价态有 Cr^{2+}、Cr^{3+}、Cr^{4+} 和 Cr^{6+}。Cr^{2+} 极不稳定，是强还原剂，极易被氧化为 Cr^{3+} 价铬，自然界中的铬主要以 Cr^{3+} 和 Cr^{6+} 存在。在酸性条件下 Cr^{6+} 很容易被还原成 Cr^{3+}，在碱性条件下低价铬可氧化成重铬酸盐。

二、来源、存在与接触机会

铬在自然界分布很广，地壳中平均铬含量约 125mg/kg，海水中铬的平均浓度约 $0.1\mu g/L$。许多植物中也能检出铬，尤其以大米、小麦、红糖、菌类中含铬较多。铬矿主要是铬铁矿。人体每天需要量约为 $50\sim 200\mu g$。过量接触会增加人体对铬的摄入量，从而可引起急性或慢性铬中毒。

常见的铬化合物有氧化铬（Cr_2O_3）、铬酸酐或三氧化铬（CrO_3）、铬酸（H_2CrO_4）、氯化铬（$CrCl_3$）、铬酸钠（Na_2CrO_4）、铬酸钾（K_2CrO_4）、重铬酸钾（$K_2Cr_2O_7$）或重铬酸钠（$Na_2Cr_2O_7$）。工业上主要用三价和六价铬化合物，二价铬盐（$CrSO_4$ 或 $CrCl_2$）主要用于化学分析。

约有 50 种以上工种可能接触铬，主要接触铬的行业有：铬铁矿及金属铬、耐火材料、铬酸盐和重铬酸盐的生产行业，镀铬行业，生产坚韧优质钢及不锈钢、耐酸合金的行业。铬酸盐用于橡胶、陶瓷、皮革染料、油漆、照相感光材料等。重铬酸盐用于鞣皮。铬矾作为皮毛的媒染剂、固色剂等。

以上生产和使用铬化合物的工业，具有潜在的铬危害。电镀时接触铬酸雾；生产铬颜料、鞣皮、电焊不锈钢时接触铬烟尘。工业接触六价铬的接触限值为 $0.05mg/m^3$（TWA，中国），$0.01\sim0.05mg/m^3$（TLV-TWA，美国）。

三、吸收、分布、代谢与排泄

铬盐可经消化道、呼吸道和皮肤进入机体。吸收速度与其氧化状态和物理性质有关，Cr^{6+} 较 Cr^{3+} 更易吸收，故 Cr^{6+} 较 Cr^{3+} 毒性大。消化道对铬盐的吸收率较低，Cr^{6+} 约为 $3\%\sim6\%$，Cr^{3+} 约为 $0.1\%\sim0.2\%$。呼吸道进入的 Cr^{3+} 化合物以原型沉积于肺组织，而 Cr^{6+} 化合物较易经呼吸道吸收。经皮肤吸收的速度随铬化合物气溶胶的 pH 升高而增强。Cr^{6+} 化合物穿透皮肤的能力强于 Cr^{3+} 化合物，更易经过破损的皮肤吸收。经皮肤吸收的 Cr^{6+} 快速还原为 Cr^{3+}，并与皮肤及其蛋白质紧密结合。

吸收进入血液的 Cr^{6+} 化合物，经维生素 C 和谷胱甘肽还原成 Cr^{3+} 后，主要与血浆内转铁蛋白和 β-球蛋白结合，高浓度时亦可与白蛋白或 $α_1$-和 $α_2$-球蛋白结合。在血浆内的铬通过血液循环，数天后进入各器官。Cr^{3+} 则不能透过红细胞膜，而 Cr^{6+} 还可透过红细胞膜，与血红蛋白结合，并被谷胱甘肽快速还原为 Cr^{3+} 化合物。

铬在体内的分布取决于铬化合物的化学特性。经气管内注入三氯化铬后 10min，注入量的 60% 存在于肺，27% 反流到消化道，血液和其他组织中仅 4%；24h 后 45% 存留于肺，6% 由尿排出体外，其他组织中含铬量很低。还有研究表明铬化合物的胶体或蛋白结合物消除较慢，并对网状内皮系统有较强的亲和力。因此，这类铬化合物将蓄积在肝、脾、骨髓以及肾、睾丸中，而较少进入心脏、胰、肺和脑中。给狗和大鼠长期喂饲含铬（以 CrO_4^{2-} 计）$1\sim25mg/L$ 的水，经 6 个月至 1 年，在 $15\sim25mg/L$ 实验组中，发现动物肾、肝及骨内均有明显铬蓄积。浓度为 $1.5\sim10mg/L$ 组，经 4 年后肝内有铬蓄积。

肺、肝及肾中的铬化合物约占机体铬负荷的45%~50%。对接触铬的工人尸检见肺内铬浓度显著增高，气管淋巴结中的含量是非接触者的7590倍，肺为300倍，肾为22倍，肝为14倍。

人体内正常情况下结合铬的总量估计在$6\mu g$以下。铬从器官组织内清除较慢，人体内的生物半衰期为27天，经放射性铬（^{51}Cr）的实验证明，铬在体内有蓄积作用。

铬主要通过肾经尿排出，有些经胆汁由粪便排出，少量通过乳汁、汗液、头发和指甲排出。口服Cr^{6+}化合物后，4天内由尿排出摄入量的80%。非肠道染毒动物，发现其所给剂量的80%经尿排出，经粪便排出仅占2%~20%。正常人尿铬排出量10~40nmol/d。尿铬一般来自血清中可透析部分，铬通过肾小球滤过，由肾小管重吸收。急性中毒时形成肾内循环通路。

据报道接触铬的工人胃内容物含铬$3.8\sim28\mu mol/L$，血中$0.96\sim48\mu mol/L$，尿中$7.7\sim57\mu mol/L$，粪中$0.002\sim0.7mg/100g$，胆汁中$0.96\sim23\mu mol/L$。非接触者，在上述生物材料中均未检出铬。

日本曾有报道，北海道一家5口饮用含Cr^{6+}化合物的井水引起中毒，当时测得尿铬超过正常值的2~30倍，为$8\sim130\mu g/L$左右，停止接触23天尿铬降到$10\mu g/L$左右，67天后完全恢复正常水平。正常人尿铬浓度为$4\sim5\mu g/L$，血铬为$20\sim30\mu g/L$。

四、毒性概述

铬是人体必需微量元素，在葡萄糖和脂肪代谢过程中起作用，铬缺乏可降低人对葡萄糖的耐量。Cr^{2+}易被氧化，在生物体内不存在。各种铬化合物的毒性强弱不同，同价不同种类的铬化合物毒性亦不相同。金属铬和Cr^{2+}化合物本身毒性很小或无毒性，Cr^{3+}化合物由消化道吸收很少，毒性不大；铬中毒主要由Cr^{6+}化合物引起，Cr^{6+}化合物的毒性比Cr^{3+}化合物大100倍。

（一）动物实验资料

1. 急性毒性 经皮和经口给大鼠用可溶性铬酸盐染毒，LD_{50}分别为200~350mg/kg和1500mg/kg。六价铬盐经口染毒对大、小鼠的毒性很大，LD_{50}分别为 80～114mg/kg 和 137～177mg/kg。急性中毒主要表现为腹泻、发绀、尾坏死和胃溃疡，通常在染毒后 3～35h 死亡。经非肠道给小鼠用氯化铬和乙酸铬染毒，致死剂量分别为 0.8g/kg 和 2.29g/kg，表明 Cr^{3+} 毒性很低。

2. 亚急性与慢性毒性 猫吸入碳酸铬 $[Cr(CO_3)_2]$ 粉尘 $58mg/m^3$，历时 4 个月，除咳嗽和喷嚏外，未见其他不良作用；气管内注入不溶于水的铬化合物（如氧化铬、铬铁等），肺部可出现活跃的吞噬现象，但无明显的纤维化反应。给大鼠气管内注入重铬酸钾 7mg/kg 6 个月，每隔 3 周染毒一次，发现大鼠的各系统和器官都受到损害，尤其肺部炎症和硬化改变明显。将大鼠暴露于 $200\mu g/m^3$ 的重铬酸钠中 22 天后，巨噬细胞的吞噬活性、血清免疫球蛋白水平及对注射羊红细胞的抗体反应都有所减弱；兔子暴露于 $0.9\ mg/m^3$ 的六价铬盐 4～6 周（每周 5 天，每天 6h）后，巨噬细胞数量增多，但同样地暴露于三价铬盐却无此作用。

3. 致突变 铬酸钾和重铬酸钾可引起枯草杆菌突变，铬酸钾（钠）和重铬酸钾（钠）皆可引起大肠埃希菌（色氨酸缺陷型）发生突变、鼠伤寒沙门菌（组氨酸缺陷型）产生移码型突变。重铬酸钾（$0.1～0.5\mu g/ml$）可使培养的鼠胚胎细胞产生染色体畸变。

4. 生殖发育毒性 动物实验表明，雄性小鼠腹腔内一次注射 20mg/kg 重铬酸钾后，经交配受孕的雌性小鼠胚胎存活减少。Cr^{6+} 对雄性大鼠的生殖能力（性欲、性行为及生育力）有影响。小鼠孕后 7～9 天，腹腔内注射三氯化铬 19.52mg/kg，于妊娠第 18 天处死，发现胎鼠具有明显畸形发生或表现。给孕鼠染毒发现，铬不仅可经胎盘转运，而且胎鼠铬浓度随着孕龄增加而升高。

5. 致癌 某些 Cr^{6+} 化合物的致癌试验证实，铬酸钙经肌内或皮下注射，可致注射局部发生肉瘤；经腹腔注射、气管或支气管注入，可致肺肿瘤。给大鼠肺内植入铬酸盐不锈钢网，可诱发鳞状细胞腺癌。Wistar 大鼠在 $Na_2Cr_2O_7\ 100\mu g/m^3$ 浓度下长期吸入染毒，与对照组相比，分别发生 2 例腺瘤和 1 例腺癌，其中一只大鼠还发生恶性咽癌。Cr^{3+} 染毒大鼠仅发生 1 例肺癌。小鼠终身吸入 Cr^{6+} 化合物，可诱发小泡腺瘤和腺癌。Reaver L. M. 等学者采用铬酸盐鼻内染毒 BALB/c 小鼠，研究发现小鼠肺部癌症的早期发生可能与六价铬盐引起小鼠肺部炎症反应和存活信号蛋白 Akt 第 473 位丝氨酸磷酸化有关。

（二）流行病学资料

职业接触 Cr^{6+} 与呼吸道癌症的关系早在 20 年前的流行病学调查中就已得到确认。流行病学研究证实接触 Cr^{6+} 化合物的工人肺癌死亡率比正常人群高 30~40 倍。接触 Cr^{6+} 的工人中间染色体畸变率明显增加。对 116 名从事铬酸盐工作的工人进行痰细胞学检查，发现其中 30 人有不典型腺瘤增生、鳞状细胞与基底细胞化生。目前所得的流行病学调查材料以及动物实验结果已证实 Cr^{6+} 是一种致癌原。

20 世纪 80 年代我国对 2545 名铬酸盐生产工人进行回顾性和前瞻性流行病学调查，发现肺癌高发，发病率高达 82.08/10 万，而对照组为 22.79/10 万。1990 年芬兰职业卫生部的调查数据表明与铬有关的癌症，主要是鼻癌及肺癌，患病率占 25%。

国际癌症研究所（IARC，1990 年）将金属铬和三价铬化合物归入Ⅲ类，未归入人类致癌物；六价铬化合物归入Ⅰ类，是人类致癌物，可致肺癌。我国已把六价铬化合物列入职业肿瘤名单。

（三）中毒临床表现及防治原则

1. 急性中毒

（1）呼吸道炎症。吸入重铬酸盐烟尘 $0.1mg/m^3$ 或吸入 0.01~$20mg/m^3$ 铬酸雾发生急性中毒，出现眼结膜炎、鼻炎、咽炎、支气管炎。患者头痛、流泪、流涕、咽干、咳嗽，后可有体温上升、呼吸困难、发绀，肺部出现啰音。吸入铬酸盐烟尘或铬酸雾后 4~8h 可出现哮喘发作。

（2）口服铬中毒。口服铬酸盐和重铬酸盐 1~2g 可在 1~4 天后发生症状，口服 5g 在 12h 内发生症状，恶心、呕吐、下腹痛、咽下困难、腹泻、便血。严重者出现发绀、呼吸困难、脉搏加快。失水过多者血压下降以至休克。

2. 慢性中毒

(1) 慢性上呼吸道炎。反复长期吸入低浓度铬化合物,可发生慢性结膜炎、鼻炎、咽炎、支气管炎,常有咽痛、咳嗽。

(2) 肺癌。接触铬发生肺癌的潜伏期为10~20年。肺癌病例细胞类型未确定,以小细胞肺癌为主要类型。据国外报道,仅见从事焙烧铬矿石制备重铬酸盐的工人中,肺癌发生率较高。其危险性高3~38倍,潜伏期为10~27年。从事生产铬铁合金、铬电镀及铬燃料的工人患肺癌危险性是否增加,目前尚无定论。

(3) 接触性皮炎和湿疹。好发部位为面、颈部等。

(4) 铬鼻病和鼻中隔穿孔。长期吸入铬酸盐烟尘和铬酸雾所致。

(5) 铬溃疡。常见手背、手指和面部,出现"鸟眼型"溃疡。

3. 防治原则 急性呼吸道吸入者应迅速脱离有害环境,保持呼吸道通畅,吸氧。呼吸道症状明显时,可使用5‰碳酸氢钠溶液雾化吸入,对症处理。皮炎急性期用炉甘石洗剂(氧化锌+甘油)或3‰硼酸溶液湿敷;亚急性期用40‰氧化锌油。铬溃疡用10‰维生素C溶液湿敷,也可用10‰依地酸钙钠软膏或5‰硫代硫酸钠软膏,溃疡深、久治不愈者可考虑手术治疗。铬鼻病局部用10‰维生素C溶液擦洗,或用5‰硫代硫酸钠软膏。已形成鼻中隔穿孔时可进行鼻中隔修补术。口服中毒者洗胃,服用50‰硫酸镁60ml导泻,口服牛奶或蛋清保护胃黏膜。解毒药硫代硫酸钠、二巯丙磺钠可促其排出。

生产铬酸及其盐类时,应尽量采用密闭设备。电镀槽上须安装抽风罩以排出铬酸雾。亦可在电镀液表面加一层1~2cm厚的石油产物以减少酸雾逸出。车间内装设专门水龙头,以便及时冲洗皮肤和眼睛。

工人工作前可用凡士林3份和无水羊脂1份混合的防护油膏涂抹暴露皮肤。用液状石蜡、凡士林或氧化锌油膏涂抹鼻腔黏膜。皮肤有破损时,应及时清洗,并涂抹1‰依地酸钙钠油膏。工作后清洁皮肤,注意要充分冲洗鼻腔。

在粉尘较多的环境下,穿工作服、戴橡皮防护手套、防尘口罩和防护眼镜。定期进行职业健康体检。

五、毒性表现

(一) 皮肤损害

铬化合物具有强烈的刺激性和致敏性，可以引起皮肤损害。①接触性皮炎和湿疹：反复长期接触铬盐、铬酸雾或含铬水泥可发生接触性皮炎和湿疹，多发生于手背、腕、前臂等露出部位，特征多呈局限性，小块红斑，钱币状，以亚急性表现为主，夏季较多见。对铬敏感性增高时，皮炎亦可见于不接触的部位。②皮肤溃疡：接触部位如手背、指甲根部、面、颈部可先出现丘疹或湿疹样改变，由于搔抓、感染；而后形成溃疡，溃疡直径2～8mm左右，圆形，边缘隆起坚硬，苍白色或暗红色，中央为凹陷，深底部有渗出物，溃疡的外观颇似鸟眼，溃疡可深到骨，称为铬溃疡或铬疮，亦称为"鸟眼型"溃疡。常常只有1～2个，也可有2～4个，多无痛。溃疡愈合缓慢，愈合后可形成瘢痕。通常要1～2个月，甚至半年以上。

(二) 黏膜损害

主要是鼻黏膜损害，长期吸入铬酸盐烟尘或铬酸雾，可发生黏膜溃疡及鼻中隔穿孔，穿孔由米粒样大小到直径1～2cm。高浓度接触数月即发生。损害部位是鼻中隔前下部。原因可能是由于解剖结构关系，铬尘易在此沉积，而鼻腔受刺激不适或瘙痒时，用手指抓挖，又可把毒物带至该部。当黏膜受铬酸盐作用后，海绵组织肿胀，黏膜呈现蛋白凝固坏死，因而破坏此处血液循环，使组织进一步损害。病情进展缓慢，长达数月甚至数年，多见于镀铬工人。由于疼痛不明显，患者不易发觉。常在职业健康体检中被发现。

铬酸雾刺激眼结膜可引起充血、流泪，长期接触可引起慢性结膜炎。有的可引起口腔黏膜，特别是软腭、咽后壁干燥以至出现淡黄色的小溃疡。

六、毒性机制

由于铬的毒性及营养价值的双重作用，它对人体的健康影响一直是学术界争论的焦点。Cr^{6+}被列为一级有毒物质之一，在生理pH范围内，Cr^{6+}比Cr^{3+}更容易穿透细胞膜而进入细胞中。它的主要毒性是在Cr^{6+}被还原成Cr^{3+}的过程中，产生很多中间产物，如Cr^{4+}及Cr^{5+}等的化合物，这些中间产物可以和DNA反应而造DNA解旋或断裂。

铬化合物对皮肤的毒性机制：Cr^{6+}化合物（如铬酸雾、铬酸盐、重铬酸盐）是强氧化剂，可使蛋白质变性，沉淀核酸、核蛋白，干扰酶系统。Cr^{6+}化合物接触皮肤，不与表层蛋白质立即络合，而直接通过真皮，引起刺激和腐蚀作用。Cr^{6+}化合物通过汗腺侵入皮肤，在真皮层被还原为Cr^{3+}，Cr^{3+}与蛋白质反应形成抗原-抗体复合物，可产生过敏性皮炎。

Joseph等以人真皮成纤维细胞暴露于$5\mu mol/L$的Cr^{6+}为细胞模型研究Cr^{6+}导致的真皮毒性机制。暴露于Cr^{6+}的细胞内谷胱甘肽水平显著低于对照组细胞，而谷胱甘肽是细胞内主要的抗氧化剂。Cr^{6+}诱导的细胞毒性和HO-1（血红素加氧酶-1）基因RNA的高表达依赖于细胞内谷胱甘肽的水平。因而认为Cr^{6+}引起皮肤毒性的主要机制是还原型谷胱甘肽减少导致细胞应激反应，并且HO-1基因可作为Cr^{6+}诱导细胞应激导致皮肤毒性的生物标记物。

（白 瑾编 朱宝立校）

第二节 镍及其化合物

一、理化特性

镍（nickel，Ni）为银白色硬金属，具有高度延展性和磁性。不溶于水，可溶于硝酸，稍溶于盐酸和硫酸。常见的镍化合物有一氧化镍（NiO）、氧化镍（Ni_2O_3）、氢氧化镍[$Ni(OH)_2$]、硫酸镍（$NiSO_4 \cdot 7H_2O$）、氯化镍（$NiCl_2$）和硝酸镍[$Ni(NO_3)_2 \cdot 6H_2O$]。硫酸镍易溶于水，溶于乙醇，微溶于酸、氨水。镍的无机化合物中氧化物和氢氧化物不溶于水或微溶于水，其盐类则易溶于水。羰基镍

[Ni(CO)$_4$]与其他镍化合物的不同之处是常温下以气态存在。

二、来源、存在与接触机会

镍在自然界分布很广,地壳表面镍含量约80mg/kg,海水中达2~5μg/L。镍主要来源于硫化矿和砷镍矿。职业性镍接触的主要行业有镍冶炼,包括镍矿开采、焙烧、熔炼等过程。目前世界上具有开采价值的镍矿是硫化矿和氧化矿,如镍黄铁矿,其焙烧后熔炼成硫化镍,再经电解,即可获得金属镍。此过程可接触到镍及其化合物的粉尘和烟雾。镀镍作业以及其他使用镍的生产过程亦可接触镍,如制造坩埚、各种镍合金、镉镍电池等。镀镍工人主要接触硫酸镍。

三、吸收、分布、代谢与排泄

胃肠道可吸收可溶性镍盐,但基本上不吸收金属镍粉。镍及其化合物可经呼吸道吸收,但其速度缓慢,特别是金属镍粉。大鼠吸收氯化镍气溶胶10天后发现80%的镍蓄积于肺。可溶性镍盐可通过完整的皮肤吸收,其吸收率极低,金属镍粉尘不能经皮肤吸收。正常人每日经食物、水、空气摄入的镍约为0.3~0.5mg,体内总镍量约为10mg。食物中以绿色蔬菜含镍量最高,可达1.5~3.0mg/kg,且以镍盐形式存在,易吸收。人类的生产活动及其对环境的污染可使人体镍的摄入明显增加。吸烟者肺癌发生率高于不吸烟者,可能与镍有关。在一支香烟中含有镍约210~514μg。

镍进入血液后主要与白蛋白结合,随后分布于各组织脏器,其中以肾及肺蓄积最高,脑及肝也有相当含量。动物实验给小鼠静脉注射氯化镍,72h后肺中沉积的镍占给予量的38%,脑中占16.7%,肝中占8.4%,肾中占7.1%,随着时间的推移,镍在体内重新分布,5天后以肾及肺中含量最高。

经口摄入的镍主要从粪便排出,约占摄入量的90%,其余10%由尿排出。研究证明,经静脉、皮下、腹腔注入吸收的镍,主要是从尿中排出,尚可从汗液及唾液中排出,有人观察汗液中镍的含量可以是尿中的 20 倍。此外，毛发和指甲中也含有镍，可随其生长和脱落排出。

四、毒性概述

(一) 动物实验资料

1. 急性毒性 镍属致敏物，豚鼠对其尤为敏感。狗对经口摄入金属镍粉的最大耐受量为 1~3g/kg，超过此剂量时可有消化不良症状并伴有体重减轻。狗一次静脉注射镍盐 10~20 mg/kg 后，可发生神经和内脏损害，表现为心肌、脑、肺、肝和肾的水肿、出血和变性，表明直接进入血液的镍盐毒性较高。大鼠对镍盐如硫酸镍，经口 LD_{50} 为 2g/kg，经静脉 LD_{50} 为 10~20 mg/kg，兔经皮下注射 LD_{50} 为 7~8 mg/kg。

2. 亚急性毒性 兔在金属镍粉尘 0.5~2mg/m³ 浓度下，吸入染毒 4 周后，发现肺和淋巴结内有大量的镍尘沉积，镍尘刺激肺Ⅱ型上皮细胞可诱发产生大量的肺巨噬细胞，吞噬镍尘，导致肺间质结缔组织增生，产生轻度肺纤维化。用含 0.2% 硫酸镍的水喂饲小鼠（日平均摄入量 0.55 mg/kg），持续 80 天，光镜检查发现小鼠的局部心肌纤维、肾小管上皮细胞及肝细胞有轻度浊肿，肝细胞明显萎缩。

3. 致突变 在培养的大鼠胚胎肌肉细胞研究发现，1.0μg/ml 的硫化镍可诱发细胞染色体畸变，出现异常的有丝分裂现象。用 FM3A 小鼠乳腺癌细胞进行体外实验证实，氯化镍、硫酸镍可诱发染色体畸变，表现为不同类型的染色体断裂。中国田鼠卵巢细胞研究证实，硫化镍主要诱发染色体异染质区域损伤，尤其对 X 染色体的损伤较为明显，并且姐妹染色体交换（SCE）率升高。硫酸镍对大鼠生殖细胞有影响，过量 Ni^{2+} 通过血-生精小管屏障蓄积在睾丸组织，引起各时相睾丸组织的细胞数量及细胞周期的变化，主要以 S 期细胞、二倍体（G_0、G_1 期）细胞受损为主。

4. 生殖发育毒性 动物实验研究发现，在大鼠妊娠 8~18 天时，经口给予氯化镍（相当于镍 12~16 mg/kg），出生活仔鼠数减少。同时，孕 20 天胎鼠和断乳后 4 周或 8 周仔鼠体重下降。在小鼠孕 7~11 天经腹腔注射氯化镍（相当于镍 1.2～6.9 mg/kg），仔鼠的致畸表现有无脑、脑疝、腭裂、四肢短小、肢体强硬、畸形足和骨骼异常等。

5. 致癌 动物诱癌试验结果表明多种镍化合物具有诱癌作用，尤其是不溶于水的镍化合物。给豚鼠和大鼠连续吸入直径＜4μm、浓度为 15mg/m³ 的镍尘 21 个月，发现动物的肺部、腹部、纵隔均发生良性或恶性肿瘤。镍致癌与化合物种类有关，分别给大鼠吸入硫酸镍、硫化镍和氧化镍，每天 6h，每周 5 天，为期 2 年，发现硫化镍、氧化镍引起肺细支气管及肾上腺肿瘤的发病率明显高于硫酸镍。这表明不溶性镍颗粒可能更易于被吞噬并迁移至核膜，并在此释放出镍离子，引起 DNA 损害。

（二）流行病学资料

早在 20 世纪 30 年代，世界著名产镍地区即发现鼻咽癌和肺癌的发病人数远高于其他地区。如加拿大安大略镍矿，生产粗镍提供给英国、美国、挪威等国进行镍精炼，在上述国家的冶炼工人中，肺癌和鼻咽癌的患病人数剧增。英国威尔士镍精炼厂，在 1920 年入厂的工人中死于呼吸道癌的人数高于全国平均数 300～700 倍。挪威某镍精炼厂统计，20 世纪 70 年代死于鼻咽癌、鼻窦癌及肺癌的人数，较正常人群高出 20 多倍。

目前认为，接触镍作业工人发生呼吸道癌的危险度增高主要与长期接触过量的（可溶性镍＞1mg/m³，不溶性镍＞10mg/m³）硫化镍、氧化镍及可溶性镍盐有关，没有证据提示金属镍与肺癌、鼻咽癌的危险度有关。

镍及其化合物对人体可致肺癌和鼻窦腔肿瘤。1990 年国际癌症研究所（IARC）将镍及其化合物归入 I 类，人类致癌物，可致肺癌。我国已把镍及其化合物列入职业肿瘤名单。

在欧洲，镍是最广泛的接触性变应源，有 17.3％左右的人口可接触。挪威 27.5％的男性和 5.1％的女性（平均为 17.6％）因接触镍而致皮肤过敏。在建筑行业中镍致过敏性皮炎约占整个皮肤病的 26.3％，在医疗护理行业中约占 32.1％，在清洁及厨房工作者中约占 32.1%。

(三) 中毒临床表现及防治原则

1. 急性中毒　急性中毒的病例甚少。

(1) 吸入高浓度金属镍粉及镍化合物后,可引起急性呼吸道化学性炎症,患者可有咳嗽、胸闷、气急、发热等现象,X线胸片检查常无明显异常表现。

(2) 口服可溶性镍盐可引起急性化学性胃肠炎,出现腹痛、呕吐、腹泻等。严重可合并肝、肾、心肌等重要脏器损伤。

2. 慢性中毒

(1) 皮肤损害　皮肤损害在生产工作中较为多见,常见于电解镍、镀镍等作业,主要是接触性皮炎或过敏性皮炎和湿疹。诊断镍对皮肤过敏可通过皮肤抗原斑贴试验证实。斑贴试验方法:用1%硫酸镍贴敷于皮肤上,72h后如皮肤产生水疱、湿疹等改变即为阳性。有人试用白细胞对胸腺嘧啶核苷摄取试验和淋巴细胞转化试验等方法反映机体的致敏状态。

(2) 呼吸道损伤　长期接触镍、硫酸镍蒸气可能引起呼吸道慢性炎症,表现为反复咳嗽、咳痰、胸闷、气短等症状。X线胸片可见肺门增大、肺纹理增多、紊乱等肺间质纤维化的表现。

(3) 呼吸道癌　20世纪80年代,我国对部分生产镍的厂进行调查的结果表明工人肺癌的发病率较高,在统计学上有显著性。肺癌死亡危险度超量,且与职业因素有密切关系。在肿瘤死亡病例中,接触镍的工龄平均为18.5年,平均死亡年龄为53.2岁,较全国肺癌死亡年龄提前6.3岁。国外流行病学资料表明,长期接触者可能发生肺癌、鼻部恶性肿瘤、鼻咽癌、鼻窦癌。

3. 防治原则　急性吸入应立即脱离现场至空气新鲜处。如呼吸困难,给予输氧及对症处理。皮肤接触者脱去被污染的衣物,用肥皂水和清水彻底冲洗皮肤。眼睛接触需提起眼睑,用流动清水或生理盐水冲洗。急性镍盐中毒时,如体内镍含量较高,可考虑驱镍治疗。镍的常用有效络合剂为依地酸钠钙（$CaNa_2$-EDTA）。镍皮炎可按一般变应性接触性皮炎处理。可以局部使用10%二乙基二硫代氨基甲酸钠软膏或10％依地酸软膏。

可能接触其粉尘时，必须佩戴自吸过滤式防尘口罩。紧急事态抢救或撤离时，应该佩戴空气呼吸器和防护眼镜。工作完毕，淋浴更衣。保持良好的卫生习惯。定期进行职业健康体检。

有报道称，用含有10％$CaNa_2$-EDTA的胶涂敷于经常接触镍的皮肤上，可以防止镍穿透皮肤屏障，保护皮肤不受镍的损害和致敏。对镍高度敏感者，应脱离镍作业。

五、毒性表现

镍引起接触性皮炎与镍释放出离子、足够的接触时间、皮肤的温度和pH以及表皮屏障等有关。金属镍及镍盐对皮肤的毒性表现主要是接触性皮炎或过敏性皮炎和湿疹。多在接触后2个月内发生，损害往往从接触部位开始，严重者可蔓延至全身。皮肤先有剧烈痒感，后呈丘疹、疱疹和红斑样，严重者可化脓、溃烂，急性期伴有发热。瘙痒于晚间和炎热气候时更甚，故称"镍痒症"、"镍疥"。少数人可以出现荨麻疹样改变，多数皮损在脱离接触后1~2周可自愈，少数病例可持续数月，再接触会复发；或反复发作，时好时坏，皮炎呈慢性过程。非职业性的镍致皮肤损害见于少数敏感者因戴镀镍的表带或眼镜，或女性戴镀镍的耳环，2~6周后可发生过敏性皮炎、湿疹。硫酸镍是引起湿疹皮炎类疾病的主要接触变应原，镍皮炎病理学改变符合变应性接触性皮炎的特征。

据报道，长期接触低浓度镍及镍化合物的职业人群患皮炎的几率仍高于其他职业接触人群。长期接触还可发生鼻、咽黏膜炎症，甚至鼻中隔穿孔以及鼻黏膜非典型上皮化生，后者可能为癌前期改变。

六、毒性机制

镍可以可溶性离子的形式穿透皮肤，并且作为金属半抗原导致过敏反应。作为半抗原的低分子量镍离子，经皮肤接触或其他途径进入机体后可与大分子蛋白质结合，形成具有免疫原性的半抗原-载体复合物，间接促使肥大细胞脱颗粒，引起过敏性水肿，导致机体产生过敏反应。镍的过敏机制可能为迟发型变态反应。接触镍化合物产生的接触性、过敏性皮炎已被证实为镍离子引起的Ⅳ变态反应；而直接吸入镍尘则往往产生 IgE 介导的Ⅰ型变态反应。在镍超敏反应发生的过程中，肥大细胞、朗格汉斯细胞（Langerhans cell）和嗜碱性粒细胞在辅助和激发致敏 T 细胞上起着重要作用。

（白　瑆编　朱宝立校）

第三节　铍及其化合物

一、理化特性

铍（beryllium，Be）属轻金属，外观为灰色。具有质轻、强度大、耐高温、耐腐蚀、非磁性、抗氧化、加工时不产生火花等物理特性。铍的化学性质与铝相近，不溶于水，但可溶于盐酸、硫酸和热硝酸中，与强碱反应可生成铍酸盐，并释放出氢。氟化铍为无色玻璃态物质，极易溶于水，稍溶于乙醇。

二、来源、存在与接触机会

铍主要来源于某些矿石，如绿柱石（$3BeO \cdot AL_2O_3 \cdot 6SiO_2$），目前发现含铍的矿石约有 30 余种，但具有工业开采价值的仅绿柱石一种。

接触铍的主要行业有从事铍矿冶炼、制造铍合金的行业。铍是原子能、火箭、导弹、航空、宇宙航天，以及冶金工业中不可缺少的宝贵材料。铍还用于制造精密仪表、耐高温陶瓷和光学镜体材料等方面。在铍冶炼及制造铍合金过程中，可产生氧化铍、氢氧化铍、氟化铍、氯化铍等粉尘或烟尘。

三、吸收、分布、代谢与排泄

铍及其化合物主要以蒸气、烟雾、粉尘的形式经呼吸道侵入人体，吸收的速率取决于铍化合物的溶解度及浓度。铍经口进入吸收甚微，主要是由于铍化合物（即使是可溶性铍化合物）在胃肠道内大部分形成磷酸盐沉淀而不被吸收。一般认为消化道吸收量低于口服量的1%。铍不能经过完整的皮肤侵入人体。

铍进入血液循环后大部分与血中蛋白质结合，小部分可形成磷酸铍和氢氧化铍，并分别被运送至体内各组织器官。可溶性铍主要沉积于骨、肝、脾、肾等，而不溶性铍则沉积于肺、支气管及其周围淋巴结。

铍主要由肾排出，排出量取决于吸入化合物的溶解度。铍的排出缓慢，脱离铍接触后往往可持续数年或数十年。沉积于肺的氧化铍排出速度更慢，有动物实验证明，大鼠吸入氧化铍后120天，其肺中铍含量几乎与吸入时的量相等。

四、毒性概述

1881年德国学者Blake首先报道了氧化铍对实验动物的毒性。直到20世纪30~40年代才逐渐认识到铍的高毒性。铍及其化合物均具有较大的毒性。慢性铍中毒主要是接触氧化铍及金属铍的烟尘所致。研究证明氧化铍的生物学活性与焙烧的温度有关。高温焙烧的氧化铍，其温度在1500℃以上，生物学活性低，不易溶解，致病力弱；而低温焙烧的氧化铍为500~1100℃，具有高生物活性，致病力强。

（一）动物实验资料

1. **急性毒性** 铍及其化合物属于高毒物质，通常可溶性铍化合物的毒性较强，难溶性的较弱。经呼吸道吸入毒性较强，经消化道或皮肤侵入毒性较弱。在各种铍化合物中，以氟化铍和氧化铍毒性最强。大鼠吸入浓度为10 mg/m^3 的氟化铍，可出现急性化学性肺炎，在15天内死亡。铍刺激性：家兔经眼时20 mg（24 h）为重度刺激；家兔经皮时500 mg（24 h）为中度刺激。

2. 亚急性与慢性毒性 大鼠每天吸入浓度为 0.002～0.02mg/L 的氟化铍 110 天，肺内出现巨细胞浸润，继而产生弥漫性硬化。49 只豚鼠皮下注射 0.01％氯化铍水溶液，并在皮肤表面涂抹 10％的液状石蜡，2 周后再涂抹 1.0％液状石蜡进行刺激，其中 18 只豚鼠立即出现过敏性皮炎。

3. 致突变 Talluri 等报道 0.5～10mol/L 氯化铍引起家兔外周淋巴细胞和原代培养肾细胞染色体粘连、染色单体断裂、染色单体出现裂隙以及有丝分裂延迟等。

4. 生殖发育毒性 孕大鼠 140ng/kg 硫酸铍连续腹膜外注射 11 天，可见子代行为异常，表现为趋动性转头、反应迟缓、直立行走缓慢、抱柱反应延迟。

5. 致癌 铍是第一个被发现能诱发动物骨肉瘤的非放射性物质，也是第一个由动物吸入诱发肺癌的外源化学物。Schepers 给大鼠吸入硫酸铍 6 个月，正常饲养 18 个月后，51/131 发生肺癌。铍及其化合物经呼吸道吸入可诱发大鼠、猴和家兔的骨肉瘤。大鼠经呼吸道吸入或气管内注入金属铍、氟化铍、氯化铍、氢氧化铍及硫酸铍等均可诱发肺肿瘤。

（二）流行病学资料

1881 年德国人 Blake 首次报道铍的毒性，1933 年 Weber、1946 年 Hardy 等均报道了铍的急、慢性中毒病例。急性铍中毒与一般化学毒物中毒的流行特点基本相似。慢性铍病是铍的主要职业病之一，可以影响肺功能，在接触铍及其化合物者中的发病率约为 1％～15％。第二次世界大战期间美国军工企业曾发生过较多的急性铍中毒。我国在 20 世纪 50 年代曾发生数十例急性铍中毒病例，后由于加强了防护措施，控制了急性铍中毒，目前国内外很少再有报道。

慢性铍病的剂量-效应关系是其流行病学研究中最受关注的问题。有的学者认为其流行病学特点是不存在剂量-效应关系，因为慢性铍病的患病率与其接触的严重程度不成正比。我国曾有铍作业暴露浓度不高，接触时间又短，仍发生铍中毒的报道。另一些学者则认为具有剂量-效应关系，因为当采取有效的控制措施后，慢性铍病患病率显著下降。1983年Preuss等认为慢性铍病属于迟发型细胞免疫反应，相当短时间内接触一定剂量即可能导致日后发病，但接触水平维持在时间加权平均浓度（TWA）$2\mu g/m^3$以下时未观察到病例发生，因此，认为必要的最低限度接触剂量和个体易感性均在慢性铍病病因学中占主要地位。这表明慢性铍病的发病既存在个体易感性差异，与接触剂量不完全相关，也具有一定的剂量-效应关系。

研究表明，工程防护和呼吸防护对慢性铍尘病的患病率几乎没有影响，慢性铍尘病主要是通过皮肤接触所得，在过去十年里，铍尘病的患病率并没有因为呼吸防护和工程防护的改进而降低。铍患病率与接触铍的质量无关，只与接触铍细微颗粒数有关。流行病学调查显示，铍作业工人尤其是机械加工和粉碎作业人员的患病率较高，这些工人具有很好的呼吸防护和工程防护，但是没有皮肤保护措施。

铍及其化合物对人体可引起肺癌。1993年国际癌症研究所（IARC）把铍及其化合物归入Ⅰ类，人类致癌物。可致肺癌。

（三）中毒临床表现及防治原则

1. 急性中毒

（1）接触性皮炎。接触氟化铍、氯化铍烟尘或硫酸铍溶液后可出现接触性皮炎，主要在暴露部位出现红肿、瘙痒、灼痛、丘疹或疱疹。

（2）急性呼吸道炎症。几乎仅见于职业接触人群，是由于吸入高浓度的铍及其化合物所致，急性病变程度与接触剂量有关。表现为化学性支气管炎、肺炎、肺水肿等。患者有头痛、头晕、发冷、发热、全身乏力、咳嗽、胸闷、进行性呼吸困难、心动过速、发绀、肺底有广泛湿性啰音，严重可并发肺水肿而死亡。X线胸片表现为两肺片状、絮状或点状阴影，与早期肺尘埃沉着病或粟粒性肺结核相似。有报道急性铍肺炎的病死率为7.2%。

2. 慢性中毒 长期接触低浓度铍特别是难溶性氧化铍后可引起肺肉芽肿病变为主的全身性疾病，即慢性"铍病"，主要形成肺间质纤维化和肉芽肿。潜伏期数月或数年甚至数十年，一般呈渐进性发病。表现为体弱、乏力、消瘦、胸闷、干咳、气短、食欲减退、体重减轻等。可出现干、湿啰音，肺弥散功能减退，引起血氧含量降低和充血性心力衰竭。X线胸片表现为两肺出现弥漫性颗粒影，呈"毛玻璃"样，结节状影呈"暴风雪"样及在细颗粒影背景上的网纹状阴影。一般在临床症状出现前就可看到肺部X线改变。

部分患者于发病后15～20天逐渐出现肝损害，表现为黄疸，肝大而有压痛，伴有恶心、食欲不振、消化不良等消化道症状。

3. 防治原则 当发现铍中毒时，应立即停止接触铍作业，清除体表及衣物上污染的毒物。有接触皮炎者可用炉甘石洗剂（氧化锌＋甘油）或用2%硼酸液湿敷，再用皮炎平（复方醋酸地塞米松软膏）或氟轻松霜涂擦。铍溃疡清洗后敷氢化可的松软膏，皮肤肉芽肿应予切除。眼部污染用2%硼酸水流水冲洗。急性铍中毒应卧床休息、吸氧等对症处理。泼尼松剂量每日20～40mg，症状好转，逐渐减量，疗程2～4周不等。随访5～20年的患者，胸片未见异常。慢性铍中毒患者的泼尼松剂量每日15～30mg，30～45天为一疗程，每年2个疗程，连续2～5年。皮肤局部治疗，接触性皮炎患者用炉甘石洗剂（氧化锌＋甘油）或肾上腺皮质激素软膏。铍溃疡的主要处理是洗洁创面。皮肤肉芽肿或皮下结节可行手术切除。

用无毒或低毒物质代替铍。铍为最轻的金属，因此应采用密闭、隔离、自动化生产设备，加强密闭和消烟除尘措施，车间加强通风排毒，并需设净化装置以防污染环境。其他预防同其他肺尘埃沉着病。做好工人上岗前体检及在岗期间职业健康体检，并要建立健康档案。目前主张把铍的接触水平控制在时间加权平均浓度（TWA）$2\mu g/m^3$以下，以控制铍中毒的发生。

五、毒性表现

1. 接触性皮炎 铍对皮肤有特殊损伤作用，皮肤直接接触金属铍或其盐类均可引起接触性皮炎或过敏性皮炎，常见于新工人，初接触铍1～2周左右发病，尤其在夏季，其发病率较高。主要在身体的暴露及潮湿部位，如面、颈、手背、大腿内侧以及阴囊等。表现为红色小丘疹，常融合成片，红肿，瘙痒，有些起小水疱，脱离接触3~7天后即可逐渐消退，不留痕迹，再接触又可发生。

2. 铍溃疡 可溶性铍盐可进入破损皮肤产生铍溃疡。铍化合物形成的溃疡外观与铬溃疡相似。溃疡多发生于四肢远端，如指、腕、足背、踝等暴露部位，尤其好发于关节附近。皮肤原有擦伤或皲裂，铍化合物直接进入破损皮肤往往是形成溃疡的前提条件。溃疡数目不等，呈孤立圆形，大多为单个，由浅小而向深部发展，边缘清晰隆起、坚硬，通常呈黄白色，直径一般数毫米，类似"铬疮"呈鸟眼状，也可在深部皮肤形成铍肉芽肿，常常要较长时间的治疗才能愈合，并留有瘢痕。

3. 皮肤肉芽肿 这是难溶性铍化合物（如氧化铍等）的微粒侵入皮肤后引起的一种特殊损害，为缓慢生长的皮肤肉芽肿。肉芽肿常表现为初期小结节，质地较硬，局部肿胀，触痛，也可由于破溃形成新溃疡。皮肤铍肉芽肿可因铍化合物通过破损皮肤进入皮肤深部后形成，也可能是铍溃疡假愈合后形成。

六、毒性机制

铍及其化合物导致的接触性皮炎或过敏性皮炎与其直接刺激和机体免疫反应有关。

1. 铍具有抗原特性，它作为一种半抗原，在机体内与蛋白质（载体）结合，发生一系列反应直至发病。实验表明，铍具有抗原特性，它可使体内致敏淋巴细胞转化为淋巴母细胞，同时也可使致敏淋巴细胞产生转移抑制因子（MIF），细胞免疫异常在慢性铍病的发病机制中具有重要作用。

2. 目前认为慢性铍中毒是一种迟发型变态反应性疾病，最低接触量及个体易感性在病因学中起主要作用。关于慢性铍病的发病机制，主要有免疫病理假说、酶系统扰乱假说和肾上腺皮质功能失调诱发隐性铍病等假说。但多数学者认为它是迟发型细胞免疫性疾病。难溶性氧化铍吸入后与体内的蛋白结合形成特异性铍抗原，并诱导产生抗铍特异抗体；当再次接触铍时（即使铍暴露浓度很低）则引起铍抗原-抗体反应，产生炎性病变。患者血清中 γ-球蛋白及 IgG 水平增高，皮肤斑贴试验、白细胞移动抑制试验及原始淋巴细胞转化试验常出现阳性。糖皮质激素对慢性铍中毒有明显的治疗效果，也说明铍中毒是一种细胞免疫性疾病。

3. 目前研究认为铍的皮肤斑贴试验、淋巴细胞转化试验及巨噬细胞移动抑制试验均不能确定铍病，它们仅表示机体对铍产生了迟发型过敏反应，致敏与铍病之间可能有某种联系，但两者并不相同。某些健康的铍作业工人也可以出现斑贴试验或者淋巴细胞转化试验阳性，而某些严重患者却因无反应性或免疫耐受而不出现阳性反应。

（白　瑾编　朱宝立校）

第四节　钴及其化合物

一、理化特性

钴（cobalt, Co）属于有色金属，质地坚硬，呈灰色略带红色。具有强磁性，常温下在空气和水中较稳定。微细粉末状的钴在空气中能自燃生成氧化钴。易溶于稀酸。在溶液中或熔融时不与碱起作用，加热时可同卤素结合。氧化状态有 Co^{2+} 和 Co^{3+} 形式。硫酸钴（cobalt sulfate），为深蓝色立方晶体，由钴、氧化钴或碳酸钴溶于硫酸形成水合物，在 420℃ 加热而得，不溶于氨，微溶于甲醇。

二、来源、存在与接触机会

钴是瑞典矿物学家 Brandi 于 1935 年从矿石中发现的一种元素，也是生命必需微量元素之一。钴广泛分布于地壳表面，海水中约含 0.1μg/L，土壤中约含 100mg/kg，食物中以肉类、海产品、蜂蜜含量较多。正常人体内钴的总含量仅 1.2mg。人每天可从食物摄入 200mg 左右的钴，每天实际需要量仅 2～3μg。

常见的钴化合物有氧化钴（CoO）、氧化高钴（Co_2O_3）、氟化钴（CoF_2）、氯化钴（$CoCl_2$）、硝酸钴[$Co(NO_3)_2$]、硫酸钴（$CoSO_4$）、乙酸钴[$Co(CH_3COO)_2$]和三羧基钴[$Co(CO)_3$]$_4$等。

钴职业接触行业，如钴矿的开采、冶炼、铸造以及钴的各种合金制造和加工过程，都能接触钴尘、钴烟或钴的氧化物烟尘。此外，钴氧化物还可作为陶制品脱色剂和颜料、搪瓷釉料，有机化学工业使用钴化合物作为催化剂、干燥剂，另外，钴也可用于碳水化合物的水合、脱硫、氧化、还原等。^{60}Co是γ线的射线源，用于地质勘探、生物和医学。在计算机工业，钴用做贮存器磁鼓膜上的磁性膜。上述行业的作业人员均会接触钴化合物和钴合金的烟尘。使用钴污染的工业废水作农业灌溉亦可使周围居民的钴摄入量明显增加。

三、吸收、分布、代谢与排泄

钴可经呼吸道、胃肠道和皮肤进入人体内。钴及其盐类的胃肠道吸收程度一方面取决于剂量，小剂量几乎完全吸收，较大剂量吸收较少；另一方面也受其他因素影响，例如饭后给人以^{60}Co时，吸收可减少，而缺铁的动物吸收增加。钴的吸收部位主要在空肠。兔吸入高浓度的钴金属尘，血清钴含量可达0.044mmol/L。吸入0.8mg钴后24h，23%的钴在动物尸体中发现，3%在肺，0.5%在肝和肾，63%在胃肠道。对5名意外吸入^{60}Co金属和氧化钴尘的男性患者的观察表明，^{60}Co从肺部清除极慢，估计生物半衰期达5~17年。另一例吸入^{60}Co尘者最长有效半衰期为90天。摄入的钴由胃肠道吸收，在小肠黏膜上与转铁蛋白结合，其中一部分进入血液与血浆α-球蛋白结合，随后随血液迅速分布到全身。血液中的钴主要分布于红细胞内。吸入的金属钴粉尘和钴盐存留于肺中。给大鼠注射^{58}CoCl$_2$以观察钴的分布，结果注射72天后发现各组织均有钴的存在，含钴量为肝＞股骨＞肌肉＞胃肠道＞毛发＞肾，但460天后60%的钴蓄积于骨中，在肝内的储量已经很少。钴在体内的含量稳定，多余的钴与组胺形成复合物排出体外。

钴的排出主要通过粪便和尿。动物经口摄入，40%从粪便排出，

18.5%从尿排出；皮下注射和静脉注射主要从尿排出；腹腔注射后，开始主要从尿排出，之后从尿和粪便排出量相等。粪便的钴主要来自胆汁，少量来自胰腺。钴亦可从汗液排出，男性在环境温度39℃时，平均从汗丧失17μg/d。估计进入头发的钴约为2.4μg/d。乳汁也排泄钴，在7mg/m³浓度下从事钴工作的哺乳期妇女，乳汁中含钴量比不接触者高5～7倍，工龄越长含量越高。

四、毒性概述

（一）动物实验资料

1. 急性与亚急性毒性 金属钴对大鼠的LD_{50}为100～200mg/kg（腹腔注射）；氯化钴对大鼠的LD_{50}为200mg/kg（静脉注射）；氯化钴对豚鼠的LD_{50}为165mg/kg（皮下注射）；硫酸钴对小鼠的LD_{50}为54mg/kg（腹腔注射）。经口染毒时，水溶性钴盐的毒性明显大于非水溶性钴盐。例如，二氯化钴的大鼠经口LD_{50}为175～288mg/kg，硝酸钴为359～436mg/kg。气管内注入5～50mg钴金属粉末，能迅速引起豚鼠或大鼠肺出血、肺炎和广泛性肺水肿。一次注入50mg钴金属粉末的大鼠，12个月后，肺被弥漫性成纤维细胞浸润。3次注入50mg氧化钴，产生肺的急性反应，表现为渗出物增加，但在一个月内恢复正常。注入剂量较少而存活的动物，肺部见钴尘积聚，其周围出现肉芽肿、网状纤维化组织和阻塞性支气管，有些还见肺泡间隔增厚。用钴盐喂饲动物所致急性中毒，最早表现之一是3min内皮肤（特别是鼻部和耳部）的血管扩张，可持续1h，同时血压下降。尸检见各器官充血，肝和肾上腺包膜表面有出血灶或大出血。

亚急性毒性：兔皮下注射15～25mg/kg的钴盐9～13天后，可产生严重心肌病变。电子显微镜检查见心肌纤维断裂和变性，线粒体聚合、增大和部分畸形；线粒体内含有钴。豚鼠离体心脏灌注实验表明，灌注液中一次加入大量钴时，影响心脏的活动和心肌的代谢；消化系统可出现胃黏膜明显充血、出血、坏死和溃疡；肝出现营养障碍，肝糖原不足，偶有肝硬化；肾可发生肾小管变性、蛋白尿，甚至无尿；甲状腺吸碘率低；血中胆固醇增加。

2. **慢性毒性** 动物吸入含钴（20mg/m³）的碳化钨混合物，3年后肺出现局灶性纤维化、支气管上皮增生，在钴尘沉积区发现肉芽肿。

3. **致突变** Co^{2+} 在机体内可与过氧化氢发生 Fenton 反应，产生羟基自由基，促进 DNA 损伤。

4. **生殖发育毒性** 钴染毒大鼠和小鼠出现睾丸重量下降，血清睾酮含量减少。同时还发现精子数量减少和运动能力下降。导致生育力下降。

5. **致癌** 一次或多次注射钴粉末或钴盐于大鼠皮下或肌内，注射部位发生肉瘤，小鼠则无此现象。国际癌症研究所（IARC，2008）将钴及其氧化物归入ⅡB类，可能的人类致癌物。

（二）流行病学资料

1963—1964 年，加拿大、美国、比利时在生产啤酒时曾加入钴作为发泡剂和稳定剂。数月后发现饮用这种啤酒的人中 112 人发生了特殊的"心肌病"，症状有恶心、呕吐、无力、腹痛、心慌和呼吸困难。检查见有发绀、心脏扩大、心包积液、心力衰竭等体征。心电图呈低电压，ST 段及 T 波改变。其中 50 例死亡，尸检发现心肌有严重变性，心肌中含钴量很高。1966 年后啤酒生产停止加钴，此种心肌病也随之消失。另一项观察，碳化钨尘的钴浓度 $0.1\sim3.0\,mg/m^3$，工人平均接触 10.7 年，接触者除见哮喘发作增多外，不引起其他呼吸道损害。

对 22 184 例接触性皮炎患者 11 年（1993—2004）的追踪调查中，发现有 3.7%（823 例）的被调查者由于接触钴而引起接触性皮炎，男女发病比例为 1:1，低于 60 岁的接触者患病率较高。

（三）中毒临床表现及防治原则

1. **急性中毒** 口服钴盐 300mg 左右可引起恶心、呕吐等消化道刺激症状，严重时有心肌损害、心律失常、昏迷，甚至死亡。用氯化钴每日 25~50mg 治疗肾性顽固性贫血和镰状红细胞贫血，患者可出现皮肤潮红、恶心、呕吐、胸骨后疼痛、红细胞增多、甲状腺肿大。

2. 慢性中毒　　常与职业性接触有关。长期吸入钴尘和钴化合物可引起慢性肺间质纤维化、间质性肺炎、支气管哮喘及气道阻塞等。其症状与一般肺尘埃沉着病、棉屑沉着病的症状相似，无特异性，常见为咳嗽、气短，体力活动时呼吸困难。

其他还可有过敏性皮炎、接触性皮炎、结膜炎、角膜损害、红细胞增多症以及甲状腺肿大等。

钴中毒的诊断中，尿钴和血钴有参考价值。两者的量与接触浓度呈线性正相关。

3. 防治原则　　口服大量钴化物时，应给予洗胃、导泻。眼内溅入钴盐溶液时，提起眼睑，用流动清水或生理盐水冲洗。皮肤接触者脱去污染的衣物，用大量流动清水冲洗吸入。误吸应迅速脱离现场至空气新鲜处，保持呼吸道通畅。如呼吸困难，输氧；如呼吸停止，立即进行人工呼吸等急救处理。

钴中毒尚无特效解毒剂，主要是对症处理。预防和治疗化学性支气管肺炎及继发感染，保护胃黏膜，皮炎可涂用氟轻松软膏。

依地酸、甲硫氨酸、半胱氨酸可与钴形成不被吸收的络合物，故可降低钴的毒性。$CaNa_2$-EDTA、二巯丙磺钠、喷替酸钙钠（促排灵）对急性钴中毒有保护作用，可试用之。

钴性皮炎无特殊治疗方法，可按一般过敏性皮炎处理。尽快脱离钴接触可明显加速病情的恢复。

应防止钴粉尘的扩散，保持系统密封和通风良好，储运的时候与强氧化剂分开存放。个人应注意皮肤、眼睛的防护，防止误吸、误食。加强职业监护和防护教育，提高危险意识。

五、毒性表现

钴可以引起接触性皮炎。多见于皮革、陶瓷、纺织行业以及生产碳化钨的工人。以颈、肘、手、踝部较为多见，表现为红斑、丘疹、湿疹、荨麻疹样等皮肤病变；斑贴试验可呈阳性。试验表明当钴浓度低于1ppm时，90%的人不会出现皮肤刺激，而有10%的人可发生明显的皮肤刺激反应。此外，也可能出现结膜炎和角膜损害。

六、毒性机制

钴作为一种半抗原,经皮肤接触或其他途径进入机体,可与体内大分子蛋白质结合,形成具有免疫源性的半抗原-载体复合物,间接促进肥大细胞脱颗粒,引起机体过敏反应,这是接触钴发生过敏性皮炎的主要原因。

(白 瑾编 朱宝立校)

第五节 汞及其无机化合物

一、理化特性

汞(mercury,Hg),又称水银,是唯一在常温下呈液态并易流动的金属,色银白。凝固点甚低(−38.87℃),常温下即可蒸发,汞蒸气约比空气重六倍。汞不溶于水,故水封并不能有效阻止其蒸发。金属汞不溶于有机溶剂,易溶于热硫酸、硝酸等,不与碱反应。金属汞,其化合价为0,另外常见的价态有Hg^+、Hg^{2+}两种。Hg^{2+}比较稳定,最常见的化合物是氯化汞($HgCl_2$),又称升汞,为无色或白色结晶性粉末,常温下微量挥发,溶于水、乙醇、乙醚、乙酸乙酯,不溶于二硫化碳,能与碱金属发生剧烈反应。

二、来源、存在与接触机会

汞广泛存在于自然界,在地壳中的平均含量为$50\mu g/kg$,普通岩石中的含汞量为$5\sim400\mu g/kg$,土壤中约为$30\sim300\mu g/kg$。岩石风化、湖海蒸发、火山爆发等自然现象可使大量汞进入大气,经生物转化及食物链富集,进入动物体内及人体。人类的生产活动则是环境中汞的另一重要资源,全世界因烧煤而排入大气的汞每年可达3000吨;此外,石油炼制及石油制品燃烧、矿石焙烧、金属冶炼、水泥和磷酸盐制造也是重要的汞排放源。据WHO估计,每人从空气中摄入的汞量平均约 60ng/d，从饮食中摄入的汞量平均约为 3μg/d。但汞污染区人群的摄汞量可比常人高出数十至上千倍，如日本水俣地区，由于海水被含汞的污水严重污染，以鱼类为主要食物的当地居民人均摄汞量可达 5mg/d。因此，汞的危害已成为世界各国共同关心的问题。

生产和使用金属汞的行业很多，例如汞矿的开采与汞的冶炼；汞温度计、血压计、流量仪、气压表等的制造、校验和维修；荧光灯、紫外光灯、X 线球管等的制造；化学工业中汞可作为生产汞化合物的原料，或作为催化剂，如食盐电解用汞阴极制造氯气、烧碱等；以汞齐方式提取金、银等贵金属以及镀金、镏金等。

常见汞的无机化合物有氯化汞、硝酸汞 [$Hg(NO_3)_2$]、氯化亚汞（Hg_2Cl_2，也称甘汞）、溴化汞（$HgBr_2$）、砷酸汞（$HgAsO_4$）、硫化汞（HgS）、硫酸汞（$HgSO_4$）、氧化汞（HgO）等。接触含汞化合物的机会主要在其合成以及作为催化剂、防腐剂、消毒剂、颜料、涂料、药物等的使用过程中。

三、吸收、分布、代谢与排泄

汞及其化合物在体内的吸收分布、代谢、排泄十分复杂，受众多因素影响。主要经呼吸道、消化道和皮肤进入人体。职业中毒主要是经呼吸道吸收汞蒸气或汞化合物气溶胶所致。汞蒸气具有高度的弥散性和脂溶性，易于迅速透过肺泡膜而扩散。吸入的汞蒸气可由肺泡吸收 50% 左右，其余则由呼气排出。空气汞浓度增加时，吸收率也增加。

汞经过完整皮肤吸收很少，但皮肤破损溃烂或将汞化合物制成药膏涂抹时，吸收量会增多，引起中毒。由于汞具有较高的脂溶性，汞或汞盐辅以适当的媒介则可迅速通过皮肤吸收。金属汞在消化道基本不吸收，但汞的无机化合物可通过此途径吸收。金属汞静脉注射或皮下注射可引起中毒，曾有碎体温计刺入皮下引起中毒的报道。

血液中的汞最初分布于红细胞及血浆中，以后到达全身各器官，而以肾中含量较多，高达体内总汞量的 70%～80%。在肾内汞含量以皮质较高，其中又以近曲小管细胞内最高，从髓袢至远曲小管较低,而肾小球及集合管极微。金属硫蛋白是肾组织与汞结合的主要成分,它和汞的结合能力约为 1∶10,如此种蛋白因与汞的结合而耗竭时,汞对肾的损害即出现。汞从金属硫蛋白的转移比从其他蛋白质的转移慢,所以汞不易从肾去除。

汞可通过血-脑脊液屏障进入脑组织,并在脑中长期蓄积,以小脑及脑干中最多。也易通过胎盘屏障进入胎体内,致胎体损伤。

血汞以低分子"可扩散汞"的形式不断向全身组织输送,Hg^{2+}在血中的半衰期为 2~4 天,两个半衰期后,约 90% 的血汞可清除。实验表明,一次注射 $HgCl_2$ 后,其从体内的清除可分为三个时相:①快相,约可排出 35%,半衰期 2~3 天;②慢相,约可排出 50%,半衰期 30 天;③特慢相,约可排出 15%,半衰期 100 天。无机汞吸收后,最初几天主要经粪便排出,以后经尿排出达吸收量的 2/3,小量经胆汁、乳汁、汗液、唾液等排出。但尿汞的排出是不规则的,各日可相差 4 倍左右,汞接触停止后十多年,尿汞仍可超过正常。

四、毒性概述

(一)动物实验资料

1. 急性毒性　金属汞蒸气,狗吸入浓度 15~20mg/m³,8h,1~3 天内死亡;12.5mg/m³,6~16 天死亡;3~6mg/m³ 则出现典型中毒症状。氯化汞 LD_{50}:1 mg/kg(大鼠经口);41 mg/kg(兔经皮)。氯化汞对狗的致死量经口为 10~15mg/kg,静脉注射为 4~5mg/kg。而氯化亚汞(甘汞)LD_{50}:1 mg/kg(大鼠经口);41 mg/kg(兔经皮)。

2. 亚急性毒性　大、小鼠接触汞蒸气浓度达 0.04~3mg/m³,6h/d,历时 2~3 个月,可出现中毒症状。兔接触汞蒸气 10.5~11.6mg/m³,1.5h/d,15~30 天,可见心肌酶活性明显降低,非特异性酯酶活性增高。另有研究表明,大鼠用 $HgCl_2$ 染毒 1.5~3.0mg/(kg·d),7 周,可见其血清中出现抗肾小管上皮细胞抗体和抗肾小管基膜抗体,可引起免疫复合物肾炎。动物的慢性中毒表现最早是行为改变,继而出现神经系统功能障碍,血液变化主要有白细胞增多,红细胞沉降率加快，然后出现肝、肾功能受损。动物尸检见直肠下端溃疡，肝、肾脂肪变性，肝有局灶性坏死。中枢神经系统以大脑皮质高位受损害最明显，以后病变逐渐发展致皮质下神经节、丘脑及下丘脑、脑干、脊髓的神经细胞，最后则侵害周围神经。

3. 生殖发育毒性 孕松鼠、猴暴露于 $0.5\sim1.0$ mg/m³ 的汞蒸气中，发现汞在其小脑核内广泛蓄积，并且在其子代的小脑中也有汞的蓄积。另有研究发现，胎体每天暴露于 $0.5\sim1.0$ mg/m³ 的汞蒸气 $2\sim3$ 次，发现汞在视觉神经、神经节细胞和视网膜上层细胞内分布。汞蒸气可以穿透胎盘屏障进入胎儿肝、肾和脑中，导致胎儿畸形。

4. 致癌 给小鼠腹腔注射金属汞，存活大鼠中 40% 出现腹腔肉瘤。尽管在肿瘤组织中含有汞滴，有人认为可能其平滑表面或固体状态与致肿瘤有关，并非汞本身的致肿瘤作用。

1987 年国际癌症研究所（IARC）对汞及其化合物是否致癌尚无结论性意见。1989 年美国环境保护局（USEPA）认为汞及其化合物并非是人类致癌物。

（二）流行病学资料

早期我国汞作业工人慢性汞中毒的患病率曾高达 40%。20 世纪 80 年代初的调查显示，主要接触汞行业慢性中毒的患病率仍在 10% 左右。亚急性无机汞中毒主要引起口腔炎和肾的损害。Langworth 等对 89 名无机汞接触者进行调查，接触者全血汞、血清汞、尿汞和 N-乙酰-β-D-葡萄糖苷酶（N-acetyl-β-D-glucosaminidase，NAG）与对照组相比均有显著性差异。也有报道，在沿海食入汞污染食品的居民中，外周血淋巴细胞姐妹染色单体互换频率明显高于对照组。

（三）中毒临床表现及防治原则

1. 急性中毒

（1）急性化学性肺炎、肺水肿。患者发热、胸闷、气急、咳嗽、多痰，周围血中白细胞计数增加，肺部听诊呼吸音粗糙，可闻及不同程度的干、湿啰音等。X 线胸片可在一叶（多为右下肺）、两肺下部或大部分肺野见到密度较深的云雾状模糊阴影。

（2）急性腐蚀性胃肠炎。口服无机汞盐表现为恶心、呕吐、腹痛、腹泻和便血。严重中毒患者可发生休克、昏迷，可发生咽部水肿，亦可因胃肠穿孔导致弥漫性腹膜炎。

（3）皮肤炎。皮肤接触无机汞化合物溶液可引起接触性皮炎，出现红斑、丘疹、水疱，四肢及头面部分布较多，可融合成片状或溃疡、感染，容易继发感染，伴全身淋巴结肿大；严重者可发生剥脱性皮炎。

（4）中毒性肾病。由于肾小管细胞的急性坏死，一般在口服无机汞化合物后数日内出现腰痛、蛋白尿、管型尿、少尿。严重病例出现无尿、水肿，继而很快出现氮质血症、高钾血症、代谢性酸中毒，甚至发生心力衰竭而危及生命。

2. 慢性中毒

（1）神经系统症状。最先出现一般性神经衰弱症状，如轻度头晕、头痛、健忘、多梦。然后兴奋性增加，如急躁、易激动，部分病例可有心悸、多汗，有明显的皮肤划痕症等自主神经系统紊乱现象。出现不同程度的意向性"三颤"（眼睑震颤、舌尖震颤、手指震颤），"三颤"常作为诊断中的客观依据，但是健康人也有轻度的眼睑震颤，舌尖震颤要在病情重时才出现，都难以为凭，一般以手指震颤作为不可少的依据。

（2）口腔病变。中毒初期可出现口腔炎，如口腔有金属味、大量流涎、口腔黏膜及齿龈肿胀、充血、糜烂、牙痛，甚至脱落，舌肿胀而有"齿印"。口腔卫生不良者，可在齿龈缘出现蓝黑色"汞线"。

（3）其他。肾的损伤，表现为低分子蛋白尿、氨基酸尿、糖尿等，严重时甚至可导致肾病综合征。还可出现生殖功能、免疫功能障碍及肝大等表现。

3. 防治原则　　口服中毒患者中断毒物的吸收。刺激咽部引吐，然后服用温水 100 ml 进行催吐，最后用清水或 2% 碳酸氢钠液洗胃（忌用生理盐水）。但对胃肠道腐蚀重者洗胃应慎重。口服蛋白或牛奶，最后给予硫酸钠或硫酸镁 20~30g 导泻。

急性汞中毒：应及早注射大剂量驱汞药物，如二巯丁二钠 2~4g/d，分四次缓慢静脉注射；或用二巯丙磺钠 0.5~1g/d，分四次肌内注射。最初几天剂量较大，以后可用较小剂量，按照病情用药 3~7 天后停药 2~3 天。病重者需用药几个疗程，直至尿汞接近正常为止。慢性汞中毒：驱汞治疗的三要点是"小剂量、间歇用药、长期用药"。具体措施视病情而定，如二巯丁二钠 0.25~0.5g/d，缓慢静脉注射；二巯丙磺钠 0.125~0.25g/d，肌内注射；或二巯基丁二酸 1g/d，分 2~4 次口服。以上均为用药一日停药一日间歇用药。用药 4 周后可停药 8~12 周，按照病情需要决定用药。轻度及中度中毒患者分别用药一个月或几个月，重度患者几乎每年都要驱汞几个疗程。不宜连续多日用药，以防微量金属排出过多而引起络合综合征。个别患者对二巯丁二钠或二巯基丁二酸过敏，应改用其他驱汞药物。

发生急性肾衰竭时，应特别注意纠正高钾血症、氮质血症、代谢性酸中毒，有条件者应进行血液透析治疗。防治继发感染，需避免使用有肾毒作用的抗生素。

注意保护肝、肾功能，可用大剂量维生素 C、B 族维生素以及 ATP、辅酶 A、细胞色素 C 等药物。合理输液，维持水、电解质平衡。发生急性肾衰竭时，在少尿期或无尿期要限制输入量，多尿期要防止低钾血症。

口腔炎除注意口腔卫生外，可给予 2% 碳酸氢钠、0.02% 氯己定漱口。

接触性皮炎可用 3% 硼酸或 5% 硫代硫酸钠湿敷，出现大疱可用无菌空针抽去疱内液体。严重者在使用抗生素的同时应用糖皮质激素。

生产中尽量用其他无毒或低毒物代替汞，如用乙醇、石油、甲苯等取代仪表中的汞。有金属汞的车间，工作台、地面及墙壁等都要用光滑和基本不吸附汞的材料，含汞装置应尽量密封，生产过程应尽量自动化，必要的手工操作应在抽风橱中进行，并配备个人防护用品。工作场所应尽量避免高温，地面应设汞回收阱，并定期回收阱中的汞。禁止在作业场所吸烟、进食，工人班后应冲洗工作室，并漱口、淋浴，工作服不带出车间。

神经系统、肾、口腔有病者以及妊娠与哺乳期的女工都是就业禁忌证。青年未婚女工以不接触汞为宜。中度及重度慢性汞中毒患者应永久脱离汞作业。定期测定作业场所汞蒸气浓度，并定期对作业工人进行防治汞中毒教育，提高工人的预防意识。

五、毒性表现

1. 急性毒性 多在接触后2～3天出现皮肤病变。由于汞蒸气具有脂溶性，可引起毛囊炎或刺激性及致敏性皮炎，四肢及头、面部分布较多，主要为红皮病及湿疹样、猩红热样、麻疹样皮疹表现，可融合成片。"水银疹"易发于多汗或皮肤褶皱部位，如腋下、腹股沟等处。过敏性接触性皮炎则一般见于喷洒农药或使用杀虫剂时，文身时使用朱红色染料（汞银类染料），亦可引起致敏性皮炎。皮肤病变还常并发口腔黏膜炎。

2. 慢性毒性 黏膜病变表现为单独发生黏膜病变，以口腔炎症最多见，由于从黏膜排泄，刺激唾液腺，因此唾液分泌量明显增加并具有金属味，也可见有黏膜着色（褐灰黑色）。炎症发于龋齿周围时则见齿龈肿胀、水肿，有时形成溃疡，容易出血。在口腔清洁状态不良时，牙龈缘部可见青褐色线状着色"汞线"（HgS）。长期暴露在汞蒸气中可以引发皮肤黑素瘤。

六、毒性机制

汞与体内蛋白质结合后可由半抗原成为抗原，间接促进肥大细胞脱颗粒，引起变态反应。

（白　瑾编　朱宝立校）

第六节　砷及其化合物

一、理化特性

砷（arsenic，As），银灰色晶体，质脆而硬，具有两性元素性质。除灰砷外，尚有黑砷和黄砷两种同素异形体。砷不溶于水，可溶于硝酸和王水生成砷酸（H_3AsO_4），遇苛性碱可生成砷酸盐。常温下可缓慢氧化，加热则迅速燃烧，生成三氧化二砷（As_2O_3）。

三氧化二砷为白色或透明的块状或晶状粉末，其水溶液是一种弱酸，可与还原物质反应，生成极高毒性气体胂。此外，砷可与卤素直接化合，高温下可与硫化合。砷是多价化合物，其常见的价态有As^{3+}、As^{5+}，常见的化合物有三氧化二砷、三氯化砷、五氧化二砷、砷酸、砷酸钙和一些有机砷化物如甲基胂酸锌、甲基胂酸钙等。

二、来源、存在与接触机会

砷在自然界广泛存在，地壳中平均砷含量约 5mg/kg，海水中约为 $6\sim30\mu g/L$，某些贝壳类生物的含砷量可达 100 mg/kg。自然界中砷主要以硫化物，如雄黄（As_2S_2）、雌黄（As_2S_3）、毒砂（FeAsS）等形式与其他矿如煤、铅、铁、锌、钨、锑等共生。在冶炼和熔烧含砷化物的金属矿石时，可接触到所生成的三氧化二砷。其他砷化物有杀虫剂，如砷酸钙（Ca_3AsO_4）、砷酸铅 $[Pb(AsO_2)_2]$；除草剂如砷酸钠（$NaAsO_2$）、亚砷酸钙（$CaAsO_2$）；杀菌剂如五氧化二砷（As_2O_5）；木材防腐剂如砷酸（H_2AsO_4）；有机砷农药甲基胂酸锌（稻脚青）、甲基胂酸钙（稻宁）；半导体材料如高纯砷、砷化镓（GaAs）；颜料如砷绿、雄黄；药物如抗癌药、抗梅毒药、枯痔散等。工业生产中排放的多为三价砷。目前，我国砷作业的职业接触人数约在 200 万以上。

由于土壤或水源中含砷量过高（>0.1mg/L），可引起地方性砷中毒，我国新疆、内蒙古地区有地方性砷中毒病例报道。中国台湾地区西南沿岸水中砷含量高达 $0.4\sim1.82$ mg/L，报告有乌脚病（blackfoot disease）发生。

三、吸收、分布、代谢与排泄

砷的化合物可经呼吸道、消化道和皮肤吸收，但经皮肤吸收较慢。主要由肾排出，少量经胆汁、汗液、乳汁、毛发和指甲排出。经口中毒者，粪中排出较多。正常情况下，每人每天砷的总摄入量一般不超过 0.2mg。可溶性的三价无机砷化物如亚砷酸在肠道的吸收率可达 80%；经呼吸道吸收的砷化物则与其溶解度有关，粒子较大的（>5μm）可随痰排出或吞入消化道吸收；砷酸、亚砷酸、三氧化二砷的水溶液可经皮肤吸收。

进入人体的砷主要与血红蛋白中的珠蛋白结合，从血中消失的速率很快，24h 内分布至全身各组织器官，以肝、肾最多，其次为脾、心、肠、骨髓等。各内脏对砷的蓄积性也不强，一次摄入后 10 天，90% 的砷已从各脏器清除并排出。长期摄入无机砷化合物，会导致砷在皮肤、毛发、附睾、晶状体以及骨等蓄积。我国正常人尿砷均值为 1.3μg/g，发砷为 0.686μg/g。进入体内的 As^{5+} 和砷化氢多数被还原成 As^{3+}，As^{3+} 极易与巯基结合，角蛋白中的巯基含量十分丰富，故砷可在富含角蛋白的毛发、指甲、皮肤中与巯基结合而长期蓄积。As^{5+} 则主要蓄积在骨中。有机砷在体内也会逐渐转化为 As^{3+}。As^{3+} 主要经肝进行甲基化解毒，生成甲基胂酸（MMA）或二甲基胂酸（DMA）从尿中排出，仅少量以原型排出；大部分 1~2 天内经肾从尿中排出，其余通过粪便、汗液、乳汁、呼气等途径排出。砷在机体内的生物半衰期为 83.6 天。砷对血-脑脊液屏障的通透力不强，但可透过胎盘屏障进入胎体内。

工业生产排放的 As^{3+} 与体内的巯基具有高度亲和力。因此，在体内的蓄积性很强，可以贮存达 9 年之久，毒性也大。

四、毒性概述

砷不仅是一种毒性物质，也是动物机体的必需微量元素之一，对机体发育、磷脂和氨基酸代谢及某些酶的活性有重要作用。但摄入量过大则有明显毒性。一般而言，无机砷的毒性较有机砷更强；As^{3+} 毒性强于 As^{5+}，其中三氧化二砷属高毒化合物，毒性最强，0.8~2.0 mg/kg 口服即可致死，其次为五氧化二砷、三氯化砷等；雄黄、雌黄等毒性较低，元素砷基本无毒。对人体来说，亚砷酸盐（As^{3+}）比砷酸盐的毒性大 60 倍。

(一) 动物实验资料

1. 急性毒性　砷化物经口毒性在不同动物差别很大，LD_{50} 为 10～300mg/kg。三氧化二砷小鼠经口 LD_{50} 为 42.9 mg/kg，大鼠为 138 mg/kg，家兔为 20 mg/kg。急性中毒死亡的动物，其脏器长时间不腐败。病理检查可见消化道黏膜充血、水肿、出血和溃疡；肝呈黄色，肝、胃、肾脂肪组织变性以及肝细胞坏死等。

Delnomdedieu 等将兔红细胞置于亚砷酸钠、砷酸钠、一甲基胂化物、二甲基胂化物中孵育，结果发现 As^{3+} 很容易在兔红细胞中富集，孵育 24h 后进入红细胞的砷平均有 20% 与蛋白质结合，尤其是血红蛋白，68% 与 GSH 结合，而在孵育开始的 5h 内对兔红细胞中腺苷三磷酸（ATP）水平没有影响。

实验表明，小鼠、豚鼠、家兔以及猴一次吸入或经口摄入的无机砷化物很快进入血液，在血液中与蛋白质和氨基酸结合，形成巯基化合物。1～2 天后仅有 1% 留在血液中。而大鼠例外，进入血液中的砷有相当部分与红细胞结合，砷在血液中的半衰期长达 70 天。

2. 慢性毒性　Mazumder 用 3.2mg/L 三氧化二砷染毒 BALB/c 小鼠 15 个月后，检测到肝中谷胱甘肽及脂质过氧化物相关的抗氧化酶都出现进行性减少；肝组织学显示经 12 个月染毒的小鼠肝细胞脂肪变性，经 15 个月染毒的肝细胞纤维化，可能与砷诱导氧化应激有关。

在整体动物慢性染毒实验中，砷染毒的小鼠血清脂质过氧化物（MDA）含量升高，全血 GSH 含量降低，红细胞 SOD 和全血 GSH-Px 活性下降；肝中 SOD 和 GSH-Px 活力降低，MDA 含量上升；血清 NO 降低，GST 显著下降，提示小鼠抗氧化能力降低。染毒大鼠肾中 SOD、GSH-Px 活力和 GSH 水平降低，MDA 含量上升。

3. 致突变　一般认为，无机砷对 DNA 没有直接的损伤作用，而是对细胞 DNA 损伤修复有抑制作用。研究表明，无机砷在 Ames 试验中加微粒体酶呈阴性，不能诱发基因突变。Rossman 等用亚砷酸钠处理大肠埃希菌 WP_2（野生型），DNA 修复突变型 [WP_2-uvrA，WP_6（PolyA）和 WP_{10}（recA）]，再用紫外线照射，分析全部试验菌株的存活率，发现仅 WP_{10}（recA）修复突变型菌株存活率下降，表明亚砷酸钠可抑制紫外线照射大肠埃希菌 WP_{10}（recA）依赖的修复途径。进一步研究发现，处理 WP_2-uvrA 菌株中 ATP 水平下降，亚砷酸钠可能通过降低紫外线照射菌株 ATP 水平，抑制 DNA 单链断裂形成。

4. 生殖发育毒性　　国内外研究表明，砷可引起染毒动物的精子畸形率、早期精细胞微核率增高。Chaineau 等采用体外全胚胎技术研究了小鼠早期器官发育的毒性作用。结果发现，亚砷酸和砷酸均有明显致畸作用，其中前者是后者的 10 倍。两种砷化物的致畸作用表现为颅臀长度、头径和卵巢直径减小，前脑缺损，心包积液，体节异常，胚芽发育障碍等。整体致畸试验表明，砷可引起大鼠、小鼠吸收胎和死胎的发生率升高。

5. 致癌　　与其他人类致癌物相比，砷致癌性很难通过动物实验证实。Ishinishi 等给予 8 周龄叙利亚黄金鼠三氧化二砷，气管内滴入每周一次，连续 15 周，给药总量为 5.25mg。结果发现，10 只仓鼠中 3 只出现肺腺瘤，而对照组无一例。Pershagen 等采用同样的方法将三氧化二砷给予仓鼠，结果观察到 6.4% 的动物出现喉癌、气管癌、支气管癌和肺癌。用新生大鼠肝病病灶实验发现，As^{3+} 盐具有致癌性，但未发现任何启动剂用这种试验启动癌症发生。

（二）流行病学资料

1. 急性中毒　　常见于服毒自杀或误食砷化物者。三氧化二砷的人经口致死剂量为 100～300mg，中毒剂量为 10～50mg。临床主要表现为呕吐、腹痛、腹泻等，严重时可因脱水引起休克，因呼吸及血管中枢麻痹而死亡。亚急性中毒的典型例子是 1955 年在日本发生的森永奶粉事件。由于奶粉中混入了无机砷化合物，致使 12 131 名婴幼儿中毒，其中 130 人死亡。

2. 慢性中毒　　原因可分为两类，一类是由于环境污染造成的：例如我国湖南省石门雄黄矿在开采过程中污染了周围的大气、水和土壤环境，矿区附近一生产大队有 20% 的人患有皮肤角化症。据统计自 1971—1977 年，矿区周围居民 273 人发生砷中毒，死亡 20 人。

1994年调查显示矿区周围三个村的居民中，以皮肤色素脱失、色素沉着及掌跖角化为特征的慢性中毒患病率为 18.2%～36.5%。另一类是由于地质原因引起：如中国台湾西南沿海地区居民长期饮用高砷水，1965 年对当地 4 万余人调查，患皮肤色素沉着者为 185.4‰，患皮肤过度角化者为 70.1‰，患下肢末梢血循环障碍所致"乌脚病"者为 9.0‰。

3. 致癌作用 大量研究表明，接受含砷药物治疗皮肤病的患者中，皮肤癌、肝血管肉瘤、膀胱癌等癌症高发。在对美国、日本、瑞典冶炼铜行业工人的调查中发现长期接触砷的工人肺癌发病率比一般接触工人高 6～10 倍。Evans 报道 144 例接受砷剂治疗的患者中，17 例出现皮肤癌，64 例出现癌前病变。另有研究对使用砷制剂治疗牛皮癣的 262 人进行了为期 26 年的随访，发现 8% 的人出现皮肤癌。Yeh 等在中国台湾西南"乌脚病"地区调查发现，在饮高砷水 45 年后，居民皮肤癌的患病率明显增加，达 10.6‰。确诊的 238 份标本中，Bowen 病达 110 例，接近半数。其余 46 例为鳞状细胞癌，36 例为基底细胞癌，混合型皮肤癌较少。

国际癌症研究所（IARC）将砷及其化合物归入 I 类，人类致癌物。可致肺癌。我国将砷及其化合物列入职业肿瘤名单。

（三）中毒临床表现及防治原则

1. 急性中毒

（1）急性期的症状与体征。不论何种侵入途径，皆可引起中毒，以口服急性砷中毒最为多见，并且最为严重。突出的早期表现即所谓的"急性胃肠炎型"，一般食后数分钟或数小时后出现恶心、呕吐、腹痛、腹泻，重时吐、泻十分频繁、剧烈，大便呈米汤样，可带血，剧烈者可持续数日至数十日，故常引起不同程度的脱水症状，如口渴、尿少、皮肤弹性差、体温下降、腓肠肌痉挛、极度衰弱无力等。如果持续脱水得不到纠正，可导致急性肾衰竭。由于中毒所致的毛细血管扩张、血管舒缩中枢功能障碍及心肌损害等因素，严重者发生休克。少数严重者可在短时间内或 3～4 天后发生急性中毒性脑病，可出现谵妄、抽搐、昏迷、发绀等。也可发生中毒性肝病，表现为转氨酶、血清胆红素升高，黄疸，肝大且压痛。

（2）迟发性神经病。多数患者可在中毒后1～3周发生周围神经病，此时全身症状好转，但出现四肢麻木或针刺样感觉异常，由肢端向近侧发展，下肢尤甚。患者可因足部接触床单或其他物品而发生灼痛，犹如"走在烫的沙砾上"。数周或数月后进展为四肢末端感觉减退或消失，呈手套或袜套样分布，肌力亦迅速减退，部分下肢有牵引痛及肌肉压痛。Laseque征阳性，提示神经根亦被累及；肌电图显示受累肌群呈现失神经电位，感觉及运动神经传导速度均明显减慢。轻者经数月治疗可逐渐恢复；重者可遗留肢体麻痹挛缩。

（3）皮肤及附件的改变。急性中毒一周后，皮肤可呈糠皮样脱屑，继之色素沉着。急性中毒40～60天后，几乎所有患者指（趾）甲上都可出现1～2mm宽的白色横纹（Mess纹），随指（趾）甲生长而移向指尖，约5个月后消失。手足掌皮肤常有过敏角化和脱屑，肢端皮肤温度可降低，或有多汗、发绀。

（4）其他。中毒2～3周还可见贫血、中性粒细胞减少、血小板减少或全血减少，但可恢复，预后较好。

2. 慢性中毒　慢性砷中毒是指经不同途径长期（大于2个月）摄入过量砷化物。毒性表现主要有：口中有金属味、皮肤色素沉着、手掌和跖肌过度角质化、胃肠道症状、贫血以及肝疾病。伴有食管曲张性门静脉高压、脾大和脾功能亢进。突出的表现是多样性皮肤损害，常同时存在皮肤色素沉着、角化过度或疣状增生三种改变。色素沉着可发生在身体任何部位，主要在躯干、臀部、大腿上部等身体暴露部位多见，呈雨点状或花瓣状。皮肤角化过度以手掌和足底明显。除足部胼胝对称性角化增厚外，典型表现是手尺侧外缘、手指根部分布许多小角样或谷粒状角化隆起，通常直径0.4～1cm，也可联合成较大的疣状物或坏死，继发感染，形成经久不愈的溃疡，俗称"砒疗"或"砷疗"。其中有些可转变为皮肤内癌。非暴露部位皮肤的角化过度表现为轻微的丘疹样隆起或鳞状角化斑，在组织学上常属于浅表型基底细胞癌。脱离砷接触数年者，尿砷已正常，但皮肤损害却持续存在。

全身症状常表现为体弱、疲乏、记忆力下降等。此外，鼻中隔穿孔，肝、脾肿大，腹痛和腹泻等胃肠道症状、手足麻木和感觉障碍等多发性神经炎、造血功能低下、肝损害及皮肤癌、肺癌、肝癌等癌症高发现象也是慢性砷中毒的常见表现。另有报道，慢性砷中毒与高血压、心血管疾病、糖尿病的发生有关。

3. 防治原则 急性呼吸道吸入的患者应立即脱离现场，保持呼吸道通畅，吸氧。皮炎、溃疡患者可交替使用5％二巯丙醇软膏及可的松软膏。三氯化砷灼伤先用水洗，并用2.5％氯化铵湿敷后，再涂抹上述软膏。另外，砷性皮肤原位癌常系多发，局部切除仍不能完全防止复发与转移。口服中毒者应立速催吐、洗胃，灌服30g药用炭后再给予硫酸钠导泻，也可灌服新配制的氢氧化铁溶液后再进行导泻。络合剂二巯丙磺钠有较好的驱砷效果，250mg肌内注射，第一、二日每日2～3次，三、四日改为每日1～2次，而后改为每日1次，直到尿砷恢复正常。急性肾衰竭时不宜驱排，以免加重肾损害，但可在血液透析配合下作小剂量驱排治疗。急性中毒常导致多器官系统损害，故支持治疗十分重要，重点在于及时补足血容量，维持水和电解质的平衡；还可早期投用维生素C、葡糖醛酸、谷胱甘肽、糖皮质激素等非特异性解毒剂。

生成砷化物的车间应提高自动化、密封化、机械化程度，切实改善劳动卫生条件，空气中砷量应当低于$0.3mg/m^3$，使用防护服、防护手套等防护用品；砷车间内禁止进食、饮水、吸烟，班后应洗澡更衣；工人应坚持每年一次体检及防毒知识培训；皮肤病、神经精神疾患、肝疾患、造血障碍、严重呼吸道疾患为职业禁忌证；高砷地区应更换水源或饮水除砷、更换砷煤源，供给高硒食品；对各种含砷的废水、废气、废渣应进行回收及净化处理，防止对环境造成污染。

五、毒性表现

1. 接触性皮炎 砷对皮肤的作用有刺激性及过敏性两种。接触砷化物后可引起弥漫性红斑、丘疹、水疱或毛囊性小脓疱等损害。皮损可有痒感或疼痛。其中三氧化二砷与皮肤接触后，可以使毛细血管麻痹、淤血、血栓形成,进而发生坏死导致溃疡。黏膜接触则引起上呼吸道、咽、鼻黏膜、眼结膜等充血、出血,也可引起鼻中隔黏膜溃疡,终致穿孔。

2. 砷色素沉着及角化 职业性接触、长期服用含砷药物或酒类、日常生活(饮水、燃煤)不断摄入砷化物,均可引起慢性中毒。其中最突出的临床表现为皮肤损害,主要是皮肤色素脱失及沉着、角化过度及疣状增生,三者常同时存在。色素改变可遍及全身,尤以非暴露部位如胸、背等处为多,初以色素脱失为主,继则出现色素沉着斑,并可融合,使皮肤呈小点或花斑状;角化过度主要见于手掌、足底,常伴多汗;皮下可出现谷粒状硬结,并逐渐隆起形成角状物,直径 0.2~1.0cm 不等,不断增高可达 0.5~1.0cm,常因折断、破损、感染而发生出血、坏死,形成经久不愈的溃疡;有的则转化成皮肤癌,呈现菜花样溃疡灶。皮肤直接接触砷化物可使局部发生皮炎、湿疹、斑丘疹、水疱,甚至溃疡,此种溃疡呈锅底状,边缘整齐,溃疡面常有坏死组织及分泌物,不易愈合,疼痛剧烈。慢性中毒可发展为 Bowen 病、基底细胞癌和鳞状细胞癌。

3. 多发性神经炎 通常以对称手足麻木感、跳痛、感知觉异常开始,继之出现运动神经麻痹。而后所支配的肌肉萎缩,也有指(趾)甲、毛发脱落等临床表现。

4. 皮肤癌 已公认砷化合物可以引起人类皮肤癌。潜伏期较长。有报道称皮肤原位癌的潜伏期为 10 年左右,侵袭性皮肤癌可出现在接触砷 20 年以后。As^{3+}、As^{5+} 以及有机砷均有致癌作用。

5. 其他 少数患者毛发脱落,指(趾)甲失去光泽,变薄、变脆,出现 1~2mm 的白色横纹。由于周围神经炎可出现皮肤感觉过敏。

六、毒性机制

1. 对皮肤的刺激作用 三氧化二砷与皮肤接触后,可以使毛细血管麻痹、淤血、血栓形成,进而发生坏死导致溃疡。

2. 皮肤色素异常 可能与砷在皮肤组织蓄积不均有关。砷对基底层黑色素细胞的刺激程度不同或基底层黑色素细胞对砷的敏感性不同，使色素生成增加或减少，造成皮肤色素沉着或减退。

3. 皮肤角化异常和皮肤癌　可能与砷对掌趾基底细胞、棘细胞和角化细胞的作用有关。早期刺激作用，使基底细胞、棘细胞和角化细胞增生活跃，导致皮肤角化过度；随着砷刺激作用的增加，这些细胞的抑癌基因 $p16$ 表达减弱，增殖细胞核抗原（proliferating cell nuclear antigen，PCNA）、B淋巴细胞和突变型p53蛋白表达增强，导致皮肤从角化过度逐步发展为皮肤癌前病变和皮肤癌。

目前有研究表明，砷可以激活多种哺乳动物细胞的有丝分裂蛋白激酶通路。通过抑制相应的蛋白磷酸激酶，砷可以增强有丝分裂因子AP-1与DNA的结合，从而激活立早基因（immediate early gene）和应激基因。转录因子的激活和立早基因的诱导作用证明了砷可以通过细胞增殖的方式促进肿瘤细胞的增殖。

另外，近年国内研究认为，砷的三价甲基化产物或甲基化过程中产生的自由基等可能是砷毒性尤其是遗传毒性和致癌的关键因素。代谢转化产生的自由基攻击DNA等生物大分子可能是砷遗传毒性和致癌效应产生的主要机制。

（白　瑾编　朱宝立校）

第七节　磷

一、理化特性

磷（phosphorus，P），外观为无色蜡样结晶体，遇光变为黄色，在暗处发淡绿色磷光，有大蒜臭味。性质活泼，室温下可蒸发、自燃或摩擦起火。在空气中易氧化成三氧化二磷和五氧化二磷，此时为白色烟雾，不溶于水，故常在水中保存，易溶于脂肪及二硫化碳、氯仿及苯等有机溶剂。黄磷易与金属、卤素、氢气等化合生成磷化物。磷有黄磷、赤磷和黑磷三种同素异形体。

二、来源、存在与接触机会

黄磷从磷矿石或磷酸钙中提取而得。黄磷是制造红磷、磷化合物、磷酸、磷合金、烟幕弹、燃烧弹、焰火、爆竹、火柴等产品的原料,也是用于制药、电子、染料、农药、化肥的原料。还用做石油化工催化剂、表面活性剂、稳定剂。上述生产和使用黄磷及其制品的行业中均可接触黄磷。工业用的磷中可能夹杂少量黄磷。

黄磷对环境有危害,水生生物能富集水体中的元素磷,鱼对元素磷的富集系数至少为 20 倍以上,甲壳类水生生物的富集倍数甚至高达 100 倍以上。据报道,鱼体内元素磷的排出速率为 50%/5.3 h。

三、吸收、分布、代谢与排泄

黄磷主要以蒸气或粉尘形式经呼吸道进入人体,也可经消化道吸收。黄磷对人体的主要靶器官是肝和骨。最终以磷酸盐的形式自尿中排出,少量随呼吸、汗、粪便排出。接触皮肤可致皮肤灼伤,在潮湿的皮肤或黏膜上,部分磷转变为磷酸后,经过灼伤的皮肤吸收。

磷吸收进入机体后,大部分以元素状态存在,小部分被氧化为磷的低氧化合物循环于血液中。磷吸收后数小时即集聚于肝,体内磷贮存于肝和骨组织。最终以磷酸盐的形式自尿、粪便、汗液缓慢排出。在呼气、血液和粪便中可有元素磷存在,但尿中没有。

四、毒性概述

(一) 动物实验资料

1. 急性毒性　　大鼠经口 LD_{50} 3030 $\mu g/kg$,小鼠经口 LD_{50} 4820 $\mu g/kg$;大鼠和小鼠吸入 LC_{50} 均为 150~160mg/m³。黄磷灼伤皮肤后,可通过皮肤吸收中毒,皮下 MLD:兔 10mg/kg,狗 2mg/kg。

大鼠急性中毒早期肝组织即出现微粒体脂质过氧化,内质网结构改变,细胞内三酰甘油聚集,蛋白质合成受抑制。谷胱甘肽等抗氧化剂对上述损害有保护作用。

2. 慢性毒性　　慢性毒性实验表明,大鼠中枢神经系统有点状出血，心包及心内膜溢血，皮肤、眼结膜、消化道和实质器官可有不同程度的出血。神经细胞、心肌及肝有脂肪沉着或坏死及营养不良性改变。

3. **致突变与致癌**　　未见相关报道。

4. **生殖发育毒性**　　黄磷对雌性大鼠生育指数有影响，植入后死亡率升高，每窝胎数改变。

(二) 流行病学资料

20世纪60年代以前，由于黄磷生产技术条件差，其职业中毒发生率很高，欧洲各国曾一度迫使尼泊尔会议通过《禁止使用黄磷》决议。

(三) 中毒临床表现及防治原则

1. **急性中毒**　　职业性急性中毒多为事故引起，主要损害消化道、泌尿系统和骨。可引起化学性皮肤灼伤、急性化学性眼灼伤。皮肤接触黄磷导致灼伤，经过破损的皮肤吸收或呼吸道吸入大量磷蒸气均可引起急性中毒。

(1) 皮肤灼伤。黄磷对皮肤黏膜有刺激，可导致皮肤灼伤。

(2) 呼吸道吸入。可出现头晕、乏力、恶心等，2～3日后有上腹部疼痛、肝大、黄疸、肝功能异常，导致中毒性肝炎、脂肪肝、肝细胞坏死。严重者出现肝衰竭、肝性脑病，还可引起肾等部位损害。

(3) 经口误服。出现口腔、食管及胃部烧灼感，恶心、呕吐，腹痛，腹泻。也可咯血、便血，口腔及咽喉充血，可有糜烂。呕吐物及大便有蒜气味，在暗室中可发荧光。数日内可出现黄疸及肝大、肝功能障碍，也可有肾损害。严重病例可发生食管及胃穿孔、休克、亚急性重型肝炎或肾衰竭。

值得注意是黄磷接触空气自燃生成三氧化二磷和五氧化二磷，或磷蒸气遇水蒸气形成磷酸，而引起急性中毒，出现化学性肺炎和肺水肿。黄磷烧伤还可引起的机体免疫功能紊乱。

2. **慢性中毒**　　黄磷主要引起慢性中毒。多因呼吸道长期吸入黄磷蒸气或粉尘而引起。主要表现有：

(1) 骨及牙齿的危害。表现为牙酸痛、牙周萎缩、牙周袋加深、牙颌面磨损、牙脱落等。多发于双侧后牙，往往两侧对称性进展。下颌骨坏死往往发生在脱离磷作业十余年后。可导致骨质疏松及病理性骨折等症状。

(2) 呼吸道慢性炎症。对呼吸道黏膜的刺激作用引起，鼻咽部干燥、充血、咳嗽、咳痰，呼气有大蒜味。

(3) 其他。神经衰弱症候群，肝、肾及心肌损害等。

实验室检查：血磷可升高，肝、肾功能有异常；摄下颌骨左右侧位片可发现颌骨变化。

3. 防治原则 抢救人员穿橡胶防护用品，佩戴过滤式防毒口罩或面具；吸入急性中毒，立即将患者移至空气新鲜处，去处污染衣物并放入盛满水的金属容器；立即将皮肤污染处浸入水中或冲洗，后覆以湿布。

(1) 急性皮肤灼伤。立即用大量清水彻底冲洗创面不少于30min，然后用2%的硫酸铜轻涂创面，生成不溶性的黑色磷化铜颗粒后用镊子除去，再用1%~2%的碳酸氢钠浸泡，最后用清水冲洗创面。也可用大量清水冲洗创面后，在暗室内用2%~3%的硝酸银轻涂有磷光的创面，直至磷光消失，再用3%的碳酸氢钠浸泡或湿敷，最后用生理盐水冲掉。无法立即用水冲洗时先用湿布覆盖创面。必要时需清创。用1%硫酸铜冲洗时需防止过量铜吸收而致铜中毒。

(2) 急性中毒。可选用糖皮质激素、氧自由基清除剂、钙通道阻滞剂等；保持水、电解质及酸碱平衡；对中毒性肝病采用保肝及营养疗法；对中毒性肾病注意防止血容量不足，改善肾微循环，必要时可采用血液净化疗法。

经口中毒者必须彻底洗胃，洗胃可用0.2%硫酸铜液，需防止过量吸收引起铜中毒。腐蚀症状明显时洗胃需谨慎。忌服油剂。

适当选用肾上腺激素等，进行对症、支持疗法。

(3) 慢性中毒。注意口腔卫生，及时治疗各种口腔疾患。尽早治疗、修复受损牙体。下颌骨坏死病变应及时手术治疗。注意保护肝、肾功能，给予对症治疗。

设备应加强检修,应达到密闭化、通风和排毒,严防跑、冒、滴、漏。当空气中磷浓度超标时,应佩戴防毒面具、安全防护眼镜,穿相应的防护服,戴防护手套。一旦发生泄漏事故,要隔离泄漏污染区,周围设警告标志,切断火源。用水、潮湿的沙或泥土覆盖。如大量泄漏,应在技术人员的指导下清除。因磷接触空气会自燃,因此须保存于水中,减少接触空气而引发生自燃的机会。工作场所设警示标志,严格执行操作规章制度。加强个人防护。做好工人上岗前体检及在岗期间职业健康体检,并要建立健康档案。

五、毒性表现与机制

接触黄磷可导致灼伤皮肤,表现为皮肤局部水肿、坏死、溃疡,中央凹陷,嵌有磷颗粒,创面呈棕褐色或黑色,有蒜样臭气烟雾,创面可深达骨处,在黑暗处还可见到创面发出的荧光。有报道称Ⅱ度灼伤面积大于5%可致死。

皮肤损害是由熔化的黄磷灼伤皮肤所致。

(白　瑾编　朱宝立校)

主要参考文献

1. 江泉观,纪云晶,常元勋. 环境化学毒物防治手册. 北京:化学工业出版社,2004:3-159.
2. 史黎薇. 铬化合物对健康影响的研究进展. 卫生研究,2003,32(4):410-412.
3. 王亚东. 铬及其化合物对雄(男)性生殖毒理学研究进展. 河南预防医学杂志,2004,15(1):56-58.
4. 张广生. 铬化合物肾脏毒性研究进展. 卫生研究,2006,35(5):659-662.
5. IARC. IARC monographs on the evaluation of carcinogenic risk to humans: chromium, nickel and welding. Lyon: Intern Agency Res Cancer, 1990:508.
6. Sulfab Y, Nasreldin M. Dioxochromium (V) complexes with 1, 10-phenanthroline and 2, 2'-bipyridine ligands. Trans Met Chem, 2001, 26 (122): 47-149.

7. Chen F, Shi X. Intracellular signal transduction of cell in response to carcinogenic metals. Crit Rev Oncol Hematol, 2002, 42 (1): 105-121.
8. Beaver LM, Stemmy EJ, Constant SL, et al. Lung injury, inflammation and Akt signaling following inhalation of particulate hexavalent chromium. Toxicology and Applied Pharmacology, 2009, 235: 47-56.
9. Wise SS, Shaffiey F, LaCerte C, et al. Particulate and soluble hexavalent chromium are cytotoxic and genotoxic to Steller sea lion lung cells. Aquatic Toxicology, 2009, 91: 329-335.
10. O'Brien TJ, Ceryak S, Patierno SR. Complexities of chromium carcinogenesis: role of cellular response, repair and recovery mechanisms. Mutat Res, 2003, 533: 3-36.
11. Joseph P, He Q, Umbright C. Heme-oxygenase 1 gene expression is a marker for hexavalent chromium-induced stress and toxicity in human dermal fibroblasts. Toxicological Sciences, 2008, 103 (2): 325-334.
12. 刘一亚, 孙应彪, 王俊玲, 等. 硫酸镍对大鼠生殖细胞的影响. 毒理学杂志, 2007, 21 (1): 53-54.
13. 陆东庆, 王晓鸿, 高兴华, 等. 镍接触性皮炎的斑贴试验及其组织病理学特征. 中国工业医学杂志, 2005, 18 (1): 11-13.
14. 皮嵩云, 王艳, 张玉莲. 低浓度镍对人体健康影响的探讨. 实用预防医学, 2006, 13 (4): 969-970.
15. Brasch J, Becker D, Aberer W, et al. Leitlinie Kontaktekzem. J Dtsch Dermatol Ges, 2007, 10 (5): 943-952.
16. Kampen V, Merget R, Brüning T. Immediate type allergies due to metal-nickel. Pneumologie, 2003, 57 (11): 667-670.
17. Uter W, Hegewald J, Aberer W, et al. The European standard series in 9 European countries, 2002/2003 - first results of the European Surveillance System on Contact Allergies. Contact Dermatitis, 2005, 53: 136-145.
18. Bock M, Schmidt A, Bruckner T, et al. Occupational skin disease in the construction industry. Br J Dermatol, 2003, 149: 1165-1171.
19. Weisshaar E, Radulescu M, Bock M. Educational and dermatological aspects of secondary individual prevention in healthcare workers. Contact Dermatitis, 2006, 54: 254-260.
20. Magina S, Barros MA, Ferreira JA. Atopy, nickel sensitivity, occupation and

clinical patterns in different types of hand dermatitis. Am J Contact Dermat, 2003, 14: 63-68.
21. Beyersmann D. Effects of carcinogenic metals on gene expression. Toxicology Letters, 2002, 127: 63-68.
22. Zita Tanko, Thomas L, Diepgen, et al. Is nickel allergy an occupational disease? Discussion of the occupational relevance of a type Ⅳ allergy to nickel (Ⅱ) sulfate using case reports. Journal der Deutschen Dermatologischen Gesellschaft, 2008, 6: 346-349.
23. 迪丽努尔, 沙来, 黄贤仪. 铍的致癌作用及其作用机制. 地方病通报, 2007, 22 (2): 70-71.
24. 骆蓉, 刘志宏. 慢性铍病发病机制及铍免疫毒性的研究进展. 宁夏医学院学报, 2007, 29 (1): 103-105.
25. 蒋运良. 铍冶炼厂铍病42年的防治分析. 中国工业医学杂志, 2003, 16 (4): 246-247.
26. Fahmy MA, Hassan NH, Farghaly AA, et al. Studies on the genotoxic effect of beryllium chloride and the possible protective role of selenium/vitamins A, C and E. Mutation Research, 2008, 652 (2): 103-111.
27. Stephan CH, Sauvé S, Fournier M, et al. Use of proliferation tests to evaluate the effects of complexing agents on beryllium toxicity. Journal of Applied Toxicology, 2009, 29 (1): 27-35.
28. McCawley MA, Kent MS, Berakis MT, et al. Ultrafine beryllium number concentration as a possible metric for chronic beryllium disease risk. Applied occupational and environmental hygiene, 2001, 16 (5): 631-638.
29. Sanderson WT, Ward EM, Steenland K, et al. Lung cancer case-control study of beryllium workers. American journal of industrial medicine, 2001, 39 (2): 133-144.
30. Hamada H, Sawyer, RT, Kittle LA, et al. Beryllium-stimulation does not activate transcription factors in a mouse hybrid macrophage cell line. Toxicology, 2000, 143 (3): 249-261.
31. Tinkle SS, Antonini JM, Rich BA, et al. Skin as a route of exposure and sensitization in chronic beryllium disease. Environmental Health Perspectives, 2003, 111 (9): 1102-1108.
32. 王莹, 顾祖维, 张胜年, 等. 现代职业医学. 北京: 人民卫生出版社, 1996:

246-250.
33. 陈学敏. 环境卫生学. 北京：人民卫生出版社，2004：247-256.
34. 王光超. 皮肤病及性病学. 北京：科学出版社，2002：485-486.
35. 李洪益. 重要的微量元素钴. 微量元素与健康研究，2004，21 (1)：61-62.
36. 彭帆，黄勇，刘鸿涛. 钴毒性的临床反应。国外医学：医学地理分册，2001，22 (1)：7-8.
37. Athavale P, Shum KW, Chen Y, et al. Occupational dermatitis related to chromium and cobalt：experience of dermatologists (EPIDERM) and occupational physicians (OPRA) in the U. K. over an 11-year period (1993 - 2004). British Journal of Dermatology, 2007, 157 (3)：518-522.
38. Lombaert N, Lison D, Van Hummelen P, et al. In vitro expression of hard metal dust (WC-Co) —responsive genes in human peripheral blood mononucleated cells. Toxicology and Applied Pharmacology, 2008, 227 (2)：299-312.
39. Basketter DA, Angelini G, Ingber A, et al. Nickel, chromium and cobalt in consumer products：revisiting safe levels in the new millennium. Contact dermatitis, 2003, 49 (1)：1-7.
40. Norwood WP, Borgmann U, Dixon DG, et al. Chronic toxicity of arsenic, cobalt, chromium and manganese to Hyalellab azteca in relation to exposure and bioaccumulation. Environ Pollut, 2007, 147 (1)：262-272.
41. Counter SA, Buchanan LH. Mercury exposure in children：a review. Toxicology and Applied Pharmacology, 2004, 198 (2)：209-230.
42. Parran DK, Barone S Jr, Mundy WR. Methylmercury decreases NGF-induced TrkA autophosphorylation and neurite outgrowth in PC12 cells. Brain Research：Developmental Brain Research, 2003, 141 (1-2)：71-81.
43. Shafer TJ, Meacham CA, Barone S Jr. Effects of prolonged exposure to nanomolar concentrations of methylmercury on voltagesensitive sodium and calcium currents in PC12 cells. Brain Research：Developmental Brain Research, 2002, 136 (2)：151-164.
44. Yoshida M, Satoh M, Shimada A, et al. Pulmonary toxicity caused by exposure to mercury vapor is enhanced in metallothionein-null mice. Life Sciences, 1999, 64：1861-1877.
45. Yoshida M, Satoh M, Shimada A, et al. Maternal-to-fetus transfer of mercu-

ry in metallothionein-null pregnant mice after exposure to mercury vapor. Toxicology, 2002, 175: 215-222.
46. Bouchardy C, Schuler G, Minder C. Cancer risk by occupation and socioeconomic group among men-A study by the Association of Swiss Cancer Registries Scand. J Work Environ Health, 2002, 28: 1-88.
47. Curtis D. Klaassen. 卡萨瑞特·道尔毒理学. 北京：人民卫生出版社, 2004, 713-715.
48. Hall AH. Chronic arsenic poisoning. Toxicology Letters, 2002, 128: 69-72.
49. Tully DB, Collins BJ, Overstreet JD, et al. Effects of arsenic, cadmium, chromium, and lead on gene expression regulated by a battery of 13 different promoters in recombinant HepG2 cells. Toxicology and Applied Pharmacology, 2000, 168: 79-90.
50. Simeonova PP, Wang S, Toriuma W, et al. Arsenic mediates cell proliferation and gene expression in the bladder epithelium: association with activating protein-1 transactivation. Cancer Research, 2000, 60: 3445-3453.
51. Beane LE, Dennis LK, Lynch CF, et al. Toenail arsenic content and cutaneous melanoma in Iowa. American Journal of Epidemiology, 2004, 160: 679-687.
52. 任秀奇, 阎峰, 王景明. 硫酸、氢氧化钠、黄磷等化学物质烧伤对免疫功能的影响. 中国烧伤创疡杂志, 2002, 14 (1): 11-14.
53. 赵云莲. 黄磷的职业损害及预防. 现代预防医学, 2004, 31 (2): 214-215.

第六章

氯代烷及氯代烯烃

第一节 三氯甲烷

一、理化特性

三氯甲烷（trichlormethane，$CHCl_3$）又名氯仿（chloroform），常温、常压下是一种液态的挥发性物质，无色，透明，略带甜味，微溶于水，溶于乙醚、乙醇、苯和石油醚。与明火或灼热的物体接触时能产生剧毒的光气。在空气、水和光的作用下，酸度增加，因而对金属有强烈的腐蚀性。三氯甲烷在光照下能被氧化成氯化氢和有剧毒的光气。

二、来源、存在与接触机会

三氯甲烷普遍存在于自然界中。曾在番茄、葡萄、牛奶等食品中发现了少量的三氯甲烷。三氯甲烷尚可天然存在于水源中。1975年报道氯化消毒水处理过程中也会产生少量三氯甲烷。美国环境保护局1975年的调查表明，经氯化消毒后的饮用水15%～100%含有三氯甲烷，平均浓度为 $20\mu g/L$，最高可达 $311\mu g/L$。

三氯甲烷是有机合成的重要原料，在工业上用途广泛，可用于制作氟利昂、脂类、树脂、橡胶、油漆、磷和碘的溶剂。也用于合成纤维、塑料、干洗剂、杀虫剂、地板蜡、氟代烃冷冻剂、氟代烃塑料等的制造。医药行业还用做麻醉剂和提取抗生素的萃取剂。从事三氯甲烷的生产、使用和贮运的人员均有职业接触的机会。

对患者（检查33例患者的205个血样）行外科手术时，麻醉"昏睡"期静脉血三氯甲烷浓度为 $40\sim48mg/L$，兴奋期为 $48\sim66mg/L$。手术期一期血中三氯甲烷浓度为 $68\sim104mg/L$，二期为

104~126mg/L。血中三氯甲烷浓度进一步增高即可致死（导致心麻痹、心跳突然停止的血中三氯甲烷浓度为 250mg/L）。人体中三氯甲烷的清除很慢。麻醉期 1h，血中三氯甲烷 3~4 天才被清除。身体肥胖的患者较长时间麻醉后，清除时间可达 10 天。

三、吸收、分布、代谢与排泄

三氯甲烷可经口、呼吸道和皮肤三种途径被人体吸收。经消化道吸收快而完全。以蒸气形式经呼吸道吸入时，人体吸收率为 66% 左右（49%~77%）。经皮吸收速率为 329 $\mu mol/(min \cdot cm^2)$（小鼠），外推于人双手浸入三氯甲烷液体 1min，相当于吸收浓度 2429 ppm/min 的三氯甲烷。有报道，6 岁儿童在游泳池内游泳 3h 后，经皮肤吸收的三氯甲烷达 2.82 mg。

三氯甲烷进入机体后，迅速分布于全身各组织，在体内脂肪、脑、肝、肾的含量相对较高。此后肝、肾组织中三氯甲烷含量逐渐升高，吸入 2h 左右可达高峰。实验证实，动脉血中三氯甲烷的含量大于静脉血中的含量，器官的含量比血液中的含量大 2~3 倍，而脂肪中的含量比血液中的含量高 10 倍。三氯甲烷在体内生物转化的最初产物是三氯甲醇，进一步脱氯形成光气，中间产物尚有二氯甲烷、一氯甲烷和甲醛。三氯甲烷在人体的代谢率为 33% 左右。未被代谢的三氯甲烷除少量蓄积于脂肪组织外，大部分经肺以原型和二氧化碳的形式呼出，15min 约排出 30%~50%。三氯甲烷的代谢产物主要经肺（CO_2）和肾（OTZ-2-氧噻唑烷羧酸、Cl^-）排出。三氯甲烷可随乳汁分泌，亦可经胎盘进入胎儿体内。

四、毒性概述

（一）动物试验资料

1. 急性毒性 大鼠：LD_{50} 为 908mg/kg（经口），LC_{50} 为 47 702mg/m³（吸入 4h）。小鼠：LD_{50} 为 1120mg/kg（经口），LC_{50} 为 150mg/m³（吸入 4h）；经皮 LD_{50} 为 98mg/kg；兔：经口 LD_{50} 为 909mg/kg，LC_{50} 为 61 130mg/m³（吸入 2/3h）；狗：LC_{50} 为 100 mg/

m³（吸入 2h）。小鼠经口摄取 7mg/kg 后，兴奋性增强，ALT 明显升高，且有剂量-效应关系。70mg/kg 引起小鼠肝/体比值升高；300mg/kg 对小鼠神经系统有明显抑制效应，表现短时记忆、运动反应功能明显下降，脑/体比值升高和脾/体比值下降；大鼠经口摄取＞250mg/kg 出现肝、肾损害；兔经皮给予 3.98g/kg 后肾曲小管变性。

2. 亚急性毒性 小鼠经口每日 125 mg/kg，14 天，肝大；每日 250 mg/kg，14 天，肝、脾大，肝功能异常；兔吸入 9g/kg，每天 7h，2～4 天，死亡；猫吸入 9g/kg，每天 7h，17 天，消瘦，呕吐。

3. 致突变 在 Ames 实验中，引起 TA100 菌株回复突变的菌落数改变，具有明显的剂量-效应关系，但并不引起 TA98 菌株的回复突变菌落数增加。说明三氯甲烷是一种碱基置换型的致突变物。

在小鼠骨髓嗜多染红细胞（PCE）微核形成的实验中，实验三个剂量组之间的差异均有高度显著性，并具有明显的剂量-效应关系。在鲭鱼外周血有核红细胞微核试验中，阴性对照组与低浓度组微核率差异亦有显著性。在对蝗虫胚卵染色体畸变分析中，观察到典型染色体分离延迟，出现多级纺锤体等，且有明显的剂量-效应关系。由此得出三氯甲烷是一种染色体断裂剂，是能够引起细胞发生遗传突变的化学物。用单细胞凝胶电泳可检测到三氯甲烷引起体外培养的 V79 细胞内的 DNA 损伤。

4. 生殖发育毒性 对雄性 F1 小鼠进行三氯甲烷染毒，染毒后 28 天取附睾行精子检查，发现精子形态异常的百分率与对照组相比均有显著的统计学差异。给予实验动物呼吸道吸入染毒，可以出现精子受精能力下降，睾丸重量变化等，但并未观察到任何组织病理学变化。

三氯甲烷是自来水中含量最多的氯化副产物，也是自来水中有机污染物的重要组分之一。用自来水有机提取物，分别按 0.0125、0.025、0.05g/L 三个剂量以腹腔注射的方式给小鼠染毒，连续 5 天，在第 10 天及 35 天分批处死，收集全血及睾丸、附睾，分析比较结果表明：染毒 10 天之后小鼠的精子畸形率和活动度下降率均与对照组有显著性差异；35 天以后其畸形率、活动度下降率、精子死亡率、血清睾酮下降率与对照组相比更存在显著性差异（$P<0.01$）。该结果说明，自来水有机提取物能顺利通过血-生精小管屏障，并对曲精小管中的精细胞发育产生影响。

三氯甲烷对小鼠妊娠的影响在于植入前期以及植入早期。分别将受孕 1～7 天、6～15 天及 8～15 天之 CF-1 小鼠暴露于浓度为 0 或 100ppm 的三氯甲烷中，7h/d，持续整个孕期。结果表明，受孕 1～7 天和 6～15 天之雌鼠胚胎植入率下降，而对受孕 8～15 天的雌鼠胚胎植入率则无明显影响。

受试雌性动物在植入期及妊娠期给予三氯甲烷的呼吸道染毒，则出现了进行性的先兆子痫，但是否为生殖系统受累而导致的神经系统异常尚未得出结论。三氯甲烷浓度 100ppm 经呼吸道染毒，可降低小鼠的受精卵宫内植入率。将妊娠大鼠暴露于 25ppm 的三氯甲烷中，结果发现雌鼠出现流产的情况。但未说明该结果的出现是母体的生殖系统受损害，还是胚胎毒性所致。

大鼠、小鼠及家兔长期吸入低浓度三氯甲烷，出现胎仔大小及体重下降、骨化延迟、肋骨缺失及皮下水肿等现象，胎仔无尾，肛门闭锁，腭裂等畸形发生率较对照组明显增高。

5. 致癌 小鼠经口每天摄取 60 mg/kg，96 周出现肾肿瘤。雄性大鼠 138～277 mg/kg，雌性大鼠 238～477 mg/kg 经口可引起肝癌。狗经口 15～20 mg/kg 亦能使肿瘤发生率增加。

国际癌症研究所（IARC，1979）将三氯甲烷归入ⅡB类，可能的人类致癌物。

（二）流行病学资料

长期暴露于三氯甲烷每日每千克体重大于 15mg 时，可引起机体肾、肝和甲状腺功能的改变。在三氯甲烷 10～1000mg/m³ 的环境中，1～4 年，肝大的发病率增加。暴露于 112～1158mg/m³ 的三氯甲烷中一年或多年，可以产生下列症状，如疲乏、恶心、呕吐、精神委靡、口干、压抑、易激动。妊娠期间暴露于三氯甲烷能导致生殖或发育毒性，其子代发生低体重儿、早产儿和宫内发育迟缓的危险性增加。近年来研究发现高剂量的三氯甲烷能抑制中枢神经系统，造成肝、肾功能损害及肿瘤，并对机体免疫功能有毒性作用。高浓度直接接触三氯甲烷可引起局部皮肤的损伤。饮用水中三氯甲烷浓度与人类膀胱、结肠、直肠肿瘤的危险度增加有关。低浓度慢性接触三氯甲烷的人群会出现性腺功能减退，受精能力和生育能力下降，精子畸形及活动度下降。暴露于三氯甲烷的工人及其子代可被检出染色体异常。

(三) 中毒临床表现及防治原则

1. **急性中毒**　　人吸入 $120g/m^3$，$5\sim10min$ 死亡；吸入 $70\sim80g/m^3$，为麻醉阈浓度；吸入 $30\sim40g/m^3$，有呕吐、眩晕的感觉；吸入 $10g/m^3$，$15min$ 后眩晕和轻度恶心；吸入 $1.9g/m^3$，能耐受 $30min$，无不适。对人类平均的致死口服剂量约为 $44g$，但是致死的剂量可能为每千克体重 $211mg$，死亡是由窒息和心脏停搏引起。急性吸入中毒时，最初有颜面部和体表发热感、兴奋激动、欣快感、头痛、头晕、恶心、呕吐、呼吸表浅，随后进入麻醉状态，嗜睡、反射消失、昏迷。严重者可发生呼吸麻痹、休克、各种类型的严重心律失常和心力衰竭。并可伴有肝、肾损害。

口服中毒者，有明显的消化道症状，口、鼻溢出粉红色分泌物，口腔和中上腹有烧灼感，伴恶心、呕吐、腹痛、腹泻甚至消化道出血，随后出现麻醉症状。并发肾损害时，可出现血尿、蛋白尿以及血钾和尿素氮增高等，严重时可出现急性肾衰竭。

2. **慢性中毒**　　长期接触三氯甲烷，主要出现肝损害，伴有消化不良、精神抑郁、失眠、头痛、头晕、智力衰退、乏力、共济失调等症状。肝损害的表现为肝大，有压痛、肝酶活性异常、胆红素增高、黄疸，甚至急性重型肝炎。

长期接触三氯甲烷可能引起膀胱肿瘤和结肠、直肠肿瘤的发病率增加。

3. **防治原则**　　三氯甲烷的生产中应注意设备的密闭化，加强通风和个人防护，避免其与人体皮肤接触。禁止肝病患者接触三氯甲烷。空气中浓度超标时，应该佩戴直接式防毒面具（半面罩）。紧急事态抢救或撤离时，佩戴空气呼吸器。戴化学安全防护眼镜。穿防毒物渗透工作服。戴防化学品手套。工作现场禁止吸烟、进食和饮水。工作完毕后，沐浴更衣。单独存放被毒物污染的衣服，洗后备用。注意个人清洁卫生。

贮存三氯甲烷要加1‰～2‰乙醇，使生成的光气与乙醇作用生成碳酸乙酯以消除其毒性。注意轻装轻卸，防止容器破损，贮存于阴凉、干燥、通风处，远离火种、热源，防止日光直射。避免受潮。与氧化剂、硝酸隔离储运。

处理泄漏的三氯甲烷，须戴好防毒面具和手套，用沙土吸收，倒至空旷地方任其蒸发。对污染的地方进行通风，蒸发残余液体和排除余气。

皮肤接触者立即脱去被污染的衣物，用大量流动清水冲洗，至少5min，就医。眼睛接触者立即提起眼睑，用大量流动清水或生理盐水彻底冲洗至少15min，就医。吸入中毒应迅速脱离现场污染区至空气新鲜处，安置休息并保暖，保持呼吸道通畅。如呼吸困难，给输氧。如呼吸停止，立即进行人工呼吸，就医。经口中毒应饮足量温水，催吐，就医。

五、毒性表现

皮肤大量接触三氯甲烷初出现烧灼感，继而发生红斑、水肿、起疱。液态三氯甲烷挥发时带走大量热量，皮肤接触时可形成冻伤，曾有引起Ⅱ～Ⅵ度大面积冻伤的病例报道。

皮肤长期接触三氯甲烷出现皮肤干燥、水疱、剥脱、瘙痒和粗糙等皮损表现。可引起接触性皮炎。

六、毒性机制

三氯甲烷是工业上广泛应用的挥发性有机溶剂，其造成局部的皮损可能与降低皮肤屏障功能和直接刺激皮肤有关。降低皮肤屏障功能可能与其所引起的皮肤表面皮脂、皮肤形态和表皮细胞DNA合成等变化有关，也就是对皮肤的脱脂或刺激作用。

（蒋晓红编　朱宝立校）

第二节 三氯乙烯

一、理化特性

三氯乙烯（trichloroethylene，TCE）是一种易挥发的卤代烃类有机溶剂，为不饱和卤代脂肪烃类化合物。外观为无色液体。具有脂溶性，有类似氯仿的气味，不易燃烧，但遇明火、高热能引起燃烧爆炸。可与乙醇、乙醚、氯仿等有机溶剂混溶。与强氧化剂接触可发生化学反应。受紫外光照射或在燃烧、加热时分解产生有毒的光气和腐蚀性的盐酸烟雾。

二、来源、存在与接触机会

20世纪初，TCE在医学上曾作为麻醉剂、驱虫剂和人工流产剂而应用了半个多世纪。在工业上作为清洗剂、溶剂和萃取剂等也已经广泛使用了约一个世纪。TCE作为重要的工业原料，广泛应用于金属脱脂、化工原料、织物干洗、医药中间体生产和农药生产等多个行业和工艺。在每年5万～6万吨的TCE使用量中，有近60%用于彩电、冰箱、汽车、空调、精密机械及微电子等行业，另用做金属部件、电子元件清洗剂，也用于金属表面脱脂、去污剂，油脂、石蜡的萃取剂，树脂、生物碱的溶剂以及农药杀虫剂和杀菌剂活性组分的载体溶剂，还可用于纺织物的干洗、印染油墨、打字改正液、斑点去污剂等。TCE的接触主要为职业性暴露，制造、贮存和使用TCE均可有机会接触，尤以电镀、五金、不锈钢制品和电子工业工人为主。近年来由于广东涉外企业的迅速发展，TCE作为金属清洗剂广泛地用于生产中，因此工人接触TCE的机会增多，由此而引起的职业损害也相应增加。20世纪80年代末期以来，在我国南部沿海地区一些企业接触TCE的工人中发现以严重皮损（药疹样皮炎）、发热、肝功能损害和浅表淋巴结肿大为表现的病例，并出现死亡病例。

三、吸收、分布、代谢与排泄

TCE 主要为吸入其蒸气或经皮肤直接接触吸收。吸入的 TCE 中有 50%~60% 储留在体内，进入血液循环后大部分在肝内被氧化成三氯乙酸（TCA）、三氯乙醇和少量一氯乙酸，并经肾随尿排出；小部分（约占吸收量的 19%）以原型经肺泡自呼出气中排出。有部分 TCE 和三氯乙酸尚留在人体组织中，以脂肪、脑和肾上腺中的含量最高，肝、心中也有存在。

TCE 经 CYP450 途径代谢后的终产物主要为水合氯醛，后者可进一步被氧化成三氯乙酸，或者被还原成三氯乙醇。另外，TCE 还可在此代谢途径中经过分子重排后，脱氯后生成少量的二氯乙酸（DCA）。经 CYP450 途径氧化代谢生成的产物主要作用于肝和肺。TCE 在谷胱甘肽-S-转移酶（GST）的作用下与谷胱甘肽结合，形成 S-(1,2-二氯乙烯)谷胱甘肽（DCVG），后者被进一步代谢成 S-(1,2-二氯乙烯)-L-半胱氨酸（DCVC）等中间产物。DCVC 在肾中经裂解酶作用后生成丙酮酸、氨和一种能与大分子物质结合的反应片段，后者可进一步损伤细胞上的巯基或引起脂质过氧化。经谷胱甘肽结合途径生成的 TCE 反应物，其作用的靶器官主要是肾。

四、毒性概述

（一）动物实验资料

1. 急性毒性 TCE 属低毒类化学物。大鼠：LD_{50} 分别为 4920mg/kg（经口），1282mg/kg（腹膜注射）；LC_{50} 为 137 752mg/m³（吸入 1h）。小鼠：LD_{50} 分别为 2402mg/kg（经口），1600mg/kg（皮下注射），33.9mg/kg（静脉注射）；LC_{50} 为 45 292 mg/m³（吸入 4h）。狗：LD_{50} 为 1900mg/kg（腹膜注射）。实验动物急性吸入 TCE 呈现麻醉和呼吸抑制作用，动物急性中毒表现为起初呼吸加速，很快不规则，转入抑制；伴有血压下降、心率减慢和心律不齐、血管扩张和黏膜刺激。病理解剖可见肺部淤血、水肿和出血，肝、肾充血等。

有人用 TCE 反复免疫豚鼠，可诱导豚鼠皮肤出现红斑、水肿等过敏反应,证明 TCE 属强致敏物。大鼠和小鼠对 TCE 刺激的易感性不同,当皮内注射 TCE 浓度达到 20% 时,大鼠注射处皮肤开始出现红斑和坏死。皮内注射,SD 大鼠最大可耐受 15% 的 TCE;NIH 小鼠最大可耐受 20% 的 TCE。经 5 次皮内注射体积分数为 15% 的 TCE,有 20% 的 SD 大鼠对 TCE 攻击产生了免疫炎症反应,而 NIH 小鼠则没有反应。鼠血培养单个核细胞与 3% 的 TCE 共育 2 天,SD 大鼠细胞的酸性磷酸酶活力显著增加,而小鼠细胞的酶活力没有变化。说明 SD 大鼠易感,NIH 小鼠不易感。

2. 亚急性与慢性毒性　　大鼠吸入 $0.54g/m^3$,每天 5h,每周 5 天,3 个月,神经传导速度减慢。并发现 TCE 中毒大鼠脑的 TCE 含量很高,脑的病变范围较广,可见到大脑皮质的神经细胞有轻度退行性变,白质髓鞘肿胀;脑的 RNA 明显增加,GSH 减少,CYP450 增加。长期接触 TCE 可导致 TCE 特异性免疫反应的发生。TCE 的免疫毒性与其代谢有关,抑制 CYP2E1 代谢酶能阻止 TCE 引起自身免疫的发生。国外报道曾用加了 TCE 的饮用水饲喂免疫易感的 MRL +/+小鼠,连续饲喂 4 周后,可使该小鼠产生一些 T 淋巴细胞相关的反应。大鼠经吸入染毒法染毒 TCE 12~24 周后,在其脂肪代谢发生变化的同时还会产生溃疡。

3. 致突变　　经注射、吸入等途径给予 TCE 均可导致小鼠或大鼠骨髓嗜多染红细胞微核率增加。TCE 及其代谢产物如三氯乙醇、三氯乙酸在 Ames 诱变实验中是强诱变剂,可以引起移码突变和碱基置换突变,TCE 的代谢产物水合氯醛可引起非整倍体增加。将不同浓度的 TCE 注射入小鼠腹腔,在不同的时间,观察 TCE 对小鼠骨髓细胞的影响,发现较高剂量组的 TCE 可引起小鼠骨髓细胞有丝分裂效应,伴有总的分裂象增多和后期象减少;骨髓嗜多染红细胞微核率也增加,说明 TCE 有导致染色体产生非整倍体的可能性。用水合氯醛腹腔内注射,发现小鼠精子细胞微核率有增高现象,但着丝粒为阴性。用 TCE 给 C57BL/6 小鼠和 SD 大鼠吸入染毒后,发现只有大鼠骨髓嗜多染红细胞微核率明显增加,其中最高剂量组微核率是对照组的 4 倍;TCE 还引起显著的与浓度正相关的多染红细胞/正染红细胞比值下降；大鼠外周血淋巴细胞、小鼠体外培养脾细胞姐妹染色体单体交换、染色体畸变、双核微核均为阴性。用 Lacz 转基因小鼠经 TCE 吸入染毒后，在其骨髓、肾、脾、肝、肺、睾丸精母细胞中均未发现有突变发生。

应用单细胞凝胶电泳（SCGE）技术检测 TCE 急性染毒小鼠外周血有核细胞 DNA 的损伤情况，TCE 具有体内诱导小鼠外周血有核细胞 DNA 单链断裂的能力，并有明显的剂量-效应关系。但其诱导所需剂量较大，与用于引起肝细胞 DNA 链断裂和肝肿瘤的剂量一致。

4. 生殖发育毒性 以不同剂量的 TCE 对雌、雄小鼠分别进行染毒，染毒后雌雄合笼进行自然交配产子，结果子鼠体重降低，发育迟缓和缺肢畸形。在怀孕母鼠饮水中加入不同浓度的三氯乙酸（TCA），发现 TCA 组胎鼠心脏畸形的发生率要高于对照组胎鼠心脏畸形的发生率，并且胎鼠心脏畸形发生率与 TCE 浓度之间存在剂量-效应关系。孕妇饮用了被 TCE 污染的水后，可导致胎儿出现发育缺陷，如神经管畸形及腭裂。用 TCE 染毒雄性大鼠后发现，附睾精子数量和活动力均明显下降。且用这些染毒雄性大鼠与未染毒 TCE 的雌鼠进行交配，结果发现雌鼠的受孕率明显下降。

5. 致癌 动物实验已证实 TCE 有致癌性，可引起小鼠的肝癌、肺癌以及大鼠的肾癌。但是 TCE 的致癌性在实验动物中有一定的种系和性别差异。如 TCE 只引起 B6C3F1 和 Swiss 小鼠发生癌症，而在 NMRI 小鼠体内则不致癌，并且雄性动物的癌症发生率较雌性高。研究认为接触 TCE 或其代谢产物可能会选择性地增加一些 K-ras 和 H-ras 致癌基因发生自发突变的几率，并且小鼠肝细胞中 DNA 加合物的数量要比大鼠肝细胞中的多，这种差别可能能够解释 TCE 致癌性的种系差异。TCE 和与其相关的代谢复合物可能会减少小鼠肝细胞发生凋亡的可能性，而通过凋亡机制来清除原始细胞能力的下降可能是 TCE 引起小鼠肝癌的原因之一。长期接触 TCE 可引起大鼠肾癌；长期、慢性接触 TCE 可引起肾近端小管的损伤，而肾小管的慢性损伤可能是 TCE 引起肾细胞癌发生的前提。应用 TCE 雄性大鼠染毒后，发现有肾细胞肿瘤和睾丸间质细胞肿瘤发生率增高的现象。大鼠灌胃给予高纯度的 TCE，结果染毒组雄性大鼠肾腺癌发生率明显升高。TCE 引起的小鼠肺癌主要局限于无纤毛 Clara 细胞肺癌，其特征是形成空泡和细胞增殖增加。Clara 细胞是 TCE 经 CYP450 途径产生的代谢物水合氯醛的蓄积部位，并被证明是引起 Clara 细胞毒性的原因。小鼠肺 Clara 细胞具有很高的 CYP450 活性，而大鼠肺中的 Clara 细胞 CYP450 活性较小鼠低得多，故将 TCE 代谢为水合氯醛的能力也相应很低，而人的肺组织中几乎测不出此酶的活性。小鼠肺中 Clara 细胞将 TCE 代谢为水合氯醛的能力比人类约高 600 倍，而且人类肺 Clara 细胞在数量和形态学上均与小鼠有很大的差异，故认为 TCE 基本上不会引起人的肺癌发生。

澳大利亚《国家工业化学品通知和评价（NICNAS）方案》将 TCE 定为二类致癌物（对人类可能致癌）。但日本职业健康协会（JSOH）职业暴露限制（OEL）委员会则提出因 TCE 尚未被证实对人类有致癌作用，而且其致癌作用可能是一种非遗传机制，提出不宜根据 TCE 的致癌性制订职业接触限值。

国际癌症研究所（IARC，1995）将 TCE 归入 ⅡA 类，人类可疑致癌物。

（二）流行病学资料

最早的 TCE 中毒病例报道在 1915 年，主要是肝损害，也有中枢和末梢神经系统、心脏、皮肤等损害。20 世纪 40 年代开始发现 TCE 可致重症多形红斑等严重皮肤损害。1947 年首次报道了 1 例由三氯乙烯引起的职业性药疹样皮炎，但十分罕见，国外只报道了 21 例。近年来，在我国 TCE 接触工人中发现了以严重的全身性皮肤损害为表现的病例，同时伴有发热、浅表淋巴结肿大、黏膜红肿、糜烂以及肝功能损伤，病情严重者可因并发肝、肾衰竭而死亡。1994 年我国首次报道了 5 例与三氯乙烯有关的皮疹。对 TCE 所致职业性损害的调查分析显示，TCE 所致损害主要表现为药疹样皮炎，患者发病与 TCE 接触无时间-效应关系，潜伏期 5～66 天，平均潜伏期 31.5 天，与暴露浓度并不平行，无明显的剂量-效应关系。呼吸道或皮肤接触均可发病。临床表现以皮肤损害、发热、浅表淋巴结肿大和肝功能损害为主,感染为主要并发症;糖皮质激素治疗有效,其中药疹样皮炎表现为剥脱性皮炎、多形红斑、重症多形红斑和大疱性表皮坏死松解症4种类型。治愈后再次接触仍可以发病。20世纪90年代初,这类病例的病死率在50%以上。三氯乙烯接触性皮炎病例在20世纪90年代有所增长,尤其是我国的广东省,据当地卫生部门报道,从1988年到2006年共有230例由于使用三氯乙烯而引起接触性皮炎。

应用SDS-PAGE的方法对41名有TCE高浓度接触史和50名无TCE接触史的肾细胞癌(RCC)患者以及100名既无肾疾病又无TCE接触史的对照组健康人进行了研究,结果显示有TCE暴露史的RCC患者肾小管损伤率为93%,而无TCE暴露史的RCC患者为46%,对照组则只有11%。这说明长期、慢性接触TCE可引起肾近端小管的损伤,而肾小管的慢性损伤可能是TCE引起RCC发生的必需前提。德国1956—1975年期间对有极高剂量TCE暴露史的169名男性工人的一次回顾性调查也发现,TCE对人类肾具有致癌作用。另有资料表明TCE职业接触工人有肝癌发生率升高现象。对芬兰一家食品材料生产中心的3814名工人进行了TCE等3种化合物职业接触与癌症死亡率的关系的流行病学调查,发现TCE接触的工人有肝癌死亡率升高的现象。采用病例对照研究,对瑞典工人TCE职业暴露与癌症死亡率的关系进行了调查,结果显示发生肝癌和胆管癌的相对危险度(RR)有增加的现象。

另有报道,TCE可引起职业接触妇女的自发性流产和胎儿先天性心脏畸形。

采用外周血常规微核试验对TCE职业人群的遗传毒性进行研究后发现,TCE使职业接触者外周血淋巴细胞微核发生率增加。在连续接触TCE职业接触人群中,尿中三氯乙酸(TCE代谢产物)含量$\geqslant 50mg/L$组的外周血双核淋巴细胞微核发生率、常规淋巴细胞微核发生率、SCE以及彗星样细胞发生率均比对照组增加。而且双核淋巴细胞微核及常规微核两种测试的微核细胞发生率均随接触工龄或接触剂量的增加而上升,呈现剂量-效应和时间-效应关系。

（三）中毒临床表现及防治原则

1. 急性中毒 TCE 所致皮肤损伤常伴有发热及单脏器或多脏器损害。受累脏器以肝最为多见，其次为肾、心、脑、肺、胃肠和血液系统。重症中毒多表现为多器官功能不全综合征（MODS）。早期中毒以肝损害为主，以后随着机体全身炎症反应综合征（SIRS）的发展和 MODS 的出现，心、肺等重要脏器损害加重。肾损害可在疾病早期出现，表现为颜面及下肢水肿、少尿，尿素氮、肌酐明显升高，严重者出现急性肾衰竭。心肌损害常晚于肝损害出现，患者可表现为心悸、气促，重者可出现急性肺水肿。肺部损伤主要与 TCE 吸入直接损害有关，后期可由于并发感染或发生 MODS 而发生急性呼吸窘迫综合征（ARDS）。

2. 慢性中毒 长期接触 TCE 可出现中枢神经系统症状，以神经衰弱最为常见，并有自主神经功能紊乱、间脑体温调节障碍，甚至累及颅神经。早期可出现神经行为功能异常，表现为短时记忆力、注意力降低，手运动速度下降，手-眼运动协调性和稳定性差，并出现一定的消极情感状态等改变。

3. 防治原则 急性中毒患者应迅速脱离现场，清洗污染皮肤，更换污染衣物，卧床安静休息，密切观察病情。接触反应者应至少观察 24h，并根据情况对症处理。无特效解毒剂，治疗以对症及支持疗法为主。

药疹样皮炎的治疗：正确使用激素，注意早期、足量和适量维持，后视皮疹及全身情况逐步减小剂量。要注意减量过程中的反跳现象，酌情调整剂量。小心、谨慎、合理用药。注意皮肤护理与护肝。慢性中毒患者对症治疗，注意营养，适当休息。

对 TCE 职业危害的预防控制首先应从源头抓起，做到少用、少接触，最好不用、不接触。使用单位必须加强工作场所通风排毒等防护设施的建设，使工作场所 TCE 浓度不超标，将 TCE 操作工种与其他工种隔离。加强上岗前的健康检查，属过敏体质及有慢性皮肤病者应作为职业禁忌，尽量排除 TCE 过敏人群和职业禁忌证。对工人进行安全教育，加强工人个体防护，防止 TCE 直接接触皮肤，如操作时戴手套、口罩、防护眼镜，穿工作服。尽量减少工人轮换，避免更多工人接触 TCE。定期对工人进行体检，早发现，早治疗。用无毒或低毒物质替代 TCE；临床诊断治疗要及时、准确，防止误诊、漏诊等。

五、毒性表现

三氯乙烯药疹样皮炎急性起病，常伴发热和皮肤瘙痒，皮损常初见于直接接触或暴露部位，如前臂、颜面部、颈或胸部，以后迅速蔓延至全身，呈对称性和泛发性；但亦有起病即呈泛发分布者。肝常同时受累。病愈后可遗留色素沉着。严重者头发、指（趾）甲可脱落。根据患者皮损特点及黏膜损害情况，将三氯乙烯药疹样皮炎分为以下四种临床类型：

（1）剥脱性皮炎：皮疹开始为对称性，散在性红色斑丘疹，于1至数天发展到全身，皮疹处可肿胀，部分可融合呈片状红斑。严重病例皮疹达到高潮时，全身都有鲜红色红斑，可以达到体无完肤，面部肿胀显著，常有溢液结痂，口腔黏膜间亦累及。约1～2周皮疹转暗，脱屑增多。鳞屑大小不等，可从细糠状至片状，掌跖处由于皮肤较厚，脱屑像戴破手套、穿破袜子样。皮肤干燥紧绷，颈、口角、关节和胸等处皮肤常发生皲裂、渗出和继发性感染，皮疹和表皮脱落可反复多次，逐次减轻，最后呈糠麸样，病情渐恢复正常。

（2）多形红斑：皮损为红斑、丘疹、水疱等。典型皮疹是呈暗红或紫红色的斑片，周围有淡红色晕，中央的表皮下可有水疱，除口腔外，一般不累及其他部位的黏膜。

（3）重症多形红斑：一种严重的大疱性多形红斑，并有口、眼、生殖器黏膜损害。

（4）大疱性表皮坏死松解症：皮疹开始为鲜红或紫红色斑片，很快增多扩大，融合成棕色大片，重者体无完肤。黏膜亦不例外，很快皮疹上出现巨形松弛性大疱，发展成全身性、广泛性或呈对称性的表皮松解，形成很多 3～10cm 左右的平行或扇形的皱纹，可从一处推到几厘米或十几厘米以外。触之表皮极细极嫩，似腐肉一样稍擦即破,呈现红色腐烂面,但很少化脓。眼、鼻、口腔黏膜亦可剥脱。

六、毒性机制

目前大部分学者认为 TCE 所致皮肤急性损害为过敏性接触性皮炎,其机制主要为Ⅳ型迟发型变态反应,与患者的个体过敏体质有关,但与其吸入 TCE 的量或环境毒物浓度无关。另有报道认为血清免疫球蛋白 IgE 的增加是三氯乙烯引起皮肤毒性的主要原因。在接触三氯乙烯 3~5 周后,皮损患者体内 HHV-6(人类疱疹病毒 6 型)被激活,这可能与三氯乙烯引起的皮肤病变有关。

以 TCE 对豚鼠皮内注射和涂皮处理后,豚鼠皮肤出现红斑水肿反应,致敏率为 67%。TCE 致敏豚鼠脾淋巴细胞与 TCE 共培养后,出现抗原特异性增殖反应,证实 TCE 对豚鼠皮肤的病理组织学损害为接触性过敏反应。此外,病理检查在豚鼠皮肤中发现大量的嗜酸性粒细胞浸润,与人群 TCE 皮炎的病例报告中描述的血液嗜酸性粒细胞增多相一致。TCE 与体外活化系统 S_9 联合用于豚鼠脾淋巴细胞体外培养,发现其代谢产物可作为半抗原诱发脾淋巴细胞的抗原特异性增殖。TCE 致敏组豚鼠血清 IgG 含量与阴性对照组比较明显升高,提示体液免疫参与了 TCE 皮炎的发生过程。

通过 TCE 吸入及皮肤涂抹两种方式同时对小鼠染毒,制作小鼠被致敏模型。在致敏阶段,$CD4^+$ T 细胞及 $CD8^+$ T 细胞均发生增殖活化,起到免疫调节作用;干扰素(IFN)-γ/IL-4 比值明显低于溶剂对照组。TCE 致豚鼠出现了皮炎症状时,血清中 IgG 含量也明显升高。这些结果提示 IgG 与 TCE 诱发的过敏性皮炎具有一定的相关性。

N-乙酰基转移酶(NAT2)的基因 Kpn1 位点的变异,可明显增加 TCE 皮炎的危险性,具有 NAT2 慢代谢基因型的个体患皮炎的危险性明显高于快代谢基因型个体。

半胱氨酸-X-半胱氨酸趋化因子受体-2(CXCR-2)在三氯乙烯药物皮炎患者体内表达水平显著上调,推测该基因在发病过程中的某些相关环节上起了作用，趋化炎症细胞到炎症发生区域产生反应。

有部分学者认为还存在刺激性接触性皮炎，即皮肤、黏膜接触TCE后，在接触部位发生的炎症性反应。其原因是TCE本身对皮肤具有刺激或毒性作用，任何人接触后都可以发病，严重程度与接触浓度、时间及范围有关。职业人群因TCE引起的多为急性刺激性接触性皮炎，接触后很快于局部出现红斑、肿胀、瘢痕等，皮损范围局限于接触部位。

角质形成细胞不仅是皮肤表皮屏障的主要构成细胞，而且也是皮肤免疫系统的主要组成细胞。近年来研究提示，刺激性接触性皮炎是表皮角质形成细胞参与和启动的皮肤局部免疫反应。

TCE还可引起体外培养的正常人表皮角质形成细胞（NHEK）活力降低，膜脂质过氧化和细胞氧化应激增加，导致细胞膜受损，产生细胞毒作用，可能与致皮肤损伤有关。同时，诱导NHEK凋亡，抑制其增殖，使皮肤组织中角质形成细胞的增殖与凋亡平衡打破，引起表皮的发育和更新紊乱，最终导致皮肤损害。

（蒋晓红编　朱宝立校）

第三节　二噁英

一、理化特性

二噁英（dioxin）外观为白色结晶体，是一类混合物的统称，包括多氯二苯并二噁英（PCDD）、多氯二苯并呋喃（PCDF）。PCDD有75种同系物，PCDF有135种同系物。其中最毒的化合物是2,3,7,8-四氯二苯-P-二噁英（2,3,7,8-TCDD或TCDD）。

二噁英是一类非常稳定的脂溶性固体化合物，无色无味。无极性，难溶于水，在强酸、强碱及氧化剂中仍能稳定存在，可溶于大部分有机溶液，所以容易在生物体内积累。自然界中的微生物降解、水解及光解作用对其结构影响很小。在高温下较稳定。二噁英在土壤中降解的半衰期为 12 年。气态中的二噁英在空气中光化学分解的半衰期为 8.3 天。下文主要介绍二噁英的代表化合物 TCDD 的毒性资料。

二、来源、存在与接触机会

二噁英是工业生产中的副产品。在生产三氯苯、五氯酚、五氯酚钠的过程中会产生二噁英。此外，在金属的冶炼、纸和纸浆的氯漂白过程中也会产生二噁英。从事生产三氯苯、五氯酚、五氯酚钠的工人，垃圾焚烧厂的工人，以及从事纸浆生产、造纸、电焊、金属切割等职业的工人是二噁英的职业接触人群。

三、吸收、分布、代谢与排泄

二噁英可经消化道、呼吸道、皮肤进入机体。分布于各个器官，主要分布在肝、脂肪组织、皮肤等部位，其浓度与接触剂量有剂量-效应关系，性质非常稳定，半衰期达 7 年。

二噁英主要是在肝内解毒，其代谢产物是羟基化和甲氧基化 TCDD 衍生物，以葡糖醛酸和硫酸结合物的形式排出。研究发现，Olestra（一种不被胃肠道吸收的亲脂性脂肪代用品）可以促进 TCDD 的排出。实验组的排出量是对照组的 8～10 倍，TCDD 在体内的生物半衰期从 7 年缩短为 1～2 年。用 Wistar 大鼠做实验发现，小球藻能促进体内二噁英的排泄，一些蔬菜，如甘蓝、洋葱、卷心菜、芹菜等也可以促进二噁英从实验动物体内排出。

四、毒性概述

（一）动物实验资料

1. 急性毒性　　不同种属之间对二噁英的敏感性差别很大。急性经口毒性的 LD_{50}（$\mu g/kg$）试验结果如下：豚鼠 0.5～2，鸡 25～50，恒河猴＜70，大鼠 22～100，兔 10～115，狗 30～300，小鼠 114～284，田鼠 50～51。急性中毒通常表现为糖异生抑制、摄食减少、体重减轻等衰竭综合征症状。根据种属不同，还会出现器官出血、胸腺萎缩、骨髓细胞减少、体脂减少、肌肉疼痛等症状。

2. 环境内分泌干扰作用 TCDD对雌性动物具有抗雌激素作用，表现为子宫重量减轻，月经周期和排卵周期改变，受孕和窝着床数减少。能改变猴子体内的激素水平，导致妊娠失败和子宫内膜异位。

郭氏等研究了TCDD对猕猴妊娠期及妊娠结局的影响，在雌猴妊娠第12天，采用灌胃法一次性给予TCDD，剂量为1.0、2.0、4.0μg/kg，结果发现母猴在染毒10天后相继出现食欲下降、体重降低、脱毛、皮炎和贫血等中毒症状，染毒组12只猴子中有10只在妊娠的第22~32天发生早期胚胎丢失。这表明低剂量TCDD可导致妊娠期猕猴出现中毒症状，并影响妊娠结局。Gao等的动物实验研究表明，TCDD有抑制大鼠排卵的作用，此作用可能是TCDD对卵巢功能的直接作用，或者是通过脑垂体黄体生成素（LH）和促卵泡激素（FSH）的分泌改变而调控卵巢内卵泡发育和排卵的。

TCDD对雄性动物具有抗雄激素的作用，表现为睾丸重量减轻，精子数减少，睾丸内部形态发生改变。有些雄性动物表现为雌性化。某些造纸厂漂白废水中鱼类雌性化或雌雄间性，食蚊鱼等的雄鱼性腺/体重系数明显降低，胞质中甾体激素（睾酮和11-氧代睾酮）含量降低。雌性成鱼雄性化，即发育出生殖臀鳍，并表现出雄性生殖行为。

大鼠在妊娠期和哺乳期接触二噁英，胎鼠及仔鼠受到的毒性大于母体受到的毒性。在妊娠期及哺乳期暴露于低水平的TCDD即可导致仔鼠生殖器形态与功能的异常。给予孕期第15天的大鼠64μg/kg TCDD，可导致雄性仔鼠的精子数下降。Hurst等给予孕期第15天的大鼠TCDD，发现雄性幼鼠青春期延迟，附睾精子数减少，雌性幼鼠外生殖器畸形。Dienhart等学者的研究表明在大鼠孕期第15天时，经口给予TCDD 1.0μg/kg，4天后，大鼠子代出现阴道发育缺陷。斑马鱼的胚胎实验证明了TCDD通过激活芳香烃Ⅱ型受体诱发发育毒性。

3. 生殖发育毒性 母体在妊娠期间接触二噁英会使后代出现

畸形、性成熟期延迟、生育率降低。妊娠期和哺乳期的大鼠染毒 TCDD 后，其雄性后代的精囊重量和体积减小，精囊上皮细胞的生长和分化受到抑制。早期暴露于 TCDD 者，斑马鱼子代 F1 的死亡率增加了 25%，卵子数量和生殖能力降低。

4. 致癌　　二噁英对动物有很强的致癌性。可诱发不断染毒的啮齿动物多部位肿瘤，对小鼠的最终致肝癌剂量为每千克体重 10ng。大鼠孕期第 15 天染毒 1μg/kg 二噁英能引起子代发生乳腺癌。

TCDD 的致癌机制还不完全清楚，一般认为其致癌机制是间接的，主要表现为促癌作用。Oikawa 等研究发现，TCDD 能抑制 Mad2 基因的表达，造成 Mad2 蛋白减少，而 Mad2 蛋白在维持染色体有丝分裂方面起着重要作用，因而 Mad2 蛋白的减少影响了染色体的稳定，进而引起了癌的形成。

（二）流行病学资料

1997 年 McConnell EE 等报告了一名工人接触二噁英后患血管肉瘤和氯痤疮。

米斯哈莱克调查结果显示，母体接触二噁英后能引起早产、宫内发育迟缓、子宫内膜异位及死胎的发生。例如在美国，如果母亲每月食用 2~3 条严重污染的五大湖的鱼，婴儿出生时反应和反射减弱，继而出现多种认识记忆和活动行为缺陷，并一直延续到 4 岁。在越南某受二噁英污染的村庄，从 1979 年 1 月至 1982 年 6 月，女性流产、早产率分别达到 20% 以上，且葡萄胎、先天畸形与对照区的差异有显著性。

1996 年，意大利 Seveso 地区一家生产 2,4,6-三氯酚的化工厂发生意外事故，大量 2,3,7,8-TCDD 外泄，造成牲畜和鸟类的急性死亡，居民中有人也出现了皮肤损伤表现。

曹树义等采用 WHO 神经行为核心测试组合（NCTB），对 40 名无临床症状的接触二噁英作业工人进行测试，另以 40 名未接触二噁英作业的健康工人为对照。结果表明，接触组的紧张-焦虑、愤怒-敌意、疲劳-惰性、慌乱-困惑的得分显著高于对照组。数字跨度、手提转敏捷度、数字译码、视觉保留、目标追踪-测验的得分均低于对照组。简单反应时明显慢于对照组。提示二噁英对作业工人的神经行为功能有一定影响。

(三) 中毒临床表现

1. 急性中毒 普通人群一般无法接触到二噁英纯品,故急性中毒致死的可能性很小。

2. 慢性中毒 二噁英主要表现为慢性中毒症状:体重减轻、胸腺萎缩、免疫系统受损、肝损伤、卟啉病、氯痤疮、生殖发育和智力影响及致癌、致畸、致突变等。

(1) 氯痤疮。皮肤增生或角化过度,并伴随有胸腺萎缩和消瘦综合征,即在接触几天内出现严重的体重下降、肌肉和脂肪组织急剧减少直至死亡。

(2) 肝损害。以肝大、实质细胞增生与肥大为其共同特征,但其受损程度与个体敏感性有关。

(3) 生殖系统损害。男性精子数减少,睾丸畸形,性功能降低,雄性激素水平改变,激素和行为反应女性化等;女性激素水平改变,受孕率降低,流产率增加,月经周期改变及子宫内膜异位症发生等。

(4) 发育损害。出生缺陷如腭裂、生殖器异常等。对后代的影响为产生神经、发育问题,延缓青春期,降低生育率。

(5) 免疫功能损害。严重影响机体的抵抗力,免疫抑制可以导致传染病的易感性与发病率增加,免疫系统失调可以导致自身免疫性疾病,二噁英对体液免疫与细胞免疫都有抑制作用。

(6) 致癌。国际癌症研究所(IARC,1997)将二噁英归入 I 类,人类致癌物。二噁英能诱发淋巴瘤、纤维肉瘤、肝癌、肺癌、皮肤癌等多种肿瘤。

五、毒性表现

二噁英可以引起皮肤色素沉着、增生或角化过度,出现氯痤疮。氯痤疮是接触二噁英的一种敏感表现,表现为黑头粉刺和淡黄色囊肿,与一般的痤疮相似,主要分布于面部及耳后,有的分布于背、阴囊等部位。

氯痤疮与青春期痤疮的鉴别主要是根据发病年龄以及是否有二噁英接触史。

六、毒性机制

二噁英的毒性作用机制尚无一致的结论。一般认为二噁英的毒性作用主要是通过芳烃受体（AhR）介导的。AhR存在于细胞质中，是内源性的转录因子；TCDD作为配体与AhR结合，形成配体-受体复合物；AhR上的两个热休克蛋白90脱落，结合TCDD的活化AhR与胞质中的AhR核转运蛋白结合形成异源性蛋白质二聚体；这一复合物被转运到细胞核中，与DNA上的二噁英反应因子序列结合。AhR核转运蛋白的核苷酸序列具有高度保守性，不同种属的动物相似，核心序列为5′-TNGCGTG-3′；结合后的DNA构象发生改变，使与AhR核转运蛋白相连的特定基因进行转录，进而细胞增生和分化发生改变，导致相应的毒效应。

此外，研究表明TCDD可参与诱导细胞的迅速炎症反应，而这种非基因性细胞变化可以被AACOCF3（一种cPLA2抑制剂）、外源性花生四烯酸和H89（PKA抑制剂）所阻断，提示TCDD介导炎症反应的主要信号通路之一是通过蛋白激酶A（PKA）。

（刘　岚编　朱宝立校）

主要参考文献

1. 何凤生. 中华职业医学. 北京：人民卫生出版社，1999：492-493.
2. 常元勋. 靶器官与环境有害因素. 北京：化学工业出版社，2008：222-225.
3. 王静芬. 北京市中水三卤甲烷健康危险评价. 太原：山西医科大学（硕士论文），2004：1-43.
4. 童小萍. 当归、杜仲对饮用水DBPs中潜在致畸物抗致畸作用的研究. 安徽：安徽医科大学（硕士论文），2004：1-55.
5. 王晓红. 国内氯化消毒饮水副作用及防治对策的研究现状. 环境与健康杂志，1994，11（3）：142-144.
6. 李勤，宫田夫. 环境物质氯仿对实验性变态反应性结膜炎的影响. 眼科研究，

1999,17（2）：119-121.
7. 余黎，唐明德．氯仿的生殖毒性．实用预防医学，2003,10（2）：269-270.
8. 李玉芳，任道凤，曹雯．氯仿对接触工人皮肤影响的现场调查．职业卫生与应急救援，1997,15（4）：183-184.
9. Burkea AS, Redeke K, Richard C, et al. Mechanisms of chloroform-induced hepatotoxicity: oxidative stress and mitochondrial permeability transition in freshly isolated mouse hepatocytes. Journal of Toxicology and Environmental Health, 2007, 70: 1936-1945.
10. Reid AB, Kurten RC, McCullough S, et al. Mechanisms of acetaminophen-induced hepatotoxicity: Role of oxidative stress and mitochondrial permeability transition in freshly isolated mouse hepatocytes. Journal of Pharmacology and Experimental Therapeutics, 2005, 312: 509-516.
11. Templin MV, Jamison KC, Wolf DC, et al. Comparison of chloroform-induced toxicity in the kidneys, liver, and nasal passages of male Osborne-Mendel and F-344 rats. Cancer letter, 1996, 104: 71-78.
12. Smith JH, Maita K, Sleight SD, et al. Mechanism of chloroform nephrotoxicity: time course of chloroform toxicity in male and female mice. Toxicology and Applied Pharmacology, 1983, 70（3）: 467-479.
13. 刘移民，艾宝民，王致．我国三氯乙烯职业危害研究十年回顾．中国工业医学，2007,20（2）：120-121.
14. 胡明霞．三氯乙烯的毒理学研究新进展．国外医学：卫生学分册，2001,28（3）：155-157.
15. 郑玉新，戴宇飞．三氯乙烯药疹样皮炎研究进展．中国职业医学，2006,33（5）：399-394.
16. 王家骥．三氯乙烯对职业接触人群遗传毒性、氧化应激及健康影响的研究．中国优秀博硕士学位论文全文数据库（硕士），2002：1-89.
17. 李来玉，黄汉林，何家禧，等．广东150例职业性三氯乙烯药疹样皮炎病例的职业流行病学调查．中国职业医学，2006,33（5）：333-336.
18. 黄海燕，庄志雄，刘建军．三氯乙烯中毒表现及其作用机制研究进展．环境与职业医学，2006,23（1）：79-81.
19. 沈彤，马泰，丁锐，等．三氯乙烯诱导皮肤角质形成细胞凋亡的体外研究．中华劳动卫生职业病杂志，2005,3（5）：347-349.
20. Green T. Pulmonary Toxicity and Carcinogenicity of Trichloroethylene: Spe-

cies Differences and Modes of Action. Environ Health Perspect, 2000, 108 (Suppl 2): 261-264.
21. 李森华,付艳艳,黄汉林,等. 三氯乙烯药疹样皮炎患者外周血淋巴细胞趋化因子受体基因表达. 中国职业医学, 2008, 35 (3): 200-202.
22. 周承藩,丁锐,沈彤,等. 三种氯代烯烃对人角质形成细胞的细胞毒性作用. 中国工业医学杂志, 2005, 18 (2): 76-79.
23. Kamijima M, Hisanaga N, Wang H, et al. Occupational trichloroethylene exposure as a cause of idiosyncratic generalized skin disorders and accompanying hepatitis similar to drug hypersensitivities. Int Arch Occup Environ Health, 2007, 80: 357-370.
24. Nakajima T, Yamanoshita O, Kamijima M, et al. Generalized skin reactions in relation to trichloroethylene exposure: a review from the viewpoint of drug-metabolizing enzymes. J Occup Health, 2003, 45: 8-14.
25. Huang H, Kamijima M, Wang H, et al. Human herpesvirus 6 reactivation in Trichloroethylene exposed workers suffering from generalized skin disorders accompanied by hepatic dysfunction. Journal of Occupational Health, 2006, 48 (6): 417-423.
26. Kamijima M, Wang H, Huang H, et al. Trichloroethylene causes generalized hypersensitivity skin disorders complicated by hepatitis. Journal of Occupational Health, 2008, 50 (6): 328-338.
27. Banks YB, Birnbaum LS. Absorption of 2, 3, 7, 8-TCDD after low dose dermal exposure. Toxicology and Applied Pharmacology, 1991, 107: 302-310.
28. 尹龙赞,娄振宁,刘雁丽,等. 二噁英对人类健康的影响. 中国工业卫生杂志, 2001, 14: 100-103.
29. 刘燕群,周宜开,吕斌,等. 二噁英的毒性与生物学检测研究进展. 环境与职业医学, 2004, 21 (5): 417-421.
30. 刘云儒,汤乃军. 二噁英的毒理学研究进展. 中华劳动卫生职业病杂志, 2003, 21 (2): 138-141.
31. 王江敏,臧桐华. 二噁英污染及其对生殖和内分泌系统的影响. 疾病控制杂志, 2003, 7 (5): 454-456.
32. Wen Li, Funaio Matsumura. Significance of the nongenomic, inflammatory pathway in mediating the toxic action of TCDD to induce rapid and long-term

cellular responses in 3T3-L1 adipocytes. Biochemistry, 2008, 47: 13997-14008.
33. Teraoka H, Kubota A, Dong W. Role of the cyclooxygenase 2-thromboxane pathway in 2,3,7,8-tetrachlorodibenzo-p-dioxin-induced decrease in mesencephalic vein blood flow in the zebrafish embryo. Toxicology and Applied Pharmacology, 2009, 234 (1): 33-40.

第七章

无机酸

第一节 硫 酸

一、理化特性

硫酸（sulfuric acid）为一种强酸，外观为透明、无色、无臭、不挥发的油状液体，具强烈吸湿性。有杂质时颜色变深，甚至发黑。与水任意混合，并放出大量的热。加热至50℃以上产生三氧化二硫。1.2mg 硫酸含 1mg 三氧化二硫。

二、来源、存在与接触机会

硫酸为一种强酸，可用于合成药物、染料、洗涤剂，石油制品精炼，金属酸洗，蓄电池制造及修理，化肥、炸药、化学纤维制造等，在农业、石油、化工、冶金、制药、纺织、制革、电镀、橡胶、造纸、油漆（有机溶剂的制备）、运输等众多领域被广泛应用。由于硫酸放出氢离子的能力很强，所以在化学领域中常用做溶剂。

人接触硫酸主要通过各类职业活动。接触途径包括经呼吸道吸入、皮肤接触和消化道食入（误服）。

三、吸收、分布、代谢与排泄

硫酸经黏膜和皮肤迅速吸收，分布于大多数器官，大部分以硫酸盐和硫化物的形式经尿排出，少量随粪便排出。用标记 $H_2^{35}SO_4$ 肌内注射，1～3h 后在大鼠的绝大多数器官中达最高浓度，6h 后肌肉和皮肤具有最大含量。5 天中经尿排出 64%，经粪排出 19%。

四、毒性概述

(一) 动物实验资料

硫酸具中等毒性。

硫酸大鼠经口 LD_{50} 为 2140 mg/kg。吸入硫酸雾 2h LC_{50} 大鼠为 510 mg/m³,小鼠为 320 mg/m³。

家兔经眼接触 1380μg,表现重度刺激。豚鼠吸入 40mg/m³ 硫酸雾引起肺通气阻力的增高与 2190 mg/m³ 二氧化硫作用相同。同时发现吸入雾滴大小不同,引起的毒性反应也不同。这是由于不同大小的雾滴沉着于呼吸道的不同部位所致。吸入较高浓度时,7μm 的酸雾滴多被上呼吸道所阻留,故毒性反应最轻;2.5μm 者毒性最强,因它使较大的支气管发生炎症变化最明显;0.8μm 者虽能进入呼吸道深部,只引起单纯的支气管收缩;但当浓度很低时(接近 2 mg/m³),则 0.8μm 者因能作用于呼吸道深部,引起的生理反应相对比 2.5μm 的酸雾明显。

致突变、生殖发育毒性(致畸)、致癌未见相关报道。

(二) 流行病学资料

长期接触硫酸雾的工人可有鼻黏膜萎缩伴有嗅觉减退或消失、慢性支气管炎和牙酸蚀症等。曾有调查显示接触浓度为 13~35mg/m³ 硫酸雾的工人,其慢性支气管炎的患病率略高于对照组,其他疾病的发病率无差别。有些人的皮肤对硫酸雾敏感,接触时感觉皮肤发痒、发紧,或有烧灼感,下班后即消失,未见皮肤病变。

流行病学资料表明长期职业接触硫酸酸雾可导致呼吸道肿瘤,如喉癌、肺癌的发生。但是目前没有确切的动物实验证据。国际癌症研究所 (IARC 2008) 将硫酸归入Ⅰ类,人类致癌物。

(三) 中毒临床表现及防治原则

1. 急性中毒 急性吸入酸雾后可引起明显的上呼吸道刺激症状及支气管炎,重者可迅速发生化学性肺炎、支气管炎或肺水肿,伴有结膜炎和咽炎。高浓度时可引起喉痉挛和水肿而致窒息。

急性口服硫酸可引起消化道灼伤。立即出现口、咽、胸骨后及腹部剧烈烧灼样痛,唇、口腔、咽部烧伤,溃疡形成,烦躁不安,声音嘶哑,吞咽困难,恶心,呕吐,呕吐物中可有食管和胃黏膜碎片。严重时可发生喉水肿、喉痉挛、声带水肿、胃肠道穿孔、腹膜炎、肾损害和休克。

2. **慢性中毒** 长期接触稀硫酸或硫酸酸雾可引起皮肤干燥、角化,易形成皲裂,皮肤呈湿疹样改变;暴露于硫酸雾还可引起鼻黏膜萎缩、嗅觉减退、消失,出现牙齿酸蚀症、慢性支气管炎等,也有支气管喘息和肺硬化的报道。

3. **防治原则** 对于皮肤接触者应立即脱去被污染的衣物,用清水或5%碳酸氢钠溶液彻底冲洗,并用2%~3%碳酸氢钠溶液湿敷1~2天。皮肤已经破损者可用依沙吖啶或呋喃西林溶液湿敷。眼睛接触者立即提起眼睑,用2%碳酸氢钠溶液或清水冲洗,并用0.5%丁卡因溶液滴眼,抗生素、可的松眼膏涂结膜。对于吸入硫酸蒸气或硫酸雾者需迅速脱离现场至空气新鲜处,保持呼吸道通畅。如呼吸困难,给予吸氧;如呼吸停止,立即进行人工呼吸,并迅速就医。口服者立即洗胃,忌用碳酸氢钠洗胃,以免产生二氧化碳而增加胃穿孔的危险,可用氧化镁、牛奶、蛋清、豆浆、花生油等口服。口服硫酸时间稍长者,不宜洗胃,以防止胃穿孔。

五、毒性表现

硫酸对皮肤有强烈刺激和腐蚀作用。刺激作用表现为接触酸雾的部位出现瘙痒或烧灼感等,但无明显皮疹出现。长期接触硫酸雾或稀硫酸溶液时,接触部位可发生急性皮炎。皮疹以红斑、丘疹为主。停止接触1~2天后逐渐消退,如处理不当,可演变为湿疹样改变。腐蚀作用的后果是局限性灼伤和组织坏死。硫酸透皮作用很深,接触后立即感到烧灼样痛,局部皮肤颜色先变白而后变黑,呈暗褐色肿胀、水疱,甚至发生溃疡、坏死。坏死焦痂脱落形成界限明显的深溃疡,愈合很慢,愈合后留有瘢痕。

六、毒性机制

硫酸的腐蚀作用主要通过游离出的氢离子引起组织脱水,蛋白凝固成不溶性酸性蛋白,损害深层的细胞层。

硫酸作为原发性刺激物,对皮肤刺激作用的确切机制尚不清楚。表皮的脂质双层结构破坏,并伴随着细胞连接丢失,以及经表皮水分丢失值增加可引起皮肤脱屑。表皮屏障破坏也可导致一些细胞因子如白细胞介素(IL-21α、IL-21β)和肿瘤坏死因子-2α(TNF-2α)等释放。同时,进入表皮内的硫酸可导致角质形成细胞结构进一步改变,并促使细胞因子进一步释放。这些因子除了可进一步直接造成细胞损伤外,还可激活皮肤内的其他细胞,如朗格汉斯细胞、肥大细胞、淋巴细胞释放炎性介质及细胞因子。

(余 彬编 茆文革校)

第二节 盐 酸

一、理化特性

盐酸(hydrochloric acid),又名氢氯酸,是一种强酸,氯化氢的水溶液。外观为无色或微黄色有刺激性气味的液体。浓盐酸具有极强的挥发性,市售浓盐酸含氯化氢38%,在空气中发烟,有强烈的腐蚀作用。

二、来源、存在与接触机会

在工业上盐酸是除硫酸以外的最重要的酸,为主要的化工原料和化学试剂。广泛用于染料、医药、食品、印染、皮革、冶金、石油等行业。盐酸是一种强酸,它与某些金属、金属氧化物、金属氢氧化物以及大多数金属盐类都能发生反应,生成盐酸盐。随着有机合成工业的发展,盐酸(包括氯化氢)的用途更广泛。许多无机或有机药物,例如普鲁卡因、盐酸硫胺（维生素 B_1 的制剂）、盐酸奎宁等，也是用盐酸制成的。在金属焊、电镀前，利用盐酸可以溶解金属氧化物除去锈，使焊、镀更加牢固。在印染行业，盐酸可以用来溶解许多不溶于水的颜料生成盐酸盐。盐酸还能用于制造氯化锌等氯化物（氯化锌是一种焊药），也能用于从矿石中提取镭、钒、钨、锰等稀有金属，制成氯化物。在进行焰色反应时，通常用浓盐酸洗铂丝。

三、吸收、分布、代谢与排泄

盐酸可通过皮肤接触或从消化道进入人体。盐酸挥发产生氯化氢气体及其酸雾，可经呼吸道吸入。被吸入的氯化氢大部分被上呼吸道黏膜所滞留，并被中和一部分。进入机体的盐酸最终以氯化物形式随尿液和粪便排出。

四、毒性概述

（一）动物实验资料

1. 急性毒性 LC_{50}：大鼠为 3124 ppm（吸入，1h），小鼠为 1108 ppm（吸入，1h）。

兔吸入浓度 $6400mg/m^3$ 的氯化氢 30min 即出现喉痉挛、喉水肿、肺水肿而死亡；吸入浓度 $150\ mg/m^3$ 约 6h 出现鼻刺激、流涎。豚鼠吸入浓度 $2000\ mg/m^3$ 的氯化氢 1.25h 后出现兴奋后呼吸困难，角膜混浊。在高浓度氯化氢的作用下，动物尸检可发现肺水肿及出血。

2. 亚急性毒性 兔和豚鼠吸入浓度 $150\ mg/m^3$ 的氯化氢每天 6h，连续 50 天后均出现轻度不安，眼和鼻刺激，轻度血红蛋白减少。

致突变、生殖发育毒性（致畸）、致癌未见相关报道。

（二）中毒临床表现及防治原则

1. 急性中毒 盐酸挥发产生氯化氢气体的嗅阈为 $1.5\sim7.5mg/m^3$，吸入浓度 $7.5\sim15mg/m^3$ 即令人感到不快。长期在氯化氢浓度超过 $15mg/m^3$ 的环境下操作，会造成牙齿酸蚀症、慢性支气管炎等病变。盐酸酸雾吸入后可引起眼和上呼吸道刺激症状，眼睑红肿、眼结膜充血、水肿，鼻、咽部烧灼感及红肿，产生咽炎、支气管炎和肺炎，严重者可产生喉痉挛、喉头水肿，引起窒息。

口服盐酸后立即出现消化道刺激和灼烧症状。口腔、咽、胸骨后和腹部发生剧烈的灼热性疼痛。嘴唇、口腔和咽部可见有灼伤，甚至形成溃疡。呕吐物中有大量褐色物及食管、胃黏膜的碎片，严重者可发生胃穿孔、腹膜炎、声音嘶哑、吞咽困难、便秘、腹泻等。

盐酸液体或酸雾溅入眼内可引起严重后果，表现为眼刺激、烧灼感、眼痛、角膜溃疡、角膜炎、结膜炎等症状，严重者可导致化学性眼灼伤，不及时处理或处理不当可致失明。

2. 慢性中毒 皮肤长期接触盐酸可致局部皮肤干燥，甲沟炎，慢性化脓性甲周炎等。长期低浓度接触，可造成体内碱消耗过度而引起机体酸中毒，出现神经系统损伤，情绪易激动、步态蹒跚和全身虚弱等。

3. 防治原则 急性吸入中毒者，应立即离开现场，除去被污染的衣物，注意保持呼吸道通畅。盐酸烟雾致急性气管炎时，可用4％碳酸氢钠溶液雾化吸入。必要时给氧。如刺激症状明显，咳嗽频繁，并有气急、胸闷等症状，可以0.5％异丙基肾上腺素1ml和地塞米松2mg雾化吸入。病情严重者应立即送医院抢救治疗。

口服盐酸者应当立即洗胃，忌用碳酸氢钠洗胃（或口服），以免产生二氧化碳而增加胃穿孔的危险。可口服2.5％氧化镁溶液、牛奶、豆浆、蛋清、花生油等。对口服时间稍长者严禁洗胃，也不可催吐，以免加重损伤或引起胃穿孔。

眼部溅入盐酸后用大量流动清水冲洗眼，至少要持续15min。而后以2％碳酸氢钠或生理盐水冲洗，最后用可的松眼液滴眼。严重者应就近送医院眼科治疗。

皮肤接触者应脱去污染的衣物，立即用大量清水彻底冲洗，灼伤处用5％碳酸氢钠液洗涤。创面较大时，需用抗生素预防感染。

五、毒性表现

盐酸对皮肤有强烈的刺激和腐蚀作用，导致皮肤充血、水肿，甚至坏死。刺激作用表现为皮肤接触部位出现刺激性皮炎，局部潮红、痛、痒，或出现红色小丘疹以及水疱。显微镜下观察，可见不同程度的组织损伤、血管通透性改变和炎症细胞浸润。盐酸液体具有腐蚀性，导致局部皮肤化学性灼伤和不同程度的组织坏死。

六、毒性机制

盐酸属强酸，游离的氢离子引起皮肤组织脱水、蛋白质凝固，造成凝固性坏死，损害深层的细胞。其病理变化是局部组织充血、水肿、坏死和溃疡。作为原发性刺激物，盐酸通过破坏皮肤角质层，攻击表皮屏障，直接诱导角化细胞产生特异性的前炎症细胞因子和黏附分子，刺激皮肤发生炎症反应。

（余　彬编　朱宝立校）

第三节　氢氟酸

一、理化特性

氢氟酸（hydrofluoric acid）为弱酸，是氟化氢气体的水溶液。外观为无色、透明至淡黄色冒烟液体，有刺激性气味。在空气中发烟，有强烈的腐蚀作用。

二、来源、存在与接触机会

工业上用萤石（氟化钙，CaF_2）和浓硫酸来制造氢氟酸。由于氢氟酸溶解氧化物的能力，它在铝和铀的提纯中起着重要作用。氢氟酸对硅化合物有强腐蚀作用，能够溶解其他许多酸都不能溶解的玻璃（二氧化硅），故工业上常用来雕刻玻璃。半导体工业常使用氢氟酸来除去硅表面的氧化物。在炼油厂中氢氟酸可以用作异丁烷和丁烷的烷基化反应的催化剂。除去不锈钢表面的含氧杂质的"浸酸"过程也会用到氢氟酸。氢氟酸也用于多种含氟有机物的合成，例如聚四氟乙烯、制冷剂氟利昂等。

三、吸收、分布、代谢与排泄

氢氟酸可经完整的皮肤少量吸收,其酸雾可经呼吸道吸入。吸收的氟约 80% 自肾排出。吸收后,最初 4h 内排泄较快,以后减慢。24h 内可排出 50%。在不同地区,成人尿氟的正常值差别很大,约为 0.5~3mg/L。粪氟排泄约为摄入量的 10%~20%。大量出汗时,汗氟的排泄可高达 7%~10%,头发含氟量约为 15mg/100g,指甲中含量稍多。在一段时期内大量氟被摄入时,约半数贮存于骨中。

四、毒性概述

(一) 动物实验资料

1. 急性毒性 按 F^- 计,吸入氟化氢气体 5min 的 LC_{50}:小鼠为 5000mg/m³,大鼠为 14 400mg/m³;吸入 60min 的 LC_{50}:小鼠为 270mg/m³,大鼠为 1100mg/m³。豚鼠在 40mg/m³ 浓度下 2h 死亡,25mg/m³ 作用 6h 死亡。兔的耐受性较豚鼠高,在 1500mg/m³ 高浓度下作用 5min,部分兔死亡。1000mg/m³ 及较低浓度作用 30min,浓度低于 100mg/m³ 作用 5h,24mg/m³ 浓度下作用 41h,兔均未死亡,但有组织损伤。染毒动物表现为结膜、鼻腔刺激,眼结膜充血,流泪,搔鼻,流涕,喷嚏,甚至发生严重呼吸困难而死亡。未死者身体衰弱,体重减轻。尸检见肺部充血、出血、水肿,肝、肾也有病损。

小鼠尾部浸于 50% 氢氟酸 8s 或 60% 的氢氟酸 3s,未经任何处理,2~3 天后尾脱落。

2. 亚急性与慢性毒性 豚鼠、兔吸入氟化氢气体 8mg/m³,6h/d,历时 30 天,均出现明显呼吸道炎症;而 2.5mg/m³ 组受试动物未见病变。在 3.3~42mg/m³ 的浓度(平均 20mg/m³)下 1~5.5 个月,可见黏膜刺激、体重迅速减轻、食欲丧失、呼吸困难,部分动物死亡。豚鼠、兔、猴吸入 15mg/m³,6~7h/d,染毒 50 次,除不同中毒征象外,豚鼠生长稍迟缓,兔及猴红细胞有极微改变。2 只豚鼠继续染毒共 2.5~3 个月后死亡,尸检肺、支气管上皮增生旺盛,肝脂肪浸润,肾小管上皮变性、坏死。存活动物染毒结束后几月,牙齿、骨中氟含量增多。

致突变、生殖发育毒性（致畸）、致癌未见相关报道。

（二）流行病学资料

国外文献报道因氢氟酸爆炸而吸入其酸雾，出现上肢、胸和腹部严重灼伤，入院当时无呼吸道症状，2.5h 后突然呼吸困难，气管切开后 4h 因严重呼吸道炎症和出血性肺水肿而死亡，尸检血液中含氟化物 0.20mmol/L（0.4mg/100ml）。而另一人因支气管痉挛产生严重呼吸道症状，也有严重灼伤、抽搐，事故发生后 10h 因心跳停止而死亡。尸检有肺炎及肺水肿，心脏扩大，心肌苍白，左心室后壁有炎性浸润。血液中含有氟化物，浓度为 0.15mmol/L（0.3mg/100ml）。

Rais Vohra 等报道一位 82 岁的女性摄入 8 盎司（248.828 克）7% 的氢氟酸后出现以室性心律失常为主的全身中毒表现。另有文献报道当氢氟酸溅到皮肤时，有 25% 左右可通过皮肤吸收导致肾功能损伤，并出现呕吐、昏迷。此外，少量氢氟酸溅到胸、背部（面积约 15cm×15cm），3h 后突然发生休克。

（三）中毒临床表现及防治原则

1. 急性中毒 氟化氢的嗅阈为 $0.03mg/m^3$。人吸入浓度为 $5mg/m^3$ 的氟化氢可出现流泪、流涕、喷嚏、鼻塞等；$25mg/m^3$ 已使人感受到刺激；$50mg/m^3$ 出现皮肤刺痛、黏膜刺激；$100mg/m^3$ 浓度下可耐受 1min；$400\sim430\ mg/m^3$ 则引起急性中毒致死。吸入氢氟酸酸雾或挥发产生的氟化氢气体可引起眼和上呼吸道刺激症状，浓度较高时可引起鼻、喉、胸骨后烧灼感，嗅觉丧失、咳嗽，声嘶。严重时引起眼结膜、鼻黏膜、口腔黏膜顽固性溃疡，甚至鼻中隔穿孔、支气管炎或肺炎。时有恶心、呕吐、腹痛、呼吸困难。吸入高浓度氢氟酸则可引起反射性窒息和中毒性肺水肿或呼吸循环衰竭。

皮肤接触低浓度（<20%）的氢氟酸，初起不感觉疼痛，但可在几小时后形成皮肤轻度烧伤。烧伤的皮肤外观苍白、肿胀、可有水泡，伴刺痛和烧灼感。皮肤接触 30% 以上浓度的氢氟酸可立即引起疼痛，皮肤潮红，逐渐变暗红、干燥。创面苍白、坏死，呈紫黑或灰黑色，也可形成水疱。不及时处理则造成溃疡，不易愈合。手指部位

可见甲床与甲周红肿。严重时甲下水疱形成，甲床与甲板分离。接触量多、处理不当时影响骨膜和骨质，指间关节狭窄，关节面粗糙，边缘不整，皮质增生，髓腔狭小，乃至骨质吸收等类似骨髓炎的征象。眼接触高浓度氢氟酸可引起眼部剧痛，并迅速形成白色假膜样混浊，如处理不及时可引起角膜穿孔。

氢氟酸灼伤合并氟中毒患者可因低血钙出现抽搐，心电图 QT 间期延长，心室颤动发作。Rais Vohra 等认为氢氟酸中毒引起的室性心律失常似乎与低钙血症和高钾血症都无关，摄入氟化氢后可能会引起迟发性的严重中毒表现。

2. 慢性中毒　　长期接触低浓度氟化氢气体可引起牙酸蚀症、牙龈出血、干燥性鼻炎、鼻出血、嗅觉减退、咽喉炎、慢性支气管炎等。

3. 防治原则　　皮肤灼伤应及早彻底用大量清水长时间冲洗，尽快地稀释和冲去氢氟酸，冲洗时间应在 15～30min 以上。这是最有效的措施和治疗的关键。氢氟酸灼伤后的中和方法不少，总的原则是使用一些可溶性钙、镁盐制剂，使其与氟离子结合形成不溶性氟化钙或氟化镁，从而使氟离子灭活。现场应用石灰水浸泡或湿敷易于推广。氨水与氢氟酸作用形成具有腐蚀性的二氟化胺，故不宜作为中和剂。氢氟酸灼伤治疗液（5％氯化钙 20ml、2％利多卡因 20ml、地塞米松 5mg）浸泡或湿敷。以冰硫酸镁饱和液浸泡。钙离子直流电透入。利用直流电的作用，使足够量的钙离子直接导入需要治疗的部位，提高局部用药效果。在灼伤的第 1～3 天，每天 1～2 次，每次 20～30min。重病例每次治疗时间可酌情延长。氢氟酸溅入眼内，应立即分开眼睑，用大量清水连续冲洗 15min 左右。滴入 2～3 滴局部麻醉眼药，可减轻疼痛，同时送眼科诊治。

吸入酸雾或挥发的氟化氢气体中毒者，用 2％～4％碳酸氢钠洗鼻、含漱，雾化吸入。接触量多者可适当补充钙剂。

近年来，有学者对钙和镁用于治疗氢氟酸引起的全身中毒作用提出不同观点。Kennon Heard 和 João Delgado 认为含有钙、镁的溶液并不能改变口服氢氟酸后引起的毒性效应。Björnhagen 等报道了一例成功救治严重氢氟酸灼伤患者的案例,并认为在证实标准治疗不够时,血液透析是一种能潜在提高生存率的有效治疗措施。

五、毒性表现

氢氟酸对皮肤组织具有刺激和腐蚀作用,其渗透作用强,并对组织蛋白有脱水及溶解作用。皮肤损害程度与氢氟酸浓度、接触时间、接触部位及处理方法有关。浓度越高,接触时间越长;受害组织越柔软或致密,作用就越迅速而强烈。氢氟酸接触皮肤后迅速穿透角质层,渗入深部组织,引起组织液化、坏死,形成较难愈合的溃疡,不及时处理可深达骨膜及骨质,引起骨质无菌性坏死。局部皮损初起呈红斑,随即转为绕有红晕的白色水肿,继而变为淡青灰色液化性坏死,也可形成水疱,内含咖啡色液体。而后覆以棕褐色或黑色厚痂,脱痂后形成溃疡。高浓度灼伤常呈进行性坏死,溃疡愈合缓慢。氢氟酸蒸气还可引起皮肤瘙痒等表现。

六、毒性机制

氢氟酸中的氢离子对皮肤组织有脱水和腐蚀作用。皮肤接触低浓度的氢氟酸后并不会立即感到强烈的烧灼刺痛感,这是因为氢氟酸中游离的氢离子含量少。氟是卤族元素中最活跃的元素,带有很强的负电荷,致使与其结合的氢离子不易分离。而这种较少离子化的特征使氢氟酸容易透过完整的皮肤和脂质屏障,进入皮下深部组织。而后氟离子从氢氟酸中解离出来,与钙、镁等离子结合形成不溶性氟化盐。分离后的氢离子则引起局部脱水,蛋白凝固,造成酸灼伤。氟离子还可溶解细胞膜,造成表皮、真皮、皮下组织乃至肌层液化坏死,也可干扰烯醇化酶的活性,使皮肤细胞摄氧能力受到抑制。

作为酸性刺激物,氢氟酸通过破坏皮肤角质层、攻击表皮屏障、刺激皮肤发生炎症反应。

(余 彬编 茆文革校)

第四节 硝 酸

一、理化特性

硝酸（nitric acid）是一种强酸，纯硝酸是无色、透明、有刺激性气味的液体。能与水以任意比互溶。遇潮气或受热分解生成有刺鼻臭味的二氧化氮。浓硝酸在长期贮存后（尤其是在光线照射下）也会分解释放出二氧化氮。硝酸化学性质活泼，能与多种物质反应，它是一种强氧化剂，可腐蚀除金、铂外的各种金属和材料。一般市售浓硝酸密度约为 $1.42g/cm^3$，含 HNO_3 65%～70%，受热或见光易分解出二氧化氮，故呈红棕色。含量为86%以上的浓硝酸又称发烟硝酸。

二、来源、存在与接触机会

硝酸是重要的基本化工原料，广泛用于染料、炸药、医药、火箭燃料、塑料、肥料、冶金、有机合成等领域。利用硝酸可以制备硝酸铵、硝酸钾、硝酸钠、硝酸钙等多种氮肥。将苯与硝酸作用生成硝基苯，大量硝基苯可以制成苯胺，后者是染料生产中一种重要的中间体。将甲苯、苯酚、甘油硝化，制成三硝基甲苯、三硝基苯酚和硝酸甘油酯，用作炸药。实验室里，硝酸是一种重要的化学试剂。

三、吸收、分布、代谢与排泄

硝酸蒸气中含有多种氮氧化物，如：NO、NO_2、N_2O_3、N_2O_4 和 N_2O_5 等。氮氧化物难溶于水，吸入后主要在肺泡及支气管被吸收。口服硝酸经消化道被吸收。氮氧化物由肺部吸收的速度要比胃黏膜快20倍左右。毒物吸收入血后逐步转变为亚硝酸盐和硝酸盐，随尿排出。

四、毒性概述

浓硝酸见光或长期暴露在空气中挥发产生蒸气,蒸气中含有多种氮氧化物,其中主要是 NO_2。吸入硝酸气雾引起的中毒实质上是氮氧化物中毒。

(一) 动物实验资料

1. 急性毒性　　大鼠吸入硝酸 4h,LC_{50} 为 49 ppm。

小鼠暴露于含一氧化氮(NO)$3075mg/m^3$ 的空气中 6～7min 即麻醉,12min 即死亡;但在 NO $370mg/m^3$ 浓度以下,小鼠未见中毒征象。

二氧化氮(NO_2)毒性为 NO 的 4～5 倍。主要损害动物肺部终末细支气管和肺泡上皮。吸入 NO_2 浓度为 190 mg/m^3,5.5h 可使动物窒息死亡,有肺水肿;94～190 mg/m^3 时,短期可致死;94mg/m^3 以下无死亡;长期在 15～47 mg/m^3 下,可导致肺气肿。

大鼠暴露于 7.6 mg/m^3 浓度的 NO_2 时发生眼角膜上皮破坏、晶体混浊,认为是 NO_2 溶解于泪水形成 HNO_3 溶液破坏角膜所致。

2. 慢性毒性　　大鼠暴露于 $38mg/m^3$ NO_2,90 天,可见轻度呼吸困难,尸检检查肺终末细支气管和呼吸性细支气管,可见胶原纤维变粗,细支气管上皮细胞下基底膜显著增厚,以呼吸性细支气管远端和肺泡管近端为甚。肺泡隔的内皮及上皮共有的基底膜也增厚。反复暴露于 $32mg/m^3$ NO_2 610 天后的大鼠,上述改变更显著。

狗每天暴露于 1.21mg/m^3 NO_2 和 0.31mg/m^3 NO 的混合气中持续 61 个月引起肺弥散能力和最大呼气流量减小。

3. 致癌　　小鼠暴露于 NO_2 $75mg/m^3$ 1.5 年,可见终末细支气管出现增生性改变,但未见肺部肿瘤。故尚无证据表明氮氧化物有致癌性。

致突变、生殖发育毒性(致畸)未见相关报道。

(二) 流行病学资料

浓硝酸烟雾可释放出五氧化二氮(硝酸酐),遇水蒸气形成酸雾,可迅速分解而形成二氧化氮。浓硝酸加热时产生硝酸蒸气,也可分解产生二氧化氮，吸入后可引起急性氮氧化物中毒。人在低于 12 ppm 左右时未见明显的损害。

国外报道 3 例吸入硝酸烟雾后短时间内无呼吸道症状。4～6h 后进行性呼吸困难。入院后均有发绀及口、鼻流出泡沫液体。给机械通气及 100% 氧气吸入。在 24h 内死亡。经尸检，肺组织免疫学分析及电镜检查表明细胞损伤可能是由于二氧化氮的水合作用产生自由基发生过氧化作用所引起的，此种时间依赖的作用可能是迟发性肺损伤症状的部分原因。

(三) 中毒临床表现及防治原则

1. 急性中毒 急性吸入硝酸气雾后出现呛咳、流泪、咽痛、喉头水肿、胸闷、气急、发绀、头痛和头晕等上呼吸道刺激症状，严重者出现肺水肿表现。

误服硝酸后口腔、咽、胸骨后和腹部出现剧烈烧灼样痛。口唇、口腔和咽部可见灼伤、溃疡，吐出大量褐色物。严重者可发生食管、胃穿孔，腹膜炎，喉头痉挛，水肿，休克。

2. 慢性中毒 长期接触硝酸蒸气可引起牙酸蚀症，情况与硫酸相同。长期吸入硝酸气雾可引起慢性阻塞性肺病。

3. 防治原则 皮肤接触硝酸后应立即脱去污染衣物，用清水或 5% 碳酸氢钠溶液冲洗，注意控制伤口感染。Ⅰ、Ⅱ度灼伤可采用暴露疗法，Ⅵ度灼伤应行切痂植皮手术。

呼吸道吸入者可用 5% 碳酸氢钠溶液雾化吸入，吸氧，尽早控制肺水肿的发生和发展，控制感染等。严重者立即送往医院接受治疗。

误服硝酸者，可适量进食牛奶、蛋清，禁忌洗胃，以防胃穿孔。

五、毒性表现

硝酸对皮肤具有刺激和腐蚀作用。刺激作用表现为局部皮肤瘙痒等炎症反应，腐蚀作用的严重程度和硝酸的浓度、接触时间以及接触部位原先是否有伤口有关。硝酸可与皮肤组织的蛋白质结合形成黄蛋白酸，使局部组织变黄色，严重者形成灼伤、腐蚀、坏死和溃疡。伤口痊愈后,部分可出现局部瘢痕组织异常增生,形成肉芽增生,特别是皮肤接触后没有立刻彻底清洗者。

六、毒性机制

硝酸和其他强酸一样,其腐蚀作用是通过游离的氢离子使皮肤组织脱水,蛋白质发生凝固性坏死,进而损害深层细胞。对皮肤的刺激作用是通过破坏皮肤角质层、攻击表皮屏障,刺激皮肤发生炎症反应而引起的。

(焦建栋编 茆文革校)

主要参考文献

1. 何凤生. 中华职业医学. 北京:人民卫生出版社,1999:357-409.
2. 高国军,杜义东. 颈髓注射硫酸致死1例. 包头医学院学报,2002,18(3):242-243.
3. 刘辅仁. 实用皮肤科学. 3版. 北京:人民卫生出版社,2005:533.
4. 庄志雄. 靶器官毒理学. 北京:化学工业出版社,2006:201-203.
5. 夏元洵. 化学物质毒性全书. 上海:上海科学技术文献出版社,1991:149-208.
6. 周承藩,沈彤. 刺激性接触性皮炎的研究进展. 中华劳动卫生职业病杂志,2005,23(6):474-476.
7. Farkas A, Kemeny L, Szell M, et al. Ethanol and acetone stimulate the proliferation of HaCaT keratinocytes: the possible role of alcohol in exacerbating psoriasis. Archives of Dermatological Research,2003,295(3):56-62.
8. Swenberg JA, Beauchamp RO Jr. A review of the chronic toxicity, carcinogenicity, and possible mechanisms of action of inorganic acid mists in animals. Critical Reviews in Toxicology,1997,27(3):253-259.
9. Saulé Uleckiené, Laima Griciuté. Carcinogenicity of sulgutiv acid in rats and mice. Pathology & Oncology Research,1997,3(1):38-43.
10. International Agency for the Research on Cancer (IARC) (1992). Occupational exposures to mists and vapours from strong inorganic acids; and other industrial chemicals lyon. France World Health Organisation. 336 pp. (IARC

Monographs on the Evaluation of Carcinogenic Risks to Humans. Vol. 54)
11. Canadian Centre for Occupational Health and Safety (CCOHS). Health effects of sulphuric acid, OSH Answers.
12. 郑英兰,雷有德. 盐酸生产环境的治理. 氯碱工业,2005,9:30-32.
13. Rais Vohra, Larissa I Velez, Wilfredo Rivera, et al. Recurrent life-threatening ventricular dysrhythmias associated with acute hydrofluoric acid ingestion: Observations in one case and implications for mechanism of toxicity. Clinical Toxicology, 2008, 3 (46): 79-84.
14. Bjornhagen V, Hojer J, Karlson Stiber, et al. Hydrofluoric Acid-induced burns and life-threatening systemic poisoning—favorable outcome after hemodialysis. Clinical Toxicology, 2003, 41 (6): 855-860.
15. Kennon Heard, João Delgado. Oral decontamination with calcium or magnesium salts does not improve survival following hydrofluoric acid ingestion. Clinical Toxicology, 2003, 41 (6): 789-792.

第八章

有机酸

第一节 甲 酸

一、理化特性

甲酸（methanoic acid，HCOOH），亦称蚁酸（formic acid），外观为无色、透明、发烟液体，有强烈刺激性酸味，是最强的有机酸。易溶于水、乙醇、乙醚和甘油，但不溶于烃类。对皮肤、眼睛有刺激性和腐蚀性。

二、来源、存在与接触机会

甲酸是有机化工基础原料之一，广泛用于农药、皮革、医药、橡胶、印染及化工等行业。主要用于制备化学药品、橡胶凝固剂，也用于纺织、印染、电镀等。如化学工业用于生产甲酸铵、二甲苯甲酰胺、各种甲酸盐、酯类、盐（蚁酸镍）和防老剂等，也可制取CO；皮革工业还用作皮革环氧可塑剂、脱灰剂、中和剂和橡胶凝固剂；在医药工业上，可做局部刺激药、收敛剂及泡膏，也是生产磺胺类、安乃近、甲硝唑、咖啡因、氨基比林、冰片、维生素B_1等药品、香料和溶剂的重要原料；在农药工业中，甲酸可制取高效低毒农药杀虫醚、粉锈宁、多效唑。由于甲酸挥发或加热时形成蒸气或酸雾，可以直接溅污皮肤或眼睛，故这些作业场所的工人均可能接触甲酸。

三、吸收、分布、代谢与排泄

甲酸可经过呼吸道吸入，皮肤和消化道吸收进入机体。进入体内的甲酸，部分被氧化，部分以原型由尿排出，以原型排出的量受染毒剂量、途径、浓度等因素影响，平均约占总摄入量的18%～25%。

四、毒性概述

(一) 动物实验资料

1. 急性毒性 LD_{50}: 1100 mg/kg（大鼠经口），700mg/kg（小鼠经口），3000～4000mg/kg（狗经口）；LC_{50}: 15 000 mg/m³（大鼠吸入15min）。家兔经眼122mg/m³，重度刺激；家兔经皮开放性刺激610mg/m³，轻度刺激。小鼠吸入5000mg/m³ 2h，可引起鼻和眼部刺激；超过10 000mg/m³时，动物在1～4天后死亡。

2. 慢性毒性 大鼠饮水中含有0.01%～0.25%游离甲酸，2～4个月内无任何作用；当含量达0.5%时，影响其食欲并使其生长缓慢。

3. 致突变 甲酸处理大肠埃希菌3h可致突变。用甲酸10mmol/L处理人淋巴细胞可诱发姐妹染色单体交换率升高。

(二) 流行病学资料

人吸入750 mg/m³（15s），可剧烈刺激黏膜，引起咽痛、咳嗽，胸痛。曾有报道甲酸引起意外事故使人中毒甚至死亡，说明甲酸对人的急性作用与其他强酸基本相同。当人经口约30g，肾衰竭或呼吸衰竭而死亡。

Chan TC报道一3岁幼儿遭受甲酸皮肤烧伤导致严重的全身毒性发生，表现为代谢性酸中毒、低血压、血尿、血红蛋白尿、肾衰竭、中枢神经系统抑郁。血清甲酸盐水平高达400μg/ml。

(三) 中毒临床表现及防治原则

1. 急性中毒 主要引起皮肤、黏膜的刺激症状。吸入低浓度甲酸蒸气（20～110mg/m³），可导致眼结膜及呼吸道刺激症状，如结膜炎、眼睑水肿、角膜水肿、鼻咽部不适、咳嗽、呼吸困难，支气管炎，重者可引起急性化学性肺炎等。

人口服致死量约为30 000mg，吞饮者可见流涎，口腔和咽喉有灼烧感，可腐蚀口腔及消化道黏膜，并伴有呕吐、咯血、腹泻及剧烈的腹痛，常因急性肾衰竭或呼吸衰竭而死亡。

甲酸接触主要致皮肤发红、黏膜充血，可引起炎症和溃疡。很少发生过敏现象,但对甲醛过敏者可能也会对甲酸过敏。

2. **慢性中毒**　　慢性中毒者可出现蛋白尿和血尿。

3. **防治原则**　　急性中毒患者应及时脱离现场,保持呼吸道通畅,吸入新鲜空气。如呼吸困难,给输氧。如呼吸停止,立即进行人工呼吸。重度中毒则按内科急救原则救治,出现全身毒性症状,可采用血液透析,重碳酸盐静脉输液以及支持治疗。皮肤接触时,应立即脱去污染的衣物,用大量流动清水冲洗至少 15min,再用弱碱溶液中和,盖以消毒敷料。眼睛接触时,立即提起眼睑,用大量流动清水或生理盐水彻底冲洗至少 15min。同时对症治疗。轻度中毒一般恢复较快。误食时,应用水漱口,给饮牛奶或蛋清。

慢性中毒患者给以对症治疗,注意营养,适当休息。如有肝、肾损伤或肢端溶骨症,应及时调离。

加强生产设备的维修,杜绝跑、冒、滴、漏现象。生产过程密闭,加强通风。提供安全淋浴和洗眼设备。操作人员必须经过专门培训,严格遵守操作规程。建议操作人员佩戴自吸过滤式防毒面具(全面罩),穿橡胶耐酸碱服,戴橡胶耐酸碱手套。远离火种、热源,工作场所严禁吸烟。使用防爆型的通风系统和设备。防止甲酸蒸气泄漏到工作场所空气中。避免与氧化剂、碱类、活性金属粉末接触。搬运时要轻装轻卸,防止包装及容器损坏。配备相应品种和数量的消防器材及泄漏应急处理设备。倒空的容器可能残留有害物。

五、毒性表现

皮肤是甲酸毒性的最主要的靶器官之一,皮肤接触主要引起皮肤刺激症状,表现为皮肤发红、灼伤,可有水疱与充血,灼伤处无痛,愈合后不留瘢痕。甲酸偶尔可致皮肤过敏,但机制不清楚。

六、毒性机制

甲酸主要表现为对皮肤的原发性刺激作用,作用强度与甲酸的浓度及其对皮肤的穿透力有关。对皮肤偶有致敏作用,但机制不祥。

(茆文革编　　杨泽云校)

第二节 三氯乙酸

一、理化特性

三氯乙酸（trichloroacetic acid），又名三氯醋酸，为无色结晶，有刺激性气味，易潮解。溶于水、乙醇、乙醚。较稳定，燃烧分解可产生一氧化碳、二氧化碳、氯化氢。

二、来源、存在与接触机会

三氯乙酸是有机化工基础原料之一，广泛用于有机合成和制药、化学试剂、杀虫剂等行业。由于三氯乙酸挥发或加热时形成蒸气或酸雾，可以直接溅污皮肤或眼睛，故这些作业场所的工人均可接触三氯乙酸。

三、吸收、分布、代谢与排泄

三氯乙酸是人体正常的代谢产物。三氯乙酸进入机体后，迅速与葡糖醛酸结合，形成葡糖醛酸三氧乙酯，由肾经尿排出。

四、毒性概述

（一）动物实验资料

1. **急性毒性** 经口 LD_{50}：大鼠为 3320mg/kg，小鼠为 5640mg/kg。滴入 0.0035ml 三氯乙酸于兔眼内，立即引起严重的角膜凝固性坏死。

2. **亚急性毒性** 给小鼠喂饲含三氯乙酸 228mg/L 的水，14天，其相对肝重明显增加，肝细胞中过氧化氢酶水平明显升高，肝细胞脂质过氧化反应增强。因为三氯乙酸为过氧化物小体增生剂。

3. **致突变** 未见相关报道。

4. **生殖发育毒性（致畸）** 未见相关报道。

5. **致癌** 三氯乙酸可诱发小鼠肝细胞癌发生率增加。

(二)流行病学资料

未见相关报道。

(三)中毒临床表现及防治原则

1. 急性中毒　　三氯乙酸属低毒,急性中毒情况尚罕见。吸入三氯乙酸粉尘可引起呼吸道刺激症状、咳嗽、胸痛和中枢神经系统抑制。眼直接接触可造成严重损害,甚至可导致失明。皮肤接触可致严重的化学性灼伤。口服灼伤口腔和消化道,出现剧烈腹痛、呕吐和虚脱。

2. 慢性中毒　　近期研究表明,长时间接触三氯乙酸可致周围神经炎,损伤肝功能,可诱发肝癌发生。

3. 防治原则　　皮肤接触:立即脱去污染的衣物,用大量流动清水冲洗至少15min。眼睛接触,立即提起眼睑,用大量流动清水或生理盐水彻底冲洗至少15min。吸入中毒,迅速脱离现场至空气新鲜处。保持呼吸道通畅。如呼吸困难,给输氧。经口中毒:用水漱口,服用牛奶或蛋清。

加强生产设备的管理维修,杜绝跑、冒、滴、漏现象。生产过程密闭,加强通风。提供安全淋浴和洗眼设备。建议操作人员佩戴自吸过滤式防毒面具(全面罩),戴化学安全防护眼镜,穿橡胶耐酸碱服,戴橡胶耐酸碱手套。避免与氧化剂、碱类、金属粉末接触。

五、毒性表现与机制

三氯乙酸对皮肤的作用主要表现为皮肤刺激症状,表现为皮肤发红、灼伤,可有水疱,严重灼伤,合并感染,引起皮肤溃疡。

三氯乙酸属原发性刺激物,可致接触性皮炎,但机制不祥。

(茆文革编　杨泽云校)

第三节　过氯酸

一、理化特性

高氯酸(perchloric acid),又名过氯酸。外观为无色液体,有刺鼻气味。化学稳定性表现为不可燃,但可增进其他物质燃烧。浓度超过72%时不稳定。干燥时,若受冲击或震荡可能发生爆炸。与可燃物质(如纸张)形成的混合物,在室温下可能发生自燃。高氯酸是一种强氧化剂。可腐蚀多种金属,生成易燃、易爆性气体氢。高氯酸燃烧(分解)在火焰中释放出刺激性或有毒烟雾(或气体)。

二、来源、存在与接触机会

高氯酸是有机化工基础原料之一,广泛用于氧化剂、催化剂、溶剂、炸药等的生产。高氯酸有挥发加热时形成蒸气或酸雾,可直接溅污皮肤或眼睛。70%~72%溶液用于高氯酸盐、酯类的生产;也用于电镀、人造金刚石提纯和医药等。

三、吸收、分布、代谢与排泄

可经呼吸道、皮肤和消化道进入机体。

四、毒性概述

(一)动物实验资料

急性毒性:经口 LD_{50},大鼠为 1100mg/kg,狗为 400mg/kg。

(二)中毒临床表现及防治原则

1. 急性中毒 高氯酸酸雾吸入后可引起眼和上呼吸道刺激症状,眼睑红肿,结膜充血且水肿,鼻、咽部烧灼感及红肿,产生咽炎、支气管炎和肺炎,严重者可产生喉痉挛、喉头水肿,引起窒息。

高氯酸进入消化道,喉立即出现消化道刺激和灼烧症状。口腔、咽、胸骨后和腹部发生剧烈的灼热性疼痛。嘴唇,口腔和咽部可见有灼伤,甚至形成溃疡。呕吐物中有大量褐色物及食管和胃黏膜的碎片;严重者可发生胃穿孔、腹膜炎、声音嘶哑、吞咽困难、便秘、腹泻等。

皮肤受高氯酸刺激后,可发生皮炎、局部潮红、痛、痒,或出现红色小丘疹以及水疱;若皮肤接触盐酸液体,可引起Ⅰ~Ⅳ度的化学性灼伤,创口不易愈合。

过氯酸液体或酸雾溅入眼内可引起严重后果。眼刺激、烧灼感、眼痛、角膜溃疡、角膜炎、结膜炎等为主要临床表现，严重者可导致化学性眼灼伤，不及时处理或处理不当可致失明。

2. 慢性中毒 皮肤长期接触过氯酸可致局部皮肤产生干燥、溃疡，导致甲沟炎、慢性化脓性甲周炎。长期在高氯酸浓度超过 $15mg/m^3$ 的环境下工作，会造成牙龈糜烂、牙齿酸蚀症、慢性支气管炎等病变。长期低浓度接触，可造成体内碱消耗过度而引起酸中毒，出现神经系统损伤、情绪易激动、步态蹒跚和全身虚弱等。

3. 防治原则 急性吸入中毒者，应立即脱离现场，除去被污染的衣物，注意保持呼吸道通畅。高氯酸烟雾所致急性气管炎时，可用4％碳酸氢钠溶液雾化吸入。必要时给氧。如刺激症状明显，咳嗽频繁，并有气急、胸闷等症状，可以0.5％异丙肾上腺素1ml及地塞米松2mg雾化吸入。病情严重者应立即送医院抢救治疗。

高氯酸误食者应当立即洗胃，忌用碳酸氢钠洗胃（或口服），以免产生二氧化碳而增加胃穿孔的危险。可用2.5％氧化镁溶液、牛奶、豆浆、蛋清、花生油等口服。对口服时间稍长者严禁洗胃，也不可催吐，以免加重损伤或引起胃穿孔。

眼部溅入高氯酸后用大量流动清水冲洗眼，至少持续15min。而后以2％碳酸氢钠或生理盐水冲洗，最后用可的松眼液滴眼。严重者应就近送医院眼科治疗。

皮肤接触者应脱去污染的衣物，立即用大量清水彻底冲洗，灼伤处用5％碳酸氢钠液洗涤。创面较大时，需用抗生素预防感染。

加强生产设备的管理维修，杜绝跑、冒、滴、漏现象。生产过程密闭，加强通风。提供安全淋浴和洗眼设备。工作场所严禁吸烟。使用防爆型的通风系统和设备。

五、毒性表现

高氯酸对皮肤有强烈的刺激和腐蚀作用。刺激作用表现为皮肤接触部位出现刺激性皮炎，局部潮红、痛、痒，或出现红色小丘疹以及水疱。导致局部皮肤化学性灼伤和不同程度的组织坏死。显微镜下观察，可见皮肤有不同程度的组织损伤、血管通透性改变和炎症细胞浸润。

六、毒性机制

高氯酸属强酸，可使蛋白质凝固，造成凝固性坏死。高氯酸还能与皮肤中的水作用而发生解离，其氢离子被水分子捕获，形成水合氢离子，可促进与皮肤组织内有机分子起反应，导致细胞损伤。

（苟文革编　杨泽云校）

第四节　丙烯酸

一、理化特性

丙烯酸（acrylic acid）是一种中强酸，为无色液体，有特殊气味。易燃，可引起火灾或爆炸。丙烯酸蒸气比空气重，高于45℃时，蒸气与空气形成爆炸性混合物。该物质与强碱和胺剧烈反应，浸蚀多种金属，包括镍和铜。燃烧（分解）产物中释放出刺激性或有毒烟雾（或气体）。在光线、氧、氧化剂，如过氧化物或酸和铁盐的作用下，加热时容易聚合，有着火和爆炸危险。

二、来源、存在与接触机会

丙烯酸是有机化工基础原料之一，由丙烯醛氧化或由丙烯腈水解而制得；也可由乙炔、一氧化碳和水合成。广泛用于聚合物如丙烯酸酯、丙烯腈、丁二烯、乙酸乙烯等的生产，在全世界每年产量约1.7百万吨。亦可作为黏合剂和纤维改质剂等使用。

三、吸收、分布、代谢与排泄

可经消化道、呼吸道和皮肤吸收。在体内无蓄积作用。

四、毒性概述

(一) 动物实验资料

1. **急性毒性**　　经口 LD_{50} 大鼠为 33.5~2500mg/kg，小鼠为 830~2400mg/kg，兔经皮 LD_{50} 为 280~295 mg/kg，大鼠吸入 4h，LC_{50} 为 1220 ppm。

大鼠吸入其饱和蒸气（$19g/m^3$）5h，可见眼、鼻刺激，呼吸困难，个别死亡，尸检可见肺出血，肝和肾小管有退行性变；家兔经眼给予 $250\mu g$，24h，重度刺激；家兔经皮给予 500mg，开放性刺激试验呈重度刺激。

2. **亚急性毒性**　　大鼠吸入丙烯酸饱和蒸气，浓度为 $882mg/m^3$，每天 6h，连续 20 天，可见鼻刺激症状、困倦、体重减轻，解剖未见脏器异常；浓度 $235mg/m^3$，每天 6h，连续 20 天，无中毒表现，也未见病理改变。

3. **致突变**　　未见相关报道。

4. **生殖发育毒性（致畸）**　　大鼠孕 5~15 天，腹腔注射最小中毒剂量（TDL_0）73 216μg/kg 有胚胎毒性，仔鼠肌肉、骨发育异常。

5. **致癌**　　未见相关报道。

(二) 中毒临床表现及防治原则

1. **急性中毒**　　丙烯酸具有与甲基丙烯酸（异丁烯酸）非常类似的性质，但酸性较异丁烯酸强。丙烯酸溶液或蒸气可引起皮肤、眼睛和上呼吸道明显刺激症状，如皮肤局部红肿、痛、痒，或出现红色小丘疹以及水疱，甚至可引起化学性皮肤灼伤。刺激眼睛可致眼睑红肿、结膜充血、水肿；鼻、咽部烧灼感及红肿，产生鼻炎、咽炎等；咳嗽、喘鸣、喉炎、气短、头痛、恶心和呕吐；严重者可产生喉痉挛、喉头水肿，引起窒息、化学性肺炎和肺水肿。

消化道摄入者可出现口腔、咽、胃疼痛和烧灼感，呕吐、腹泻；血压下降。

2. **慢性中毒**　　丙烯酸职业性接触中未见慢性中毒病例报告。

3. **防治原则**　　诊断要点有高浓度的丙烯酸接触史，中毒表现符合因接触丙烯酸而引起的皮肤、眼或黏膜刺激征,排除其他因素引起的皮肤、黏膜刺激改变。

急性中毒患者应及时脱离现场,吸入新鲜空气,保持呼吸道通畅。皮肤接触时,应立即脱去污染的衣物,用大量流动清水冲洗至少15min,眼睛接触时,立即提起眼睑,用大量流动清水或生理盐水彻底冲洗至少15min。

加强生产设备的管理维修,杜绝跑、冒、滴、漏现象。生产过程密闭,加强通风。提供安全淋浴和洗眼设备。建议操作人员佩戴自吸过滤式防毒面具(全面罩),穿橡胶耐酸碱服,戴橡胶耐酸碱手套。工作场所严禁吸烟。使用防爆型的通风系统和设备。

五、毒性表现与机制

丙烯酸主要引起皮肤刺激症状,可诱发皮肤接触部位出现刺激性皮炎或过敏性接触性皮炎,局部潮红、痛、痒,或出现红色小丘疹以及水疱等。

丙烯酸可能属于原发性刺激物,可致接触性皮炎。对有过敏体质者,可致过敏性接触性皮炎。

(茆文革编 杨泽云校)

第五节 水杨酸类

一、理化特性

水杨酸类(salicylates)包括阿司匹林(乙酰水杨酸)和水杨酸钠。阿司匹林及其代谢物水杨酸,具有相似的解热、中等程度的镇痛、抗炎作用。临床常用的水杨酸类药物有阿司匹林、复方阿司匹林、水杨酸钠合剂、水杨酸甲酯(冬绿油)以及其他含有水杨酸类的酊剂、软膏等药物。水杨酸类药物一直是作为解热、镇痛和抗风湿药物使用。但是,后来越来越多的研究表明,阿司匹林能抑制血小板聚集、延长出血时间,具有强效的抗血栓作用,用于治疗各种血栓栓塞病,能预防心肌梗死和脑梗死,效果较好。一般在治疗剂量内,不良反应的发生率并不高。中毒则多为一次用量过大或长期大量应用所致,在婴儿时期更易发生误服过量的意外事故。阿司匹林用于解热、镇痛时所用剂量较小,短期应用时不良反应较轻;用于抗风湿时剂量大,长期应用不良反应多且重。少数患者可出现荨麻疹。

二、来源、存在与接触机会

水杨酸类以临床用药为主,有抗真菌、止痒、溶解角质等作用,常与苯甲酸等配成外用制剂,治疗多种慢性皮肤病。水杨酸是一种芳香族酸,也用于化妆品配方,用作变性剂、头发调理剂或皮肤调节剂。进入人体途径主要是口服或注射以及经皮肤吸收。

三、吸收、分布、代谢与排泄

以阿司匹林为例,口服后,小部分在胃、大部分在小肠吸收。$0.5 \sim 2h$ 血药浓度达峰值。在吸收过程中与吸收后,迅速被胃黏膜、血浆、红细胞及肝中的酯酶水解为水杨酸。因此,阿司匹林血浆浓度低,血浆 $t_{1/2}$ 短(约15min)。水解后以水杨酸盐的形式迅速分布至全身组织。也可进入关节腔及脑脊液,并可通过胎盘。水杨酸与血浆蛋白结合率高,可达 $80\% \sim 90\%$。水杨酸经肝药酶代谢,大部分代谢物与甘氨酸结合,少部分与葡糖醛酸结合后,经肾由尿排泄。

肝对水杨酸的代谢能力有限。口服小剂量阿司匹林(1g以下)时,水解生成的水杨酸量较少,其代谢按一级动力学进行,水杨酸血浆 $t_{1/2}$ 约 $2 \sim 3h$;但当阿司匹林剂量$\geqslant 1g$时,水杨酸生成量增多,甘氨酸、葡糖醛酸的结合反应已达到饱和,水杨酸的代谢即从一级动力学转变为零级动力学进行,水杨酸血浆 $t_{1/2}$ 延长为 $15 \sim 30h$,如剂量再增大,血中游离水杨酸浓度将急剧上升,可突然出现中毒症状。

长期大量用药治疗风湿性及类风湿性关节炎时,为保证用药的有效性与安全性,剂量应渐增,并应根据患者用药后的反应及血药浓度监测确定给药剂量及间隔时间,并在治疗过程中经常调整剂量。

水杨酸几乎都是由尿排出，碱性尿时排泄快 3 倍。服用剂量较小时，尿中排泄的主要是与甘氨酸或葡糖醛酸的结合物，也有小部分以水杨酸盐排出。但当剂量大时，结合反应已饱和，就有大量水杨酸盐排出，此时，尿液 pH 的变化对水杨酸盐排泄量的影响很大，在碱性尿时可排出 85%；而在酸性尿时则仅 5%。这是由于碱性尿中，水杨酸盐解离增多，再吸收减少而排出增多；尿呈酸性时则相反。故同时服用碳酸氢钠可促进其排泄，降低其血液浓度。

四、毒性概述

（一）动物实验资料

1. 急性毒性　经口 LD_{50} 大鼠为 200mg/kg；小鼠为 250mg/kg；经腹腔注射 LD_{50} 大鼠为 1450mg/kg；小鼠为 500mg/kg。

2. 慢性毒性　未见相关报道。

（二）中毒临床表现及防治原则

1. 急性中毒　水杨酸类药物中毒多为一次用量过大或长期大量应用所致，在婴儿时期更易发生误服过量的意外事故。症状多为恶心、呕吐、腹痛、头痛、头晕、嗜睡、深长呼吸、耳鸣、耳聋及视觉障碍，开始面色潮红，以后皮肤苍白，口唇发绀，体温低于正常。患儿可有多汗、高热、脱水、呼吸性碱中毒或代谢性酸中毒等有关症状，并可出现血尿、蛋白尿、尿毒症等；或致转氨酶增高和黄疸，或发生鼻出血、视网膜出血、呕血、血便以及身体其他部位出血，甚至脑脊液也带黄色。由于水杨酸盐能迅速透过胎盘并在新生儿血浆中浓度高于孕妇血浆浓度，故临产孕妇服用阿司匹林后可致新生儿出血。重症中毒患儿并可出现谵妄、幻觉、精神错乱、肌肉震颤，直至发生惊厥、昏迷、休克及呼吸衰竭。过敏的小儿可因用小量阿司匹林而引起哮喘、咯血、呕血、皮疹、表皮坏死、紫癜、水肿，或发生声门水肿和喉头痉挛。

外用水杨酸油膏或粉类于皮肤大面积破损处，可经皮肤吸收引起中毒。脱水、肝、肾功能不全，低凝血酶原血症的患者更易发生严重毒性反应。小儿摄入阿司匹林或水杨酸钠等治疗量的 2~4 倍可以出现中毒症状。阿司匹林的最小致死量约为 0.3～0.4g/kg。水杨酸钠的最小致死量约为 0.15g/kg，小儿内服冬绿油的致死量约为 4ml。

2. 慢性中毒　　长期用药较常出现：①胃肠道反应：有恶心、呕吐、上腹部不适或疼痛，较少或很少见的有胃肠道出血或诱发溃疡；②过敏反应：荨麻疹、血管神经性水肿、皮肤过敏。某些哮喘患者服阿司匹林或其他解热镇痛药后可诱发哮喘，称为"阿司匹林哮喘"；③凝血障碍：长期服用，能抑制凝血酶原形成，延长凝血酶原时间；④肝、肾损害：据报道患病毒性感染伴有发热的儿童或青年服用阿司匹林后有发生 Reye 综合征的危险，表现为严重肝功能不良，合并脑病，虽少见，但可致死。

3. 防治原则　　迅速排出毒物，维持酸碱平衡和碳水化合物的正常代谢。需注意分析患者特别是婴幼儿可能存在的混合性水、电解质紊乱，即呼吸性碱中毒和代谢性酸中毒各自存在的程度，年长儿以前者为主，婴幼儿则以后者为主。

对水杨酸类药物过敏者禁用。活动性溃疡或其他原因引起的消化道出血者，血友病或血小板减少症患者，对阿司匹林或其他非甾体抗炎药过敏者，尤其是出现哮喘、血管神经性水肿或休克者，应当禁用。有哮喘及其他过敏性反应者，葡糖-6-磷酸脱氢酶缺陷者（偶见溶血性贫血），痛风患者（本药可影响其他排尿酸药的作用，小剂量时可能引起尿潴留），肝功能不全和肝硬化患者，心功能不全或高血压患者，肾功能不全者，血小板减少者，应当慎用。对水杨酸类药物如阿司匹林过敏者也有可能对另一种水杨酸类药或另一种非水杨酸类的非甾体抗炎药过敏，应当警惕交叉过敏的可能性。长期大量用药时，应定期检查血细胞比容、肝功能及血清水杨酸含量。

五、毒性表现

阿司匹林可引起各种皮肤反应，如荨麻疹、血管神经性水肿、紫癜、结节性红斑、湿疹、脓疱性牛皮癣和出血性脉管炎。荨麻疹多见于儿童，但反复发生荨麻疹的成人比儿童多见。偶可引起多形性糜烂型红斑和中毒性表皮坏死。

六、毒性机制

水杨酸类药物引起的各种皮损机制不详。有报道认为水杨酸类过敏反应不是以抗原-抗体反应为基础的过敏反应,而是与它们抑制前列腺素(PG)生物合成有关。因 PG 合成受阻,而由花生四烯酸生成的白三烯以及其他脂氧酶代谢产物增多。另有报道认为可能与皮肤黑色素细胞的脂质过氧化以及增殖和凋亡有关,具体机制尚待研究。

(焦建栋编 茆文革校)

主要参考文献

1. 常元勋. 靶器官与环境有害因素. 北京:化学工业出版社,2008:580-582.
2. 何凤生. 中华职业医学. 北京:人民卫生出版社,1999:660-662.
3. Chan TC, Williams SR, Clark RF. Formic acid skin burns resulting in systemic toxicity. Ann Emerg Med, 1995, 26(3):383-386.
4. Edlich RF, Farinholt HM, Winters KL, et al. Modern concepts of treatment and prevention of chemical injuries. Journal of long-term effects of medical implants, 2005, 15(3):303-318.
5. 夏元洵. 化学物质毒性全书. 上海:上海科学技术文献出版社,1991:319-320.
6. 常健,李红,王晓东,等. 食品中三氯乙酸残留量气相色谱法测定. 中国公共卫生,2007,23(7):800.
7. 金永高,符展明,李继革,等. 顶空-GC 法测定尿中的三氯乙酸的研究. 中国卫生检验杂志,2005,15(7):820-821.
8. Fung JF, Sengelmann RD, Kenneally CZ, et al. Chemical injury to the eye from trichloroacetic acid. Dermatologic Surgery, 2002, 28(7):609-610.
9. Mendiratta SK, Dotson RL, Brooker RT, et al. Perchloric acid and perchlorates//Kirk-Othmer encyclopedia of chemical technology. 4th ed. New Jersey: John Wiley and Sons, 1996:170-177.
10. Furr AK. Perchloric acid//CRC handbook of laboratory safety. 4th ed. Florida, USA: CRC Press, 1995.
11. DePass LR, Woodside MD, Garman RH, et al. Subchronic and reproductive

toxicology studies on acrylic acid in the drinking water of the rat. Drug Chem Toxic, 1983, 6 (1): 1-20.
12. Vodicka P, Gut I, Frantík E. Effects of inhaled acrylic acid derivatives in rats. Toxic, 1990, 65 (1-2): 209-221.
13. Klimisch HJ, Hellwig J. The prenatal inhalation toxicity of acrylic acid in rats. Fundam Appl Toxic, 1991, 16 (4): 656-666.
14. Hellwig J, Deckardt K, Freisberg KO. Subchronic and chronic studies of the effects of oral administration of acrylic acid to rats. Food Chem Toxic, 1993, 31 (1): 1-18.
15. DePass LR, Fowler EH, Meckley DR, et al. Dermal oncogenicity bioassays of acrylic acid, ethyl acrylate and butyl acrylate. J of Toxic and Environ Health, 1984, 14 (2-3): 115-120.
16. McCarthy KL. Genetic toxicology of acrylic acid. Food and Chemic Toxic, 1992, 30 (6): 505-515.
17. Wiegand HJ, Schiffmann D, Henschler D. et al. Non-genotoxicity of acrylic acid and n-butyl acrylate in a mammalian cell system (SHE cells). Arc of toxic, 1989, 63 (3): 250-251.
18. Greim H, Ahlers J, Bias R, et al. Assessment of structurally related chemicals: toxicity and ecotoxicity of acrylic acid and acrylic acid alkyl esters (acrylates), methacrylic acid and methacrylic acid alkyl esters (methacrylates). Chemosphere, 1995, 31 (2): 2637-2659.
19. Black KA, Beskitt JL, Finch L, et al. Disposition and metabolism of acrylic acid in C3H mice and Fischer 344 rats after oral or cutaneous administration. J Toxicol Environ Health, 1995, 45 (3): 291-311.
20. Sverdrup LE, Källqvist T, Kelley AE, et al. Comparative toxicity of acrylic acid to marine and freshwater microalgae and the significance for environmental effects assessments. Chemosphere, 2001, 45 (4-5): 653-658.
21. Staples CA, Murphy SR, McLaughlin JE, et al. Determination of selected fate and aquatic toxicity characteristics of acrylic acid and a series of acrylic esters. Chemosphere, 2000, 40 (1): 29-38.
22. Zailaie MZ. Short- and long-term effects of acetylsalicylic acid treatment on the proliferation and lipid peroxidation of skin cultured melanocytes of active vitiligo. Saudi Medical Journal, 2004, 25 (11): 1656-1663.

23. Belsito D, Bickers D, Bruze M, et al. A toxicologic and dermatologic assessment of salicylates when used as fragrance ingredients. Food Chem Toxicol, 2007, 45 (1): S318-S361 (SUPPL).
24. Andersen FA. Safety Assessment of Salicylic Acid, Butyloctyl Salicylate, Calcium Salicylate, C12-15 Alkyl Salicylate, Caployl Salicylic Acid, Hexyldodecyl Salicylate, Isocetyl Salicylate, Isodecyl Salicylate, Magnesium Salicylate, MEA-Salicylate, Ethylhexyl Salicylate, Potassium Salicylate, Methyl Salicylate, Myristyl Salicylate, Sodium Salicylate, TEA - Salicylate, and Tridecyl Salicylate. International Journal of Toxicology, 2003, 22: 1-108 (SUPPL. 3).

第九章

无机碱

第一节 氨

一、理化特性

氨（ammonia）在常温常压下为无色、有刺鼻性臭味的气体。可溶于水，20℃时其水中溶解度为54g/L。易燃，燃烧产物为氮氧化物等有毒气体。氨和空气混合有爆炸性，爆炸极限为15%～28%（容积）。为运输及贮存便利，通常将气态的氨气通过加压或冷却得到液态氨储存于钢瓶（罐）中。

二、来源、存在与接触机会

氨作为一种重要的化工原料，应用广泛。液氨主要用于生产硝酸、尿素和其他化学肥料，还可用作医药和农药的原料。在国防工业中，用于制造火箭、导弹的推进剂。可用作有机化工产品的氨化原料和冷冻剂。氨还可用于鞣革、塑料、树脂、人造冰、染料、炸药、合成纤维等有机化学工业中。在上述职业活动中可以接触到氨，由于现在的化工企业生产多采用密闭化、自动化控制生产工艺，故发生急性吸入事故较少，但在生产过程中往往由于液氨瓶（罐）爆炸、输氨管道和阀门破裂以及运输过程中的意外导致急性中毒事故。

三、吸收、分布、代谢与排泄

氨主要以氨气经呼吸道进入机体。进入肺泡内的氨，小部分被CO_2中和，大部分被吸收入血。被吸收的氨少量可随汗液、尿液和呼出气体直接排出，而大部分氨在肝中经解毒后形成尿素，再随尿液排出体外。

四、毒性概述

（一）动物实验资料

1. 急性毒性 氨属于低毒类化合物。实验动物（小鼠）急性吸入氨气 10min，LC_{50} 为 $6.93g/m^3$；吸入 2h 最小致死浓度（MLC）为 $2.4g/m^3$。动物急性中毒表现为兴奋、流泪、呼吸急促等，病理解剖可见气管狭窄、肺水肿和脑水肿。

2. 亚急性与慢性毒性 大鼠在 $20mg/m^3$ 浓度下吸入染毒，每天 24h，共 84 天，或每天 5～6h，7 个月，出现神经系统功能紊乱，血胆碱酯酶活性抑制等。

3. 致突变 用 1500ppm 氨处理大肠埃希菌 3h，致突变阳性。

4. 致癌 未见相关报道。

（二）流行病学调查

据美国国家中毒控制中心报道，在 2002 年共有 6000 例职业接触氨引起中毒事故，其中 93% 是无意识地接触中毒，11% 为中到重度中毒。在家庭中毒方面只有 5% 是比较严重的中毒。

（三）中毒临床表现及防治原则

1. 急性中毒 急性氨中毒为短时间内吸入高浓度氨气或接触液氨所致。氨为高溶解度刺激性气体，主要引起眼、鼻和呼吸道刺激症状和腐蚀作用。根据接触浓度和接触时间的不同，临床表现轻重不一。

低浓度氨主要引起眼和呼吸道黏膜刺激症状，表现为流泪、咳嗽、胸闷、气短、恶心、呕吐及眼结膜和咽充血。轻度急性中毒主要损害气管、支气管，出现支气管炎。中、重度急性中毒主要为化学性肺炎、间质性肺水肿和肺泡性肺水肿，表现为剧烈咳嗽、咳出大量粉红色泡沫性痰。呼吸困难、喉头水肿、口唇发绀、双肺布满干/湿啰音。部分重度急性氨中毒患者，可因喉头水肿、气管阻塞引起窒息。

眼接触氨气和氨水均可造成灼伤，严重者可使角膜浑浊、溃疡、穿孔和失明。皮肤接触灼伤较浅，外观呈棕褐色，大面积灼伤也可致休克。

2. **慢性中毒**　　未见相关报道。

3. **防治原则**　　及时阻断氨的继续吸入，迅速脱离事故现场，脱去污染衣物，用清水冲洗被污染的眼和皮肤。保持呼吸道通畅，及时清除鼻、口腔分泌物，对气道阻塞者应尽早施行气管切开。合理吸氧，但切勿持续高浓度吸氧，防止氧中毒。预防和治疗肺水肿，合理应用糖皮质激素，控制体液输入量。对于伴发肺部感染的患者，应及早给予广谱抗生素。同时加强营养支持治疗。

五、毒性表现与机制

氨对皮肤有刺激和腐蚀作用，特别是皮肤接触高浓度氨时，可迅速渗透到皮肤组织内，导致皮肤灼伤。

氨可能也是原发刺激物，主要通过直接侵入皮肤诱发接触性皮炎，引起皮肤组织细胞蛋白变性，从而导致皮肤损害。

（王建锋编　姚建华校）

第二节　氢氧化钠

一、理化特性

氢氧化钠（sodium hydroxide），又名苛性钠、烧碱、火碱，其溶液俗称液碱。为无味、白色、半透明结晶，易潮解。能迅速吸收空气中的二氧化碳和水，能产生足够热量引燃可燃物质。能与酸剧烈反应，腐蚀某些塑料、金属等物质；在潮湿空气中，可与金属锌、铝和锡等金属反应，生成易燃和易爆的氢气。

二、来源、存在与接触机会

氢氧化钠是一种重要的化工原料。主要用于化学药品的制造，其次是肥皂、纸浆、人造丝制造业。另外，在染料、塑料、药剂及有机中间体的生产，旧橡胶的再生等过程中，也需要使用大量的烧碱。

三、毒性概述

(一) 动物实验资料

氢氧化钠有腐蚀和刺激作用。小鼠腹腔内注射 LD_{50} 为 40 mg/kg；家兔经口 LD_{50} 为 500mg/kg。0.02%溶液滴入兔眼，可引起角膜上皮损伤。

(二) 中毒临床表现及防治原则

1. 急性中毒　　接触高浓度氢氧化钠溶液，特别是潮湿的皮肤接触时，能引起深而广泛的灼伤。创面较为潮湿，痂皮软且湿润，有滑腻感。如果不及早清除，可继续深入脂肪或肌肉组织，并可因其严重的组织损伤引起休克和肾衰竭。溶液溅入眼内后，可引起结膜充血、水肿和坏死，角膜混浊，导致失明。尤其注意眼睛接触低浓度碱液时，可发生迟发型损伤，起初眼睛的损伤较轻，但过几天可出现角膜浸润。氢氧化钠颗粒或雾气吸入后，可引起呼吸道黏膜损伤，引起肺水肿，气道阻塞和肺不张。

2. 慢性中毒　　长期接触氢氧化钠稀溶液能使指甲变薄、变脆，或使指甲变平，直至匙状甲。

3. 防治原则　　皮肤接触及时用流动清水充分清洗；尤其注重眼、头、面、手和会阴等特殊的潮湿皮肤的清洗，然后再用弱酸（5%硼酸）冲洗或湿敷；灼伤创面应及时彻底清创，有大面积创面时应进行抗休克治疗；眼部损伤，可注射维生素C；当结膜严重水肿时，可试行结膜切开术，以排出结膜下的碱溶液；为防治炎症反应，早期可用皮质激素，防治眼部感染可使用抗生素药水。

四、毒性表现

高浓度的氢氧化钠溶液或蒸气沾染皮肤主要引起皮肤烧伤。烧伤的特点：如果没有及时除掉皮肤沾染的碱液，碱液可继续向深部组织渗透，这时烧伤也向纵深发展。局部皮肤会变白，周围红肿，起水泡、糜烂或形成边缘不整的溃疡，上覆痂皮。长期接触可使皮肤脱脂、干燥、皲裂和脱皮等。固体和粉末状氢氧化钠落在干燥皮肤上，对皮肤不易引起损伤，但当皮肤潮湿或出汗时，则立即引起刺激，发生皮炎以致烧伤。低浓度碱溶液可引起局限性急性皮炎。

五、毒性机制

氢氧化钠可能为原发刺激物，作用于皮肤，吸收水分、释放热量对皮肤有灼伤作用；同时还可与组织蛋白、脂肪结合，使组织蛋白变性、脂肪皂化，从而使深层组织胶质化，形成可溶性化合物，造成深层组织破坏。碱性变性蛋白形成的软痂，不能阻止碱液继续渗透，故导致烧伤继续向皮肤深部发展。

（王建锋编　姚建华校）

第三节　氢氧化钾

一、理化特性

氢氧化钾（potassium hydroxide）又名苛性钾。为白色、无味、易潮解固体。能迅速吸收空气中的二氧化碳和水，能产生足够热量引燃可燃物质。能与酸剧烈反应，腐蚀某些塑料、金属等物质。在潮湿空气中，可与金属锌、铝和锡等金属反应，生成易燃和易爆的气体氢。

二、来源、存在与接触机会

主要见于钾盐、肥皂、草酸制造，并用于电镀、雕刻、石印等工艺。

三、毒性概述

（一）动物实验资料

大鼠经口 LD_{50} 为273mg/kg。

1%氢氧化钾溶液对家兔眼重度刺激；给家兔涂皮24h，重度刺激。家兔真皮毒性研究表明5%的氢氧化钾可以引起皮肤中等程度的刺激；10%的氢氧化钾能引起重度刺激。

(二) 中毒临床表现及防治原则

氢氧化钾中毒临床表现和救治原则类似氢氧化钠，参阅"氢氧化钠"章节。

四、毒性表现与机制

氢氧化钾毒性表现和机制与氢氧化钠相似，但其溶解蛋白质的能力比氢氧化钠更强。因此对皮肤化学损伤作用比氢氧化钠更强。

（张　锋编　姚建华校）

第四节　氧化钙和氢氧化钙

一、理化特性

氧化钙（calcium oxide）又名生石灰。外观为白色无定形粉末，含有杂质时呈灰色或淡黄色。具有强烈的吸水性，与水剧烈化合生成氢氧化钙，同时释放大量热量。可与酸、卤化物和金属剧烈反应。水溶液为一种中强碱。

氢氧化钙（calcium hydroxide）又名熟石灰。外观为白色粉末，与酸剧烈反应。其水溶液可侵蚀多种金属，生成易燃或易爆的氢气。该物质受热时分解，生成氧化钙。

二、来源、存在与接触机会

氧化钙和氢氧化钙主要用于建筑，其次见于制造电石、液碱、漂白粉等的生产过程。在制革、冶金业、煤气净化、硬水软化、土壤酸性改良、自来水消毒澄清等过程中也可接触到本品。其中氧化钙还可用于钢铁、农药、制药生产。

三、毒性概述

(一) 动物实验资料

1. **急性毒性**　　大鼠经口 LD_{50} 为 7340 mg/kg。
2. **慢性毒性**　　未见相关报道。
3. **致突变**　　据报道氢氧化钙具有基因毒性（Ames 试验阳性）。

(二) 流行病学资料

能够影响胎儿的发育，造成新生儿畸形。

(三) 中毒临床表现及防治原则

1. **中毒临床表现**　　吸入氧化钙粉尘可导致严重呼吸道刺激症状，重者可致化学性肺炎。如不慎落入熟石灰池，可造成烫伤和碱的腐蚀性灼伤而致全身中毒。

石灰对眼的损伤与氢氧化钠相似，即使微量入眼也可造成眼的损害。石灰对眼组织的损伤较弱，但由于熟石灰糊的黏附作用，对眼的损伤作用就较为持久。

2. **防治原则**　　石灰烫伤皮肤时，应该先用植物油或矿物油洗掉黏附的石灰颗粒，然后用大量清水冲洗，再用中和药物（5％柠檬酸、5％硼酸和0.01％盐酸）洗涤 10～20min，对症处理。

当落入眼内时，应及时清除眼内的石灰颗粒或石灰糊，尽快用大量清水冲洗，再用相应的中和药物（5％氯化铵溶液或 0.01％$CaNa_2$-EDTA 溶液）冲洗，然后将 0.5％丁卡因溶液滴入。

穿戴用防尘纤维制的工作服、手套、密闭防尘眼镜，并涂含油脂的软膏，以防止粉尘吸入。加强防护知识的宣传教育，遵守操作规程，注意安全。

四、毒性表现与机制

石灰对皮肤的影响主要是由石灰粉尘或石灰浆引起。石灰具有碱性，接触后可刺激皮肤，引起皮炎，甚至烧伤。表现为在接触部位先发生瘙痒、灼热，继而出现潮红及密集红色小丘疹。石灰引起的烧伤一般比较表浅，多位于出汗较多的部位。

长期接触可使皮肤干燥、变硬、皲裂。这类皮损多见于烧石灰的工人，同时尚可有指甲改变，粗糙无光泽，平甲或匙甲。氧化钙可能为原发刺激物，作用于皮肤吸收水分，释放大量热量，对皮肤有灼伤作用，同时还能使脂肪皂化、组织蛋白变性。

（张　锋编　姚建华校）

主要参考文献

1. 何凤生. 中华职业医学. 北京：人民卫生出版社，1999：334-404.
2. Felipo V, Kosenko E, Miñana MD. Molecular mechanism of acute ammonia toxicity and of its prevention by L-carniti. Adv Exp Med Biol, 1994, 368：65-77.
3. Steven L. Toxicity, Ammonia. [2007]. http://emedicine.medscape.com/article/ 820298-overview. 2007.
4. 常元勋. 靶器官与环境有害因素. 北京：化学工业出版社，2008：583-584.
5. Fluhr JW, Bsnkova L, Fuchs S. Fruit acids and sodium hydroxide in the food industry and their combined effect with sodium lauryl sulphate：controlled in vivo tandem irritation study. British Journal of Dermatology, 2004, 151：1039-1048.
6. Zargar SA, Kochhar R, Nagi B, et al. Ingestion of strong corrosive alkalis：spectrum of injury to upper gastrointestinal tract and natural history. The American Journal of Gastroenterology, 1992, 87 (3)：337-341.
7. Dick RB, Ahlers H. Chemicals in the workplace：incorporating human neurobehavioral testing into the regulatory process. American journal of industrial medicine, 1998, 33 (5)：439-453.
8. Fentem JH, Archer GEB, Balls M, et al. The ECVAM international validation study on in vitro tests for skin corrosivity. 2. Results and evaluation by the management team. Toxicol In Vitro, 1998, 12：483-524.
9. 江泉观，纪云晶，常元勋. 环境化学毒物防治手册. 北京：化学工业出版社，2004. 549-554.
10. Cooper AJ, Lai JC. Cerebral ammonia metabolism in normal and hyperammonemic rats. Neurochem Pathol, 1987, 6 (1-2)：67-95.

第九章 无机碱

11. Tai KW, Huang FM, Huang MS, et al. Assessment of the genotoxicity of resin and zinc-oxide eugenol-based root canal sealers, using an in vitro mammalian test system. J Biomed Mater Res, 2002, 59: 73-77.
12. Sadeghein A, Bolhari B, Sarafnejad A. A comparison of the effects of three endodontic sealers on adherence of mouse peritoneal macrophages. J Calif Den Assoc, 2001, 29: 673-677.
13. Omar M, Amin B Sc., M. Sc. On the diagnosis and management of neurocutaneous syndrome (NCS), a toxicity disorder from dental sealants. Holistic Dental Association Journal, 2003, 12 (6): 21-25.

第十章

有机碱

第一节 甲 胺

一、理化特性

甲胺（methylamine），为氨的烃基衍生物，纯品为无色气体。甲胺浓度低于 $12.7mg/m^3$ 时仅有微臭味，长期接触对人无刺激；浓度增加 2～10 倍时，气味加重，有浓烈的鱼腥臭；浓度增加 10～50 倍时，有难闻的氨气味。甲胺易溶于水，其水溶液呈碱性，腐蚀铜合金、锌合金、铝和镀锌表面。亦溶于乙醇、乙醚等溶剂。胺与酸结合可生成无臭味的固体盐类。胺盐易溶于水，不溶于有机烃类溶剂。甲胺易燃，与空气混合能形成爆炸性混合物。接触热、火焰或氧化剂易燃烧爆炸。

二、来源、存在与接触机会

甲胺主要用于染料、农药（如甲胺磷）、制药（如非乃根、磺胺）、燃料添加剂、溶剂、火箭推进剂、脱漆和涂料等。一般加压成液体贮存或运输。在其生产、运输、使用和管道维修过程中，因违章操作、设备陈旧、超载运输等因素可造成甲胺大量泄漏，导致中毒发生。

三、吸收、分布、代谢与排泄

甲胺可经皮肤、眼、呼吸道、消化道等途径侵入机体。生产条件下，甲胺蒸气经呼吸道吸入体内，液态甲胺溅到皮肤或黏膜上，可经皮肤或黏膜吸收。甲胺在肝、肾、肠黏膜中受较高含量单胺氧化酶作用下脱氨氧化。另一部分受特异性氧化酶作用氧化。脱氨氨化是胺类的主要代谢途径，甲胺在代谢过程中亦可被甲基化形成二甲胺，直接自尿中排出，排出率高达91.5%，无明显蓄积作用。部分甲胺以原型由尿中排出，其排泄率较低，大约2%~10%。

四、毒性概述

(一) 动物实验资料

1. **急性毒性** 小鼠吸入 LC_{50} 为 $2400mg/m^3$（2h）。动物给予致死或接近致死浓度的甲胺蒸气吸入，可导致气管炎、支气管炎、肺炎，甚至肺水肿。小鼠在甲胺 2.4mg/L 浓度下吸入 2h，出现不安、鼻腔出现血性分泌物、呼吸困难、发绀、反射亢进、头震颤、步态不稳、阵挛-强直性痉挛，终因呼吸衰竭而亡；解剖见坏死性气管、支气管炎，肺出血，内脏器官和大脑血管充血；死亡稍晚的动物则可见肝和肾营养不良性改变。兔吸入甲胺 0.13mg/L 可致呼吸节律改变；吸入 0.05mg/L 40min 影响兔的条件反射活动。猫吸入 0.2mg/L 数分钟，出现明显的上呼吸道刺激症状。以 0.1mg 甲胺的 40% 水溶液一次涂兔皮，可致兔皮深度坏死；取 1 滴给家兔滴眼，可致角膜损伤。

2. **亚急性与慢性毒性** 甲胺是一种外源性或内源性胺类，目前研究表明甲胺的慢性暴露能通过氨基脲敏感型胺氧化酶（SSAO）催化代谢生成甲醛、H_2O_2 和氨等代谢产物而诱导血管损伤。

汕头大学医学院采用甲胺（50 mg/kg）对 Wistar 大鼠持续灌胃 6 个月后，观察到甲胺组血浆氨基脲敏感型胺氧化酶活性及甲醛浓度均高于对照组，NO 浓度低于对照组，但两组相比无统计学意义；血管假性血友病因子在甲胺组内膜、内膜下层均存在较明显表达，对照组只有弱表达；甲胺组内皮细胞超微结构呈不规则及浓缩核，对照组内皮细胞呈现正常细胞超微结构；表明低剂量甲胺在体内的慢性分布能够诱导 SSAO 活性上调而引起心血管内皮损伤。甲胺对兔心血管内皮细胞的慢性毒性研究亦支持上述观点。

豚鼠先吸入 0.25mg/L 甲胺，93 天，后吸入 0.5mg/L 甲胺，30 天，开始时出现一过性刺激现象，最终出现衰竭、肝凝血酶原形成功能障碍。

3. **致突变** 大鼠吸入 10 μg/m³ 甲胺呈显性致死试验阳性。Ames 试验均为阳性。

4. **生殖发育毒性（致畸）** 未见相关报道。

5. **致癌** 未见相关报道。

（二）流行病学资料

曾有报道，一例甲胺导致皮肤灼伤面积达 20% 的患者，入院时症状并不严重。皮肤灼伤创面未及时清洗，36h 后呼吸困难加重，两肺布满湿啰音，出现低氧血症，经抢救无效死亡。提示对有较大面积皮肤灼伤的患者，应警惕甲胺可经皮肤吸收加重全身中毒。

（三）中毒临床表现及防治原则

甲胺主要引起急性中毒，慢性中毒很少报道。

1. **急性中毒** 甲胺急性中毒临床表现主要为吸入中毒和皮肤、眼灼伤。①吸入中毒：可出现咳嗽、咳痰、胸闷、气急、发绀，重者可见喉水肿、肺水肿，并因支气管黏膜脱落致窒息、肺不张，肺部感染等。窒息、肺水肿发生率高也是导致死亡主要原因之一。少数重症者因合并皮下气肿、纵隔气肿、急性呼吸窘迫综合征（ARDS）、呼吸功能严重障碍而发生脑、心、肝、肾等多脏器损害。②眼灼伤：可出现畏光、流泪、眼痛、眼睑痉挛、视物模糊。检查可见眼睑肿胀、结膜充血水肿，重症者角膜混浊、角膜溃疡，个别患者可出现失明。③摄入中毒：摄入甲胺可引起口腔、咽喉、食管和胃灼伤，可见恶心、呕吐、口干、咽痛、吞咽困难、上腹疼痛、消化道出血。

2. **防治原则** 甲胺类的生产，从原料到成品均属易燃、易爆的有毒物质，生产中必须注意安全。提高生产操作过程的密闭化、机械化和自动化水平，加强通风。在检修设备或产品分析取样时要穿工作服、戴手套和防护镜等。甲胺类溶液污染皮肤、眼时，应立即冲洗治疗。定期组织接触工人进行健康体检。

五、毒性表现

甲胺皮肤毒性主要表现为局部刺激作用，严重者可致皮肤灼伤，且发生率甚高。多见于暴露部位的皮肤，灼伤皮肤呈暗红色，类似强碱样灼伤。一般呈Ⅰ～Ⅱ度灼伤，少数为Ⅲ度灼伤。

此外，甲胺中毒严重者皮肤损害处可出现大量的瘢痕组织，丧失了劳动能力。

六、毒性机制

甲胺的毒作用机制主要与其水溶性及碱性有关。当人体皮肤接触高浓度的甲胺时，由于其碱性和腐蚀性，组织蛋白变性，脂肪组织皂化，导致组织细胞溶解性坏死，引起黏膜和暴露的皮肤出现灼伤。

（龚　伟编　茆文革校）

第二节　乙二胺

一、理化特性

乙二胺（ethylenediamine，EDA），又名1,2-二氨基乙烷（1,2-ethylenediamine，$H_2NCH_2CH_2NH_2$），属脂肪二胺。外观为无色或微黄色黏稠液体，有类似氨的气味。乙二胺在空气中会发烟，能吸收空气中的CO_2，并能与无机酸生成溶于水的盐。呈强碱性，25％水溶液的pH值为11.9，能腐蚀铜和铜的合金。易溶于水，随水蒸气挥发，也溶于乙醇。遇热、明火、氧化剂易燃。

二、来源、存在与接触机会

现代生产工艺下，乙二胺主要由二氯乙烷与过量的氨在高压下反应生成，或者由单乙醇胺（MEA）与过量的氢气共存时经液相催化生成乙二胺。黄伟、金汉强等设计出了以MEA、氨为原料，以具有选择性的分子筛作为强固体酸催化剂的载体，以氧化铝为助催化剂在常压下反应生成EDA的方法。

乙二胺主要用于有机合成、农药、医药、活性染料等行业。乙二胺可用于生产螯合剂、防虫剂、土壤改良剂、润滑剂、环氧树脂固化剂、乳化剂、抗冻剂、有机溶剂等的制取。职业接触主要见于乙二胺的制造及其使用过程。

三、吸收、分布、代谢与排出

乙二胺可经呼吸道、皮肤和消化道侵入机体。

四、毒性概述

(一) 动物实验资料

乙二胺属低急性毒类物质。

大鼠经口 LD_{50} 为 1298mg/kg；小鼠经口 LD_{50} 为 570mg/kg；小鼠吸入 LC_{50} 为 300mg/m^3；家兔经皮 LD_{50} 为 730mg/kg。

刺激性：家兔经眼给予乙二胺 675μg，为重度刺激。家兔经皮开放性刺激试验：乙二胺 450mg，为中度刺激。

0.01ml 原液给家兔滴眼，可出现眼结膜高度充血、水肿，角膜浑浊。以 0.01ml 原液滴于家兔皮肤上，可出现严重的刺激性坏死。大鼠吸入 124.7～569.2mg/m^3 2h，可出现呼吸道刺激现象，轻度呼吸困难；吸入 4h，有明显呼吸困难及喘鸣，病理检查可见肺水肿及弥漫性肺出血。

2ml 乙二胺原液贴敷动物皮肤 4h，皮肤出现弥漫性红斑、水肿，第 4 天坏死。

(二) 中毒临床表现及防治原则

1. 急性中毒　乙二胺对皮肤、黏膜有刺激性，可引起哮喘。急性吸入中毒表现为头疼、头晕、全身不适、口渴、咳嗽、胸闷、腰部束缚感、呼吸急促，有时不能平卧，并发化学性支气管炎、肺炎、肺水肿，严重者口吐白沫、抽搐、血压下降、休克，可因呼吸或循环衰竭而死。

2. 慢性中毒　长期接触低浓度乙二胺蒸气可引起皮肤和呼吸道的刺激，可引起过敏性哮喘及持久性头疼，亦可发生迟发性哮喘。

3. 防治原则　一旦发生急性中毒，应迅速将患者移出中毒现场。眼和皮肤污染时，应立即用大量清水或 3% 硼酸溶液反复冲洗，然后按化学性烧伤治疗原则处理。吸入高浓度乙二胺者，要积极防治肺水肿。可参见甲胺中毒的处理。对症治疗，给予镇咳祛痰，解痉药等。支气管哮喘反复发作者应脱离乙二胺作业。

应注意：①工程控制：密闭操作，加强通风。②防火与防爆：禁止明火、火花、吸烟。高于 34℃ 时，使用密闭系统、通风和防爆电器。③储运注意事项：防火。与不兼容物料分开存放。保持干燥。④个人防护：吸入、皮肤、眼睛、摄食等方面加强防护。⑤建立健全应急措施和防护制度、操作过程，并对人员进行专门培训；定期对作业场所进行危害因素的监测与评价和组织接触工人的健康体检。⑥职业禁忌证：慢性皮肤病、呼吸系统疾病、如慢性支气管炎、肺气肿、哮喘等，明显神经系统疾病、严重的眼疾等均不宜从事乙二胺作业。

五、毒性表现与机制

乙二胺直接接触可引起接触性皮炎，在接触工人中皮炎发生率可高达 34%。发病可能是直接刺激和过敏反应两者所致。乙二胺所致的皮肤反应有一定的潜伏期。有报道表明，皮肤反应不受乙二胺浓度的影响，在脱离接触一段时间后，症状有所缓解、减轻或消失。局部可出现水疱，溃疡；全身可散发湿疹样改变。皮损在停止接触后好转，再次接触后又会复发。

乙二胺可能为原发刺激物或致敏性刺激物，致皮肤损害有一定潜伏期，表明其具有致敏性。接触乙二胺引起皮炎的发病机制可能是直接刺激和过敏反应两者所致。

（龚　伟编　茆文革校）

主要参考文献

1. Yu PH, Wright S, Fan EH, et al. Physiological and pathological implications of semicarbazide-sensitive amine oxidase. Biochim Biophys Acta, 2003, 647: 193-199.

2. 罗文英，林哲绚，李慧，等. 甲胺对大鼠内皮的慢性毒理研究. 汕头大学医学院报，2007，20（3）：135-137.
3. Luo WY, Lin ZX, Li H, et al. Chronic toxicity of methylamine on cardiovascular endothelium of rabbits. Chinese Journal of Pharmacology and Toxicology, 2008, 22 (1): 24-30.
4. 王长风，周绵兴. 138 例一甲胺中毒分析. 法医学杂志，1994，10（4）：168-169.
5. 张岳林，徐国，刘向阳，等. 某化工企业 1 例一甲胺急性中毒事故的调查. 职业与健康，2002，18（5）：161.
6. 党育红. 乙二胺致过敏性皮炎、哮喘 1 例. 工业卫生与职业病，1996，22（4）：244.
7. 品策华，吕立波，陈明生，等. 乙二胺对人体影响的调查分析. 齐齐哈尔医学院学报，2001，22（1）：88-89.
8. 钱毅春，刘敏杰，尹幸念，等. 乙二胺对小鼠免疫功能的影响. 内蒙古医学杂志，1994，14（4）：206-207.
9. Marino G, Anastopoulos H, Woolf AD. Toxicity associated with severe inhalational and dermal exposure to dimethylacetamide and 1, 2 - ethanediamine. J Occup Med, 1994, 36 (6): 637-641.
10. Leung HW. Evaluation of the genotoxic potential of alkyleneamines. Mutat Res, 1994, 320 (1-2): 31-43.

第十一章

原发性刺激物

第一节 煤焦油

一、理化特性

煤焦油（coal tar），又名煤膏，为黑色黏稠液体，具有特殊臭味。由多种成分混合而成，主要有苯、甲苯、二甲苯、苯胺、酚、萘、蒽、菲、吡啶等。微溶于水，溶于苯、乙醇、乙醚、氯仿、丙酮等多数有机溶剂。其蒸气与空气可形成爆炸性混合物，遇明火、高热极易燃烧爆炸。

二、来源、存在与接触机会

煤焦油是焦炭干馏后的产物，是一种重要的化工产品和中间产物，可分馏出各种芳香烃、烷烃、酚类等，如萘、煤焦油沥青、酚、蒽等，也可制取油毡、燃料和炭黑。职业接触多见于炼焦、煤气制造、钢铁以及煤焦油的分离、提纯、加工、运输、包装等生产过程中。此外，医学上1%～5%的煤焦油还可用于治疗干癣和湿疹类皮肤病。

三、吸收、分布、代谢与排泄

煤焦油主要通过呼吸道和皮肤吸收。

由于煤焦油是混合物，含有各种多环芳烃和酚类。其在体内的分布和代谢过程可能与其中的组成成分（多环芳烃和酚类）在体内的代谢过程相似。有报道，28位采用煤焦油作为治疗药物的患者尿中可检测出多环芳烃的代谢产物吖啶成分。

四、毒性概述

(一) 动物实验资料

1. **急性毒性** 未见相关报道。
2. **慢性毒性** 动物实验证实暴露在煤焦油蒸气中的动物，出现嗅觉损伤、肺组织细胞增多症、慢性肺纤维化伴支气管周围腺瘤病。
3. **致突变** 动物实验表明，煤焦油涂抹小鼠背部皮肤，导致小鼠骨髓嗜多染红细胞微核率显著升高。
4. **致癌** 雌性Wistar大鼠暴露在煤焦油蒸气中10~20个月，肺癌死亡率升高。

(二) 流行病学资料

张志云等对5556名煤焦油作业工人进行调查，发现患有皮肤病变的工人有2038名，占36.68%；且发病率随年龄、工龄增加呈上升趋势。主要皮肤损害是足癣、痤疮、毛囊炎、色素沉着和湿疹。冯鼎等对大同市某煤气公司接触煤焦油工人的皮肤损害进行了调查，发现853名工人中检出34种皮肤病，共303人，患病率35.5%，且随工龄增长呈上升趋势。

流行病学调查证实，煤焦油可致多种癌症。国际癌症研究所(IARC)将其归入Ⅰ类，人类致癌物。

(三) 中毒临床表现及防治原则

1. **急性中毒** 短时间接触可刺激眼睛。暴露在阳光下可能加重对眼的刺激作用。
2. **慢性中毒** 长期或反复职业接触，可引起各种皮肤损伤，甚至皮肤癌变。也可引起鼻中隔损伤。
3. **致癌** 职业接触煤焦油可导致呼吸道癌、皮肤癌、肺癌、胰腺癌、肾肿瘤、膀胱癌、前列腺癌、直肠癌、阴囊癌、中枢神经系统肿瘤和白血病、淋巴瘤等，但在用煤焦油治疗干癣和湿疹的患者中这种致癌作用不明显。
4. **防治原则** 提高生产操作过程的密闭化、机械化和自动化水平，减少操作工人的接触机会。必要时建议佩戴自给式呼吸器，高浓度接触时戴安全防护眼镜，穿工作服，戴防化学品手套。工作后，淋浴更衣。加强宣传教育，杜绝违章操作。定期组织接触工人的健康体检。

五、毒性表现与机制

煤焦油可能是原发刺激物。短时间接触煤焦油，可引起急性皮肤刺激症状；暴露在阳光下可能会加重对皮肤的刺激作用，甚至导致灼伤。

长期或反复与皮肤接触，会导致各种皮炎，如接触性皮炎、痤疮、毛囊炎、光毒性皮炎、中毒性黑皮病、皮肤过度色素沉着、疣赘，甚至引起皮肤癌变。

煤焦油引起的职业性痤疮又称"油痤疮"，其发病不受年龄限制，除好发于面部、背肩部等寻常痤疮好发部位之外，任何接触部位如前臂、大腿伸侧及被油浸透衣服的部位均可发生。

煤焦油也可能是过敏刺激物，使皮肤对光敏感，暴露部位迅速红肿及疼痛，甚至发生大疱，部分患者可有头痛、恶心、发热等全身症状。长期接触煤焦油的工人发生色素沉着为焦油性黑变病，也可发生苔藓样中毒性黑皮炎，其原因与煤焦油中含有某些具有刺激酪氨酸酶作用的物质或脑垂体中黑素细胞内分泌因受刺激而增加有关。受累部位出现网状色素斑点，轻度毛细血管扩张，皮肤光亮，易出汗，四肢尤其是前臂有很多黑色苔藓样毛囊小丘疹。

（刘　岚编　朱宝立校）

第二节　环氧树脂

一、理化特性

环氧树脂是一种分子内含有两个或两个以上反应性环氧基，并以脂肪族、脂环族或芳香族碳键为骨架的热固性合成树脂。外观及性状为无臭、无味、透明液体。分子式：$(C_{11}H_{12}O_3)_n$。溶于丙酮、乙二醇、甲苯，不溶于水；熔点12℃；饱和蒸气压10kPa；相对密度（水=1）1.17；闪点大于200℃。环氧树脂属高分子化合物，可燃，受高温分解出有毒气体。

二、来源、存在与接触机会

环氧树脂产量最大、用途最广的是双酚A型环氧树脂，由双酚A与环氧树脂氯丙烷经缩聚反应而成。主要应用于粉末涂料、电子电工、土木建筑、复合材料等领域。在环氧树脂的生产、加工和使用过程以及日常生活中，均可能接触。

三、吸收、分布、代谢与排泄

环氧树脂原料、添加剂（如引发剂、增塑剂、催化剂、防老剂、发泡剂等）、单体、成品及其热解产物均可通过皮肤、呼吸道、消化道等途径进入机体。

四、毒性概述

（一）动物实验资料

1. 急性毒性　　双酚A型环氧树脂属低毒性化学物，大鼠经口LD_{50}为3250mg/kg，小鼠经口LD_{50}为2400mg/kg。

2. 致突变　　对环氧树脂基的牙齿根管封填剂所做的彗星试验发现，其中Topseal、AH 26和AH Plus这三种封填剂能引起DNA损伤。

（二）流行病学资料

Rasmussen K（2005）报道了对丹麦一家生产风轮系统的国际公司进行的研究。有来自4个设施的724名生产工人高度暴露于环氧树脂及其他化学物。研究包括与职业医师的面谈、含斑贴试验的皮肤病学检查、筛选问卷（参加率84.7%）。214名工人（35.8%）被诊断为皮炎，66名工人对车间材料有接触性变态反应（占总人数的

10.9%，斑贴试验人数的 20.3%）。66 人中，40 人（60.6%）对环氧化合物过敏，25 人（37.9%）对硬化剂过敏，10 人（15.2%）对车间其他材料过敏，仅有 1 人只对车间其他材料过敏。通过斑贴试验证实对车间材料的接触性变态反应是皮炎的主要危险因素，$OR=5.4$（95% CI 3.9～9.9）。工作年限长是皮炎的显著性危险因素。对挪威石油工业 6 个公司的油漆工进行了环氧树脂体系引起的变应性接触性皮炎（allergic contact dermatitis，ACD）发生率的评估，这项研究从 1997 年 9 月 1 日持续到 2001 年 8 月 31 日，包括 2236 名工人。根据工作现场已知的或可疑的致敏物，选用市场上可购得的斑贴系列进行了试验。57 个做斑贴试验的工人中，23 人的 ACD 被发现是由环氧树脂体系引起，发生率为每 1000 人年中 4.5 人。4 个工人（17%）的 ACD 完全是由 2,4,6-三［(二甲氨基)甲基］苯酚（tris-DMP）、间苯二甲胺（XAD）和/或 2,2,4-三甲基六亚甲基二胺引起。分别有 7 名和 8 名工人对 tris-DMP 和 XAD 斑贴试验阳性，表明这两种物质是工业油漆工的重要致敏物。邵迪初（2007）报道，某电器厂在生产过程中，涂胶间操作台墙上方有 2 台排风扇，粘磁条、接合、上线等生产车间无任何通风排气设备。工人手工操作，操作时穿工作服，戴棉纱手套，未戴口罩和橡胶手套，操作不久棉纱手套即被黏合剂浸润。后因天气炎热，各生产车间都安装了空调。工人每天工作 8～10 h，每周工作 6 天，环氧树脂用量 40 kg/d。在 21 名接触双酚 A 型环氧树脂的作业工人中有 16 人患职业性接触性皮炎。该 21 名作业工人年龄 18～46 岁，平均 26.33 岁，接触工龄 17 天至 1 年，平均 3 个月。其中男工 6 名，有 3 人患病；女工 15 名，有 13 人患病。在 4 种不同工种的工人中，7 名涂胶和 2 名粘磁条的接触工人全部患病，8 名上线工中有 4 人患病，4 名接合工中有 3 人患病。在 16 名患病工人中，均自诉有皮肤痛、痒；有 15 名工人出现红斑、指甲变黄变形和局部色素减退，有 10 名工人出现水肿和丘疹，有 5 人出现糜烂和渗出，3 人出现水疱。病变部位主要为双手，有 9 名工人扩散至全身。16 名工人脱离接触，经抗过敏、抗炎、激素、局部用药等治疗后，已基本治愈，但有 15 名工人的指甲变黄变形、局部色素减退等症状尚未改变。

(三) 中毒临床表现及防治原则

1. 中毒临床表现 制备和使用环氧树脂的工人，可有头痛、恶心、食欲不振、眼灼痛、眼睑水肿、上呼吸道刺激、皮肤损伤。

2. 防治原则 ①皮肤接触：脱去污染的衣物，用肥皂水和清水彻底冲洗皮肤。②眼睛接触：提起眼睑，用流动清水或生理盐水冲洗。③吸入：迅速脱离现场至空气新鲜处。保持呼吸道通畅。如呼吸困难，给输氧。如呼吸停止，立即进行人工呼吸。④食入：饮足量温水，催吐。

五、毒性表现

接触环氧树脂引起接触性皮炎主要表现为红斑、水肿、丘疹，部分伴水疱和糜烂，开始在接触部位，逐渐向其他部位扩散泛至全身。

六、毒性机制

环氧树脂可能是致敏原。

皮肤变态反应是一种免疫原性皮肤反应。环氧树脂及其固化剂、活性稀释剂的致敏性相差悬殊。致敏强度随分子量降低而增高；低分子环氧树脂最强，中分子环氧树脂轻度，高分子环氧树脂几乎不具致敏性。完全固化的环氧树脂不具致敏性。

德国工伤保险联合会职业安全卫生研究所（HVBG，BGIA）根据 OECD 指导原则 429 条对以下环氧树脂体系组成成分进行了小鼠局部淋巴结试验，其致敏性按从强到弱的顺序排列为：

双酚 A 二缩水甘油醚（蒸馏）（bisphenol A diglycidyl ether, distilled）强

双酚 A 二缩水甘油醚（技术级）（bisphenol A diglycidyl ether, technical grade）强

对叔丁基苯基 1-(2,3-环氧) 丙基醚（p-tert-butylphenyl glycidyl ether）强

1,2-环己二胺（1,2-diaminocyclohexane）强

间苯二甲胺（m-Xylyleneamine）强

缩水甘油 12-14 烷基醚（C12/14 alkyl glycidyl ether）强

双酚 F 二缩水甘油醚（bisphenol F diglycidyl ether）强

3,3'-亚胺基二苯胺（dipropylenetriamine）强

异佛尔酮二胺（isophorone diamine）强

α-己基肉桂醛（α-hexyl cinnamic aldehyde）（丙酮作溶剂）中等

三羟甲基丙烷三缩水甘油醚（trimethylolpropane triglycidyl ether）中等

1,6-己二醇二缩水甘油醚（1,6-hexanediol diglycidyl ether）中等

三甲基六亚甲基二胺（trimethyl-1,6-hexanediamine）中等

α-己基肉桂醛（α-hexyl cinnamic aldehyde）（丙酮橄榄油作溶剂）弱

氨乙基-乙醇胺（aminoethylethanolamine）弱

（徐艳琼　茆文革编　李　煜校）

第三节　煤焦油沥青

一、理化特性

煤焦油沥青（coal tar pitch）。煤焦油沥青是炼焦的副产品，即焦油蒸馏后残留在蒸馏釜内的黑色物质。它与精制焦油只是物理性质上有所区别，并没有明显的界限，一般的划分方法是规定软化点在 26.7℃（立方块法）以下的为焦油，26.7℃以上的为煤焦油沥青。煤焦油沥青在常温、常压下为黑色液体、半固体或固体。相对密度（水＝1）1.15～1.25；不溶于水，不溶于丙酮、乙醚、稀乙醇等，溶于四氯化碳等。煤焦油沥青具有可燃性，遇高热、明火能燃烧。燃烧分解时放出腐蚀性、刺激性的黑色烟雾。其主要成分可能是苯、萘、蒽、菲、吡啶、吖啶、咔唑及酚等，是煤焦油沥青毒性作用的主要因

素。温度的变化对煤焦油沥青的影响很大，冬季容易脆裂，夏季容易软化。加热时有特殊气味；加热到260℃达5h以后，其所含的蒽、菲、芘等成分就会挥发出来。

二、来源、存在与接触机会

煤焦油沥青是一种重要的化工原料。主要用于涂料、塑料、橡胶等工业以及铺筑路面等。在煤焦油沥青生产和使用过程中易形成大量蒸气、烟雾和粉尘，操作工人均可能接触。

三、吸收、分布、代谢与排泄

主要的侵入途径是呼吸道吸入、消化道摄入和经皮肤吸收。

煤焦油沥青危害很大。在电极焙烧炉制作中要排出大量的煤焦油沥青烟。由于煤焦油沥青中含有荧光物质，其中含致癌物质3,4-苯并（a）芘 [3,4-benz(a)pyrene] 高达2.5%～3.5%，高温处理时随烟气一起挥发出来。煤焦油沥青烟气是黄色的气体，为焦油细雾粒。经测定电极焙烧炉排出的煤焦油沥青烟气中3,4-苯并（a）芘为1.3～2mg/m^3。

煤焦油沥青烟和粉尘可经呼吸道和污染皮肤而引起中毒，发生皮炎、视物模糊、眼结膜炎、胸闷、腹痛、心悸、头痛等症状。煤焦油沥青和煤焦油沥青烟中所含的3,4-苯并（a）芘是引起皮肤癌、肺癌、胃癌和食道癌的主要原因之一。3,4-苯并（a）芘在体内通过混合功能氧化酶（MFO）、环氧化酶、谷胱甘肽与转移酶等一系列作用，转变为环氧化物即烷化剂，与核酸结合，干扰遗传信息，导致转录时生成异常的碱基对，或妨碍完全解离而发生癌变。

四、毒性概述

（一）动物实验资料

1. **急性毒性**　　目前尚无资料表明煤焦油沥青经口和经皮可引起动物急性毒性。

2. **亚急性与慢性毒性**　　动物实验表明，豚鼠吸入煤焦油沥青烟气 880mg/m³，连续 7 天，可引起眼睛刺激症状、嗜睡、体重减轻或增重减少；小鼠吸入煤焦油沥青烟气 50mg/m³，连续 4 周，可引起肺、气管和支气管结构和功能改变，甚至死亡；大鼠吸入 10mg/m³，4h/d，共 8~10 周，可引起大鼠红细胞下降、血浆蛋白凝血异常，甚至出现贫血、外周神经感觉异常、氨基酸代谢紊乱等。此外，采用煤焦油沥青烟浓缩物每天经口染毒大鼠，每只分别 2mg、1mg、0.2mg，每周 6 天，共染毒 95 天，可引起大鼠红细胞破坏，血红蛋白变性成为变性珠蛋白小体。

3. 致突变 1997 年 Lewtas 等的研究表明煤焦油沥青可诱导大鼠肺细胞 DNA 加合物形成。2001 年 Akkineni 等的研究显示煤焦油沥青与小牛胸腺 DNA 作用可形成 DNA 加合物。鼠伤寒沙门菌诱变实验表明煤焦油沥青可引起基因突变。温丽敏等进行了煤焦油沥青烟对大鼠外周血淋巴细胞微核试验，结果显示煤焦油沥青烟浓缩物可致微核率升高。

4. 生殖发育毒性（致畸） 温丽敏等研究了煤焦油沥青烟对雄性大鼠生殖细胞的影响，结果显示煤焦油沥青烟浓缩物导致生殖细胞的损伤。

5. 致癌 研究证明煤焦油沥青中含有的 3,4-苯并（a）芘是公认的致癌物，是引起皮肤癌、肺癌、胃癌和食管癌的主要原因之一。动物实验证实煤焦油沥青具有致癌性，煤焦油沥青烟可诱发大鼠或小鼠肺癌和胃癌。

（二）流行病学资料

薛春霄等报道某焦化厂 148 名作业工人体检发现有 132 名患皮肤病，患病率为 89.2%。其中寻常痤疮 23 名，职业性痤疮（油痤疮）8 名，光毒性皮炎继发色素沉着 50 名，皮肤疣状赘生物 58 名，其他皮肤病 53 名（有 40 名工人同时患有两种以上皮肤病）。孙玉欣等调查某厂焦油沥青车间 43 名工人，结果显示所有工人均有光敏性皮炎反复发作病史，夏季发病，冬季痊愈。多伴有前臂及面部红斑、水肿、烧灼样疼痛、鳞状皮屑，出汗或清洗时加重，并有不同程度的黄褐色及黑色素沉着等症状。张天才通过对某铝厂 75 名煤焦沥青烟尘作业工人进行调查,发现作业工人在神经、呼吸、皮肤、血液4个方面均出现明显异常表现。特别是血液系统出现红细胞破坏,发生溶血,导致血中胆红素和尿中尿胆原的异常升高。

煤焦油沥青导致皮肤癌最早发现于长期接触煤焦油沥青的扫烟囱工人,该工人患有阴囊癌。以扁平细胞角化癌为主,由乳头状瘤发展而成。流行病学调查显示,从事煤焦油和煤焦油沥青作业的工人,除易患皮肤癌和肺癌外,还有较高的肾、膀胱、前列腺、口腔、食道、胃和结肠癌发生率。

国际癌症研究所(IARC,2008)将煤焦油沥青归入Ⅰ类,人类致癌物。可致皮肤癌与肺癌。

(三) 中毒临床表现及防治原则

1. **急性中毒**　　光毒性皮炎是煤焦油沥青急性中毒的主要表现。

急性光毒性皮炎发作期间常伴有全身症状,如头痛、头晕、头胀、胸闷、乏力、恶心、咳嗽、心悸、耳鸣等。少数患者可出现体温升高。此外,急性期往往同时伴有眼部症状,如畏光、流泪、眼结膜充血及眼内异物感等。在阳光下,上述症状加剧。

2. **慢性中毒**　　主要表现为皮肤损害,如接触性皮炎。

煤焦油沥青粉尘与烟气对眼的损害以眼结膜炎为主,有时伴有浅表性斑点状角膜炎,视物模糊。工龄较长者鼻咽部常有干燥、灼热感,也可引起慢性鼻炎、咽炎、喉炎、支气管炎等。

张天才报道接触煤焦沥青烟尘的作业工人可出现血液系统方面的异常症状,表现为红细胞破坏,发生溶血,导致血中胆红素和尿中尿胆原异常升高。红细胞计数Heinz小体、巯基的测定及尿胆原、尿潜血的检查可作为职业健康监护和诊断的参考指标。煤焦油沥青对消化系统也有一定的影响。在对消化系统的影响中,观察组ALT活性较正常组明显升高($P<0.05$),应引起重视。此外,长期接触可致皮肤癌、肺癌等。

3. **防治原则**　　急性中毒应及时脱离现场,吸入新鲜空气,污染皮肤用大量清水冲洗。同时对症治疗。轻度中毒一般恢复较快。重度中毒则按内科急救原则救治。

慢性中毒给予对症治疗，注意营养，适当休息。治疗期间应根据病情酌情避开致病因素。根据临床类型及病情按一般皮肤病的治疗原则对症处理。

工作前，应于暴露部位涂擦煤焦油沥青防护剂。工作中，需要采用防护用具。工作后，应当仔细沐浴。注意保持工作服的清洁。有明显皮脂溢出、痤疮及毛囊炎者，不宜从事本工作。

五、毒性表现

1. 急性毒性

（1）光毒性皮炎。接触煤焦油沥青粉尘或烟气并暴露于日光后发病。日晒后数分钟到1～2天（多数为数小时）即可发病。皮损限于面部、颈后等暴露部位，尤以眼睑与颧颊部为著。皮损呈晒斑型，表现为界限清晰的红斑，常伴有水肿，严重时出现水疱、大疱，甚至糜烂、渗液。皮损在1～2天内达到高峰，一般停止接触3～5天迅速消退，常继发暂时性轻度色素沉着。自觉灼痛，个别轻度瘙痒。

（2）热烧伤。多由泼溅、跌滑等事故引起。高热的液态煤焦油沥青对皮肤造成热力烧伤。临床表现与一般热烧伤相似，受累皮肤表面覆以黑色煤焦油沥青，与创面紧紧黏附，不易清除。

2. 慢性毒性 　长期接触煤焦油沥青可产生皮肤损害，其主要表现为：

（1）黑变病。极常见。常对称分布于面、颈部暴露部位，前臂也波及。特别好发于眼周、颞部、前额发际与口周。皮损多呈片状，色泽偏深，呈褐、深褐、褐黑色，有时稍带褐红或淡紫色。其大小、形状不一，边缘多数模糊。前臂的色素沉着常以毛孔为中心，有时呈淡褐色，或带灰紫色，色素沉着斑与正常皮肤相间，交杂成云雾状，受累毛孔可轻度角化。发病时常有煤焦油沥青光毒性皮炎反复发作史，并常伴有煤焦油沥青痤疮。本病呈慢性过程。日晒可使病情加重。脱离接触可逐渐好转，直至痊愈。

（2）痤疮。煤焦油沥青所致职业性痤疮主要表现为黑头粉刺、毳毛折断与毛囊炎性丘疹。本病好发于直接接触部位，如面部、指背、手背和前臂，也常常波及被煤焦油沥青污染的衣裤的部位，如大腿伸面，偶发于躯干。黑头粉刺为扩大的毛孔中的黑点，其下常有带白色的小硬结。煤焦油沥青所致黑头一般比氯化物所致者粗大，分布也散在些，主要位于面部，特别是颞间、眉部、鼻旁两侧，眼睑与耳廓也可波及。毛囊炎性红色丘疹为毛囊性丘疹，顶端可有黄白色脓疱，严重时演变为疖、硬结，可后遗瘢痕；常散在分布于面部与前臂。毳毛折断、变粗，局部毛孔常见扩张，并有轻度角化，主要分布在首节指背与前臂桡伸面。本病发病不受年龄限制。自觉症状缺如，有时伴干燥感，出现毛囊炎、疖时有疼痛感。

（3）疣状赘生物。好发于手背、腕部与面部，也可波及阴囊等处。类似扁平疣，表面呈现肤色、淡褐或褐色扁平丘疹，针帽或绿豆大小，圆形或不规则形，表面粗糙或平滑，境界清楚。散在或密集分布。无自觉症状或微痒。一般工龄愈长，发病率愈高，皮损愈多。疣状赘生物可自然消退，也可能演变为上皮瘤。

（4）皮肤癌。煤焦油沥青是人类确定的致癌物，长期接触可引起皮肤癌。

六、毒性机制

1. 光敏作用　　煤焦油沥青引起皮炎的发病机制主要是光毒作用，是被激活的光敏物对皮肤独立作用的结果，称之为光毒性皮炎。煤焦油沥青中所含的蒽、菲、吖啶等物质是光敏物质，机体在接触这些物质的同时或之后受到一定强度的阳光照射，紫外线的光子被光敏物吸收，使其电子被激发而活化，激活后的光敏物与皮肤发生的反应即为光敏作用。这种皮炎的发生没有变态反应机制，表现为首次接触者中大多数人发病，因此急性光毒性皮炎多发生于阳光下接触煤焦油沥青的工人。也有不在日光下接触煤焦油沥青，但工作后没有把皮肤上沾有的煤焦油沥青清除干净，后受到日光照射而发病者。大部分慢性煤焦油沥青皮肤损害经日光刺激也会使症状加剧。

2. 刺激作用　　煤焦油沥青在常温或加温过程中，放出大量挥发性物质直接刺激和损害皮肤，可引起接触性皮炎。光毒性皮炎患者伴有的眼及全身症状与酚、萘、吡啶等的刺激作用有一定关系。煤焦油沥青粉尘可堵塞毛囊口，使皮肤干燥、粗糙、增厚，甚至出现赘生物。

3. 致痤疮作用　　关于致痤疮的发病机制目前尚未明确。有的学者认为是各种刺激物侵入毛囊内，引起毛囊上皮细胞增殖与角化过度，使皮脂排出发生障碍，从而引起痤疮样皮疹。有研究人员将煤焦油原液隔日一次涂于家兔耳内侧，连续涂抹10次后饲养10天，30天后毛囊角化明显，皮损略高出皮肤，似痤疮状。病理检查可见寻常痤疮组织。

4. 致癌作用　　煤焦油沥青中存在的3,4-苯并（a）芘、3-甲基胆蒽、二苯蒽和7,12-二甲基苯蒽都是皮肤癌的致癌物。这些物质在体内进一步氧化的结果可诱发产生自由基和脂质过氧化物。自由基可作用于细胞膜及内质网不饱和脂肪酸，使之脂质过氧化发生链式反应，从而导致细胞损伤，诱发细胞恶变形成癌。

细胞癌变的过程中，DNA损伤常发生在启动阶段的早期。张巧等学者研究表明长期接触煤焦油沥青可明显地导致作业工人外周血淋巴细胞DNA损伤。陈永文等学者的研究提示焦炉工AhRG1661A位点多态性与其外周血淋巴细胞DNA损伤有关。另有文献报道，煤焦油沥青的致癌机制可能是在较高浓度煤焦油沥青烟生产环境中的多环芳烃类物质使抑癌基因野生型 $p53$ 突变，失去对肿瘤的抑制作用，从而激活原癌基因 $p21$ 导致肿瘤产生。

（徐艳琼编　茆文革校）

第四节　大　漆

一、理化特性

大漆（lacquer）是我国传统的天然优质涂料，是从漆树上取得的一种天然树脂。刚从漆树上割取的树脂呈乳白色，但很快在空气中氧化变黑。其主成分是漆酚，约占生漆的 60%～80%。漆酚是一种棕褐色没有挥发性的黏稠油状物。

二、来源、存在与接触机会

大漆用途甚广，尚不能为合成涂料所代替。在培植、采割、运输、生产加工和使用生漆过程中，由于接触漆树、漆液及漆器等，常导致职业性接触大漆。

三、吸收、分布、代谢与排泄

大漆具有抗原性质，这种抗原有很大的强度和稳定性，在衬衣与外衣中能保持一周，在干燥的条件下可保持活性数年以上。大漆主要由皮肤接触侵入机体，大漆的挥发成分也可经呼吸道侵入机体。

四、毒性概述

1984 年国内学者蔡氏等报道了他们经过 5 年的临床实验研究，通过斑贴试验与熏蒸试验的方法，证明了大漆的挥发性成分可以引起接触性皮炎，首次以实验数据支持了该结论。

预防大漆皮炎的关键是避免皮肤接触大漆，加强个人防护，工作时必须穿工作服、戴手套。及时换洗被大漆污染的衣服。检验大漆时可放入通风隔离罩中进行，以防止漆烟熏及皮肤。皮肤被大漆污染时应及时用乙醇或 0.5%～1%碳酸钾（钠）溶液擦除，大漆污染留下的黑迹可用 1%硝酸乙醇擦拭，擦净后的皮肤必须再用清水洗净。

改进大漆包装质量，加强密闭，杜绝渗漏现象，以避免或减少装卸人员及周围人群的接触机会，把发病人数控制在最小的范围之内。

五、毒性表现

大漆毒性作用主要表现在皮肤方面，经常发生接触性皮炎，俗称"漆疮"、"漆咬"，一般称之为大漆性皮炎。按其皮疹形态可分为三型：

（1）变应性接触性皮炎：通常在接触 1～2 周左右发生，皮疹发病急，初发在直接接触部位，以面、颈、手背、前臂等处为多见，少数病例同时发生于外生殖器及股内侧。病发部位首先出现弥漫性潮红、水肿，在红肿的基础上迅速出现密集的小丘疹、小水疱，或融合成大疱，疱壁紧张，里面充满浆液，疱破后出现糜烂面，有大量浆液渗出。同时，皮疹瘙痒剧烈。有些患者皮肤红肿，并不明显，主要表现为成簇的丘疹、水疱。皮疹亦可远离接触部位向四肢、躯干发展。如果皮疹发生在皮肤松弛部位，如眼睑、阴囊部，则红肿更为明显。全身症状多不明显，但有的患者出现头胀痛、食欲不振等症状。实验室检查结果显示，血嗜酸粒细胞增多较为常见。过敏反应强烈者发病急剧，2～3天即达高峰，持续3～4天逐渐恢复，1～2周急性症状可以消失，但皮肤瘙痒感可能持续较久。

（2）荨麻疹型：大多在变应性接触性皮炎发生后1～2天出现，在原皮疹以外的部位出现皮肤瘙痒，搔之出现荨麻疹，可融合成大片呈现地图状。此种荨麻疹型皮疹消退较慢，有的可持续2～3天。少数在皮炎转入亚急性期才发生荨麻疹。本型皮疹在脱离大漆后不再反复发生。

（3）原发刺激性接触性皮炎：从接触到发病最短数分钟。皮损局限于接触部位，表现为小丘疹和水疱，一般无明显肿胀，轻者数日即结成焦痂脱落，重者可引起溃疡。这类皮损主要见于对大漆敏感性不高的人。局部接触高浓度大漆未及时清除而同时对大漆有高度敏感者，则往往被变应性接触性皮炎所掩盖。

六、毒性机制

有研究指出，纯漆酚仅1/1000～1/1500mg就可引起高度敏感者的皮肤过敏反应。漆酚之所以有如此高的致病作用，是由于其化学结构的邻位有两个羟基和一个不饱和的烃基共存。

大漆皮炎的发病机制按其临床特点大致分为原发刺激性接触性皮炎及变应性接触性皮炎两类。大漆引起的原发刺激性接触性皮炎，往往与接触大漆的量和时间成正比。如将纯漆直接涂抹于皮肤，经过一段时间后，无论以往是否对漆过敏，均可发生红肿、溃烂。很多老漆工前臂的皮肤上存在许多点状瘢痕或表浅的焦痂,皮损基本局限于接触部位,均系大漆污染后未及时擦净所致。有些人在接触大漆数分钟后即发病,提示存在大漆的变应性刺激性作用。

部分大漆皮炎患者有一定的潜伏期,一般均在 1~2 周之间。皮损初发于接触部位,后逐渐向周围扩展,有时可出现在远离接触的部位及全身,提示有变应性接触性皮炎。大漆作为半抗原,与暴露的皮肤细胞内蛋白结合,能够改变接触部分皮肤细胞的膜蛋白。受影响的蛋白干扰免疫系统对这些细胞的辨识,从而引起 T 细胞介导的免疫反应。

(徐艳琼编　茆文革校)

主要参考文献

1. Toxicological profile for wood creosote, coal tar creosote, coal tar, coal tar pitch, and coal tar pitch volatiles. Atlanta, GA: U. S. Department of Health and Human Services, Public Health Service Agency for Toxic Substances and Disease Registry, 2002.
2. 张志云,陈涛,白永利,等. 包钢稀土和煤焦油作业人员皮肤病调查. 中华劳动卫生职业病杂志, 2000, 18 (5): 285-286.
3. 冯鼎,张俊锋. 大同市某煤气公司接触煤焦油工人皮肤损害调查. 山西医药杂志, 2004, 33 (12): 1039.
4. 王军,吴永会. 煤焦油对 NIH/3T3 细胞的毒性作用. 中国工业医学杂志, 2007, 20 (3): 187-188.
5. Izikson, Leonid MD, Vanderpool, et al. Combined basal cell carcinoma and Langerhans cell histiocytosis of the scrotum in a patient with occupational exposure to coal tar and dust. International Journal of Dermatology, 2004, 43 (9): 678-680.
6. 王佳. 双酚 A 对机体影响及其机制的研究进展. 预防医学情报杂志, 2005, 21 (5): 541-544.
7. Blot HM, Petra Janning, Horst Michna, et al. Comparative assessment of Endocrine modulators with oestrogenic activity: Definition of a hygiene-based margin of safety (HB-MOS) for xeno-oesreogens against the background of

European developments. Arch Toxicol, 2001, 74: 649-662.
8. Massaad C, Entezami F, Messade I, et al. How can chemical compounds alter human fertility. European Journal of Obstetrics and Gynecology and Reproductive Biology, 2002, 100 (2): 127-137.
9. 陆贻通, 朱红, 余佳丽, 等. 环境污染物的分子毒理机制研究进展. 环境污染与防治, 2004, 126 (3): 185-188.
10. Huang TH, Lee H, Kao CT. Evaluation of the genotoxicity of zinc oxide eugenol-based, calcium hydroxide-based, and epoxy resin-based root canal sealers by comet assay. J Endod, 2001, 7 (12): 744-748.
11. Rasmussen K, Carstensen O, Pontén A, et al. Risk of contact allergy and dermatitis at a wind turbine plant using epoxy resin-based plastics. Int Arch Occup Environ Health, 2005, 78 (3): 211-217.
12. Rømyhr O, Nyfors A, Leira HL, et al. Allergic contact dermatitis caused by epoxy resin systems in industrial painters. Contact Dermatitis, 2006, 55 (3): 167-172.
13. 邵迪初, 苗超, 梅允森. 1起环氧树脂致职业性接触性皮炎的调查报告. 中国职业医学, 2007, 34 (6): 523-524.
14. Armin O, Gamer A, Eberhard Nies B, et al. Local lymph node assay (LLNA): Comparison of different protocols by testing skin-sensitizing epoxy resin system components. Regulatory Toxicology and Pharmacology, 2008, 52: 290-298.
15. 何凤生. 中华职业医学. 北京: 人民卫生出版社, 1999: 1056-1078.
16. 金泰廙. 职业卫生与职业医学. 5版. 北京: 人民卫生出版社, 2003: 308-311.
17. 李厚勇, 张宝义, 陈玉莉, 等. 石油煤焦油沥青致突变和致癌作用的实验研究. 化工劳动保护: 工业卫生与职业病分册, 1992, 13 (1): 6-8.
18. 温丽敏, 郭忠毅, 杨生蓉. 煤焦油沥青烟对大鼠外周血淋巴细胞微核、Heinz氏小体及雄性大鼠生殖细胞影响的研究. 河南预防医学杂志, 1996, 5: 265.
19. Hamond EC, Selikoff IJ, Lawther PL, et al. Inhalation of benzpyrene and cancer in man. Ann NY Acad Sci, 1976, 271: 116.
20. Wang JD, Wwgman DH, Smith TJ. Cancer risks in the optical manufacturing industry. Br J Industr Med, 1983, 40: 177.
21. 程子权, 孙玉欣, 于会明, 等. 某厂焦油沥青车间职业性皮肤损伤调查. 工业卫生与职业病，2004，30（1）：28.
22. 李志民，李金伯. 自由基与工业化学物质的毒性关系及其损害的防护. 中国公共卫生，1990，6（5）：227.
23. 吴逸明，李卓炜，陈琛. 血清p53蛋白检测对职业性肺癌的预报价值. 河南医科大学学报，2000，35（3）：206-208.
24. 薛春霄，纪玉良，白永利，等. 煤焦沥青所致的职业性皮肤病. 环境与职业医学，2002，19（3）：193.
25. 张天才. 煤焦沥青烟对人体健康及血液系统的影响. 职业与健康，2008，24（12）：1156-1157.
26. 张巧，周舫，李时恩，等. 煤焦沥青对作业工外周血淋巴细胞DNA的损伤. 癌变·畸变·突变，2004，16（6）：338-340.
27. 陈永文，白云，孙建娅，等. AhR及CYP1A1基因多态性与焦炉工外周血淋巴细胞DNA损伤的关系. 环境与职业医学，2006，23（2）：105-107.
28. 郭昕薇，赵万欣，田丹. 接触漆酚作业人员突发职业危害的应急健康检查. 职业卫生与应急救援，2006，24（4）：198.
29. 幸亨泰，梁万福. 生漆对洋葱根尖分生组织细胞有丝分裂影响的研究. 遗传学报，1997，24（1）：50-53.
30. Carlos J, Aguilar O, Victoria S, et al. Toxic phenols in various anacardiaceae species. Economic Botany, 2003, 57 (3): 354-364.

第十二章

军用毒剂芥子气

芥子气是糜烂性化学毒剂的代表。自第一次世界大战至两伊战争，曾多次被大规模使用，造成大量人员伤亡。据估计，由芥子气引起的伤亡人数占使用毒剂造成的总伤亡人数（130万）的88.7%，被称为"毒剂之王"。

一、理化性质

芥子气（mustard gas），化学名为 2,2'-二氯二乙硫醚（dichlorodiethyl sulfide）。纯芥子气为无色有微弱大蒜气味的油状液体，工业品呈黄色或深褐色，有较浓的大蒜气味。当空气染毒浓度为 $1.3\mu g/L$ 时（工业品为 $0.7\mu g/L$），即可嗅出。芥子气是一种很好的有机溶剂，能溶解某些高分子物质，如生橡胶、聚甲基丙烯酸甲酯等。在芥子气中加入 4%～8% 的聚甲基丙烯酸甲酯则制成胶黏芥子气，其黏度在10℃时比普通芥子气增大数倍至一百多倍。芥子气又是亲脂化合物，对皮肤有较强的渗透性。芥子气是一种沸点较高、蒸气压和挥发性均较小的毒剂。弹药爆炸后约占80%的芥子气形成液滴态使地面、物体染毒，染毒密度可达 $10\sim20g/m^3$。部分芥子气亦可被分散成气雾态，造成呼吸道染毒。芥子气的凝固点为14.4℃，凝固时呈针状结晶，冬天使用时易凝固，使其战斗性能（分散性）及对服装的渗透性变差，影响战斗效果。

二、来源、存在与接触机会

芥子气是1822年由德斯普雷兹发现的，1886年德国的梅耶首次人工合成芥子气成功。芥子气主要用于有机合成及制造军用毒气、药物等。芥子气可由乙烯与二氯化硫反应或由 β-氯乙醇与硫化钠反应制得，军事上可被填装在炮弹、炸弹、火箭、地雷及航空布洒器或地面布洒器中使用。施放后以液滴态、雾态或蒸气态经皮肤、呼吸道和眼睛等途径染毒无防护人员。除通过直接接触引起人畜中毒外，芥子气还可通过污染土壤、水源、粮食和其他物品间接使人中毒。芥子气在第一次世界大战中曾被大规模使用。第二次世界大战期间在中国战区，日军516部队曾多次使用芥子气，造成中国军民大量伤亡。日军试验期间倾倒的原料和毒液以及战败后遗弃的毒气弹均对当地居民造成巨大的威胁。两伊战争期间，芥子气的使用使伊朗伤亡惨重。

三、吸收、分布、代谢与排泄

芥子气可经各种途径吸收，包括皮肤、呼吸道和眼等。芥子气对皮肤的渗透性较强，其液滴3~5min即可渗入皮肤，接触15~20min后皮肤可完全吸收，吸收速度为$1\sim4\mu g/(cm^2\cdot min)$。进入体内后广泛分布于各种组织和器官，其中以肾、肺、肝等含量最高，骨髓中芥子气的含量虽然不高，但是毒性损害较重。脂肪组织等其他组织和器官对芥子气无蓄积作用。

芥子气在体内被水解为硫代二乙醇（二羟二乙硫醚），可与多种物质如核酸、蛋白质、氨基酸等结合形成低毒或无毒的结合物，未结合的硫代二乙醇进一步水解为硫代二乙酸和磺基乙酸。进入体内的芥子气还可发生氧化反应，形成芥子亚砜和芥子砜，与谷胱甘肽及半胱氨酸结合后经尿液排出。少部分芥子气可转变为羟乙磺酸、羟基乙酸及无机硫酸盐等。对大鼠和小鼠尿液中芥子气放射性的测定可见，在注射6h后芥子气排出约50%，24h后排出80%~90%。

四、毒性概述

（一）动物实验资料

1. 急性毒性 芥子气对实验动物的毒性与动物种系、年龄、染毒途径和气象条件等有关。经呼吸道染毒的LC_{50}为$100mg/m^3$（大鼠），$160mg/m^3$（小鼠）；经皮肤染毒的LD_{50}为$18mg/kg$（大鼠），$92mg/kg$（小鼠）；经静脉注射的LD_{50}为$0.7mg/kg$（大鼠），$8.6mg/kg$（小鼠）。皮肤染毒造成真皮Ⅱ度损伤的剂量为$0.4\sim0.8mg/m^2$（小鼠和兔），其中湿热季节为$0.4mg/m^2$，寒冷、干燥季节为

$0.8 mg/m^2$。

芥子气暴露于机体后，暴露局部的损伤可呈慢性化进程，如受损皮肤瘙痒、糜烂，且反复发病，眼睛被芥子气灼伤，可出现角膜溃疡、视力退化等。

2. 致突变　　芥子气是双功能烷化剂，通过对小鼠腹腔内注射^{35S}标记的芥子气发现，其对小鼠细胞的DNA、RNA、蛋白质都有明显的损伤作用。果蝇实验发现芥子气可以诱导异倍体、可遗传性易位、致死突变、隐性伴性致死突变。芥子气还可以诱导真菌突变和细菌DNA损伤。

3. 生殖发育毒性　　睾丸生精细胞对芥子气较为敏感。动物实验可见大剂量芥子气中毒时生精小管上皮细胞生精障碍，生精细胞核破碎、崩解，上皮坏死和间质水肿，精母细胞大量减少，后期可见生精小管空虚，成熟精子减少或消失，精母细胞核分裂象少见。

4. 致癌　　芥子气的动物致癌证据有限。小鼠的芥子气致癌实验结果表明，吸入或静脉注射芥子气可致小鼠肺癌，皮下注射芥子气可致注射局部肉瘤。

（二）流行病学资料

1980—1988年两伊战争期间收治535名芥子气中毒伤员。研究表明，早期损伤皮肤红斑占76%，水疱占55%，紫癜占1.1%；晚期所见色素沉着为20.4%，脱屑为11.2%，淋巴细胞减少为7%。并发症眼炎占85%，肺疾患为15%，胃肠道疾病为10%。

芥子气中毒的迟发效应十分突出。1989—1994年对1428名芥子气中毒后3~9年病例进行临床分析，采用常规检查（如生化、免疫、心电图、脑电图、CT扫描及肺功能试验等10项）和特殊医学检查（肺病学专家、眼科学专家、精神病学专家、皮肤病学专家及胃肠病学专家最终诊断）结果，患者男性年龄20~64岁，平均37岁，在迟发并发症中，有呼吸系统症状的占90%（呼吸困难、咳嗽、胸痛及咯血），有皮肤症状的占88%（瘙痒、色素沉着、瘢痕、发疹、复发红斑与水疱），有眼症状的占78%（灼伤、痒、异物感、眼结膜炎、睑腺炎），有神经系统症状的占71%（焦虑性神经紊乱、抑郁症、人格障碍、癫痫),有胃肠道症状的占 5.5%(恶心、厌食、腹痛、便血、胃炎)、性器官改变的占 52%(性欲丧失),有造血系统症状的占 38%(淋巴细胞增多或减少,嗜酸性粒细胞增多,中性粒细胞减少)。根据临床发现和并发症严重程度与专家会诊,将患者分为轻度[劳动能力丧失 25%(占绝大多数)]、中度(劳动能力丧失 25%~50%)和重度(劳动能力丧失 50%~70%)。

197 名伊朗芥子气严重吸入中毒患者 10 年后发现有晚期后遗症,气喘 21 名(10.6%)、慢性支气管炎 116 名(58.9%)、支气管扩张 17 名(8.6%)、气管狭窄 19 名(9.6%)、肺纤维化 24 名(12.2%)。

对伊朗 Sardasht 市 600 名芥子气损伤的患者在暴露 19 年后进行晚期眼、肺和皮肤并发症评估发现,有原发性眼、呼吸道、皮肤表现的分别为 96.2%、80.7%、83.8%,住院率为 64.7%。进行眼、呼吸道、皮肤药物治疗的分别为 72.8%、66.7%、61.8%。眼部并发症轻微的占 36.7%,中等程度的占 1%;呼吸道并发症轻微的占 45%,中等程度的占 0.8%;皮肤并发症轻微的占 31.3%,中等程度的占 0.2%。进一步研究发现,对 367 名 Sardasht 市的芥子气受害者暴露 20 年后进行了眼部并发症的队列研究(128 名对照),最显著的症状是畏光(占 36.8%),对照组为 20.3%($P \leqslant 0.001$),其次为眼不适(烧灼、发痒、发红,占 29.2%),对照组为 19.5%($P=0.034$)。裂隙灯检查发现,最显著的体征为球结膜异常,占 9.3%,对照组为 1.6%($P=0.004$),其次为角膜缘组织变化,占 3.0%,对照为 0.0%($P=0.048$)。严重暴露于芥子气中还会引起免疫系统的长期损伤。对 113 名芥子气中毒的伊朗老兵在约 25 年后进行的回顾性研究发现,白细胞总数和中性粒细胞百分比明显高于对照组($P=0.008$ 及 $P<0.001$),淋巴细胞总数及 $CD4^+$ 百分比明显低于对照组($P=0.008$ 及 $P<0.001$),$CD8^+$ 淋巴细胞百分比和 $CD4^+/CD8^+$ 比值则无显著差异。免疫系统损伤可能造成这些患者感染的危险性增加。

我国曾发生了几起日军遗弃芥子气中毒事件。其中最严重的是

"8.4中毒事件"。2003年8月4日,黑龙江省齐齐哈尔市某建筑工地挖出5个生锈的金属桶,其中1个被挖掘机当场挖破,桶内液体喷溅到司机身上和附近的泥土中。随后,金属桶被废品收购人员收购并切割,又转卖给一家废品收购站。结果,施工队部分工人、废品收购人员及其他不慎接触毒剂的人员均不同程度地出现中毒症状。经检测,金属桶内容物为芥子气。此次事件共殃及44人,多人严重中毒,其中1人因重度中毒,伴呼吸道吸入性损伤,全身皮肤损伤面积达95%,深Ⅱ度损伤达65%,出现严重骨髓抑制,于当年8月21日不幸死亡。这次事故的中毒损伤有以下特点。

肝损伤:44例芥子气中毒患者中13例有明显的肝损伤,中毒4~20天出现丙氨酸氨基转移酶及天冬氨酸氨基转移酶增加,并伴有轻度的消化道症状。死亡1例尸解见肝细胞明显脂肪变性、点灶状坏死,门管区散在淋巴细胞,肝窦扩张,窦腔内散在大量红细胞。13例患者在出院后3~7个月再次复发,肝功能正常,除乏力外无消化道症状。

免疫系统功能损伤:患者中毒后明显乏力,易患感冒。死亡患者尸解见脾小体完全消失,脾窦扩张。肺门、纵隔、肠系膜淋巴结淋巴滤泡完全消失。扁桃体淋巴滤泡消失,淋巴细胞明显减少。上述器官免疫组织化学检查 $CD3^+$、$CD4^+$、$CD8^+$、$CD20^+$、HLA-DR 阳性细胞明显减少。胃肠黏膜固有淋巴组织结构破坏消失,淋巴细胞明显减少,小肠各段黏膜及黏膜下淋巴细胞、淋巴滤泡完全消失。3年共随访40例,E玫瑰花环试验降低32例,占82.5%;$CD3^+$、$CD4^+$、$CD8^+$ 降低22例,占55%。

脂类代谢障碍:44例患者住院期间有26例出现胆固醇及三酰甘油增高,虽经治疗,但改善不明显,3年随访除原有26例血脂仍高外,又有13例出现胆固醇及三酰甘油增高。可能与芥子气中毒影响染色体有关。

生殖系统损伤:蔡芸等报道芥子气对生精细胞的损害存在较强的远期效应,一般的治疗方案并不能有效地促进睾丸生精细胞的恢复。死亡患者尸解见睾丸生精小管萎缩,生精上皮变薄,各级生精细胞明显减少并伴变性，管腔内无成熟精子，未见精母细胞核分裂象，部分生精小管及生精细胞消失。

外周血细胞和骨髓细胞形态学损伤：观察44名芥子气中毒患者60天的血常规变化，从血常规的分类结果观察到，芥子气中毒对淋巴细胞损伤较严重，淋巴细胞在中毒早期即呈显著变化，中毒后1～3天淋巴细胞百分率及绝对值显著降低，平均绝对值降至$0.81×10^9$/L，其中42名中毒患者淋巴细胞百分比及绝对值于中毒后第4天急速反弹至正常范围；中性粒细胞的损伤时间较长，到中毒一个月时，有9名患者出现中性粒细胞减少症，中毒第2天95.4%中毒患者未见嗜酸性粒细胞。除死亡患者因骨髓增生受抑制而引起血小板进行性降低至$32×10^9$/L外，其余中毒患者血小板数值变化不大，皆在正常范围内波动。红细胞和血红蛋白最初升高，到中毒第4天降至正常范围。除血细胞数量的变化外，细胞形态也有较大的改变，如外周血血象中可见WBC胞体肿大，核断裂，核染色质溶解，核棘突，核分叶过多或过少，胞质可见中毒颗粒、空泡，核、胞质空泡大。中毒者均出现异型淋巴细胞，以幼稚型异型淋巴细胞为主。血小板形态学改变不大。先后对20名中毒患者进行30人次的骨髓形态学分析，在中毒90天内分析的20名患者中只有1名死亡患者出现骨髓细胞增生严重减低（Ⅴ级），其余患者骨髓细胞增生明显活跃（Ⅱ级）或增生活跃（Ⅲ级）。在中毒10天所分析的13名患者骨髓象中，9名出现粒系细胞成熟障碍，4名出现红系增生明显受抑制，其中有1名患者同时出现上述两种改变。中毒16天后有2名患者骨髓象呈反应性浆细胞增多。中毒70天，对4名曾有骨髓象粒系细胞成熟障碍表现者进行检查，骨髓象均正常。国际癌症研究所（IARC，2008）将芥子气归入Ⅰ类，人类致癌物。可致肺癌、喉癌与咽癌。

(三) 中毒临床表现及防治原则

1. 临床表现 芥子气是对眼、呼吸道和皮肤都有作用的，可致全身毒性的外源化学物。能使皮肤和其他与之接触的身体部位发生灼伤和起泡，吸入时能引起呼吸道损伤，无论经何途径被吸收到体内均可引起全身反应。

①皮肤损害　芥子气可致皮肤出现红斑、水疱、坏死、溃疡等病变。

②眼损伤　眼比身体其他各部位对芥子气更敏感，在仅能嗅到的浓度（0.001mg/L）下接触 1h 即可引起眼结膜炎，而对呼吸道和皮肤却无明显影响。

眼损伤通常是在毒剂蒸气作用下产生的，也可能是液滴态芥子气直接落入眼内所致。

轻度和中度眼损伤在潜伏期（轻度 6~12h，中度 2~6h）后出现轻度和中度眼结膜炎症状。眼有刺痛和烧灼感、流泪、畏光，眼结膜和眼睑发红、水肿、眼睑痉挛。轻度损伤 1~2 周恢复正常，中度损伤的恢复需 2~6 周。

重度损伤在很短或数十分钟潜伏期后出现角膜炎、结膜炎症状，强烈的疼痛、畏光、流泪、眼结膜和眼睑严重水肿；角膜混浊或有溃疡形成。病情可持续 2~3 个月，易复发。特殊严重的患者可能发生虹膜炎和虹膜睫状体炎，甚至角膜穿孔。

③呼吸道损伤　吸入蒸气态或雾状毒剂主要损伤上呼吸道，出现鼻、咽喉炎和气管炎症状，一般较少引起肺部病变。但在吸入高浓度蒸气或雾态毒剂时，也可引起肺部损伤。

轻度呼吸道损伤经潜伏期 12h 左右出现流涕、喉痛、喉干发痒、干咳、嘶哑，有时有微热。可见黏膜充血、水肿。1~2 周恢复。中度损伤的潜伏期 6~12h，上述症状加重，并有胸骨后疼痛、衄血、有脓性痰以及体温升高（38~39℃），肺部有干湿性啰音等，需 1 个月左右恢复健康。如长期未愈可转为慢性支气管炎。

重度损伤主要表现为咽喉、气管、支气管黏膜坏死性炎症。坏死的上皮组织与炎性渗出物形成白喉样假膜附着在咽喉及支气管壁上，甚至形成支气管树管型。如坏死膜脱落可随痰咳出，在脱落处露出糜烂面。如果坏死深达黏膜下层，就会形成愈合缓慢的溃疡面。此型患者有吸收中毒症状。情况严重时，可在 3~4 天发生死亡。有时也会因脱落的坏死膜阻塞呼吸道而突然引起窒息。

④消化道损伤　误食染毒水或食物，立即或在芥子气进入胃后

20～40min出现与一般急性胃肠炎类似的症状。腹部剧痛、流涎、恶心、呕吐、厌食、腹泻，大便腐臭并混有血液。严重时口唇有水肿和水疱，口腔、咽喉黏膜充血、水肿或溃疡，以至吞咽和言语障碍。患者很快出现无力等全身中毒症状。

⑤全身吸收中毒　大面积皮肤损伤或吸入毒剂量较大时，可引起全身吸收中毒症状，如全身不适、疲乏、头痛、头晕、恶心、呕吐等，这些症状常与红斑同时出现，或在皮肤灼伤明显表现之前发生。随后出现抑郁、嗜睡等中枢抑制及副交感神经兴奋等症状。全身吸收作用主要有以下几个方面：

a. 神经系统：患者有抑郁、无力、嗜睡、情绪低落、沉默寡言、表情淡漠、反应迟钝等中枢抑制症状。只有在严重或超出致死量中毒的情况下，由于中枢兴奋出现惊厥。

b. 造血系统：在中毒的最初两天内出现白细胞增多，而后骤然降低。白细胞下降的程度往往与中毒的程度相一致，严重者可降至数百个或更低。分类计数，分叶核中性粒细胞占90%以上，淋巴细胞、分叶核嗜酸性和嗜碱性粒细胞都显著减少。红细胞最初2～3天可因血液浓缩而增高，后期呈现贫血。血小板于中毒后3～6天开始下降。中毒愈严重下降愈明显。

c. 消化系统：消化系统症状是芥子气吸收中毒的早期征候。非经口中毒也常出现胃肠症状：流涎、恶心、呕吐、腹痛、腹泻，大便带血或柏油样便，有恶臭。患者食欲减退或拒食。

d. 物质代谢：芥子气能抑制己糖磷酸激酶的活性，使糖代谢发生障碍；蛋白质及脂肪分解增加。尿中氮、氨、肌酸、肌酐、硫、磷等排泄量增加。血液乳酸、酮体含量增高，可发生酸中毒。由于代谢障碍、食欲消失和胃肠功能改变，患者逐渐消瘦、体重减轻、虚弱，出现芥子气恶病质。

e. 心血管系统：出现心动过速、心律不齐、血压增高等。严重情况下，脉搏细弱，心率变慢，血压下降以至休克。

此外，常可见体温升高，升高的程度常与中毒程度相一致。轻度中毒时，体温正常或在中毒后2～3天有低热。中度中毒后1～2星期内,体温可持续在38~38.5℃。重度中毒在最初几天可升至39~40℃,然后稍有下降,并持续2~3周。

2. **防治原则** 及时应用个人防护器材或集体防护器材。及时进行局部或全身洗消。通过染毒区或在染毒区执行任务时,应遵守在毒区的规定。

现场发生急性中毒后,应对施救者进行染毒部位的消毒处理。

皮肤污染:应先以纱布、手帕等蘸去可见液滴,避免来回擦拭扩大染毒范围,然后用消毒剂消毒。

眼污染:立即用2%碳酸氢钠液、0.5%氯胺水溶液或清水彻底冲洗。

呼吸道吸入:用0.5%氯胺水溶液、2%碳酸氢钠或大量清水漱口,冲洗鼻咽部。

消化道吸收:应立即催吐,洗胃。晚期禁止洗胃,以防胃穿孔。

芥子气中毒目前无临床特效抗毒药物,一般以对症综合治疗为主。

皮肤损伤,治疗原则与一般处理热烧伤或接触性皮炎相似,按损伤阶段进行相应的治疗。眼损伤,消毒冲洗后以抗生素、激素类进行抗感染的对症处理。呼吸道损伤,控制感染,对症处理,取出假膜等。消化道损伤,洗胃后对症支持治疗。全身吸收中毒,以抗休克、抗感染、抗毒和对症治疗为主。

近年来国内外对芥子气中毒治疗药物的研究成为热点。进展如下:

a. 自由基清除剂:如谷胱甘肽、半胱氨酸及其酯类化合物和二巯基丙磺酸钠等,它们都有直接或间接清除自由基的作用,同时这三类化合物都具有巯基——与芥子气直接发生烷化反应的作用部位,并且它们可以透过细胞膜,成为细胞内的芥子气清除剂。

b. 烟酰胺腺嘌呤双核苷酸(NAD$^+$)水平稳定剂:NAD$^+$的严重耗竭是芥子气中毒细胞的一种表现,可导致细胞分裂停止。烟酸和烟酰胺是NAD$^+$的合成前体,也是聚(ADP-核糖)聚合酶(PARP)的可逆性抑制剂,其作用效果具有时间和暴露剂量依赖性。

c. 钙自稳态调节剂：包括两类，一类是 Ca^{2+} 螯合剂，如 1,2-bis (O-aminophenoxy) ethane-N,N,N′,N′-tetraacetic acid acetoxymethyl ester 作用于芥子气暴露细胞时，发现能降低胞浆中的 Ca^{2+} 浓度，中毒动物的体温也有所下降，可能是抑制了细胞的生长代谢而起到保护的作用。另一类是钙调蛋白拮抗剂，通过形成钙调蛋白-拮抗剂复合物，阻止 Ca^{2+} 的内流，从而达到降低 Ca^{2+} 浓度的目的。Mazumder 等在小鼠染毒芥子气前给予钙拮抗剂硝苯地平，防止了体内半胱氨酸水平的过度下降，减轻了细胞的脂质过氧化，延长了小鼠的平均生存期。

d. 精氨酸类似物：这类化合物都是强大的一氧化氮合酶（NOS）抑制剂，包括 L-硝基精氨酸甲基酯和 L-巯基瓜氨酸，它们是已知的拮抗芥子气对离体培养细胞毒性作用最有效的药物。

五、毒性表现

芥子气接触皮肤时除可闻到气味外，并无其他感觉。损害的程度和损害发生的快慢在很大程度上取决于气象条件和染毒程度。热而潮湿的天气能明显增强芥子气的损伤作用。会阴部、外生殖器、腋窝、肘窝和颈部皮肤对芥子气很敏感。皮肤染毒后变化过程可分为以下几个时期：

1. 潜伏期 液滴态染毒常温时一般为 2~6h；蒸气态为 6~12h。在热和潮湿的季节，液滴态染毒可短至 1h。蒸气轻度染毒后的潜伏期则长达数天。

2. 红斑期 红斑逐渐出现，明亮如晒斑。局部有灼热、发痒和轻度水肿。染毒程度严重时，皮肤水肿明显。蒸气态染毒时，红斑渐渐变为青紫色以至褐色，恢复后常发生持久性色素沉着。

3. 水疱期 一般在红斑后（液滴态染毒通常在染毒后 18~24h）形成水疱。这是因为皮肤基层细胞产生进行性液化坏死以及真皮血管渗出增加而形成。临床上可见红斑区有多处点状损害，以后发展、融合成典型水疱。水疱大小不同，呈圆形突起，壁薄。泡液清亮透明，浅黄色，后呈混浊，易凝固，本身没有刺激性。液滴态芥子气污染皮肤后会形成环状水疱,中心区呈苍白色,此处常常发生坏死,而不起疱。在病理形态上,水疱可分为表面水疱(其基底是未受损伤的乳头状真皮层)和深层水疱(其坏死部分波及真皮并向下到达皮下脂肪组织)。

4. **溃疡期** 如果水疱没有破溃,1周左右疱液被逐渐吸收。水疱顶部形成痂皮,痂皮下发生上皮再生。但疱壁很薄,常致破裂。表面水疱破裂血清排除后就会形成表面糜烂,这种糜烂常常经过良好,由痂皮下的上皮形成而获得痊愈。深层水疱会形成深度坏死性溃疡,在5~10天内,溃疡增大,坏死部分脱落,两星期后开始慢慢愈合。所致溃疡常易感染,从而使愈合过程变长,在2个月或更长时间之后,溃疡结成瘢痕而愈合。

六、毒性机制

(一)烷化致细胞毒性学说

芥子气是引起以皮肤损伤为主的全身性疾病。目前已研究得较为透彻的芥子气全身毒性机制是烷化致细胞毒学说,这是公认的芥子气细胞毒作用最直接、最重要的机制。

芥子气是典型的双功能烷化剂(bifunctional alkylating agent),具有广泛的烷化作用。芥子气分子中的硫原子具有两对未共用的电子;氯是电负性较强的原子。由于氯的诱导效应,硫原子上的未共用电子对沿着氯诱导效应的方向移动,促进氯原子分离。所以,溶解于水等极性溶液中的芥子气迅速解离,内部电子重新排列,形成正碳离子或正硫离子。正硫离子又称锍离子(sulfoniumion),具有很强的亲电性(electrophilicity),可以与多种生物大分子的亲核性基团起烷化反应。细胞内许多重要成分含有S、N、O等亲核中心(nucleophilic center),它们对烷化剂的亲和力不同,其顺序为S>N>O。生理条件下,芥子气可与体内许多亲核性基团如氨基、亚氨基、巯基、羟基、羧基、磷酸基及咪唑基等反应。目前认为,芥子气在体内主要与核酸、酶、蛋白质等生物大分子结合,特别对DNA的烷化作用是引起机体损伤的生物学基础。在芥子气作用下,DNA合成、有丝分裂、部分酶的活性和细胞呼吸及糖酵解等过程均受到抑制。

(1) 对核酸的作用　DNA 对芥子气极为敏感，是芥子气攻击的主要对象，也是芥子气基因毒性和细胞毒性的生物学基础。DNA 中碱基发生烷化的部位主要位于鸟嘌呤的 N7、O6、N2 和腺嘌呤的 N1、N6 等位置。在碱性条件下，胞嘧啶的 O2 亦可被烷化。其中在鸟嘌呤的 N7 与 O6 位置上的烷化最为重要。核酸链中的磷酸二酯还可被烷化形成不稳定的磷酸三酯。

芥子气分子中两个氯乙基基团可以与 DNA 发生双功能烷基化 (bifunctional alkylation) 或单功能烷基化 (monofunctional alkylation) 作用。在这些烷化物中，鸟嘌呤的 N7 与 O6 位置上的烷化与芥子气所致的生物毒性作用密切相关。Lawley 等的研究表明，芥子气与 DNA 作用后，可在鸟嘌呤 N7 位上形成双烷化和单烷化产物，其中双烷化（鸟嘌呤）产物 GHG [双-(β-鸟嘌呤-7-乙基) 硫醚] 占 25%，7-羟基鸟嘌呤产物 GH [7-(β-羟乙基硫代乙基) 鸟嘌呤] 占 75%。芥子气的双烷化产物可使细胞 DNA 双链形成链间和链内交联。这些鸟嘌呤 N7 位置烷化产物并不稳定，可自发或在酶促作用下从糖-磷键上脱落（即脱嘌呤反应）。体内的无嘌呤核酸内切酶可识别并切除这一无嘌呤部位，因此导致脱氧核糖链上的糖-磷键断裂。芥子气的双烷化产物脱落可使 DNA 双螺旋链的单链或双链断裂，引起 DNA 分子扭曲变形，严重影响 DNA 复制时两条配对链的裂开，并最终导致细胞有丝分裂抑制，从而引发细胞毒作用。一般认为，DNA 链间交联是细胞毒作用的主要原因，而链内交联和 DNA 与蛋白质交联则是细胞毒作用的次要因素。

(2) 对蛋白质和酶的作用　蛋白质肽链中的多种亲核基团都能与芥子气发生烷化作用，包括氨基、离子化的羧基、咪唑基以及巯基等。用标记芥子气（^{35}S）与酵母实验表明，有 50% 的 ^{35}S 与谷胱甘肽结合，10% 的 ^{35}S 结合在细胞膜上，其余 40% 与亚细胞结构结合。烷化后的蛋白质可发生变性、失活并导致免疫功能下降等。芥子气对己糖激酶、胆碱酯酶、胃蛋白酶及某些脱氢酶与氧化酶等至少 30 多种酶有抑制作用。参与核酸聚合的核苷酸激酶和多核苷酸磷酸化酶可与芥子气结合而受到抑制，导致芥子气中毒后的核酸代谢障碍。己糖磷酸激酶受到芥子气的抑制可导致糖代谢障碍及组织营养失调。芥子气对乳酸脱氢酶的活性亦有明显的抑制作用。但是，与芥子气对核酸的影响不同，蛋白质和酶对芥子气的敏感性较低，缺乏特异性，仅在高剂量芥子气中毒时，酶的钝化可能与毒性表现相关。

研究显示，芥子气对核酸和蛋白质合成的作用不同。在芥子气的作用下，DNA合成被显著抑制，而蛋白质合成仍在继续进行，二者失去平衡，因此细胞增大，细胞分裂延迟，最终导致细胞崩解死亡。应用蛋白质合成抑制放线菌酮（cycloheximide），使二者生物合成恢复平衡，可降低或消除芥子气的细胞毒性作用。而且，与一般酸碱腐蚀剂、蛋白凝固剂或烧伤不同，芥子气细胞毒作用的始发环节在于对细胞 DNA 的损伤，影响虽然强烈、迅速，但其导致细胞损伤和死亡却有一个过程，因此，在临床上可表现为一定的潜伏期，在芥子气中毒早期往往不易确定病情的严重程度。

芥子气对细胞的毒性表现为，增殖旺盛的细胞，对芥子气最为敏感，如淋巴细胞、造血细胞、肠黏膜上皮细胞和睾丸生精细胞等。增殖细胞在不同生长周期对芥子气的敏感性不同。芥子气对多种生物细胞有丝分裂的抑制作用可涉及细胞分裂的全部过程，但其中 S 期及 G_2 期较为敏感，M 期则相对不敏感。

（二）几种新学说

近年来，国内外对芥子气中毒的机制进行了广泛而深入的研究，提出如下几种新学说：

(1) 聚（ADP-核糖）聚合酶（PARP）学说　鸟嘌呤 N7 是重要的烷化位点，此外芥子气对鸟嘌呤 N3 和腺嘌呤 N3，N7 等部位也有作用。其中腺嘌呤 N3 位的烷化物对脱嘌呤、内切核酸酶异常敏感，发生脱嘌呤反应。而无嘌呤内切核酸酶能在这些无嘌呤部位形成 DNA 的断裂，产生 DNA 碎片。由于 DNA 碎片的积聚，引起聚（ADP-核糖）聚合酶［poly（ADP-ribose）polymerase，PARP］的激活，利用 NAD^+ 合成多聚 ADP-核糖，从而引起 NAD^+ 的含量严重减少，直接影响糖代谢过程，抑制糖酵解，造成能量代谢紊乱和细胞最终死亡。这虽然是一种间接的细胞毒作用机制，但它与烷化致细胞毒作用结合起来将会大大提高芥子气暴露细胞的死亡率。

(2) Ca^{2+}学说　芥子气中毒后，细胞膜上的 Ca^{2+}-ATP 酶有一个或多个基团被烷化，使得 Ca^{2+} 的外排受阻，细胞内的 Ca^{2+} 浓度大幅度升高。游离的 Ca^{2+} 即与细胞内的钙调蛋白（CaM）结合，Ca^{2+}-CaM 复合物可激活多种钙依赖性降解酶，例如磷脂酶 A_2，calpains、内切核酸酶等。这些酶的活化引起细胞膜、细胞内骨架和核酸的分解，最终导致细胞死亡。同时，Ca^{2+} 浓度的升高还能够损伤线粒体，使氧化磷酸化也发生障碍。

(3) 自由基学说　活性氧（H_2O_2、O_2^-、OH·，ROS），参与细胞的增殖、分化、凋亡和坏死等多种病理生理过程。ROS 可直接攻击细胞生物大分子，如 DNA、RNA、不饱和脂肪酸等，引起细胞损伤，是遗传毒性外源化学物发挥毒性作用的重要机制。谷胱甘肽-S-转移酶（GST）是一组多功能的解毒同工酶，能催化 GSH 与各种疏水的亲电物质结合，是细胞对芥子气的一种有效防御机制。细胞发生芥子气损伤后，GST 的活力增加，使 GSH 的含量降低，而脂质过氧化敏感性却大大增加。当 ROS 的产生和消除失衡时，机体消除 ROS 的能力减弱或者 ROS 的产生增多，引发脂质过氧化，破坏磷脂膜的流动性和完整性，使生物膜的结构和功能丧失。同时，脂质过氧化敏感性的提高还能使蛋白质结构改变，进而影响其功能，特别是损伤 DNA 等生物大分子的结构与功能。

(4) 一氧化氮（NO）学说　NO 是一种重要的调节生命活动的小分子物质，由一氧化氮合酶（NOS）合成。NO 的细胞毒性表现在多个方面：高浓度的 NO 能抑制多种与线粒体电子传递系统及柠檬酸循环有关的酶，NO 还抑制 DNA 复制的限速酶；NO 能与超氧阴离子自由基（O_2^-）相互作用形成过氧化亚硝基阴离子（ONOO·），后者分解成具有强毒性的 OH·和二氧化氮自由基；过量的 NO 可以使新生细胞的核酸亚硝基化，破坏 DNA 双链。芥子气促进 NO 的形成，如暴露于芥子气的气道上皮细胞中，NOS 的表达和 NO 的形成均增多。

(5) 细胞凋亡学说　现已证明，芥子气可引发角质形成细胞、成纤维细胞、HeLa 细胞、淋巴细胞、内皮细胞、胸腺细胞、肺细胞及小肠上皮细胞凋亡，且具有时间和剂量依赖性，并导致细胞坏死及组织损伤。芥子气引发的细胞凋亡可以分为触发、调控、执行和分裂底物等 4 个阶段。其中，芥子气引发的 DNA 损伤及 FAS/TNF 水平改变等因素是细胞凋亡的触发因素，继而激活相应的信号通路，诱导细胞凋亡。目前认为，芥子气引起细胞凋亡的途径主要有两条：一条为死亡受体介导的外部凋亡途径，另一条为线粒体介导的内部凋亡途径。

(李　煜　刘　冉　赵超英　常元勋编)

主要参考文献

1. Mahdi Balali-Mood: 33. Delayed toxic effect of sulfur mustard in 1428 patients, CB Medical Treatment Symposium; Proceeding of the Second Chemical and Biological Medical Treatment Symposium, NC laboratory Spiez, Switzerlang. 1996, 125-129.
2. 李功, 华灵芝, 栾汛, 等. 重症芥子气吸入中毒致死的病理变化及特征. 解放军医学杂志, 2004, 29 (2): 173.
3. 周景艳, 左晓丽, 颜新, 等. 芥子气中毒患者脂类代谢障碍分析. 解放军医学杂志, 2004, 29 (8 增刊): S68.
4. 杨忠臣, 王柏清, 周景艳, 等. 芥子气中毒致外周血细胞和骨髓细胞形态学损伤的研究. 解放军医学杂志, 2004, 29 (1): 77-78.
5. Ghassemi-Broumand M, Aslani J, Emadi SN. Delayed ocular, pulmonary, and cutaneous complications of mustards in patients in the city of Sardasht, Iran. Cutan Ocul Toxicol, 2008, 27 (4): 295-305.
6. Ghasemi H, Ghazanfari T, Babaei M, et al. Long-term ocular complications of sulfur mustard in the civilian victims of Sardasht, Iran. Cutan Ocul Toxicol, 2008, 27 (4): 317-326.
7. Mohammadhoseiniakbari H, Ghanei M, Eajazi A, et al. Delayed effects of sulfur mustard poisoning on $CD4^+$ and $CD8^+$ lymphocytes in Iranian veterans 25 years after exposure. Med Sci Monit, 2008, 14 (11): CR580-583.

8. Bhat KR, Benton BJ, Ray R, et al. Poly (ADP-ribose) polymerase (PARP) is essential for sulfur mustard-induced DNA damage repair, but has no role in DNA ligase activation. J Appl Toxicol, 2006, 26 (5): 452-457.
9. Simbulan-Rosenthal CM, Ray R, Benton B, et al. Calmodulin mediates sulfur mustard toxicity in human keratinocytes. Toxicology, 2006, 227 (1-2): 21-35.
10. Gao X, Ray R, Xiao Y, et al. Suppression of inducible nitric oxide synthase expression and nitric oxide production by macrolide antibiotics in sulfur mustard-exposed airway epithelial cells. Basic Clin Pharmacol Toxicol, 2008, 103 (3): 255-261.
11. Steinritz D, Emmler J, Hintz M, et al. Apoptosis in sulfur mustard treated A549 cell cultures. Life Sci, 2007, 80 (24-25): 2199-2201.
12. Ray R, Keyser B, Benton B, et al. Sulfur mustard induces apoptosis in cultured normal human airway epithelial cells: evidence of a dominant caspase-8-mediated pathway and differential cellular responses. Drug Chem Toxicol, 2008, 31 (1): 137-148.

第二篇 眼毒理学

第二篇

財務運用

第一部分

总 论

第一章

眼的结构和功能

第一节 眼球的结构和功能

眼球由眼球壁与眼球内容物组成。

一、眼球壁

从外向内依次为纤维膜、血管膜和视网膜。

1. 纤维膜 由致密结缔组织构成,厚而坚韧,具有保护眼球内容物作用。

(1) 角膜(cornea)占眼球前部约1/5,为透明的折光结构,呈外凸内凹的球面。周缘较厚,中部薄,嵌入巩膜中。角膜表面被有球结膜。角膜内面与虹膜之间构成眼前房,内有眼房水。其主要生理功能为维持眼球的完整及保护眼内容物,透过光线并参与屈光,感知环境及外界刺激。

(2) 巩膜(sclera)占眼球后部约4/5,乳白色,不透明。巩膜前方接角膜,交界处有环状的巩膜静脉窦,是眼房水流出的通道,起着调节眼压的作用。巩膜的后腹侧,视神经纤维穿出的部位有巩膜筛板。巩膜的生理功能主要包括:与角膜、结膜等共同构成眼内容的外屏障,避光,眼外肌的附着点。

2. 血管膜 富含色素细胞和血管,又称色素膜,也叫血管膜。有营养眼内组织的作用,形成暗的环境,以利于视网膜对光、色的感应。血管膜由前向后又分为虹膜、睫状体和脉络膜3部分。

(1) 虹膜(iris)是血管膜的最前部,呈环状,虹膜中央的圆孔称为瞳孔。虹膜内分布有色素细胞、血管和肌肉。虹膜肌有两种:一种叫瞳孔括约肌,位于瞳孔缘,其收缩可缩小瞳孔,受副交感神经支配;另一种为放射状肌纤维,称为瞳孔开大肌,其收缩可开大瞳孔。

瞳孔的大小随光线的强弱而改变（1~8mm），平均直径为3mm。

(2) **睫状体** 位于虹膜和脉络膜之间，其前部突出，称睫状突；其内含有平滑肌，称睫状肌。

(3) **脉络膜** 连于睫状体后方、富含色素与血管，具有营养眼球内组织、吸收眼内分泌物，保证完好的视觉作用。

3. 视网膜（retina） 是眼球壁的最内层，分为视部和盲部。视网膜是把光的视觉信息转换为神经冲动的地方，并由此经过双极细胞传至神经节细胞，由神经节细胞发出的神经纤维（即轴突）向视神经盘汇聚。

视部衬于脉络膜的内面，且与其紧密相连，薄而柔软。视网膜视部的外层是色素上皮层，内层是神经层。神经层由浅向深部由3级神经元构成。最浅层为感光细胞，有两种细胞，即视锥细胞和视杆细胞。前者有感强光和辨别颜色的能力，后者有感弱光的能力。第2级神经元为双极神经元，是中间神经元。第3级为多极神经元，称为神经节细胞，其轴突向视网膜乳头集中，成为视神经。视网膜后部有一卵圆形白斑，表面略凹，是视神经纤维穿出视网膜处，没有感光能力，又称盲点。视网膜中央动脉由此分支呈放射状分布于视网膜。在眼球后端的视网膜中央区是感光最敏锐的部分，成一圆形小区，称视网膜中心。

视网膜盲部无感光能力，外层为色素上皮，内层无神经元，被盖在睫状体及虹膜的内面。

二、眼球内容物

眼球内容物是眼球内一些无色透明的折光结构，包括晶状体、眼房水和玻璃体，它们与角膜一起组成眼的折光系统。

1. 晶状体（lens） 为双凸透镜状，透明而富有弹性机构，其实质由多层纤维构成，位于虹膜和玻璃体之间，周缘通过晶状体韧带连于睫状突上。

2. 眼房水和眼房 眼房是位于角膜和晶状体之间的腔隙，被虹膜分为前房和后房。眼房水（aqueous humor）为无色透明液体，充满于眼房内，主要由睫状体分泌产生，然后在眼前房的周缘渗入巩膜静脉窦而至眼静脉。眼房水有运输营养物质和代谢产物、折光和调节眼压的作用。

3. 玻璃体（vitreous body） 无色透明的胶冻状物质，布满于晶状体与视网膜之间，外包一层透明的玻璃体膜。玻璃体除有折光作用外，还有支持视网膜的作用。

第二节 眼附属器

眼附属器包括眼睑、结膜、泪器、眼外肌及筋膜和眶脂体等，对眼球有保护、支持和运动作用。

一、眼睑

眼睑（eyelid）分为上睑和下睑，居眼眶前口，覆盖眼球前面。上睑以眉为界，下睑与颜面皮肤相连。上、下睑间的裂隙称睑裂。两睑相连接处，分别称为内眦及外眦。内眦处有肉状隆起称为泪阜。上、下睑缘的内侧各有一有孔的乳头状突起，称泪点，为泪小管的开口。主要功能是保护眼球，由于经常瞬目，故可使泪液润湿眼球表面，使角膜保持光泽，并可清洁结膜囊内的灰尘及细菌。

上、下睑都有前、后两面。前面为皮肤，后面为结膜。二者之间有皮下组织、肌层和睑板。前后两面移行部叫睑缘，睑缘有睫毛约两三行，上、下睫毛均弯曲向前，故闭眼时并不妨碍睑裂的关闭。睫毛有防止灰尘进入眼内和减弱强光照射的作用。睫毛根部有睫毛腺，急性炎症即形成睑腺炎。眼睑的皮肤细薄，皮下组织疏松，故可因积水或出血而肿胀。肌层主要是眼轮匝肌的睑部，该肌收缩时睑裂关闭。睑板由致密结缔组织构成，呈半月形。上、下睑板的内、外侧端各合成水平走行的结缔组织带附着于眶缘，称睑内侧韧带和睑外侧韧带。睑板内有许多睑板腺，与睑缘成垂直排列，并开口于睑缘。睑板腺分泌油样液体，有润滑睑缘防止泪液外溢的作用。睑板腺被阻塞时，形成睑板腺囊肿，又称霰粒肿。

二、结膜

是一层薄而透明的黏膜，覆盖在眼睑后面和眼球前面。按解剖部位可分为睑结膜、球结膜和穹隆结膜三部分。由结膜形成的囊状间隙称为结膜囊。

睑结膜是衬覆于上、下睑内面的部分，与睑板结合紧密。在结膜内表面，可透视层的小血管平行排列并垂直于睑缘睑板腺。睑结膜含有少量的淋巴滤泡，在一些情况下这些滤泡出现中心苍白突起增生，这些增生会刺激结膜产生炎症。

球结膜覆盖在眼球的前面。结膜穹隆位于睑结膜与球结膜互相移行处，反折处形成结膜上穹和结膜下穹。

三、泪器

泪器由分泌泪液的泪腺和排泄泪液的泪道组成。泪道包括：泪点、泪小管、泪囊和鼻泪管四部分。

1. **泪点**　　位于上、下睑缘内侧端泪乳头顶端的小孔，对向泪湖，分别称为上、下泪点，是泪液进入泪道的起始处。

2. **泪小管**　　上、下泪小管分别起自上、下泪点，先与睑缘成垂直方向向上、下走行，继而转行向内侧，上、下泪小管汇合开口于泪囊。

3. **泪囊**　　是位于眼眶内侧壁前下方泪囊窝内的一个膜性囊，其上端在内眦水平以上，为膨大的盲端，其下端移行为鼻泪管。泪囊和鼻泪管分别贴附于泪囊窝和骨性鼻泪管的骨膜。眼轮匝肌的部分肌纤维分布于泪囊的浅、深面。收缩时，可扩大泪囊，使囊内呈负压，有利于将结膜囊的泪液引流至泪囊内。

4. **鼻泪管**　　为泪囊下端的膜性管道，上段大部分包埋于骨性鼻泪管中，与骨膜紧密相贴；下段位于鼻腔外侧壁黏膜的深面，向下开口于下鼻道外侧壁。

四、眼肌

包括运动眼球和眼睑的肌肉。眼外肌共有6条，4条直肌是：上直肌、下直肌、内直肌和外直肌。2条斜肌是：上斜肌和下斜肌。主要功能是控制眼球的运动。

五、眼眶

由额骨、蝶骨、筛骨、腭骨、泪骨、上颌骨和颧骨7块颅骨构成，呈稍向内、向上倾斜且四边锥形的骨窝，其口向前，尖朝后，有上、下、内、外四壁。成人眶深4～5cm。眶内除眼球、眼外肌、血管、神经、泪腺和筋膜外，各组织之间充满脂肪，起软垫作用。

（张恒东编　朱宝立校）

第二章

致眼损伤的外源化学物及毒性表现

第一节 致眼损伤的部分外源化学物

一、角膜与结膜

（一）直接接触。眼接触强酸、强碱等腐蚀性物质，表现为炎症反应及灼伤，如硫酸、硝酸、氢氟酸、盐酸、铬酸、氯磺酸、氢氧化钾、氢氧化钠、石灰、氨水、氯气等。酚具弱酸性，接触后可致失明。丙酮、乙烷、甲苯等有机溶剂进入眼睛可引起角膜上皮损伤。

（二）慢性长期接触。二硫化碳、硫化氢可使角膜感觉下降。苯醌引起角膜变色，影响视力。

（三）氯喹、氯丙嗪、肾上腺素、去氧肾上腺素、胺碘酮、庆大霉素眼药水、碘苷、维生素D、丁卡因、皮质类固醇等通过全身给药影响角膜。

二、虹膜、房水和睫状体

影响交感神经和副交感神经的外源化学物，如有机磷农药、吗啡及一些全身麻醉剂均可影响瞳孔。阿托品和其他散瞳药可阻止房水排出，加重青光眼。

三、晶状体

可致晶状体损伤或白内障的外源化学物和药物有：2,4-二硝基酚、2,4,6-三硝基甲苯、苯醌、萘、某些金属（铊、铅、钴、锰）、类金属（砷、硒）、抗有丝分裂药（氮芥、环磷酰胺、白消安）、三苯乙醇、皮质类固醇、吩噻嗪类药物（如氯丙嗪、三氟拉嗪、硫利达嗪）、二异丙基氟磷酸（DFP）、毛果芸香碱和毒扁豆碱。

四、视网膜

甲醇、氯喹、羟氯喹、硫利达嗪可致视网膜病,影响视力及暗适应能力。

五、视野与视神经

(一)影响中心视野的有二硫化碳、二硫化四甲基秋兰姆、乙胺丁醇、金属铊等。
(二)影响周边视野的有奎宁、氯喹、甲基汞、砷、一氧化碳等。
(三)硝基苯对中心及周边视野均有影响。
(四)甲醇对视神经有特殊选择性损害,导致视神经萎缩。
(五)氯甲烷和溴甲烷可致球后视神经炎及视力障碍。

六、眼内压

糖皮质激素、硝酸甘油、妥拉唑林、抗胆碱药物可升高眼内压。

七、青光眼

拟交感神经药:肾上腺素、硝酸甘油、阿司匹林、去氧肾上腺素等可诱发青光眼。

第二节 外源化学物致眼毒性表现

任何外源化学物都可能造成眼损害,其损伤的部位和严重程度可能明显不同,表现为多种多样。有的外源化学物可直接接触眼部器官,而造成直接的眼损害:①外周刺激;②眼和周围组织的局部刺激;③损害和/或炎症反应;④过敏反应;⑤穿透外表结构引起眼内深部组织损伤;毒性强的物质可从眼周围表面血管吸收,引起全身各器官、系统毒性作用。而相当的外源化学物和药物则可能是在身体其他部位暴露和吸收,分布于眼球后方,能产生眼的结构和/或功能损害。眼毒性的发生取决于不同因素。包括:①总吸收剂量、接触频率、持续时间以及接触环境浓度；②母体分子代谢产物引起的眼损伤；③眼的外源化学物的生物转化能力。

一、急性毒性

角膜和结膜化学感受器对外源化学物的刺激特别敏感，当接触刺激性较强的外源化学物，可立即引起眼摩擦性灼痛、强烈异物感、大量流泪和畏光。眼部检查一般可见角膜上壁点状或片状脱落，表层或深层水肿，结膜充血、水肿。急性毒性伴随泪液减少，可引起溃疡，甚至角膜脱落和失明。外源化学物可直接或经口摄入进入眼内。

1. **酸和碱** 碱可引起一些眼损伤，如结膜水肿、角膜血管增生、瘢痕形成、严重结膜炎和血管膜炎，也可出现晶状体和视网膜损害；酸可引起角膜浅表腐蚀、结膜充血和肿胀；强酸可导致眼组织坏死。

2. **去污剂** 如阳离子去污剂氯化苄烷胺，虽然属微毒，但高浓度可导致严重的眼损害。

3. **有机溶剂** 如乙醇、乙醚、丙酮、乙酸乙酯、己烷等，均为脂溶剂，可引起眼的疼痛，大量接触可导致视网膜模糊。有报道表明，热的有机溶剂因热损伤有助于扩大眼损害。

4. **甲醇** 甲醇是一种眼毒物，可引起视神经损伤、代谢性酸中毒和血管舒张，导致失明。甲醇经呼吸道、经口和经皮肤吸收非常迅速。初期表现为视网膜水肿，视物模糊，继而视神经节细胞减少，视神经萎缩，导致永久性失明。

5. **胺类化合物** 该类物质可引起短暂视力障碍，即所谓的蓝-灰模糊，表现为视物模糊，工作效率降低。主要是角膜轻度增厚的结果。消除接触环境中的胺类化合物蒸气，视力常在几个小时内恢复正常。

6. **其他眼刺激物** 如 α-氯化乙酰酚、α-溴化苄、氰化物、碘乙酸乙酯等，可刺激眼大量流泪，大量接触高浓度，能导致永久性失明。

二、眶周湿疹与过敏反应

许多外源化学物对敏感的眶周皮肤易于发生炎症反应，或引起过敏反应。损害一般局限于眼部，偶尔有全身反应。主要表现在眶周过敏性接触性皮炎、眼部充血性水肿性红斑，其上密布丘疹、水疱，间有渗液、感染与结痂等。常伴有结膜炎和表层角膜炎。患眼奇痒难忍是本病特点。一般停止接触后数日可自愈。

三、沉着变色

外源化学物长期直接接触眼部，可沉着在组织内或使组织变色。单纯因眼部接触外源化学物所形成的沉着，一般无全身症状。少量沉着不引起视力变化。有的外源化学物有轻度刺激，如角膜米帕林沉着，可导致局部充血、异物感和怕光。常见的沉着变色有银沉着、汞沉着、沥青沉着、醌和氢醌沉着。

四、致白内障

白内障的形成可能是由于作用于眼表皮物质的穿透作用而扩散到眼前房，或是由于远离眼部的毒物或其代谢产物被吸收，是全身中毒性的一种表现。尽管导致眼白内障的机制不尽相同，但多种外源化学物都可以导致眼白内障。如萘是公认的白内障形成物，其代谢产物是形成白内障的主要因素；对乙酰氨基酚的代谢产物亦可导致白内障。

五、视网膜毒性

许多外源化学物可产生视网膜毒性作用，可能是其毒性作用的一部分；而另一些外源化学物，例如氯喹则以视网膜为毒作用靶器官，并对其产生特异性毒性作用。主要表现为视网膜动脉周炎、黄斑水肿、视神经水肿、视网膜局部缺血，导致视力敏感度下降或视野缩小，严重的导致失明。

六、其他中毒性眼病

外源化学物由呼吸道、消化道或皮肤吸收进入人体内所产生的眼部症状或病变为中毒性眼病,其病变可能是全身中毒的一部分。主要有:①急性视力减退或黑矇:急性视力减退见于急性甲醇中毒,中毒性黑矇见于急性一氧化碳中毒。②视野缩小或中心暗点:视野缩小见于一氧化碳、二硫化碳、铅、锰、甲醇、三硝基甲苯等中毒;中心暗点见于二硫化碳、铅、铊、甲醇、三氯乙烯等中毒。③夜盲:见于一氧化碳、氯丙嗪等中毒。④色盲和色弱:由视网膜或视神经病变引起,患者识别物体颜色的功能减退。⑤幻视:见于溴甲烷中毒。⑥复视:见于一氧化碳、二硫化碳、铅等中毒。⑦调节障碍:见于二硫化碳、铅等中毒。⑧斜视:见于汞、铅、铊等中毒。⑨眼球震颤:见于二硫化碳、汞、铅、锰等中毒。⑩眼睑痉挛:多见于职业接触汽油、甲苯、甲醛等物质。

(张恒东编　朱宝立校)

第三章

外源化学物致眼损伤的毒性机制

在职业活动过程及日常生活中，不慎将外源化学物直接作用于眼部，造成眼部损伤者并不罕见，尤其是职业活动中，化学灼伤和异物损伤是眼损伤的主要原因。有些外源化学物还可通过皮肤、呼吸道、消化道等全身性的吸收而影响眼、视通路或视中枢而造成损伤。外源化学物对组织的损伤主要是破坏机体蛋白质的物理和化学状态，发生变性、凝固、坏死。眼部化学致伤物种类繁多，常见的化学致伤物分类包括腐蚀性致伤物、细胞毒素类物质。

化学性眼灼伤的程度与接触外源化学物的种类、浓度、剂量、接触时间、接触方式、接触面积、温度、压力等密切相关。一般来说，气体对组织的损伤比液体轻，液体比固体轻，因为气体易被空气稀释，而液体易被泪液稀释及冲洗。外源化学物的浓度与对组织的损伤程度成正比，渗透力和溶解度大者，其组织损害亦较重。外源化学物与眼组织接触久者组织损伤重，接触面积大损伤亦重。

化学性眼致伤物与穿透眼球的能力有关。外源化学物穿透眼球的作用与眼球表层组织的生理特性有密切关系。角膜上皮和内皮是亲脂性的，角膜基质和巩膜是亲水性的，结膜与角膜上皮相似。凡脂溶性物质容易穿透角膜上皮而潴留在角膜基质内；水溶性物质很难穿过角膜上皮，但容易穿过基质，所以除非上皮组织损害，否则水溶性物质很难进入角膜。

外源化学物的溶解性对估计其对眼球组织损害程度具有重大价值。酸性物质是水溶性的，易为角膜上皮所阻止，但高浓度酸与组织接触后，使组织蛋白凝固、坏死，形成痂膜，可阻止剩余的酸继续向深层渗透。无机酸分子小，结构简单，活动性强，容易渗入组织，因此无机酸所致的组织损伤较有机酸重。碱性物质具有水溶和脂溶双重性，有较强的穿透和破坏作用。通常情况下，除氢氟酸外，碱性物质（pH>10）比酸性物质的危险性高。碱能与细胞膜中的脂类发生皂化反应，同时又与组织蛋白形成可溶于水的碱性蛋白，形成的化合物具有双相溶解性，能破坏角膜上皮屏障，并很快穿透眼球的各层组织。碱进入细胞后，pH值迅速升高，使碱性物质与细胞成分形成的化合物更易溶解。此外，在碱性环境中更有利于细胞膜脂类的乳化，进而导致细胞膜的破坏。碱性细胞蛋白对细胞的酶和结构蛋白有很强的破坏作用，轻度碱烧伤影响酶蛋白，使细胞的生命过程受到抑制；重度碱烧伤可直接破坏细胞结构蛋白，迅速导致组织广泛凝固、坏死。碱性化合物常发生角膜缘血管网的血栓形成和坏死，严重地影响角膜营养，降低角膜的抵抗力，而易继发感染，发生溃疡或穿孔。另一类重金属盐类主要起沉淀作用，即所谓收敛反应。低浓度时表面组织由于沉淀作用使细胞表面和毛细血管细胞之间的结合质变硬，组织发白，炎性渗出作用减小。当浓度升高时，即呈腐蚀作用，细胞蛋白质凝固、坏死。

有些外源化学物通过皮肤、呼吸道、消化道等全身性吸收后，经代谢形成一些毒性代谢产物，继而影响眼、视通路或视中枢而造成损伤。甲醇在体内氧化成甲酸等代谢物，对视神经具有毒作用，可抑制神经细胞的氧化磷酸化，导致视神经细胞发生退行性变，从而发生中毒性视神经病变。此外，甲醇具有麻醉作用，对中枢神经系统有抑制作用，对肝有毒性作用。三硝基甲苯被吸收后形成蛋白加合物，产生针对眼晶状体、肝、血液和神经系统的损害。

（张 力编 张恒东校）

主要参考文献

1. 赵辨. 临床皮肤病学. 江苏：江苏科学技术出版社，2001.
2. 庄志雄. 靶器官毒理学. 北京：化学工业出版社，2006.
3. 常元勋. 靶器官与环境有害因素. 北京：化学工业出版社，2008.
4. 金泰廙. 职业卫生与职业医学. 5版. 北京：人民卫生出版社，2006.
5. 赵贵秋. 眼科学总论. 16版. 北京：人民卫生出版社，2006.
6. 葛坚. 眼科学. 北京：人民卫生出版社，2005.
7. Xiang H, Stallones L, Chen G, et al. Work-related eye injuries in hospital

emergency departments in us. Am J Ind Med, 2005, 48 (1): 57-62.
8. Peate WF. Work-related eye injuries and illnesses. Am Fam Physician, 2007, 75 (7): 1017-1022.
9. 杜军. 化学物质致眼睑痉挛. 日本医学介绍, 2004, 25 (10): 466-467.
10. 单飞雪, 张雪菲, 穆华. 56例眼部碱烧伤治疗的回顾性分析. 中国急救医学, 2004, 24 (01): 66.
11. Ho CK, Yen YL, Chang CH, et al. Epidemiologic study on work-related eye injuries in Kaohsiung, Taiwan. Kaohsiung J Med Sci, 2007, 23 (9): 463-469.

第四章

眼损伤毒理学研究方法

多种理化因素（如酸、碱、紫外线等）都可导致眼损伤。目前就评价和研究不同因素对眼的毒性作用及其损伤机制、保护接触人群的健康建立了一系列灵敏的眼毒性研究和检测方法，如在体兔眼刺激试验（Draize 试验）等。传统的 Draize 试验因其评分系统存在主观性，试验结果外推到人体的科学性受到置疑，并且由于使用动物进行试验，也受到动物保护组织的批评。尽管减少动物和受试物用量的眼刺激试验方法（如低容量眼刺激试验）在评估眼刺激性的能力上无显著下降，但仍不能避免动物的损伤和痛苦。

目前，国际上相继建立了一系列以离体眼、角膜、鸡胚绒毛膜尿囊膜及培养组织细胞等为材料的离体试验方法以替代眼刺激试验，如离体器官试验、细胞毒试验等。自 20 世纪 90 年代以来，一系列鉴定严重眼刺激性化学物的方法，如鸡胚绒毛膜尿囊膜试验（HET‐CAM）、离体牛眼角膜混浊度和通透性（BOCP）试验、离体兔眼（IRE）试验和离体鸡眼试验（CEET）等，已获得欧盟的认证和许可。HET‐CAM 在一些欧盟国家已用于化妆品的安全性评价。

一、在体兔眼刺激试验（Draize 试验）

眼刺激性是指由于眼前部直接暴露于外源化学物而引起眼及其周围黏膜的可逆性炎症改变。Draize 试验为传统的、常用的眼刺激性试验方法之一，由 Draize 等在 Friendedwald 等的工作基础上建立，用于评价动物眼刺激性。自 20 世纪 40 年代起开始作为评价外源化学物急性眼刺激性的主要方法，是许多国家毒理学安全性评价的常规测试方法之一。近年来有人研究眼刺激性试验替代方法，但 Draize 试验及其改良的试验方法仍然是研究眼刺激性的主要方法。

在 Draize 试验中，将 0.1ml 或 0.1g 受试物置于白色家兔的眼结膜囊中，将眼睑闭合数秒钟。在给药后适当时间，对角膜浑浊度、虹膜充血程度、结膜水肿以及结膜分泌物进行评分，其中角膜浑浊度为观察重点。Draize 试验简单易行，不需要特殊仪器设备，被广泛采用，但是对于轻微到轻度的刺激性药物，即使是经过了适当的改良之后，该方法也不能检出。

Draize 眼刺激试验评分包括角膜、结膜、虹膜的评分，一种离体试验或观察终点可能只能反映受试物对单一组织的刺激效应，多变量分析则有利于判断联合若干离体试验方法或观察终点作为替代方法的可行性。

二、眼刺激试验离体替代方法

眼生理特点的复杂性决定了发展 Draize 试验体外替代方法的困难性。目前已有几种方法用于替代 Draize 试验。

1. **鸡胚绒毛膜尿囊膜的试验**　　利用鸡胚绒毛膜尿囊膜（chorioallantoicmembrane，CAM）血管与眼黏膜组织结构类似的特点，以 CAM 为替代材料研究化学品的眼刺激性。

主要包括三种实验方法：

（1）鸡胚绒毛膜尿囊膜试验：将 0.3ml 受试物直接加至第 10 天鸡胚气室底部的 CAM，观察充血、出血、血管溶解和凝血（大、中血管内血栓形成或鸡胚蛋白混浊）等终点，计算刺激评分。

（2）绒毛膜尿囊膜血管试验：在鸡胚第 4 天制备 CAM，于第 10 天加 $40\mu l$ 受试物至 CAM 上并孵育 30min，以缺血、充血、出血等血管变化为观察终点，以一半鸡胚出现变化的受试物浓度为报告终点。

（3）CAM 锥虫蓝（台盼蓝）染色试验（CAM-TBS）：受试物作用于 CAM 5min 后用锥虫蓝染色，根据 CAM 滞留的锥虫蓝量判断损伤程度。

CAM 方法简便、经济、易行，适用于包括固体在内的大多数外源化学物。但其评价仍依据主观判断，而且 CAM 尚无神经支配，因而将其结果外推人体的合理性也有待进一步研究证明。

2. **离体器官模型**　　用被宰杀动物（兔、牛、猪、鸡）的眼球或角膜等作为眼刺激试验材料，通过检测角膜水肿、混浊及荧光素滞留并进行组织学观察，评估受试物的眼刺激性。主要包括离体牛眼角膜混浊度和通透性试验（BOCP）、离体鸡眼试验（ICE）及离体兔眼试验（IRE）。

1992—1994 年所有 CEET 验证实验资料的分析结果显示，角膜水肿面积百分比、混浊度和荧光素滞留最大平均值与 Draize 试验积分有较好的相关性，CEET 刺激指数与 Draize 试验积分也有很好的线性相关性。因此，CEET 可作为 Draize 试验的初筛手段，鉴定的无刺激性和严重刺激性受试物无需通过在体试验进一步验证。

3. 基于细胞功能的试验 主要包括荧光素漏出试验（FLT）、硅胶微生物仪检测试验（SM）。

荧光素漏出试验可用于评价受试物对细胞屏障功能的影响，以导致培养单或多层细胞荧光素漏出 20% 或 50% 时的受试物浓度（FL_{20}、FL_{50}）为检测指标。欧洲化妆品协会的研究显示，FLT 能区分无刺激性和严重刺激性受试物，其中表面活性剂及醇类的 FL_{50} 与 Draize 试验最大平均分值相关性很好，能较好预测角膜和虹膜的反应，有希望发展为眼刺激性评价的筛选方法。微生理仪检测试验通过检测系列浓度受试物作用于培养细胞后培养液 pH 值的改变，来判断受试物对细胞能量代谢功能的影响，以代谢率下降 50% 时的浓度（MRD_{50}）作为评价指标。

4. 红细胞试验 外源化学物能引起细胞膜损伤，使膜通透性发生改变，破坏蛋白质空间构象，血红蛋白从红细胞中漏出，从而发生溶血和蛋白质变性。由于红细胞易于获得，被广泛应用于研究细胞膜溶解及蛋白质变性。主要包括红细胞溶血试验和血红蛋白变性实验。

5. 细胞毒性试验 眼刺激发生与上皮组织紧密连接破坏、上皮屏障功能受损、角膜/结膜上皮及内皮细胞损伤和应激反应、释放炎症因子有关。因此，理论上可通过检测受试物对离体细胞或组织的功能影响及毒性作用预测其眼刺激性。

细胞毒性试验是通过检测外源化学物对角化上皮细胞、成纤维细胞或角膜上皮细胞等对染料或代谢底物的摄取（中性红摄取试验、尿嘧啶摄取试验)、处理(MTT染色试验、双乙酸荧光染色试验)、释放(中性红释放试验)、排斥(锥虫蓝排斥试验、EB染色)以及蛋白质合成、变性和释放的影响,反映受试物对细胞器功能、细胞膜性结构、物质和能量代谢以及由此导致的细胞增殖和存活力的影响。其中细胞存活力的改变最为简单和敏感,常用成纤维细胞的中性红摄取试验测定。高浓度表面活性剂对细胞膜结构和蛋白质的损伤与虹膜、结膜和角膜损伤相关,因而中性红释放试验、红细胞溶血试验以及反映细胞内蛋白质损伤的Kenacid蓝染色试验和乳酸脱氢酶泄漏试验都可预测表面活性剂的眼刺激性。

此外,最近有研究验证了其他离体方法替代Draize试验,包括利用体外培养皮肤成纤维细胞三维模型的Living dermal Model TMPMTT试验、Living dermal ModelTM MTT EC_{50}试验、Skin-Model ZK1100 MTT还原试验、Skin-Model ZK1100 LDH释放试验、Skin-Model ZK1100PGE$_2$释放试验,检测受试物对重组人角膜上皮IL-1、PGE-2、LDH释放和荧光素通透情况的EpiOcularTM方法,以及直接检测受试物对蛋白质等大分子损伤的EYTEXTM试验。上述方法实质上是在结构上模拟在体角膜组织,通过观察细胞功能改变和毒性终点来预测受试物的眼刺激性。

总之,细胞功能和毒性试验,对受试物的反应较灵敏,可作为眼刺激试验的预筛选或筛选手段,或作为离体试验程序组合的组成部分。如果将体外试验与其他不同试验或定量构效关系数学模式相结合,则有可能提高其预见性,有望替代Draize试验。

(徐艳琼编 茆文革校)

主要参考文献

1. 彭双清,郝卫东,伍一军. 毒理学替代法. 北京:军事医学科学出版社,2009:87-95.
2. Neri P, Bridge H, Heeger DJ. Stereoscopic processing of absolute and relative disparity in human visual cortex. J Neurophysiol, 2004, 92:1880-1891.

3. Holmes JM, Fawcett SL. Testing distance stereoacuity with the Frisby Davis 2 (FD2) test. Am J Ophthalmol, 2005, 139: 193-195.
4. Adams WE, Hrisos S, Richardson S, et al. Frisby Davis distance stereo acuity values in visually normal children. Br J Ophthalmol, 2005, 89: 1438-1441.
5. Leske DA, Bich EE, Holmes JM. Real depth Vs randot stereotests. Am J Ophthalmol, 2006, 142: 699-701.
6. Holmes JM, Birch EE, Leske DA, et al. New tests of distance stereoacuity and their role in evaluating intermittent exotropia. Ophthalmology, 2007, 114 (6): 1215-1220.
7. Takai Y. Development of stereoscopic acuity: Longitudinal study using a computer-based random-dot stereotest. Jpn J Ophthalmol, 2005, 49: 1-5.
8. Breyer A, J iang X, RütscheA, et al. A new 3D monitor-based random-dots tereo test for children. Invest Ophthalmol Vis Sci, 2006, 47 (11): 4842-4846.
9. Kalweit S, Besoke R, Gerner I. A national validation project of alternative methods to the Draize rabbit eye test. Toxicol In Vitro, 1990, 4: 702-706.
10. Vinardell MP, Rimbau V, Mitjans M. Potential eye irritation of some "biodegradable" liquid scintillation cocktails determined *in vitro*. Food and Chemical Toxicology, 2004, 42 (8): 1287-1290.
11. Lagarto A, Vega R, Guerra I, et al. *In vitro* quantitative determination of ophthalmic irritation by the chorioallantoic membrane test with trypan blue staining as alternative to eye irritation test. Toxicology in Vitro, 2006, 20 (5): 699-702.
12. Prinsen MK. The chicken enucleated eye test (CEET): a practical (pre) screen for the assessment of eye irritation/corrosion potential of test materials. Food Chem Toxicol, 1996, 34: 291-296.
13. 周建嫦, 杨明杰, 杨杏芬, 等. 眼刺激试验离体替代方法研究进展. 卫生研究, 2004, 33 (4): 516-517.
14. 张文改, 杨杏芬. 眼刺激试验的替代方法及应用策略研究进展. 华南预防医学, 2007, 33 (1): 27-31.
15. 王庆利, 彭健. Draize眼刺激性试验的评价. 中药新药与临床药理, 2005, 16 (4): 301-304.

第二部分

各 论

第五章

金属及类金属

第一节 铅及其化合物

一、理化性质

铅（lead，Pb）为灰白色柔软重金属，是热和电的不良导体。铅尘遇热或明火会着火、爆炸。加热至400℃以上时，即有大量铅蒸气逸出，并迅速氧化为铅的各种氧化物。

单质铅延展性大，在不加热的情况下即可被轧成铅皮、铅箔。有抗湿性，接触空气后，表面覆盖上一层灰色的氢氧化铅保护膜，耐腐蚀性能好。铅不能耐受浓酸，易溶于稀硝酸，也易溶于碳酸和有机酸，如乙酸和食物中的酸。铅与盐酸或稀硫酸作用时，形成一层难溶的铅盐覆盖膜在铅的表面，可以阻止继续腐蚀。

铅由于密度较高，可用于测定物质相对密度。铅的熔点不高，可用做保险丝。铅耐腐蚀，常用于化工设备和电缆包皮。铅易与其他金属制成合金，如铅字、轴承挂瓦，能改进金属性能。

二、来源、存在与接触机会

大气中铅的来源包括：自然来源，如地壳侵蚀、火山爆发、海啸等将地壳中的铅释放到大气中，其主要特点是离地面越近，含铅浓度越高；非自然来源，主要指来自工业、交通方面的排放，其中以含铅汽油燃烧的排铅量为最高，是全球环境铅污染的主要来源。

生活环境中铅的来源和接触：尘土、玩具和学习用品是另一种不可忽视的铅源。相关研究发现家庭尘土中铅含量是儿童血铅浓度的重要提示，据报道儿童生活环境中尘土含铅的自然对数每增加一个单位，儿童血铅浓度将增加 $2.3\mu g/L$。此外玩具和学习用品表面油漆都含有铅化合物。

饮食中铅的污染：环境污染导致地下水和土壤普遍含一定量的铅，污染严重地区几乎所有的农作物均含有铅。一般情况下植物性食物的铅含量高于动物性食物，且前者以根茎类含铅量最高，后者则骨髓及内脏高于肌肉、脂肪等。另外罐装食品、饮料、糖果、爆米花、皮蛋等因其特殊的加工工艺导致其含铅也较高。人们接触或者使用上述污染的食物可致机体铅吸收。

铅白用做油漆颜料、陶瓷釉料。铅化合物也作为药物，如樟丹、黑锡丹等用于治疗癫痫、哮喘等。在生活中，用锡壶（主要成分是铅铝合金）盛酒或茶，常可引起重症铅中毒；内面涂铅釉料的器皿装酸性饮料可发生铅中毒。用含铅汽油的汽车排放出的废气可污染环境。铅矿开采和冶炼者频繁接触铅尘和铅烟，接触铅较多的是蓄电池的生产者和修理者。

三、吸收、分布、代谢与排泄

铅消化道吸收的主要部位在十二指肠，回肠中的吸收率非常低。铅以离子状态被吸收后进入血液循环，最初主要以铅盐与血浆蛋白结合的形式分布于全身各组织，数周后约95%的铅以不溶性的磷酸铅形式沉积在骨和毛发中，仅有5%左右的铅存留于肝、肾、脑、心、脾等软组织和血液内。而血液中的铅约有95%分布在红细胞内，主要在红细胞膜，血浆只占5%。沉积在骨组织内的磷酸铅呈稳定状态，与血液和软组织中的铅维持着动态平衡。骨组织不能无限量地容纳铅，当骨铅含量达到饱和时，则血液和软组织中铅浓度升高，可引起中毒症状。被吸收的铅主要经肾排出，还可经粪便、乳汁、汗腺、唾液等途径排出。急性铅中毒与慢性铅中毒不同的是，前者铅的主要沉积组织是肝和肾而不是骨。

铅在人体内的代谢与动物体内类似，进入血液中的铅约90%与红细胞结合，其余在血浆中。血浆中的铅以磷酸氢铅、铅与蛋白质的复合物及铅离子等形式存在，以磷酸氢铅为主。血液中的铅初期分布于各组织，以肝、肾中含量最高，数周后约有95%的磷酸氢铅离开该组织成为稳定而不溶的磷酸铅，沉积到骨、毛发、牙等处。人体内90%～95%的铅贮存在骨内，比较稳定。铅在体内的代谢与钙相似，当体内的酸碱平衡发生改变时，骨中的磷酸铅转变为溶解度较其大100倍的磷酸氢铅进入血液，而引起铅中毒症状发生。铅主要随尿液排出，小部分随粪便、乳汁、唾液等排出。

四、毒性概述

(一) 动物实验资料

1. 急性毒性 Pentschew 等报道，通过母乳及断奶后喂饲含铅饲料可导致大鼠截瘫。当猴暴露于铅，且血液中铅浓度达 $10.9 \sim 33 \mu g/dl$ 时，出现明显的行为和认知缺陷，例如活动能力、注意力、适应能力、学习能力和记忆力等出现损伤。其他动物实验也表明铅能引起动物记忆力和学习能力的降低。与无机铅不同，四乙基铅中毒可引起雏鸟和成年大鼠的特殊性脑病，出现不安、运动失调、好斗，逐渐出现抽搐、昏迷直至死亡。急性铅中毒动物的病理观察结果显示，脑部出现水肿，大脑皮质充血；同样，急性铅中毒可引起染毒动物消化系统、血液等毒性损伤。

2. 慢性毒性 多数实验结果表明，动物铅中毒后生长发育将受到抑制。相关报道显示，在日粮中添加 1mg/kg 铅就可引起肉仔鸡体重显著下降，铅添加量达到 10mg/kg 可显著降低肉仔鸡的饲料转化率，且日增重的降低随添加铅剂量的升高而呈线性变化。山羊染铅毒后出现厌食、腹泻和体重减轻。这些可能是由于铅对动物消化道产生氧化损伤，从而影响养分的吸收。此外，铅还能通过影响甲状腺的功能，使 TSH、T_3、T_4 的合成与释放受到影响，最终降低动物的生长性能。

不同种类动物的实验发现，铅能降低宿主的抵抗力而增加其对病菌的易感性。猪口服或注射乙酸铅后，对猪霍乱沙门菌病的易感性增加，而铅对野鸭具有明显的免疫抑制作用。研究其对山羊细胞免疫的影响时发现，加铅组细胞反应的强度降低。铅对机体体液免疫功能影响的相关研究较多，但该作用具体的机制仍有争议。一种观点认为，铅通过损伤 T 淋巴细胞或可能是巨噬细胞而抑制体液免疫；另一种观点认为体液免疫的抑制与铅对 B 淋巴细胞的直接作用有关，并估计这是由于铅明显地改变 B 淋巴细胞表面补体受体位置的结果。

Szarek 等报道，肉仔鸡急性铅中毒后，体内血红素和卟啉的合成减少，血细胞的脆性增加。猪被铅染毒后血液中与血红蛋白合成有关的 δ-氨基-γ-酮戊酸脱水酶（ALAD）活性显著降低，血红蛋白浓度以及血细胞容积值均下降。马和羊铅中毒后，血红蛋白浓度和红细胞数量均显著降低。由此可见铅中毒引起动物贫血的机制与血红蛋白合成障碍及溶血有关，具体可能是铅抑制了 ALAD，从而使原卟啉的合成受阻；铅同时又抑制血红素合成酶，阻碍原卟啉与二价铁结合成正铁血红素，而蓄积的 δ-氨基-γ-酮戊酸（ALA）和原卟啉从尿中排出。

铅中毒动物常表现出一些神经症状，如步态不稳、头颈肌肉颤搐、感觉过敏、空口咀嚼、吼叫等。慢性中毒动物为层状脑皮质坏死，星形胶质细胞增生，小神经胶质细胞积累。对其作用机制的研究集中在大鼠，铅不仅可通过改变脑血管内皮细胞的膜结构使血脑屏障发生渗漏，而且还可蓄积于血管内皮细胞内，当浓度达到很高时，就会损害未成熟大脑的血脑屏障，从而侵害动物的中枢神经系统。

3. 致突变　　乙酸铅、氯化铅、氧化铅等在 Ames 试验和酵母试验中未呈现致突变性。铅盐能引起人淋巴细胞染色体畸变和叙利亚地鼠胚胎细胞形态转化。但是在某些试验中未引起染色体结构畸变。在大鼠、小鼠、猴的体内实验中，有的呈现阴性结果，而有出现阳性结果。尚无充足证据评价有机铅化合物的致突变性。

4. 生殖发育毒性　　Batra 等研究表明，铅染毒动物出现精子减少、活力降低、畸形。且铅诱导的精子畸变主要在头部，诱发产生的无定形和香蕉形精子的作用比无钩、胖头及小头精子更明显，推测可能是铅与精子 DNA 作用并干扰有关基因表达，进而影响精子的形成和发育。

据报道，成年雄性小鼠经不同浓度乙酸铅（250、500 和 1000mg/kg）灌胃染毒，1 周后，进行组织学观察发现，250mg/kg 染毒组睾丸生精上皮细胞排列紊乱、疏松；随着剂量的增加，初级精母细胞层和精原细胞层之间的间隙加宽，生精细胞排列紊乱、层次不清甚至脱落；染毒停止3周后，1000mg/kg染毒组睾丸生精上皮细胞大量脱落，仅剩2～3层或1～2层细胞，残留的生精细胞和支持细胞组成网状结构。电镜观察发现，染毒停止1周后，250 mg/kg组小鼠睾丸支持细胞核仁不明显，圆形线粒体增多，部分线粒体嵴消失，呈空泡样改变，胞质内脂滴增多；各级生精细胞内均可见到呈空泡样改变的线粒体；顶体头帽期精子细胞顶体颗粒消失，顶体囊内出现空泡，细胞核缩小，核/质比例失调；1000mg/kg组除上述改变外，生精细胞核膜肿胀、弯曲，胞质内溶酶体增多；停止染毒3周后，1000 mg/kg组顶体头帽期精子细胞数量减少，残留的顶体头帽期精子细胞顶体膜皱缩，结构不清，部分生精细胞坏死。Singh等亦发现用乙酸铅（1500 mg/kg）染毒猕猴持续9年，生精上皮中大多数细胞出现扭曲，滋养细胞中脂滴和溶酶体数量增加，多数膜结构出现分层。

最近的研究表明，低铅暴露环境可改变精子的质量和精子染色体的凝聚，提示铅可能通过改变精子中铅的可利用率，而影响精子染色质的凝聚，进而影响精子的生成和质量。

孙淑云等为成年C57BL雄性小鼠腹腔注射不同剂量的乙酸铅，每4天一次，共10次。结果发现，最高剂量组精原细胞和初级精母细胞染色体畸变显著增加，且精原细胞染色体结构和数目畸变均高于初级精母细胞。

刘晓梅等用单细胞凝胶电泳技术进行了关于铅对雄性小鼠生殖细胞DNA损伤的研究，表明乙酸铅在一定浓度范围内可引起DNA断裂，从而导致小鼠生殖细胞DNA损伤。研究还指出，不同浓度的乙酸铅皆可引起DNA损伤，且在无明显细胞毒性的浓度下也能致小鼠生殖细胞DNA损伤。如果损伤不能修复，或者不能通过凋亡等方式将受损细胞排除，则会对生殖细胞造成严重的损害。

在子宫内暴露于铅的新生动物可能出现行为缺陷，每窝新生动物数和体重均可能减少。铅也可引起精子形成的改变。血液中铅浓度达$30\mu g/100ml$时可引起雄性大鼠精子数和睾丸的改变以及雌性大鼠动情期的改变。

5. 致癌 在动物实验中,铅有明确的致癌性。铅能引起大鼠及小鼠的肾肿瘤,尤其以肾皮质小管上皮癌常见。铅和脑部肿瘤也存在密切关系。而人群流行病学调查得到的结论与动物实验结果不太一致,而且铅与肿瘤发生的联系强度较弱。有关铅致癌的基因毒性和非基因毒性机制研究表明:铅在大多数基因毒性测试中为阴性,只有少数报道称体外培养细胞和暴露人群外周血淋巴细胞染色体检测为阳性。非基因毒性测试中,有资料表明铅可抑制体外细胞 DNA 修复,引起 DNA 氧化损伤,改变基因表达,引起肿瘤抑制蛋白 P 翻译后的改变等。根据这些资料分析,铅的致癌机制不是直接引起 DNA 的改变,而是通过降低细胞的 DNA 修复能力来增加肿瘤发生的危险性。

铅诱导肿瘤发生的机制研究,近几年来取得了许多进展得出如下结论:①抑制 DNA 合成与修复;② 干扰细胞间的间隙连接通讯;③对DNA 造成氧化损伤;④ 改变基因表达;⑤ 导致抑癌基因 $P53$ 转录后改变。Silbergeld 在总结这些机制的同时指出:铅能增加致癌的危险性是因为当机体同时接触其他致癌物时,铅能降低细胞修复 DNA 损伤的能力,而不是通过直接损伤 DNA 的方式而致癌。

有人通过测定 4 种铅盐(乙酸铅、氯化铅、硝酸铅和硫酸铅)对 REL 细胞的增殖和细胞间隙通讯(GJIC)的影响进行比较研究,GJIC 是一种敏感的反映器官特异性毒性的观察终点,它的功能与生长调节、细胞增殖、器官分化和功能表达有重要关系。一些神经毒物、致畸剂和非基因毒性致畸剂常可引起 GJIC 改变。REL 细胞体暴露于上述 4 种铅盐,浓度范围 0.01~1.00mmol/L,结果发现,四种铅盐对细胞增殖和GJIC,均具有时间-效应、剂量-效应关系的影响作用。且铅盐的溶解度不同,对细胞增殖的影响能力不同,作用最大的是溶解度高的乙酸铅,其次是氯化铅,作用最小的是不易溶解的硫酸铅。

综合一系列有关铅盐致癌性的研究,国际癌症研究所(IARC)的综合评价指出,经口或胃肠外染毒,乙酸铅、碱式乙酸铅、磷酸铅能引起大鼠肾肿瘤。亚乙酸铅能致小鼠肾肿瘤。经口给予乙酸铅和碱式乙酸铅能导致大鼠发生神经胶质瘤。对于砷酸铅、碳酸铅、氯化铅、硝酸铅等的致癌性尚无法评价。

国际癌症研究所（IARC）于1987年将铅化合物归入ⅡB类，可能的人类致癌物。

(二) 流行病学资料

目前，我国儿童铅中毒问题十分严重，中毒特点为分布范围广，血铅水平高，且个别地区有逐年上升势头。近十年国内11省、市的18项流行病学调查结果发现，城市工业区儿童血铅平均水平多在20~40μg/dl之间，儿童铅中毒的流行率在85%以上，远远高于西方发达国家。即使在没有明显工业污染的普通市区，儿童的血铅水平也在10μg/dl左右，大城市儿童的血铅水平更是不容乐观。比如上海地区有37.8%的儿童血铅大于10μg/dl，而北京市则高达68.7%。2001年8月，中国疾病预防控制中心检测在9省19个城市采集的6500份3~5岁儿童血样，发现血铅含量超过国家规定标准的人数已占总人数的30%。2002年对沈阳、北京、上海、福州、广州等大城市的工业区调查表明，有85%的儿童血铅水平超过100μg/L。经过调查，铅含量超标严重的青少年确有身材矮小、学习吃力、学习成绩差等症状，这些数据说明铅污染对青少年的影响已经相当严重。

流行病学调查结果提示，铅及铅盐对人的致癌性尚不能得出结论。有的研究得出阴性结果，有的研究得出的癌症超额死亡率很低。在这些研究中，一些混杂因素如吸烟及其他致癌因素未被考虑。Steenland等对1987—2000年全世界所进行的8次大规模流行病学调查（7个队列研究，1个巢式病例对照研究）进行了Meta分析。分析结果显示，环境铅暴露与人类肺癌和胃癌的发生密切相关，与肾及脑部肿瘤则仅有微弱的联系。但这些调查存在一些问题：①调查人群作为职业暴露人群，在工作环境中除接触铅以外，还接触砷、镉等重金属，无法确定哪种金属化合物起了致癌作用；②调查数据绝大多数不存在剂量-效应关系；③这些调查仅控制了年龄、性别因素，未消除吸烟、饮食等因素造成的偏倚；④肺癌发生率升高可能与工人接触工业废气有关，而不是接触铅。鉴于以上的缺陷，到目前为止，人群流行病学调查的结果仅是一些提示，IARC认为，铅盐对人致癌性资料尚不充分，无法得出结论。

(三) 中毒临床表现及防治原则

1. 急性中毒 急性铅中毒多为口服含铅化合物引起，以消化系统症状为重，如口内有金属味、食欲不振、便秘或腹泻以及腹绞痛等。严重者可出现中毒性肝病、中毒性肾病和贫血，甚至抽搐、谵妄和昏迷等中毒性脑病，尤以儿童多见。

2. 慢性中毒 慢性铅中毒主要为职业性铅中毒所致，早期主要为全身乏力、肌肉及关节酸痛、口内金属味、轻度神经症，腹部绞痛但无腹部体征，腹部按摩后反而可减轻疼痛；常伴有便秘或腹泻、头痛、血压升高、多汗、尿少。少数因饮大量铅壶酒或大剂量中药偏方而产生严重中毒者可出现贫血甚至中毒性肝病、中毒性肾病。有些患者可见齿龈边缘出现蓝黑色"铅线"（lead line），其产生原因多与口腔卫生不良生成硫化铅有关。随病情进展，还可影响：①消化系统：可见食欲不振、恶心、腹胀、腹部不定部位隐痛；中度中毒患者可出现腹绞痛。麻痹性肠梗阻等偶有发生。②神经系统：除早期有头痛、头晕、乏力、失眠、多梦等神经系统症状外，铅还可出现周围神经损害，以运动功能受损、伸肌无力为主。③对造血系统及肾也有影响。

3. 防治原则 铅中毒时，根据其相应的毒物铅接触史、铅中毒表现及血尿铅浓度升高，诊断并不困难。对铅中毒的治疗包括：

皮肤污染宜彻底清洗，口服中毒者，可立即给予大量温水，催吐，给予牛奶、蛋清、豆浆以保护胃黏膜，硫酸钠或硫酸镁导泻。应用钙剂治疗：以10%葡萄糖酸钙10ml或氯化钙10ml缓慢静脉注射，每日2～3次。使血铅沉着于骨，以减轻中毒症状。驱铅疗法：依地酸二钠钙1g溶于5%～10%葡萄糖液250～500ml静脉点滴，用药3～4日、停药4日为一疗程。对症治疗：腹痛给予阿托品，惊厥可使用地西泮等，呕吐不能进食者给予补液，有急性肾衰竭者及早施行透析疗法等。

加强相关法律、法规的宣传，降低环境中铅污染，是预防铅中毒的关键。

加强科普宣传，积极采取防治措施，重点是要教育人们养成良好的饮食习惯和卫生习惯。相关铅作业人群要加强职业卫生防护。

对儿童要在饮食、居住、衣着、玩耍等方面加强铅的防护，定期为儿童作健康检查，包括血铅浓度的测定，并使用非药物方式排铅。

五、毒性表现

（一）急性中毒

可因铅中毒脑病引起颅内高压而导致视神经乳头或球后视神经炎、视神经盘水肿、全眼肌麻痹。而在铅化合物引起的急性中毒事故中，主要表现为眼结膜刺激症状，如球结膜充血、畏光、流泪、流涕等。

（二）慢性中毒

1. 视网膜病变 可出现铅性视网膜病变，其特征为视网膜动脉痉挛、动脉硬化、动脉周围炎、闭塞性动脉内膜炎，视神经盘充血及边缘不清，视网膜出血和渗出以及继发于铅性肾病的眼底病变。部分患者视神经盘附近的视网膜表面可见灰色带金属光泽的视网膜彩点。长期接触铅可出现视网膜色素上皮的多发性损害，暗适应功能降低。

1963 年 Snoking 提出将铅吸收视网膜点彩细胞作为慢性铅中毒早期诊断的标志，但不同调查者的调查结果有很大差别。我国对某厂冶炼车间确认为慢性铅中毒和铅吸收的 63 人及其他车间不接触铅的 63 人进行眼底检查，发现 63 例确认为慢性铅中毒及铅吸收的患者中，有点彩细胞者 3 例，占患者的 4.76%，与对照组相比较差异无统计学意义（$P>0.05$），分析其原因可能是 Snoking 所称的视网膜细胞色素点彩与一般的胆固醇结晶反光难以区别。

铅接触工人视网膜的光敏感度阈值可增高，主要为环状暗点和弥漫性损害，属轻、中度改变，其程度与铅吸收量有关。

2. 视神经病变 铅侵犯神经系统后，双眼可发生球后视神经炎，进行缓慢，晚期有视神经萎缩。视野可出现各种暗点，典型者为双侧周边视野缩小，伴中心或旁中心暗点。还可出现铅性脑病，表现为皮质性黑矇，发病迅速，突然双眼失明，而瞳孔反应良好，可持续数小时或数日，最终视力可完全恢复，但可反复发作。

黄钢等的研究结果表明铅接触可致视觉诱发电位改变，铅接触工人与非铅接触工人之间图形视觉诱发电位的差异有显著性，表现为 N_{75}、P_{100}、N_{145} 潜伏期延长。P_{100} 潜伏期延长与铅接触工人尿中 δ-氨基-γ-酮戊酸呈显著正相关。因此图形视觉诱发电位可作为铅对视神经功能损害程度的非损伤性筛选指标，也可作为铅中毒早期诊断的参考。

当幼儿不明诱因发生视力下降、视神经炎、视神经萎缩、视野改变等，合并有神经、消化系统症状时，应关注有无铅中毒。

3. 晶状体病变 有些研究发现白内障患者晶状体内含有铅成分。Schaumberg 等对 60 岁以上男性 642 人测量胫骨及髌骨铅水平，同时测量血铅，回顾性分析其眼部资料。结果表明，1/5 的最高髌骨铅水平者，白内障患病风险增加（$OR=1.88$，$95\% CI$ 为 $0.88\sim4.02$），但该趋势无显著性（$P=0.16$）。更直接反映短期铅接触的血铅含量与白内障发病无显著相关性（$OR=0.8$，$95\% CI$ 为 $0.46\sim1.72$，$P=0.73$）。

六、毒性机制

1. 铅可以干扰体内钙离子的运输、贮存和代谢，从而影响视神经的传导。

2. 铅对光敏感度分子机制的动物实验研究显示，铅提高在暗适应和明适应状况的 cGMP 水平，抑制光活化 cGMP-PDE，而降低视网膜光感受细胞的光敏感性。Fox 等通过建立大鼠模型对孕期铅暴露与视网膜形态学、生化学及多巴胺代谢的关系进行研究。结果显示，中、低水平的孕期铅暴露可引起持续的暗适应视网膜电图（ERG），原因可能是杆状信号通道的神经细胞形成增加或多巴胺利用率下降。而高浓度孕期铅暴露表现为 ERG 低于正常水平。

3. 铅进入晶状体可能会改变晶状体的气体状态并引发蛋白质构象变化，从而降低晶体透明度。

（汪庆庆 宋玉果编 朱宝立校）

第二节 锰及其化合物

一、理化特性

锰（manganese，Mn）是一种灰色、硬脆、有光泽的金属，有四种晶型（α、β、γ、δ）。α型在常温下稳定，质硬，能刻划玻璃。锰的化学活性近似铁，其二价盐类最稳定，氧化物以二氧化锰最稳定。金属锰暴露于空气后表面即被氧化。高温时，遇氧气或空气能燃烧。锰易溶于稀酸而放出氢，同时生成二价锰离子。与氮一起加热能生成各种氮化物。

二、来源、存在与接触机会

在自然界中大都与其他元素形成化合物而生成多种矿物，如软锰矿（MnO_2）、菱锰矿（$MnCO_3$）、褐锰矿（Mn_2O_3）、辉（黑）锰矿（Mn_3O_4）等。锰矿中多伴有铁、钴、镍等矿物。

在生产过程中接触锰的机会有：

冶金工业，如锰矿石的开采、运输与加工等。我国以软锰矿及菱锰矿居多，其中软锰矿多为露天开采，含锰最高者可达60%，菱锰矿多为井下开采，含锰量大约30%。此外，冶炼锰铁合金、锰铜合金、铝锰合金、锰钛合金亦有接触锰的机会。锰还可代替某些合金钢中的贵重金属和稀有金属，例如代替镍铬不锈钢里的镍等。

二氧化锰作为去极剂用于干电池制造；电焊条的药皮中含有金属锰或锰铁5%~50%，以防止被焊金属氧化，并可形成坚固的合缝；染料工业中应用氯化锰、碳酸锰、铬酸锰；陶瓷或玻璃行业中应用硅酸锰及四氧化三锰作为色料；硫酸三价锰用于纺织品漂白；高锰酸钾用做强氧化剂与消毒剂；有机锰化合物用做汽油抗爆剂及消烟剂，如甲基环戊二烯三羰基锰；硬脂酸锰用于清漆催干剂；代森锰用于防治多种农作物的锈病等，均有接触锰化合物的机会。

三、吸收、分布、代谢与排泄

锰是人体内必需的微量元素之一,健康人体内血锰含量$0.05\sim0.12$ mg/dl。锰进入人体内迅速在各组织器官内分布。经过对$217\sim423$天的动物研究发现:静脉注射$MnCl_2$,其血浆半衰期为1.8h,全身半衰期为$68\sim148$天。锰在人体内的半衰期由于给药方式不同而差异较大,从$13\sim74$天各异。

食物是人体锰的主要来源,每日从食物中摄取$3\sim5$mg的锰。正常情况下,锰在胃肠道吸收很慢,主要经十二指肠吸收。职业接触者以呼吸道为主要吸收途径,锰烟及小于$5\mu m$的锰尘由肺泡壁吸收后,被巨噬细胞吞噬,经淋巴管入血。锰经皮肤的吸收量极小。

锰被吸收后,部分以三价锰的形式在血浆中转运,在肝中与β_1-球蛋白结合为转锰素分布全身。锰在红细胞内的含量比血浆中高5倍。血中的锰转移到富有线粒体的器官,以Mn^{3+}的状态贮存在肝、胰、肾、脑中,细胞内的锰约2/3贮留在线粒体内。正常人脑中含锰量以纹状体最高,其次为大脑白质、小脑皮质、大脑皮质,周围神经一般含锰量较少。

锰的代谢与铁的代谢有关,如血色素沉着症者对铁的吸收增多,其肝中的锰含量亦增高。锰的代谢与糖代谢也有关,糖尿病患者中曾见锰排泄量增高,随着尿糖正常,锰排出量也恢复正常。

各种途径进入体内的锰,主要经消化道由粪便排出,粪锰占排出量97%。锰可与胆红素形成络合物,由胆汁排入肠道,小部分由肠道再吸收,大部分随粪便排出。肠壁、胰腺也可能有排锰的作用。尿排锰量占6%,汗中排锰量仅占2%。

四、毒性概述

(一)动物实验资料

1. 急性毒性 锰蒸气的毒性大于锰的粉尘,而锰的粉尘又以自然来源的新鲜粉尘毒性最大。锰化合物有8种不同的原子价,一般来说,原子价越低,毒性越大,如Mn^{2+}的毒性较Mn^{3+}大$2.5\sim3$

倍。阳离子比阴离子毒性大。在锰的氧化物中的氧的价数越高，毒性越大。新制备者较贮存 6～12 个月者毒性增大。用小鼠皮下注射锰的氧化物比较毒性，结果为：$Mn_2O_3 > MnO_2 > Mn_3O_4 > MnO$。锰合金粉尘的毒性以锰铁最高，依次为二氧化锰和矽锰。锰化合物的溶解度也与毒性有关，溶解度小的毒性大。锰口服时由于胃肠道吸收很少，毒性低。如大鼠氯化锰的致死量为 500mg/kg，LD_{50} 为 170mg/kg，二氧化锰为 222mg/kg。注射时的毒性大于口服，小鼠、豚鼠和家兔皮下注射氯化锰的致死量为 50mg/kg。家兔静脉注射的致死量为 18mg/kg，狗为 56mg/kg。大鼠气管注入 40mg/kg 二氧化锰的混悬液，几分钟后即可产生典型的急性肺炎改变。气管注入氯化锰则可引起急剧的肺充血和肺水肿，常导致死亡。

体外研究显示，MnO_2 微粒可诱发小鼠腹膜巨噬细胞乳酸脱氢酶（LDH）释放，且有明显的剂量-效应关系。给小鼠支气管内滴注 MnO_2 5 天后，炎症反应指标（LDH、总蛋白质含量以及中性粒细胞）改变有明显的剂量-效应关系。

离体大鼠心脏实验表明，锰可以迅速明显地富集在心脏，引起心脏收缩力和心率降低，出现心室纤维性颤动。锰离子对大鼠心脏的作用表现为负向影响收缩力，这是钙的慢通道受阻所致。相反，豚鼠、牛蛙的实验则显示出正向影响收缩力。

据国外文献报道，给小鼠不同剂量（10、20、40、80、120μg/g）的 $MaCl_2$，24h 后脾天然杀伤细胞活性提高几倍，并与锰剂量呈正相关。

2. **慢性毒性**　　猴长期腹腔内注射氯化锰后，发生舞蹈症，随后产生帕金森综合征。家兔气管内注入二氧化锰 400mg，出现后肢瘫痪，两年后发现血清球蛋白升高，脑脊液中白蛋白及球蛋白明显减少，腺苷脱氨酶活力明显增加。

动物慢性实验显示，静脉或皮下给予锰可导致大鼠肝细胞坏死、胆红素分泌减少、胆汁淤积、单胺氧化酶（MAO）活性降低以及兔的肝坏死性病变。其机制可能是锰单独或与胆红素结合引起胆汁淤积，累及胆小管膜，并与之牢固结合；锰可与内源性胆红素相互作用，形成锰-胆红素络合物，以至锰排泄减少。

有报道锰可通过仔鼠的血脑屏障，可致其神经行为改变，且随剂量增加而增加。慢性实验表明，仔鼠锰染毒发现脑中多巴胺（DA）、去甲基肾上腺素（NE）和 5-羟色胺（5-HT）含量明显下降，酪氨酸羟化酶（TH）阳性神经元免疫反应强度显著减弱，TH 阳性产物平均相对光密度明显降低。还有报道，长期染锰大鼠的中脑黑质-纹状体系统线粒体复合物Ⅰ活性均低于对照组；随着剂量的升高活性不断下降。还有慢性实验证明，锰可引起多巴胺自氧化，并可选择性地引起黑质纹状体多巴胺能神经元变性，线粒体复合物Ⅰ功能缺陷，促进多巴胺能神经元死亡。

3. 致突变 有人用不同浓度二氯化锰使小鼠腹腔染毒，12h 一次，连续染毒 4 次。结果表明 MnO_2 染毒组骨髓嗜多染红细胞微核率显著高于对照组（$P<0.05$），且随染毒剂量的增加而显著升高。

4. 生殖发育毒性 昆明小鼠静脉注射锰，结果表明精子总数、活动度、睾丸系数随染毒剂量升高而降低；精子畸形率、睾丸锰含量随染毒剂量增加而升高；随着染毒时间增加，精子畸形率升高；各染锰组雄性小鼠的交配率和雌性小鼠的受孕率也明显低于对照组小鼠。

研究表明喂饲高锰饲料后，雄性小鼠睾丸、精囊重量减小；雄性大鼠血清睾酮水平降低；雌性大鼠生育力降低。大鼠子宫内锰暴露导致胎鼠神经管缺陷和死亡率增加。在大鼠妊娠 6~17 天时分别静脉注射 $MnCl_2$ 5、20、40mg/kg，观察到胎鼠及同窝仔鼠外观和骨畸形（包括锁骨、腓骨、肱骨、肩胛骨、桡骨、尺骨和胫骨的角状或不规则形状），且发生率随染锰剂量增加而升高。

5. 致癌 未见相关报道。

（二）流行病学资料

Mergler 等通过配对研究，对从事锰合金生产的工人（锰尘浓度几何均值 $0.89mg/m^3$，可吸入性锰 $0.04mg/m^3$）进行了神经行为学测试，结果表明，配对者在精神症状、情绪状态、心理运动能力、感觉灵敏度、嗅觉阈方面差异显著，而语言流畅度、简单运算力、阅读能力基本一致。Iucchini 等的研究也发现接触锰的工人血锰、尿锰水平与心理行为能力存在明显的相关性,认为神经行为测试可作为早期检测锰对神经系统不良作用的一项敏感指标。陈小敏等对 84 名锰焊作业人员及 84 名对照人员进行的研究表明:高暴露组 IgG 含量显著升高,高吸收组 IgG、IgA、IgM 含量显著升高。黄昭维就 152 名锰作业人员的脑电图观察发现,脑电图界限性异常约占 7%,轻度异常约占 10%,中度异常约占 1%。杜丽虹等给职业性接触锰的电气焊工人做了脑电图,结果显示全部受检者中 28 例为正常(56%)、边缘性(界限性)异常 10 例(20%),轻度异常 12 例(24%)。有学者采用计算机神经行为评价系统(NES2C3)中 8 个行为测试项目对 91 名电焊作业工人和 49 名对照组工人进行测试,结果表明接触组工人的符号译码、视简单反应时、视复杂反应时、目标追踪和情感状态中紧张、疲惫、有力的测试结果明显差于对照组($P<0.05$ 或 $P<0.01$);接触组血锰浓度为(0.78 ± 0.39)$\mu mol/L$,明显高于对照组血锰浓度(0.53 ± 0.32)$\mu mol/L$($P<0.01$);但接触组血锰浓度与工龄、神经行为测试结果无明显相关性($P>0.05$)。

对挪威靠近锰铁工厂生活的人群的流行病学调查发现肺炎的死亡率比对照人群增加 8 倍,发病率增加 4 倍。生活在靠近锰铁工厂的日本小学生,学校距离工厂 100 m 与距离工厂 500 m 相比,前者小学生的鼻和咽喉的不适症状明显增加。

Jorden 等对波兰某铁合金厂 46 名接触锰的工人调查发现,在高于最高容许含量 111~115 倍的空气锰含量时,血清 ALT、AST、LDH、白细胞氨肽酶以及白蛋白与对照组有显著性差异。停止锰暴露 1~2 年后,上述肝生化指标逐渐恢复正常。姜岳明等观察到作业组工人头晕、头痛、睡眠障碍、容易疲劳和记忆不良的主诉率显著高于对照组工人,血清 ALT 活性明显升高,提示锰毒性早期不仅累及神经系统,也可能对肝产生有害的影响。

(三)中毒临床表现及防治原则

1. 急性中毒　　锰蒸气在空气中被氧化成为灰黑色的一氧化锰及棕红色的二氧化锰烟雾,大量吸入可致急性中毒;误服高锰酸钾也可发生急性中毒。口服高锰酸钾可引起口腔黏膜糜烂、恶心、呕吐、胃痛；重者胃、肠黏膜坏死，剧烈腹痛、血便。5～10 g 锰可致死。在通风条件不良的环境下进行电焊，人可出现头晕、头痛、恶心、胸闷、气短、寒战、高热。数小时或1～2天后热退，全身大汗，四肢无力，即发生"金属烟雾热"。

2. 慢性中毒 长期接触较低水平的锰尘可出现四肢僵直，动作笨拙，表情、举止异常，体征检查出现四肢肌张力增加，闭目难立症等。高锰可能与癫痫有关，还可影响智力等。锰中毒在神经精神方面，早期以神经衰弱综合征和自主神经功能紊乱为主，继而出现明显的锥体外系神经受损症状，表现为帕金森病。但是锰引发的神经毒性与帕金森病的神经毒性不同，因为锰在体内主要的目标是基底神经节的苍白球和纹状体，但是帕金森病主要作用在脑内黑质。其神经毒性机制主要是因为锰在体内能够与其他人体必需的微量元素反应。有研究表明，锰可以与体内铁离子结合，形成 Mn-Fe 络合物，破坏体内铁离子平衡。

研究表明，电焊女工月经的经量增加、周期缩短、经期延长、白带增加，自然流产率、早产率增高，性功能障碍发生率明显增高。锰中毒男工精子存活率下降，精子畸形率升高。锰作业男工子代先天畸形率、早期自然流产率和死胎率升高。

在接触氧化锰粉尘的工人中，锰肺炎的发病率和死亡率都升高。锰肺炎以呼吸困难的急性肺泡炎症为特征，用抗生素无效。在恢复的患者中未看到慢性肺纤维化等肺部变化。锰中毒患者有体位性低血压、心率增快、PR 间期缩短等表现，与短期记忆力、注意力改变有关的情绪或情感受影响，24 h 非卧床心电图功能谱分析显示出副交感高频激活的心率变化性减少。

3. 防治原则 慢性锰中毒的诊断，依据锰接触史、现场劳动卫生条件，结合症状与体征，以及实验室检查综合分析，并排除其他疾病，方可做出诊断。对慢性锰中毒的治疗包括：早期轻度患者可选用依地酸二钠钙或二巯丁二钠等络合剂进行驱锰治疗，出现类神经症或帕金森综合征的患者进行对症处理。慢性锰中毒一经确诊后，应立即调离锰作业岗位。针刺、按摩、物理治疗对改善震颤和肌肉僵硬以及其他神经症状有一定效果，可以选用。

锰生产、粉碎、过筛、搅拌的工作场所应加强防尘措施。尽可能采用湿法或密闭操作。冶炼锰钢及锰合金时，应采用自动加料装置。加强通风和安装吸尘装置，做好回收利用。

电焊作业应在不影响工作质量条件下，尽量采用无锰焊条，以自动焊代替手把焊。在通风不良的环境中进行电焊，操作工人应戴送风口罩或面具。如工艺许可，可改变焊条配方。

对锰作业工人应进行上岗前和定期健康体检，有神经精神疾患和明显肝、肾、内分泌功能障碍者，不应从事锰作业。

五、毒性表现

（一）急性灼伤

高浓度高锰酸钾可引起眼部灼伤，症状表现为眼部剧痛、流泪、球结膜充血、水肿、眼睑痉挛等，球结膜及角膜表面有大量高锰酸钾颗粒附着，角膜上有损伤及紫色着色，用冲洗及棉签擦拭不能除去。

（二）慢性影响

1. 先天性眼球震颤与锰的关系 在研究先天性眼球震颤与微量元素的关系时发现，先天性眼球震颤患者及其父母头发锰含量均明显高于对照组，差异显著（$P<0.01$）；头发铜含量均低于对照组，差异显著（$P<0.05$）。而对照组与其父母的头发锰含量、头发铜含量均无差别（$P>0.05$），推断先天性眼球震颤与微量元素锰、铜的代谢障碍有关，患者头发含量锰增高及头发铜含量降低可能归因于其父母。

2. 眼挫伤与锰的关系 眼挫伤后除眼前段、眼底发生一系列改变外，体内必需的微量元素锌、铜及其比例也会发生改变。测定眼挫伤病例血清铁、锰、硒含量，结果发现，与正常人相比，眼挫伤病例血清铁含量增加（$P<0.05$），锰、硒含量降低（$P<0.01$）。

3. 儿童眼睑阵发性痉挛与锰的关系 儿童眼睑阵发性痉挛，俗称"挤眼"，是眼轮匝肌纤维的间歇性抽搐，多表现为正常瞬目次数多，较重者可伴口、鼻、眉毛等部位的联动，经临床观察，排除其他眼部神经系统疾患后,发现与营养饮食关系密切。有人对眼睑阵发性痉挛患者进行头发微量元素测定,结果表明锰缺乏占66.7%,锌缺乏占50.0%。提示除药物治疗外,还可以进行食补,补充相应的矿物质。

六、毒性机制

高锰酸钾对眼的刺激作用为眼受污染后的直接化学性刺激作用。

眼挫伤时,锰含量的变化可能与三羧酸循环异常有关。眼球挫伤后,组织缺氧,铁含量增加,而锰、硒含量降低,致诸多全酶异常,而使三羧酸循环异常,影响供能,影响病变的康复。尤其是视网膜挫伤后,因视网膜代谢活跃,耗能较多,即使在有氧状态时,糖的无氧酵解亦很活跃,而伤后缺氧,使有氧氧化不良,而无氧酵解所需的含锰醛缩酶因锰含量低而致活性改变,更加重视网膜损害。

目前,锰代谢与先天性眼球震颤、儿童眼睑阵发性痉挛的毒性机制还不清楚。

(汪庆庆编　刘仁平校)

第三节　砷及其化合物

一、理化特性

砷(arsenic,As)是一种银灰色类金属,在自然界广泛存在。金属砷质硬而脆,导电性能良好,除灰砷外,尚有黑砷与黄砷,为三种同素异形体。在常温下可缓慢氧化,加热时迅速燃烧生成三氧化二砷,具有大蒜臭味。砷的化学性与磷、锑、钼相似,在高温下能与硫结合,还能直接与卤素元素化合,与多种金属结合形成砷化物。砷不溶于水,可溶于硝酸和王水生成砷酸,与苛性碱熔融时生成砷酸盐类。

常见的砷化合物有三氯化砷、三氧化二砷、五氧化二砷、砷酸、砷酸钙、砷酸铝等。

二、来源、存在与接触机会

砷在自然界中分布很广,大多以硫化物形式夹杂在铅、铜、锡、镍、锌、金等矿中,常见的含砷矿物有斜方铁矿（$FeAs_2$）、雄黄（AsS）、雌黄（As_2S_3）、砷黄铁矿（FeAsS）、辉砷镍矿（NiAsS）、硫砷铜矿（$CuSAsS_4$）、辉钴矿（CoAsS）等。冶炼或焙烧矿石时,可接触到所生成的三氧化二砷,在冶炼炉的烟道或矿渣中,也存在一定量的三氧化二砷粉尘。

砷化合物可作为杀虫剂、除草剂、杀菌剂等；在工业上用于制作合金,作为木料的防腐剂、除锈剂；玻璃工业上用三氧化二砷作为脱色剂；皮毛、制革工业上用砷块或亚砷酐作为消毒防腐剂,用雌黄作为脱毛剂；在纺织、颜料工业上作为含砷颜料；在半导体工业上,高纯度砷是制取半导体砷化镓、砷化铟的原料；医药工业上,砷化合物用来制造抗癌物、抗梅毒药等。在生产或使用这些砷化合物时,如防护不周或意外污染食品、饮用水等,常可发生急、慢性砷中毒。

因饮用水中含砷量高或燃烧高砷煤,可使居民发生地方性砷中毒。内蒙古、山西、吉林、宁夏、安徽等地区为我国饮水型地方性砷中毒重病区,贵州省、陕西省奉巴山区等地区为我国乃至世界典型的生活燃煤型地方性砷中毒病区。

三、吸收、分布、代谢与排泄

砷多从食物和饮用水中进入人体。三价砷化物及五价砷化物均可经呼吸道、皮肤及消化道吸收。职业中毒主要通过呼吸道吸入,砷化物经皮吸收较慢。非职业中毒多为经口中毒,肠道吸收可达80%,可溶性砷吸收迅速,其吸收量取决于砷化物的溶解度和极性。

进入体内的砷,95%~97%即迅速与血红蛋白的珠蛋白结合,于24h内分布至肝、肾、肺、胃肠道及脾中。五价砷与骨结合,可在骨中贮存数年,但其大部分在体内被还原为三价砷。有机砷也在体内转变为三价砷。三价砷易与巯基结合,可长期蓄积于富含巯基的毛发及指甲的角蛋白中。砷的蓄积随年龄的增加而增多，砷在正常人乳腺、甲状腺、胸腺、毛发、皮肤和骨中含量可达 0.113~0.26mg/100g。

无机砷进入体内，先被甲基化，其中 1/3 成为甲胂酸，2/3 成为二甲胂酸。以砷酸盐、亚砷酸盐、甲胂酸、二甲胂酸的形式随尿排出，少量从粪排出，从汗腺、乳汁中排出很少。通过呼吸道、毛发的脱落和皮肤脱屑也能排出一部分。砷还可通过胎盘屏障损及胎儿。

四、毒性概述

（一）动物实验资料

1. 急性毒性 砷化物的毒性主要取决于在水中的溶解度，砷元素不溶于水，故无毒。但砷的化合物和一些盐类大部分属高毒，其中三氧化二砷毒性较强，五氧化二砷、二硫化二砷等毒性较三氧化二砷低。大鼠吸入砷化氢的 LC_{100} 为 $24mg/m^3$（4h）；大鼠经口摄入三氧化二砷 LD_{50} 为 12.0mg/kg、小鼠皮下 LD_{100} 为 9.0mg/kg；大鼠经口摄入砷酸 LD_{50} 为 48.0mg/kg；大鼠经口摄入亚砷酸钠 LD_{50} 为 41.0mg/kg；大鼠经口摄入砷酸钠 LD_{50} 为 100.0mg/kg；巴黎绿（乙酸铜合亚胂酸铜）的大鼠经口 LD_{50} 为 22.0mg/kg。

2. 慢性毒性 动物长期摄入三氧化二砷后出现消瘦、脱毛、腹泻、轻瘫，毛发及主要脏器中砷含量增加。病理检查发现肝细胞浊肿，脂肪变性，肝胆管增生，细胞浸润和局部性坏死。肾间质和肾小球充血，肾曲小管上皮细胞浊肿变性，皮质上层的神经纤维和神经细胞、皮质下结节、丘脑下部、脊髓和周围神经有破坏性弥漫性改变。

3. 致突变 Hartmann 等用单细胞凝胶分析（SCG）和姐妹染色单体交换（SCE）实验，观察亚砷酸钠对体外培养的人淋巴细胞的毒性，发现 DNA 在凝胶中的分布和移动距离的异常变化与砷浓度呈剂量-效应关系。砷在不引起 SCG 改变的情况下，可导致 SCE 频率增加。Landolph 研究发现砷可诱发人二倍体成纤维细胞非依赖性转化，认为此机制可能使细胞原癌基因激活或诱导抑癌基因失活。有人用亚砷酸钠处理 V79-C13 中国仓鼠细胞，24h 后发现染色体出现浓缩重排，早期出现凋亡细胞，21% 细胞的染色体减少，为非整倍体取代。证实砷可引起细胞分化期遗传物质不稳定和细胞凋亡，而且停止接触砷后，这种不稳定继续传给子代细胞。

4. 生殖发育毒性 Chaineau 等用体外胚胎培养（WEC）技术研究了无机砷（亚砷酸钠和砷酸钠）对小鼠早期器官发育和胚胎的毒性作用。当胚胎出现 3～5 个体节时，暴露于不同浓度的亚砷酸钠和砷酸钠进行培养，与对照组比较后发现，亚砷酸钠在一定浓度时有致畸作用，较高浓度可导致胚胎死亡。砷酸钠有相似作用，但所需浓度比亚砷酸钠高 10 倍。畸形类型和发育障碍主要有前脑缺损、颅臀长度、头径和卵巢直径均减小、心包积液、肢体异常、胚芽发育障碍。Golub 等也报道砷对实验动物有发育毒性，表现为胎体死亡、畸形和生长迟缓，其毒性作用的强弱取决于染砷剂量、途径及妊娠暴露时间，胎体死亡和生长发育迟缓的发生率随着暴露砷的剂量增加而增加。

5. 致癌 砷的致癌性很难通过动物实验证实。Isinishi 等将三氧化二砷通过气管内滴入给予 8 周龄的叙利亚金黄色田鼠（田鼠），每周 1 次，连续 15 周，砷的染毒总量为 5.25mg。结果发现，13 只中有 3 只发生肺腺瘤，而对照组中无一例发生。Pershagen 等采用同样的方法将三氧化二砷给予田鼠，结果观察到 6.4% 的动物出现喉头癌、气管癌、支气管癌和肺癌。另有研究，将三氧化二砷或砷酸钙通过气管滴入给予仓鼠，每周 1 次，连续 15 周，结果发现，3g/kg 组的动物中 3.6%、4g/kg 组动物中 11.4% 发生肺腺癌。

（二）流行病学资料

我国金银龙等采用环境流行病学调查方法，查清了我国目前地方性砷中毒的基本分布。调查发现我国饮水型地方性砷中毒分布于 8 个省、市、区，40 个县旗市，受影响人口 2 343 238 人，其中饮用水砷 >0.05mg/L 的高砷暴露人口 522 566 人。内蒙古、山西仍为我国饮水型地方性砷中毒重病区，新疆乌苏市的生产建设兵团与乌苏中的大部分高砷地区集中改水，病情减轻。内蒙古、山西的一些乡村集中改水降砷效果较好。新确认吉林、宁夏各 1 县饮水型地方性砷中毒，其中以吉林省病区为典型。新发现山西 11 县市、内蒙古 1 旗、吉林 1

市、宁夏1县、青海1县和安徽2县市的饮水型地方性砷中毒。新发现北京顺义区仍有饮水高砷暴露乡镇。燃煤型地方性砷中毒流行于2省8县市，其中室内生活用煤砷＞100mg/kg，导致室内空气砷污染和粮食砷污染的受影响人口333 905人，高砷暴露人口48 438人。贵州省仍为我国乃至世界的典型生活燃煤型地方性砷中毒病区。尽管采用改灶降砷等措施，但由于地处高寒贫困山区，难以完全奏效。新发现陕西省秦巴山区存在生活燃煤型地方性砷中毒或燃煤高砷污染地区。

中国地方性砷中毒流行特点为：①除内蒙古赤峰克旗的2个饮水型砷中毒村处于山区外，其余均为平原、盆地或高原。燃煤型砷中毒均位于高寒山区。②患病率男高于女，其原因可能为男性饮水量与膳食量一般大于女性，致使其总摄砷量高所致。③各年龄组均可患病。

早在100年前Hutchinson就意识到，砷化合物有潜在致癌性。砷接触不仅可以引起诸如皮肤色素异常、角化过度等病症，而且与人类皮肤癌、肺癌、膀胱癌的发生有关。也有报道，砷与白血病、淋巴瘤及肝血管肉瘤发生有关。

在对美国、日本、瑞典铸铜行业工人的调查中发现长期接触砷的工人肺癌发病率比一般接触工人高6~10倍。

国际癌症研究所（IARC）将砷归入Ⅰ类，人类致癌物。可致肺癌、皮肤癌。我国把砷及其化合物列入职业肿瘤名单。

（三）中毒临床表现及防治原则

1. 急性中毒　　大量口服后可出现急性胃肠炎表现，先感咽喉及食管有烧灼感，然后出现腹痛、恶心、呕吐，继之腹泻、大便呈米汤样或血样便，重症患者可发生休克、突然死亡。部分重度中毒者还可在中毒后短时间内或3~4日后发生急性中毒性脑病。

吸入中毒者出现咳嗽、咳痰等症状，亦可有腹痛、腹泻、头痛、头晕、胸闷、乏力，少数人可有肝大及一过性黄疸。皮肤常发生接触性皮炎，于暴露部分出现丘疹，局部有痒感，并伴有眼结膜充血、畏光、流泪、咽部红肿、口唇起疱等黏膜刺激症状。

在急性砷中毒后1~3周患者出现不同程度的"感觉型"或"感

觉运动型"多发性神经病的临床症状。急性中毒1周后皮肤可出现糠皮样脱屑,继之色素沉着。指/趾甲上可出现白色横纹(Mess纹),手足掌皮肤有过度角化及脱屑,肢端皮肤温度降低,或有多汗及发绀。

2. 慢性中毒 长时间的摄入或者暴露在含有砷及其化合物的空气中,产生慢性砷中毒。

砷的慢性毒性症状在冶金工人中经常出现,尤其是长期饮用含有砷浓度 0.3~0.4ppm 水的工人中更容易出现慢性砷中毒症状。长期接触三氧化二砷可以导致皮肤癌,也可影响生殖能力,出现流产、新生儿体重不足、先天性畸形等。

(1) 皮肤黏膜损伤。砷对皮肤的损害是发现最早、研究最多的危害之一。其典型的临床表现为皮肤色素沉着和/或脱失、掌跖部皮肤角化和皮肤癌变。

工业上慢性砷中毒以皮肤黏膜损害为主,由局部刺激引起。皮炎表现以湿疹为主,位于脸、背、颈、前臂、下肢、腕等部位。最初为红斑,继而成毛囊性丘疹、水疱和脓疱,如继续受砷刺激或受感染,可形成溃疡。皮炎可反复发生,最后可导致皮肤角化过度,疣状增生、脱皮或色素沉着。

皮肤角化过度及疣状物增生是缓慢发生的,在接触砷后数年内逐渐加剧,停止接触后不消失,呈弥漫性、对称性,四肢皮肤均可发生,但以掌面、跖面最为显著,可发生感染、坏死,形成经久不愈的溃疡,还可转变为皮肤癌。皮肤色素沉着表现为躯干和四肢的弥漫性黑色或棕褐色色素沉着(俗称砷斑)。

指甲和趾甲上出现逐渐向远端移行的白色横纹(Mess纹),曾被认为是慢性砷中毒的特征性表现,但有研究认为 Mess 纹与接触许多化学品以及其他疾病有关,不是砷中毒的独有症状。

(2) 消化系统症状。可出现慢性消化不良、腹泻、消瘦、肝大等消化系统症状。在金属冶炼厂的工人主诉有乏力、消化不良、呼气蒜臭味等症状。无机砷还是亲肝毒物之一,慢性接触砷的工人中肝损伤较常见,出现肝大、腹胀和肝区疼痛等,部分工人 ALT 升高,部分可发展成肝硬化、肝癌及黄色肝萎缩等。

(3) 神经系统症状。砷可引起神经系统多部位的损伤，可引起中毒性脑病，但以周围神经病最为常见。神经肌电图检查出现自发性纤颤波，正中神经、尺神经和胫神经运动传导速度减慢、感觉传导速度减慢等。

(4) 血液及循环系统症状。慢性砷中毒可发生贫血和白细胞减少，骨细胞生成受抑制，有的出现点彩红细胞增加。对循环系统的影响表现为心电图异常，ST 段下降、T 波倒置或双相、QT 间期延长，心律失常和心脏扩大等。

(5) 泌尿系统症状。肾是砷在体内代谢后主要的排泄器官，也是砷毒性作用的靶器官之一。在砷中毒患者中患肾病者占 12.8%，可致肾小球、肾小管功能病理性损害，对泌尿系统的慢性损害可表现为尿频、尿急和尿道刺激征等。

(6) 其他影响。砷化物是公认的致癌物，可引起肺癌、肝癌、膀胱癌及皮肤癌等。也能刺激呼吸道黏膜引起呼吸道炎症，引起慢性鼻炎伴鼻中隔穿孔。

3. **防治原则** 急性中毒根据有明显的砷化合物接触史、典型的临床症状、血液生化改变以及尿砷含量增加，可以诊断。根据短期内吸入较高浓度砷化氢气体的职业史和急性血管内溶血的临床表现，结合有关实验室检查结果，参考现场劳动卫生学调查资料，综合分析，排除其他病因所致的类似疾病，可以诊断职业性急性砷化氢中毒。

慢性中毒的诊断要根据有时间较长的接触史，结合患者有长期消化系统功能紊乱、皮肤黏膜改变、多发性周围神经病、肝或肾功能障碍等症状进行诊断。尿砷、发砷、指甲砷的含量受地区及食物中含砷量的影响较大，食物中砷含量的差别也很悬殊，因此必须以当时、当地的正常值作为参考。

砷中毒的防治原则有：立即脱离高砷环境，减少毒物吸收；促进毒物排出，进行驱砷治疗；对症综合治疗。常用巯基类化合物作为排砷药物，如二巯丙醇、二巯丙磺钠等。某些中药制剂可以增加机体的抗氧化能力，减少砷导致的氧化损伤。

焙烧砷矿石的车间，生产含砷农药和药物、使用砷化合物生产以及可发生砷烟雾的场所，均应加强通风、除尘、防毒工作。砷化合物浓度高的车间要定期检测，改进设备，及时、有效地将砷化物排出。

对可能产生砷化氢的地方，必须加强管理，制订有效的预防措施，避免产生急性中毒事故。

工人在检修含砷矿石的冶炼炉等设备时，在浇水降温后，有可能产生砷化氢气体，故进入炉内操作时应佩戴个人呼吸防护用品，防止砷化氢中毒。

控制地方性砷中毒的防治措施有改水降砷、改用低砷煤或燃气、改灶降砷、改进粮食烘烤方式，进行健康教育、做好地方性砷中毒地区环境砷与病情监测。

五、毒性表现

（一）急性中毒

急性三氧化二砷中毒后出现双眼异物感、畏光、流泪、眼结膜充血、视物模糊、视力下降。裂隙灯显微镜检查双眼不同程度混合充血，角膜上皮点片状脱落。检查眼底可见视神经盘边界不清、视网膜水肿、黄斑中心凹光反射消失；视野缩小，闪光 ERG 示潜伏期延长、b 波波幅降低；图形 VEP P100 波潜伏期延长等表现。对中毒患者随访半年，可发现程度不同的角膜点片状薄翳、视神经盘色苍白、视力下降、视神经萎缩。

有报道二苯胂酸中毒患者出现异常眼球运动，特征性及主要症状为上视诱发的眼震。同时，电子眼震电流描记中直接电流记录显示，患者垂直注视固定能力损伤。

（二）慢性中毒

眼结膜微循环障碍是慢性砷中毒患者的重要表现。且不同程度砷中毒患者，其眼结膜微循环变化不尽相同：轻度砷中毒患者以眼结膜微血管数目减少及血管周围渗出为主；中度砷中毒患者以血管粗细不均、血流速度缓慢较为显著；重度砷中毒患者的各项指标异常发生率逐渐升高，尤以红细胞重度聚集及缺血区的出现更为突出。

慢性砷中毒还可造成视神经乳头周边及黄斑区周边色素异常沉积。中国台湾学者对中国台湾地方性砷中毒地区与非地方性砷中毒地区的居民进行问卷调查和眼科检查，发现长期通过饮水接触砷与眼翼状胬肉的发生有统计学关系。

六、毒性机制

砷对眼的毒性可能与调控酶的活性有关，如乳酸脱氢酶、丙酮酸氧化酶、细胞色素氧化酶，从而使细胞的呼吸和氧化活性降低，导致细胞代谢紊乱。如砷降低视网膜和脉络膜细胞内谷胱甘肽过氧化物酶的活性，使细胞线粒体膜电位下降。三氧化二砷可以和谷胱甘肽过氧化物酶结合，使其活性受抑制，细胞内过氧化氢含量增加，促使线粒体内细胞色素 C 和凋亡诱导因子释放，引起细胞胞质骨架蛋白降解，核膜破裂，最终导致细胞坏死或凋亡，因此引起视网膜营养不良以及视神经、视网膜病变。临床表现为 ERG、VEP、视野异常，较重的患者可能由于视神经受损严重而出现视神经炎，从而致使视力下降。临床观察也证实了砷中毒对眼部的这种损害。

（汪庆庆编　朱宝立校）

主要参考文献

1. 何凤生. 中华职业医学. 北京：人民卫生出版社，1999.
2. 王红梅，于云江，赵秀阁，等. 铅神经毒性的分子生物学研究回顾与展望. 现代预防医学，2007，34（20）：3856-3857.
3. 毛凤祥，刘淑波. 慢性铅中毒患者视网膜点彩细胞的探讨. 职业卫生与病伤. 职业卫生与病伤，2006，21（2）：161.
4. Otto DA, Fox DA. Auditory and visual dysfunction following lead exposure. Neurotoxicology, 1993, 14 (2/3): 191-207.
5. 黄钢，王一兵，麦才铿. 铅接触工人图形视诱发电位改变的研究. 眼外伤职业眼病杂志（附眼科手术），2003，(7)：440-441.
6. 黄钢，王一兵，麦才铿. 铅接触工人视野视网膜光敏感度损害的研究. 眼外伤职业眼病杂志（附眼科手术），2003，(8)：546-548.
7. Schaumberg DA，Mendes F，Balaram M，等. 男性蓄积性铅接触与老年性白内障的患病风险. 世界核心医学期刊文摘：眼科学分册，2005，(5)：2-3.
8. Fox DA，Kala SV，Hamilton WR，et al. Low-level human equivalent gestational lead exposure produces supernormal scotopic electroretinograms, increased retinal neurogenesis, and decreased retinal dopamine utilization in rats. Environ Health Perspect, 2008, 116 (6)：A241.
9. Baranowska-Bosiacka I，Dziedziejko V，Safranow K. Inhibition of erythrocyte phosphoribosyltransferases (APRT and HPRT) by Pb^{2+}: a potential mechanism of lead toxicity. Toxicology, 2009, 259 (1/2)：77-83.
10. Debelius B，Forja JM，Delvalls A. Toxicity and bioaccumulation of copper and lead in five marine microalgae. Ecological Engineering, 2009.
11. Hsu Y，Gou Y. Antioxidant nutrients and lead toxicity. Toxicity, 2002, 180 (1)：33-44.
12. 邓晓辉，冯三畏，王振全，等. 锰对雄性小鼠中脑单胺类神经递质含量影响. 中国公共卫生，2008，24 (01)：94-95.
13. 张晨，周春艺，李国君，等. 不同价态锰对多巴胺能神经细胞凋亡作用的影响. 卫生研究，2003，(5)：25-28.
14. 贺新红，张德兴，吴燕明，等. 生后锰接触对小鼠中脑被盖发育的毒性影响. 解剖学研究，2005，(1)：39-41.
15. 张丽娜，陈一资. 锰及其毒性的研究进展. 肉类研究，2007，101 (7)：38-42.
16. 石玉琴，王承敏，陈醒觉，等. 电焊作业对工人神经行为功能的影响. 中国工业医学杂志，2005，18 (3)：153-155.
17. 王丹晨，李爱华. 高锰酸钾致灼伤眼的2例报告. 泰山医学院学报，2006，127 (15)：404.
18. 康润梅，罗立勤，张华，等. 眼挫伤与血清铁、锰、硒. 眼外伤职业眼病杂志，2000，22 (2)：128-129.
19. 窦磊，周永章，李勇，等. 珠江三角洲典型肝癌高发区土壤锰形态及其生态效应. 应用生态学报，2008，19 (6)：1362-1368.
20. Hauck M，Paul A，Spribille T. Uptake and toxicity of manganese in epiphytic cyanolichens. Environmentaland Experimental Botany, 2006, 56 (2)：216-224.
21. 荆俊杰，谢吉民. 微量元素锰污染对人体的危害. 广东微量元素科学，

2008, 15 (02): 6-9.
22. 孙先桃, 陈敏, 贺志若. 锰、锌缺乏与儿童眼睑阵发性痉挛的关系. 河南职工医学院学报, 2000, 12 (2): 54.
23. Zheng W, Kim H, Zhao Q. Comparative toxicokinetics of manganese chloride and methylcyclopentadienyl manganese tricarbonyl (MMT) in Sprague-Dawley rats. Toxicol Sci, 2000, 54 (2): 295-301.
24. Walter U, Niehaus L, Probst T, et al. Brain parenchyma sonography discriminates Parkinson's disease and atypical parkinsonian syndromes. Neurology, 2003, 60 (1): 74-77.
25. Chen JY, Tsao GC, Zhao Q, et al. Differential cytotoxicityn of Mn (Ⅱ) and Mn (Ⅲ): special reference to mitochondrial [Fe-S] containing enzymes. Toxicol Appl Pharmac, 2001, 175 (2): 160-168.
26. Zheng W, Zhao Q. Iron overload following manganese exposure in cultured neuronal, but not neuroglial cells. Brain Res, 2001, 897 (1/2): 175-179.
27. Ballatori N. Molecular mechanisms of hepatic metal transport. In: Molecular Biology and Toxicology of Metals, Zalups RK, Koropatnick J (eds). Taylor & Francis: New York, 2000: 346-381.
28. Crossgrove J, Zheng W. Manganese toxicity upon overexposure. NMR Biomed, 2004, 17: 544-553.
29. Santamaria AB. Manganese exposure, essentiality & toxicity. Indian J Med Res, 2008, 128 (4): 484-500.
30. 李静华, 张远平, 赵学英, 等. 急性砷中毒对眼部的损害. 眼外伤职业眼病杂志 (附眼科手术), 2007, 29 (12): 946-947.
31. 郭英杰, 张爱君. 砷中毒治疗的研究进展. 中国地方病防治杂志, 2006, 21 (03): 163-167.
32. 陶柏文, 易小红. 急性砷中毒的临床表现及其诊断. 职业与健康, 2002, 18 (04): 26-27.
33. 赖燕, 文忠, 李胜. 职业性慢性砷中毒所致颅神经损害. 职业与健康, 2002, 18 (06): 34-35.
34. 苏丽琴, 金银龙. 现场流行病学研究对慢性砷中毒判定的意义. 卫生研究, 2005, 34 (05): 636-639.
35. 梁京辉, 王秋水, 王玲芬. 1995－2004年全国预防医学领域砷研究文献统计. 预防医学情报杂志, 2006, 22 (01): 55-57.

36. 金银龙,梁超轲,何公理,等. 中国地方性砷中毒分布调查协作组. 中国地方性砷中毒分布调查(总报告). 卫生研究,2003,32(06):519-540.
37. 刘清毅,梁标. 砷的致突变、致癌及致畸性. 中国工业医学杂志,2004,17(05):321-322.
38. Lin W, Wang SL, Wu HJ, et al.. Associations between arsenic in drinking water and pterygium in southwestern Taiwan. Environ Health Perspect, 2008, 116 (7):952-955.
39. Norwood WP, Borgmann U, Dixon DG. Chronic toxicity of arsenic, cobalt, chromium and manganese to *Hyalellab azteca* in relation to exposure and bioaccumulation. Environ Pollut, 2007, 147 (1):262-272.
40. Emsley, John. "Arsenic" The Elements of Murder: A History of Poison. Oxford: University Press, 2006:93-197.
41. Alan H Hall. Chronic arsenic poisoning. Toxic Lett, 2002, 128:69-72.
42. Tully DB, Collins BJ, Overstreet JD. Effects of arsenic, cadmium, chromium, and lead on gene expression regulated by a battery of 13 different promoters in recombinant HepG2 cells. Toxicol Appl Pharmacol, 2000, 168:79-90.
43. Simeonova PP, Wang S, Toriuma W. Arsenic mediates cell proliferation and gene expression in the bladder epithelium: association with activating protein-1 transactivation. Canc Res, 2000, 60:3445-3453.
44. 张颖. 砷及其化合物//常元勋. 金属毒理学. 北京:北京大学医学出版社,2008:378.

第六章

芳香族烃类及硝基化合物

第一节 萘

一、理化特性

萘（naphthalene）是最简单的稠环化合物。光亮的片状晶体。具有特殊的气味。易挥发，易升华。不溶于水，溶于乙醇和乙醚等。能点燃，光弱，烟多。能防蛀。取代反应比加成反应容易。在适当的条件下，分子中的氢能被氯、溴、硝基、磺基等取代，也能与氯和氢起加成反应。

二、来源、存在与接触机会

萘为煤化工产物。1820年，首次将萘从煤焦油中蒸出。从事煤化工和木材加工（木材防蛀）产业的职工可能接触萘。萘也常用于毛质衣服防蛀，日常生活中也可能接触萘。

职业性接触硝基萘常见于硝基染料和萘胺生产的职业人群。

三、吸收、分布、代谢与排泄

萘蒸气可经呼吸道很快吸收，也可经皮肤和消化道吸收，但吸收较差，油脂对其吸收有明显的促进作用。吸收的萘经肝微粒体混合功能氧化酶的作用形成萘的环氧化物，并很快水解生成1-萘酚、2-萘酚、1,2-萘二醇和萘醌等，并大多与硫醇尿酸、葡糖醛酸和硫酸等结合随尿排出。

四、毒性概述

(一) 动物实验资料

1. 急性毒性 大鼠经口 1g/kg，连续 2 次，眼晶状体和玻璃体呈棕色，并伴有睫状体功能障碍和维生素 C 穿透血-水样液屏障能力的抑制。

2. 亚急性与慢性毒性 兔吸入萘 $400\sim500mg/m^3$，4h/d，连续 5 个月，部分动物出现晶状体混浊。兔经口摄入萘 1g/(kg·d)，3 天后晶状体出现轻度浑浊和周边水肿。20 天后形成白内障，并伴有眼内氨基酸、维生素 C、蛋白质和碳水化合物代谢障碍及草酸钙结晶存在。晶状体病变的原因可能是由萘或其代谢产物引起晶状体营养代谢障碍所致。据报道，白内障形成前的晶状体棕色变与萘的代谢萘醌和蛋白质的结合有关。

3. 致突变 萘可致仓鼠卵巢细胞姐妹染色单体交换率升高。

4. 生殖发育毒性 美国 EPA 的动物实验资料表明，暴露萘的孕兔，在子代中发现了白内障和视网膜损伤的证据。Iyer 等学者还报道，实验室研究结果表明萘具有体外胚胎毒性。

大鼠妊娠 1～15 天，经腹腔注射最小中毒剂量萘，可致胎鼠骨发育和心血管发育异常。

5. 致癌 动物实验资料表明，萘存在致瘤潜在危害。实验动物 F344 雄鼠和雌鼠各 49 只，空气染毒浓度分别为 0、10、30 和 60ppm，分 4 组每周染毒 6h×5d，观察 2 年。结果表明，暴露组雄鼠平均体重减轻比对照组明显，暴露组雌鼠平均体重与对照组相似。暴露组与对照组的生存率相似。对照组、低剂量组、中剂量组和高剂量组呼吸道上皮细胞腺瘤的发生率雄鼠依次为 0%、12%、17% 和 31%；雌鼠分别为 0%、0%、8% 和 4%。鼻嗅觉上皮成神经细胞瘤发病率雄鼠依次为 0%、0%、8% 和 6%；雌鼠依次为 0%、4%、6% 和 24%。

(二) 流行病学资料

美国 EPA 的人体暴露研究表明：1 名 44 岁男性职业性接触萘

粉，发生白内障和视网膜出血。在一家制造业企业中，1名企业合作者发生脉络膜视网膜炎；在接触萘烟或萘尘5年或不足5年的21名工人中，有8人发生白内障。

（三）中毒临床表现及防治原则

1. 急性中毒 吸入高浓度萘蒸气可引起头痛、恶心、呕吐、多汗、腰痛、尿频等症状。严重中毒患者可发生中毒性脑病、抽搐、惊厥、肝损伤以及窦性心动过缓，ST段抬高。

经口摄入中毒，可致溶血和肝、肾损害，重者发生急性重型肝炎。溶血症状可能由其代谢产物——萘醇、萘醌所致。皮肤接触可致红斑样渗出性皮肤损伤。

2. 慢性中毒 反复接触萘蒸气可产生乏力、头痛、恶心、呕吐，红细胞出现多染色性，嗜碱性粒细胞、白细胞及淋巴细胞增多。

3. 防治原则 吸入中毒应立即将患者移至空气新鲜处，吸氧并给予对症治疗。皮肤污染，脱去污染衣物，大量清水冲洗污染皮肤。经口中毒者，洗胃、导泻，并给予牛奶、蛋清等保护胃黏膜。

从事萘作业人员，进行就业前及定期体检。患有神经系统、肝、肾疾患者及贫血者不能从事萘作业。

五、毒性表现

萘系原发性刺激物，空气中萘蒸气引起眼的刺激阈值为15ppm（75mg/m³）。萘蒸气对角膜有很强的刺激性，轻者角膜上皮点状脱落，重者可致角膜化学性灼伤。长期接触萘，其主要眼毒作用表现为慢性眼结膜炎、视神经乳头炎及状似糖尿病性的眼底病变和萘中毒性白内障。

美国Gosselin主编的《商贸产品临床毒理学》在萘中毒的体征和症状/症状学的分析认为，根据萘的暴露方式不同，萘中毒的体征和症状也有所区别：一般接触，萘可引起白内障和眼刺激；吸入萘蒸气，则可观察到视神经炎的发生。

DHHS/ATSDR报道的2例病例报告称，因接触萘，发生眼刺激和眼结合膜炎。病例1是位工人，不慎将萘粉污染了自己的左眼。

精确的污染量不清楚,据工人自己说污染量大。尽管立即清洗了污染的眼,但经受了眼结合膜炎和短暂的眼痛。经过6周后,眼刺激症状才缓解消失。在那段时间里,患者注意到自己的左眼视力降低。医生检查时,眼存在视网膜损伤(1只眼是新伤,而另1只眼似乎是旧伤),整个视网膜出现云雾状阴影。患者左眼视力要比其右眼差,而在5年前,双眼的视力是相同的。病例2是位将萘用做农药的贮库的男性成年工人。患者诉有眼痛、眼结合膜炎和视力损伤。患者最可能接触的是萘蒸气。医生检查发现视网膜出血和白内障。

六、毒性机制

萘可能为原发刺激物。对眼的刺激作用,为可能与直接化学性刺激作用。目前,萘致白内障的毒性作用机制还不清楚。

(金振国编 朱宝立校)

第二节 2,4,6-三硝基甲苯

一、理化特性

2,4,6-三硝基甲苯(2,4,6-trinitrotoluene,TNT),有6种异构体,本品为α异构体。三硝基甲苯是最重要的一种军用猛(性)炸药。黄色单斜晶体。味苦。不溶于水,溶于乙醇和乙醚。化学稳定性高。不与金属作用。在240℃时爆炸,爆炸力较苦味酸(2,4,6三硝基酚)略小,但使用较安全,可单独或与其他炸药混合使用。

二、来源、存在与接触机会

TNT作为炸药,广泛应用于国防、采矿、筑路、开凿隧道等工、农业生产中。在粉碎、过筛、配料、包装和使用过程中,操作者可接触其粉尘及蒸气。

三、吸收、分布、代谢与排泄

TNT 可经皮肤吸收、呼吸道吸入,误食者可经消化道吸收。进入体内的 TNT 在肝通过氧化、还原、结合等反应进行代谢。代谢产物主要经肾排出。接触 TNT 的操作工人尿液中可以检出 10 余种代谢产物,如 4-氨基-2,6-二硝基甲苯(4-A)等。尿液中 4-A 含量最多,也有一定量的原型 TNT。因此,4-A 和原型 TNT 的含量可作为职业接触的生物监测指标。

四、毒性概述

(一) 动物实验资料

1. 急性毒性 经口 LD_{50} 雄性大鼠为 1012mg/kg,雌性大鼠为 660mg/kg,雄性小鼠为 1010mg/kg,雌性小鼠为 795mg/kg。经口 LD_{50} 量的实验动物在染毒 1~2h 后,可发生震颤,然后引起轻度的惊厥、抽搐。有些实验动物可在染毒 4h 后死亡。有些存活的实验动物,惊厥、抽搐症状可持续到染毒后 14 天。

Wistar 雄性小鼠经腹膜内注射 100mg/kg TNT(溶于橄榄油),注射后 48h 处死,发现网织红细胞 δ-氨基乙酰丙酸(ALA)合成酶活性约为对照组的 70%。红细胞粪卟啉与对照组相比减少,具有统计学意义。肝血红素合成酶活性约为对照组的 60%。肝内 δ-氨基乙酰丙酸合成酶和胆绿素还原酶活性未见明显变化。另一急性动物实验表明,雄性小鼠经腹膜内注射 TNT 100mg/kg 可引起脑、肝、肾细胞膜和细胞器损伤。形态学研究发现线粒体损伤。高尔基体肿胀、空泡形成、细胞质肿胀和脂质增生。此外,TNT 可致肝、肾葡糖苷酸基转移酶活性增加。肾环氧化物水解酶活性也增高。

2. 慢性毒性 慢性毒性动物实验表明,采用 TNT 225mg/kg 皮肤染毒豚鼠 5 个月和 10 个月后,血红蛋白水平下降。肝呈现淤血和发生营养障碍。有 53.5% 染毒豚鼠的眼晶状体发现白内障环状物生成。另一慢性动物实验表明,在 150 只 Fischer-344 小鼠(雌性 75 只,雄性 75 只)的喂养食料中添加 TNT,染毒剂量分别为 0、0.4、

2.0、10.0 和 50.0mg/（kg·d），连续观察 2 年。在 10.0 和 50.0mg/（kg·d）染毒组的实验小鼠中可观察到具有剂量-效应关系的贫血发生。2mg/（kg·d）染毒组雌性、雄性实验小鼠均观察到血细胞容积、血红蛋白含量和红细胞数量降低。这些血液学的毒效应在雄性实验小鼠的整个研究观察期内均能观察到，而在雌性实验小鼠中仅在染毒第 1 年内可观察到。在 10.0 和 50.0mg/（kg·d）染毒组雄性小鼠中，还可观察到高铁血红蛋白的形成。在 50.0mg/（kg·d）组雄性小鼠中，还可观察到海因茨小体（Heinz Body）。在所有的实验小鼠中，均可观察到作为贫血状态的暂时反应性网状细胞增多，但还不属于大红细胞症。在 50.0mg/（kg·d）染毒组雌性小鼠中，可观察到有相当数量的雌性小鼠发生骨髓纤维化。在 50.0mg/（kg·d）染毒组雌性和雄性小鼠中，与对照组相比血小板水平增高，可以观察到胆固醇水平升高，还可以观察到具有剂量-效应关系的肝细胞增生性肝大。在 2.0mg/（kg·d）染毒组雌性小鼠中，可以观察到三酰甘油增多症。

3. 致突变 恒河猴以不同剂量 TNT 经口染毒，取外周血按微量全血培养法加 5-BrdU 体外培养，制片后分析姐妹染色单体交换（SCE）频率情况。与对照组比较，TNT60mg/kg、120mg/kg 组染毒后 SCE 频率均显著增加（$P<0.01$）。TNT 可能存在致突变性。

应用 Ames 试验检测系统观察了 TNT 及其还原代谢产物 4-羟氨基-2,6-二硝基甲苯（4-HA）、4-氨基-2,6-二硝基甲苯（4-A）、2-氨基-4,6-二硝基甲苯（2-A）和 2,4-二氨基-6-硝基甲苯（2,4-DA）的诱变活性。实验结果显示，TNT 及其代谢产物具有明显的致突变作用，4-A 的直接诱变活性最强，而且移码型诱变性更为显著。在培养系统加微粒体酶，TNT 的诱变活性增强。

4. 生殖发育毒性 小鼠在 TNT 1.42mg/（kg·d）条件下染毒 6 周，未观察到生殖或生长发育毒性。但在染毒剂量增加到 125、160 或 300mg/（kg·d），染毒 6 周的情况下，发现胚胎上皮细胞退化、变性。雄性小鼠在染毒剂量为 200mg/（kg·d），染毒 6 周的情况下，可见睾丸重量减轻，睾丸锌、铜含量升高，而血浆铜蓝蛋白活性明显下降。睾丸锌可能与睾丸重量有关，锌浓度的升高可致睾丸重量减轻，其作用机制还不清楚。

刘凤巧等的动物实验表明，孕鼠在妊娠第6~15天，每天1次灌胃给药，于第20天处死。TNT1/10LD_{50}和1/80LD_{50} 2剂量组，胚胎毒性表现为胎鼠骨骼畸形，并有皮下出血；胎鼠肝还原型谷胱甘肽（GSH）含量显著下降，肝氧化型谷胱甘肽（GSSG）含量上升；但肝糖原含量无明显变化。

为阐明TNT的生殖毒性是由于干扰内分泌系统还是直接损伤生殖器官引起的，采用TNT染毒Fischer小鼠进行动物实验研究。研究表明，TNT可引起精子退化、变性，输精管中精子游动消失，睾丸和附睾中精子数量明显减少。TNT还可引起精液中8-氧（代）-7,8-双氢-脱氧鸟苷（8-oxodG）的生成增多，而精液浆中睾酮水平下降。研究学者认为三硝基甲苯的生殖毒性主要是TNT对生殖器官直接损伤的结果，其中睾丸组织的DNA氧化损伤起到重要作用。

5. 致癌　　慢性动物实验资料表明，在150只Fischer-344小鼠（雌性75只，雄性75只）的喂养食料中添加TNT，染毒剂量分别为0、0.4、2.0、10.0和50.0mg/(kg·d)，连续观察24个月。在50.0mg/(kg·d)染毒组雌性小鼠中，55只雌性小鼠中有12只雌性小鼠（21.8%）发现了膀胱肉瘤，具有统计学意义（$P<0.01$）。在10.0和50.0mg/(kg·d)染毒组雌性小鼠中，发现膀胱乳头状瘤分别为1/55和5/55。对照组实验小鼠未发现有膀胱损害。

另一慢性动物实验表明，150只B6C3F1小鼠（雌性75只，雄性75只），用TNT染毒，70mg/(kg·d)，染毒24周，在雌性小鼠中观察到白血病和/或脾淋巴肉瘤的发生，具有统计学意义（$P<0.01$）。组织病理学研究表明，白血病为粒细胞和淋巴细胞型，而淋巴肉瘤为组织细胞、淋巴细胞型或混合型。

对TNT的致癌作用目前尚有不同看法，一部分研究人员认为它可能致癌，但尚无流行病学资料证实，故对TNT是否为人群致癌物既不能肯定也不能否定。

（二）流行病学资料

2002年PubMed文摘发表研究报告，报道了军火工业接触TNT工人的职业危害状况。作者对8家军火工厂在1970—1995年间接触TNT 1年以上的男性工人进行了回顾性恶性肿瘤发病调查研究，结果表明男性接触工人全恶性肿瘤发病明显高于对照组，其相对危险度（RR）为2.32。与大、中等城市1973—1975年和1990—1992年期间男性居民全恶性肿瘤发病比较，接触工人标化发病比（SMR）分别为71.8和179.6，99%可信限（99%CI）为71.8～144。肝癌发病占全恶性肿瘤发病的31.9%，是对照组的3.97倍。与大、中等城市1973—1975年和1990—1992年期间男性居民肝癌发病比较，接触工人SMR分别为150.5和381.6，99%CI为95.3～184.0，发病具有明显的差别。接触工人死亡平均年龄（51.7岁）比同一工厂对照组（54.1岁）和大、中等城市男性居民（55.6岁）都要小。肝癌的发病与TNT接触工龄、工种和接触水平密切相关。乙醇消费与肿瘤发病有协同作用。作者认为，接触TNT的男性工人恶性肿瘤发病率明显高于普通人群。

国际癌症研究所（IARC）1996年的有关专题著作报道了德国黑森州2个郡白血病发病情况的比较报告。其中有1个郡（Marburg-Biedenkopf）土壤被TNT污染，是1家秘密工厂所为。这被在第二次世界大战期间曾生产TNT的Stadtallendorf市的一个纪实文件所证实。与相邻的没受污染的Giesse郡比较，1983—1989年期间Marburg-Biedenkopf郡男性与女性居民白血病的发病率增高具有统计学意义。年龄分布分析表明，65岁以上年龄组居民中，白血病发病增高为甚。

Hassman等1978年发表论文指出，平均暴露TNT13.9年的54名接触工人健康监护检查表明，中毒性白内障病高达87%。神经精神问卷调查表明，有神经症者占43.5%。

1995年芬兰学者报道，在平均接触工龄2.1～11.5年的12名接触TNT的工人中，有6名发生了晶状体白内障。可能的接触途径是呼吸道吸入或经皮吸收。生产车间TNT空气浓度约为3mg/m³（范围为0.14～0.58 mg/m³）。

国内各地所报道的 TNT 致白内障的发病率接近，四川医科大学职业病防治院报道为 32.12%，泸州医学院为 50.27%，石家庄为 17.48%。

(三) 中毒临床表现及防治原则

1. 急性中毒 轻度急性中毒的主要临床表现是头晕、头痛、恶心、呕吐、食欲缺乏。上腹部及右季肋部疼痛。发绀，先发生在口唇，常可扩展到鼻尖、耳、指/趾端。重度急性中毒的主要临床表现除上述症状加重外，还有神志不清，呼吸加快，可发生惊厥、大小便失禁，瞳孔散大，对光反应消失。角膜及腱反射消失。病情严重者可因呼吸麻痹死亡。

2. 慢性中毒 长期低浓度接触 TNT 可引起神经衰弱综合征，贫血以及食欲减退、恶心、肝区疼痛，肝功能异常。还有报道男性生殖功能减退。

慢性中毒还可发生贫血、裸露部位过敏性皮炎、生殖功能紊乱、神经症等。

3. 预防原则 提高生产操作过程的密闭化、机械化和自动化水平，减少操作工人的接触机会。建立定期的生产设备检修制度，防止生产物料的跑、冒、滴、漏。加强宣传教育，杜绝违章操作，增强个人防护意识。定期检测生产作业环境三硝基甲苯的空气浓度，定期组织接触工人进行健康体检。

五、毒性表现

中毒性白内障形成是 TNT 慢性中毒的特征性体征。TNT 中毒性白内障常始于双眼晶状体周边部，呈环状混浊，进一步则发生晶状体中央部盘状混浊。TNT 中毒性白内障的发病与接触工龄有关，工龄越长，发病率越高。病情不受工种调离、不再接触的影响。一般来说视力影响不严重。中毒性白内障与中毒性肝病发病不平行，中毒性白内障可单发。根据《职业性三硝基甲苯白内障诊断标准及处理原则》（GBZ 45-2002），TNT 白内障在临床上可分为三期。一期白内障：彻照法检查时晶体周边部有环形暗影，但最大环宽不超过晶体半径的

1/3。环由多数楔形混浊连接而成，楔底向周边，尖端指向中心，或作裂隙灯显微镜检查见晶状体周边聚集多数大小不等的灰黄色细点状混浊，位于前、后皮质和成人核内，皮质透明度降低。分布范围同前；二期白内障：周边部环状混浊范围超过晶体半径的 1/3，但不超过 2/3。部分病例可表现为晶状体中央部出现相等于瞳孔直径大小的完全或不完全的环状混浊，此混浊位于前成人核或前皮质内；三期白内障：晶体周边部混浊超过晶体半径的 2/3 以上，或中央部有致密点状或盘状混浊，视功能（视力和视野）受到明显影响。具有下列一项表现者列为观察对象：①彻照法检查晶体周边部有环形或近环形的点状暗影；②裂隙灯显微镜检查晶状体周边部皮质内有散在细点状混浊。

美国 ACGIH 2005 年报道的人体暴露资料表明，12 名职业接触 TNT 的工人中有 6 名工人发生晶状体白内障，职业接触 TNT 的浓度范围为 $0.14\sim0.58mg/m^3$，接触工龄为 $4.7\sim6.8$ 年。在同组第 2 份报告中报道，在 9 名职业接触 TNT 的工人中有 7 名工人发生白内障，职业接触 TNT 的浓度范围为 $0.1\sim0.35mg/m^3$，接触工龄平均为 14 年（范围 $1\sim27$ 年）。

六、毒性机制

TNT 致中毒性白内障形成可能与其光化学产物形成有关。也有人用家兔进行实验，认为 TNT 的代谢产物是引起 TNT 白内障的物质。有人认为 TNT 在晶状体内沉积是白内障发病的关键因素。也有人认为变性的血红蛋白在晶状体内沉积是白内障的成因。

（金振国编　朱宝立校）

第三节　二硝基酚

一、理化性质

二硝基酚（dinitrophenol）共有 6 种异构体，为无色至黄色结晶。微溶于水，溶于乙醇、乙醚、苯和氯仿。

二、来源、存在与接触机会

二硝基酚由二硝基氯酚水解或由苯酚在低温下硝化制得，常用于染料合成、制造苦味酸和苦氨酸、制造炸药、显像剂有机合成、木材防腐等工业。农业生产中用于选种、除莠等。在以上工、农业生产作业中，均有可能接触二硝基酚。

三、吸收、分布、代谢与排泄

二硝基酚均可经皮肤、呼吸道和消化道吸收，皮肤吸收迅速而完全。吸收入体内后可与血浆蛋白结合，也可在体内蓄积。在体内被还原为氨基酚，毒性降低，并很快经尿排出。尿氨基酚或硝基酚可作为生物检测指标。

四、毒性概述

在6种异构体中，以2,4-二硝基酚的毒性最大。

(一) 动物实验资料

1. 急性毒性 2,4-二硝基酚大鼠 LD_{50}（经口）为 30mg/kg，豚鼠 LD_{50}（经皮）为 700mg/kg。大鼠腹腔注射 LD_{50}：2,3-二硝基酚为 190mg/kg；2,5-二硝基酚为 150mg/kg。

2. 亚急性毒性 用含 2,4-二硝基酚 2500ppm 的饲料喂养幼鸭，3 天内即可引起白内障。

(二) 流行病学资料

美国加州 Peoples SA 等报道，除草喷雾器软管破裂导致喷洒液二硝基酚污染喷洒者的眼部，引起化学性眼结膜炎，尽管进行了眼科治疗，但视力损伤仍长达1个月。美国 Gosselin 等报道，接触二硝基酚而引起的各种各样的损害，包括中性粒细胞减少或粒细胞缺乏和白内障。

(三) 中毒临床表现与防治原则

1. 急性中毒 二硝基酚急性中毒时，数小时内即可出现皮肤潮红、出汗、口渴、严重头痛、全身无力、烦躁、心率和呼吸加快,体温可高达 40℃以上,抽搐、肌肉强直,直至昏迷。如抢救不及时,最终可因呼吸和循环衰竭而死亡。

经皮肤接触还可见皮肤黄染、红斑、丘疹、荨麻疹等。

口服轻度中毒者出现恶心、呕吐、腹痛等。重度中毒者可有肝功能异常和肾损害。

急性中毒者实验室检查可见代谢性酸中毒和尿氨基酚排泄量增高。

2. 慢性中毒　　长期接触者可引起肝、肾损害和白内障。国外在 20 世纪 30 年代中期曾用 2,4-二硝基酚作为减肥剂,结果数百名口服者发生白内障。皮肤反复接触后可被染成黄色,并可引起接触性皮炎,偶见剥脱性皮炎。此外,还可引起高铁血红蛋白血症。

3. 防治原则　　治疗原则为控制高热和抽搐,维持机体重要脏器的功能及水、电解质平衡,及时纠正酸中毒。

预防主要为改革生产工艺,提高生产操作过程的密闭化,减少操作工人的接触机会。建立定期的生产设备检修制度。加强宣传教育,杜绝违章操作,定期检测生产作业环境的二硝基酚空气浓度,定期组织接触工人的健康体检。高温季节特别要注意预防二硝基酚中毒。

五、毒性表现

二硝基酚污染眼后可引起急性眼刺激症状,有的可发生化学性眼结膜炎,严重者可引起视力降低。长期接触二硝基酚可引起白内障。接触二硝基酚人群估计白内障的发病率为 0.1%～1%。同一种类的白内障可发生在双侧眼。

六、毒性机制

二硝基酚致白内障可能与二硝基酚可增加组织氧化过程有关,增加组织氧化过程使氧耗尽而导致白内障形成。长期接触二硝基酚,首先在晶体的前部皮质出现灰雾状混浊斑,伴随出现晶体囊不规则,无光泽斑点。随后在后部皮质出现金黄色颗粒状浊斑,并伴有多色的镜子样反射作用。随着迅速的白内障进程，晶体产生水肿，整个晶体很快就变成不透明，形成成熟的白内障。

（金振国编　朱宝立校）

主要参考文献

1. 何凤生. 中华职业医学. 北京：人民卫生出版社，1999.
2. 王世俊. 临床职业病学. 北京：北京医科大学·中国协和医科大学联合出版社，1994.
3. Gosselin ED. Clinic Toxicology of Commercial Products. 5th ed. Baltimore, Williams and Wilkins, 1984.
4. Preuss R, Angerer J, Drexler H. Naphthalene—an environmental and occupational toxicant. Int Arch Occup Environ Health, 2003, 76 (8)：556-576.
5. Librando V, Alparone A. Prediction of mutagenic activity of nitronaphthalene isomers by infrared and Raman spectroscopy. J Hazard Mater, 2008, 154 (1/3)：1158-1165.
6. 方臻. 临床白内障. 北京：北京医科大学·中国协和医科大学出版社，1993.
7. American Conference of Governmental Industrial Hygienists. Documentation of the TLV's and BEI's with other world wide occupational exposure values. CD-ROM Cincinnati：OH 2005. 2.
8. Kumagai Y, Wakayama T, Lib S, et al. Zeta-crystallin catalyzes the reductive activation of 2, 4, 6-trinitrotoluene to generate reactive oxygen species：a proposed mechanism for the induction of cataracts. FEBS Lett, 2000, 478 (3)：295-298.
9. Sabbioni G, Liu YY, Yan H, et al. Hemoglobin adducts, urinary metabolites and health effects in 2, 4, 6-trinitrotoluene exposed workers. Carcinogen, 2005, 26 (7)：1272-1279.
10. Grant WM. Toxicology of the Eye. 3rd ed. Springfield, IL：Charles C. Thomas Publisher, 1986.
11. Hayes, Wayland J, Jr. Pesticides Studied in Man. Baltimore/London：Williams and Wilkins, 1982：466.
12. Takahashi M, Sunaga M, Hirata Koizumi M, et al. Reproductive and devel-

opmental toxicity screening study of 2，4-dinitrophenol in rats. Environ Toxicol，2009，24（1）：74-81.
13. Tewari A，Ali A，O'Donnell A，et al. Weight loss and 2,4-dinitrophenol poisoning. Br J Anaesth，2009，102（4）：566-567.
14. Matsumoto M，Hirose A，Ema M. Review of testicular toxicity of dinitrophenolic compounds，2-sec-butyl-4，6-dinitrophenol，4，6-dinitro-o-cresol and 2，4-dinitrophenol. Reprod Toxicol，2008，26（3/4）：185-190.
15. 王丽华，陈瑜. 一起2，4-二硝基酚中毒事故的调查报告. 中国工业医学杂志，2004，2：111-112.
16. 徐长苗，张国民，朱军. 两例2，4-二硝基酚中毒患者的法医学损伤评定. 刑事技术，2004，1：53-54.

第七章

甲 醇

一、理化性质

甲醇（methanol）又称木醇、木酒精。甲醇纯品为无色透明、易燃、高度挥发性液体。有类似果酒的气味。能与水、乙醇、乙醚、苯、酮、卤代烃和许多其他有机溶剂相混溶。能与多种化合物形成共沸物。遇热、明火或氧化剂易着火或爆炸。蒸气有毒。

二、来源、存在与接触机会

甲醇为重要的化工原料，可作为工业溶剂用于染料、树脂、橡胶和喷漆工业；用于制造甲醛、纤维素、摄影胶片、塑料、纺织用皂、木材染料、人造革、织物涂层、玻璃纸和防水用品等，同时可用做防冻剂、萃取剂、橡胶加速剂，亦可作为染料、树脂、人造革、火漆薄膜、玻璃纸、喷漆等的溶剂以及油漆、颜料去除剂，在有机合成中作为中间体和提纯介质等。也可作为燃料、焊剂。凡与上述作业有关的人员，均可接触到甲醇。近年来国内外将甲醇用作内燃机汽车燃料，大大扩大了职业接触和人群的非职业接触，并增加了甲醇在环境中的排放。

三、吸收、分布、代谢与排泄

甲醇易经呼吸道、胃肠道和皮肤吸收。生产环境主要经呼吸道和皮肤吸收。

吸收后的甲醇迅速分布到机体器官和组织内，分布量与器官和组织中含水量有关。以肝、肾和胃肠道中的含量最高，眼玻璃体和视神经的含量也较高，脑、肌肉和脂肪组织中较低。甲醇在人体中主要经肝代谢。肝内醇脱氢酶将甲醇氧化为甲醛，然后在甲醛脱氢酶的作用下很快氧化成甲酸，甲酸经依赖叶酸盐的途径氧化成二氧化碳和水。

甲醇在体内氧化缓慢，在人鼠以^{14}C 标记甲醇的代谢研究发现，甲醇氧化速度仅为乙醇的 1/7。甲醇在体内排泄也慢，有明显蓄积作用。吸收的甲醇 90%～95%经代谢后由呼吸道和肾排出，未被氧化的甲醇也可经呼吸道和肾排出体外，部分经胃肠道缓慢排出。

四、毒性概述

(一) 动物实验资料

1. 急性毒性 小鼠经口 LD_{50} 为 9338.50mg/kg（8262.21～10 565.19mg/kg）；大鼠为 5628mg/kg（9497～11 096mg/kg）。吸入 LC_{50} 小鼠为 70.7g/m³；大鼠 41.4g/m³，20～318h 死亡；猴吸入 52.4g/m³，4h 死亡，1.31 g/m³ 每天吸入 18h，连续数天，部分猴死亡。小鼠经口摄入后急性中毒毒作用带较窄，急性中毒的致残或死亡危险性大。动物急性中毒表现为血压下降、心律不齐、呼吸不规则等，病理解剖可见肺部淤血、水肿和出血，眼底和肝、肾充血等。

2. 慢性毒性 大鼠在连续暴露于每千克体重 3.25ml 的甲醇 6 个月后，心脏收缩率和体温降低，并会产生心肌缺氧。Sprague Dawley 大鼠连续 90 天胃管灌注 0、100、500 与 2500mg/kg 的甲醇后，2500mg/kg 剂量组的大鼠脑重降低，血清谷丙氨酶和碱性磷酸酶活性升高，而其他剂量组则未见变化。

3. 生殖发育毒性 Long-Evans 大鼠暴露于甲醇后，血清中睾酮水平未见变化，但血清乳酸脱氢酶水平升高。并且睾丸重量减轻，形态正常的精子数量降低。

在一项灵长类动物模型中进行的研究发现，雌性食蟹猴（Macaca fascicularis）在交配期和妊娠期暴露于甲醇气体，会导致孕期变短 6～8 天。在大多数物种当中，胎体的下丘脑-垂体-肾上腺轴控制孕期的长短，所以孕期变短提示甲醇暴露可能会影响胎体的神经内分泌系统。

(二) 流行病学资料

甲醇经口、呼吸道和皮肤吸收均可使人急性中毒，作业场所中毒主要经呼吸道和皮肤途径，人在甲醇浓度为 39.3～65.5g/m³ 的环境中停留30～60min有中毒危险。经口摄入中毒，绝大多数为饮用掺有甲醇的酒或掺有甲醇的饮料所致，如在20世纪80年代曾报道过一起饮用甲醇毒酒致使1641人群体中毒的严重事件。甲醇的急性毒作用带窄，麻醉浓度与致死浓度较接近，急性中毒后果严重，易致失明或死亡。

关于甲醇的中毒剂量，有人认为30ml可致命，5ml可致盲。也有人认为口服5～10ml可引起严重中毒，10ml以上有失明的危险，致死量一般为60～250ml。引起中毒的剂量差距可能与下几个因素有关：①各人对甲醇的敏感度不同（个体差异），有人报道5人共饮用甲醇液，只有1人中毒失明，其他4人均无发病现象。②甲醇浓度的大小，甲醇毒酒中甲醇浓度越高，毒性越大。③甲醇与乙醇的氧化关系。甲醇冲入米酒中饮用，或服用甲醇后服乙醇，能延缓或阻碍甲醇中毒的发生和对眼的损害。在体外用醇脱氢酶做实验，证实在等摩尔浓度时，乙醇能完全抑制甲醇的氧化。

除了短期过量暴露致中毒性眼损害和中枢神经系统麻醉，较长期低剂量暴露还能引起肝损害、自主神经功能失调及神经衰弱综合征。国内报道170名长期接触低浓度甲醇（8.37mg/m³）1年以上的工人头痛、头晕、乏力的出现率显著高于对照组（$P<0.01$）；失眠多梦、胸闷、胸痛的出现率也高于对照组（$P<0.05$）；视力下降；心电图异常检出率显著高于对照组（$P<0.01$），表明长期暴露于低浓度甲醇的作业环境可以影响心血管、神经系统，特别是视神经功能障碍。

（三）中毒临床表现及防治原则

1. 急性中毒　　急性甲醇中毒潜伏期8～48h，一般12～24h，临床上以中枢神经系统损害、眼部损害和代谢性酸中毒的表现为主。甲醇一般不令人酩酊大醉，因此，中毒时"醉酒"不是主要症状。

（1）神经系统损害：轻度中毒，可出现头痛、头晕、失眠、乏力、咽干、胸闷、腹痛、恶心、呕吐及视力减退。中度中毒，表现为神志模糊、眼球疼痛，由于视神经萎缩可导致失明。重度中毒，可发生剧烈头痛、头晕、恶心、意识模糊、双目失明，且有癫痫样抽搐、昏迷，最后因呼吸衰竭而死亡。严重口服中毒者在急性期或恢复期可有锥体外系损害或帕金森综合征的表现。

（2）代谢性酸中毒：轻者无症状，可见 CO 结合力降低，严重者出现发绀、呼吸困难，可突然出现窒息性痉挛、呼吸肌麻痹。

以上三个方面的临床损害并非平行或依次出现，而是在初发症状后多以某个系统损害为突出症状，伴有不同程度的其他系统损害。

一些不典型的症状还包括恶心、呕吐、上腹痛等消化系统症状，可有肝功能损害，口服中毒者可并发急性胰腺炎。有的还伴发心脏、肾功能损害。

2. 慢性中毒 长期经呼吸道吸入低浓度的甲醇，或皮肤常浸泡于甲醇中，可发生慢性中毒，除了黏膜、皮肤刺激及视力减退症状外，还有神经衰弱和自主神经功能失调，如疲倦、无力、头痛、眩晕、耳鸣、眼球震颤、震颤性麻痹及视神经损害。

3. 防治原则 甲醇中毒的早期，迅速纠正酸中毒是挽救生命和视力的关键。口服者早期洗胃催吐，皮肤污染者应清洗皮肤；用眼罩避免光线对眼睛直接刺激。在中毒的急性期，甘露醇及激素的使用可减低颅内压及改善眼底血循环的恢复，防止视神经萎缩的发生。采用透析疗法和碱性药物，可加速毒物的排出，减轻毒性损害。当出现视功能损害时，应及时给予大剂量的维生素 B 族及血管扩张剂。抢救危重中毒患者时，要遵循以下治疗原则。

①纠正酸中毒，危重患者普遍有酸中毒存在，应及早纠正酸中毒，大剂量输液，保持体内环境平衡。根据血气分析或二氧化碳结合力测定结果及临床表现，及早给予碳酸氢钠溶液或乳酸钠溶液。②纠正水、电解质的平衡，中毒患者都会出现不同程度的电解质紊乱，应及时补充电解质，保持体内电解质的平衡。此外，还必须给予能量支持治疗，有利于功能的恢复。③使用解毒剂：用乙醇、4-甲基吡唑、叶酸解毒。④并发症的治疗，危重患者均可出现不同程度的脑水肿、心力衰竭、肺部感染或休克等并发症，要酌情进行脱水、利尿、强心、抗感染或抗休克等治疗，危重者采用高压氧治疗，可达到一定效果。

为防止甲醇中毒发生，要采取综合性的预防措施。

对甲醇的生产、保管、运输、销售和使用的各个环节,要严重加管理,制订严格的规章制度,并经常监督检查。严格操作规程,密闭系统和通风。加强个人防护措施。

认真整顿酒类的生产和销售部门,加强对酒类的检测。对散装白酒的生产、销售应加强卫生检验管理,严禁把甲醇及非饮用乙醇当做饮料或掺入饮用酒内出售。

五、毒性表现

(1) 视力障碍:视力障碍常为较早出现的症状,可在口服后1h或数天后出现,轻者表现中毒性弱视,最初表现为眼前黑影、闪光感、视物模糊、眼痛、视力下降;许多患者在中毒早期常有视物呈灰矇状,眼球疼痛等,重者视力急剧下降,甚至完全失明。在中毒的急性期,凡视力减退者多有瞳孔对光反应迟钝。根据瞳孔对光反应的好坏,常能对中毒患者的预后作出估价。瞳孔扩大无对光反应者常死亡,即使全身中毒康复,也多留有严重的视力障碍。相反,瞳孔对光反应正常者很少有明显视力减退。一般认为,瞳孔扩大,对光反应迟钝或消失与视力丧失严重程度成正比。

(2) 眼底改变:急性甲醇中毒的早期眼底改变是视神经乳头境界模糊,颜色轻度潮红,视网膜动脉变细或痉挛,静脉充盈扩张,视网膜可出现水肿,少数可有点状出血或渗出。在视力减退的同时,多数中毒者眼底可观察到视神经盘充血,持续1~7天,大约在视神经乳头充血6~24 h后,视神经盘边缘及其邻近的视网膜处可见沿着视网膜血管分布区出现白色条纹状水肿改变,形成沿视网膜血管颞侧上、下绕黄斑区的弓形水肿图像,并可持续10~60天,有时也可延伸至黄斑区,形似火山状水肿。实验研究也证明,视神经乳头及附近视网膜水肿是唯一的眼底改变,双眼眼底表现基本相同,但在有些病例,双眼视力受损程度不一致,这主要决定于毒物损害视神经的部位。如果损害视神经的中央部(即乳头黄斑束),则可有明显的视力减退,视野检查有中心暗点;如果视神经中央部以外的神经纤维受损,视力减退则不那么明显。视神经受损严重患者,30~60天即可出现原发性视神经萎缩的眼底表现。有的患者同时有小片状视网膜出血。少数病例可见眼肌麻痹，因而出现复视，上睑下垂等。

(3) 视野改变：急性甲醇中毒患者常有视野的改变，其次是生理盲点扩大。典型的视野改变是致密的旁中心暗点或中心暗点及周边视野向心缩小。这是最早期的眼部表现之一。周边视野向心缩小多见于中毒的晚期，早期单纯的周边视野向心缩小比较少见。

六、毒性机制

甲醇中毒引起视网膜损害的机制尚不完全清楚。有人认为甲醇中毒的眼部毒性作用源于甲醇的代谢产物——甲醛对视网膜的损害。但许多研究表明，在给予实验动物大量甲醇以后，体液中（包括眼房水、玻璃体）几乎不能检测到甲醛，因为甲醛在体内的半衰期约为1min，很快在甲醛脱氢酶的作用下被氧化为甲酸，而甲酸的排泄非常缓慢，在体内蓄积导致代谢性酸中毒。同时，由于甲酸抑制了氧化磷酸化过程，干扰了线粒体电子传递，抑制ATP合成，导致细胞发生退行性变，少突胶质细胞和星形胶质细胞肿胀，髓鞘脱失，视神经水肿，筛板后区视神经产生压迫，轴浆流淤滞，从而发生中毒性视神经、视网膜病变。近年来的实验动物研究也表明，甲醇中毒的眼毒性物质主要为甲酸或甲酸盐。动物实验发现在甲醇中毒大鼠的玻璃体和视网膜中，甲酸盐浓度相当于或高于血中的浓度。这与甲醇中毒的猴组织中甲酸盐分布模式相同。给予猴甲酸盐或甲酸后，所致眼部损害的表现与临床上甲醇中毒患者完全相同，即瞳孔扩大，对光反射迟钝或消失，有明显的视神经盘水肿等。眼毒性反应的轻重与血中甲酸盐浓度成正比。因此，甲醇对视觉系统的毒性作用，是由于甲酸盐在玻璃体和视网膜中选择性蓄积的结果。

视网膜内叶酸盐和10-甲基四氢叶酸脱氢酶水平与甲酸的代谢有关，有毒的甲酸可在叶酸盐依赖性10-甲基四氢叶酸脱氢酶的作用下氧化为无毒的代谢产物排出体外。通过对人和大鼠视网膜叶酸盐水平的检测，发现人视网膜的叶酸盐水平仅占大鼠的14%，对视网膜细胞中胞质和线粒体10-甲基四氢叶酸脱氢酶的含量进行定量分析，发现相当多数量的酶存在于细胞内，而人视网膜 10-甲基四氢叶酸脱氢酶含量约为大鼠的 3 倍。早期研究已经证实，大鼠等啮齿类动物有抵抗甲酸盐毒性的能力，而人等灵长类动物则缺乏这种能力。因此，人等灵长类动物对甲醇损伤敏感的主要原因在于视网膜中叶酸盐水平过低，在甲酸蓄积时不能够有效地辅助 10-甲基四氢叶酸脱氢酶进行甲酸氧化降解。10-甲基四氢叶酸脱氢酶存在于 Müller 细胞中，因此，Müller 细胞是甲醇引起视觉系统损害最初的靶细胞。而线粒体是甲醇所致细胞损害的靶细胞器。

甲醇中毒可通过其代谢产物甲酸的蓄积表现出来，引起代谢性酸中毒和眼部的损害。国外应用缺乏叶酸盐的大鼠模拟人甲醇中毒进行研究。给予正常大鼠口服 3.0g/kg 甲醇后，血中的甲醇浓度在叶酸减少与足量时无明显差别；而给予缺乏叶酸盐的大鼠口服相同数量的甲醇，48h 后可见血中（14.6 mmol/L）和玻璃体中（19.5 mmol/L）甲酸盐浓度升高，同时观察到 b 波缺失的异常视网膜电流图。如用甲醇的阻断剂（双硫仑）进行预处理，则未发现甲酸盐浓度升高。在经过或未经过阻断剂（双硫仑）预处理的缺乏叶酸盐的大鼠血液或玻璃体中均未检测到甲醛。此外，大鼠经静脉注射甲酸盐使血中甲酸盐浓度达到 14.6 mmol/L 时，也出现 b 波缺失的异常视网膜电流图形，与甲醇处理后的一致。上述研究进一步证实了甲酸盐是甲醇诱导视网膜损害的毒性物质。

（蒋晓红编　朱宝立校）

主要参考文献

1. 肖经纬，李斌．甲醇燃料的毒性及应用研究进展．国外医学：卫生学分册，2006，33（6）334-337．
2. 黄星培，王林，闫秀峰，等．甲醇小鼠蓄积毒性试验：职业卫生与病伤，2003，18（13）：12-16．
3. Barzdo M, Gloc E, Jurczyk AP, et al. Oxidative stress parameter analysis in rat brains during long-term ethanol intoxication. Arch Med Sadowej Kryminol, 2005, 55 (2)：134-137.

4. Jurczyk AP, Galecki P, Kedziora J, et al. Selected alcohols on the pro-and anti-oxidative processes in rat erythrocytes. Arch Med Sadowej Kryminol, 2004, 54 (223): 117-124.
5. Kumar RS, Gupta M, Mazumdar UK, et al. Effects of methanol extracts of Caesalpinia bonducella and Bauhinia racemosa on hematology and hepatorenal function in mice. Toxicol Sci, 2005, 30 (4): 265-274.
6. 闫秀峰,黄星培,王林. 甲醇对鱼的毒性试验. 职业卫生与病伤, 2003, 18 (2): 130-133.
7. 张遵真,梁英,冉云,等. 汽油与甲醇燃料汽车尾气致突变性的对比研究. 卫生研究, 2005, 34 (2): 163-166.
8. 梁英,詹立,张遵真,等. 汽油和甲醇两种燃料的汽车尾气的 TK 基因突变试验比较. 生物医学工程学杂志, 2005, 22 (2): 347-350.
9. Park JC, Han WD, Park JR, et al. Changes in hepatic drug metabolizing enzymes and lipid peroxidation by methanol extract and major compound of Orostachys japonicus. J Ethnopharmacol, 2005, 102 (3): 313-318.
10. 张蕊石,王竫华,白海青. 甲醇中毒对视网膜损害的研究进展. 眼科新进展, 2005, 25 (1): 93-95.

第八章

硫及其化合物

第一节 硫 酸

一、理化特性

硫酸（sulfuric acid）分子式 H_2SO_4，纯品为无色、透明、无臭、不挥发的油状液体，具强烈吸湿性。含杂质时颜色变深，甚至发黑。与水可任意混合，并释放出大量的热。加热至 50℃ 以上产生三氧化二硫。1.2mg 硫酸含 1mg 三氧化二硫。

二、来源、存在与接触机会

硫酸可用于制造化肥、硫酸盐，硫酸盐可用做农药中的杀虫剂、杀鼠剂、除莠剂等。硫酸广泛应用于合成药物，染料，洗涤剂，金属酸洗，石油制品精炼，蓄电池制造及修理，纺织工业，制革工业，运输等众多领域。由于硫酸放出氢离子的能力很强，所以在化学研究上常用做溶剂。人类主要通过各类职业活动接触硫酸。进入人体的途径包括皮肤污染，酸雾的吸入、误服等。

三、吸收、分布、代谢与排泄

硫酸经黏膜和皮肤吸收迅速，分布于大多数器官，大部分以硫酸盐和硫化物的形式经尿液排出，少量随粪便排出。动物实验中，用标记 $H_2^{35}SO_4$ 肌内注射，1~3h 后在大鼠的绝大多数器官中达峰浓度，6h 后肌肉和皮肤中具最大含量。5 天后经尿排出 64%，经粪排出 19%。

四、毒性概述

(一) 动物实验资料

1. 急性毒性　用 $1380\mu g$ 硫酸滴入家兔眼内,表现重度刺激。大鼠经口 LD_{50} 为 2140 mg/kg;吸入 2h LC_{50} 为 510 mg/m³;小鼠吸入 2h LC_{50} 为 320 mg/m³。豚鼠吸入 40 mg/m³ 硫酸雾引起肺通气阻力的增加与 2190 mg/m³ 二氧化硫相同。同时发现吸入雾滴大小不同,引起毒性反应也不同。这是由于不同大小的雾滴沉着于呼吸道的不同部位所致。吸入较高浓度时,直径为 $7\mu m$ 的酸雾滴多为上呼吸道所阻留,故毒性反应最轻;直径为 $2.5\mu m$ 者毒性最强,因它使较大的支气管发生炎症变化最明显;直径为 $0.8\mu m$ 者虽能进入呼吸道深部,只引起单纯的支气管收缩;但当浓度很低时(接近 2 mg/m³),直径为 $0.8\mu m$ 的酸雾滴因能作用于呼吸道深部,引起的生理反应却相对地比 $2.5\mu m$ 的酸雾滴更明显。

2. 致突变、生殖发育毒性(致畸)、致癌　未见相关报道。

(二) 流行病学资料

长期接触硫酸雾的工人,可有鼻黏膜萎缩伴嗅觉减退或消失、慢性支气管炎和牙酸蚀症等。曾调查接触浓度为 13~35mg/m³ 的工人,其慢性支气管炎的患病率略高于对照组,其他疾病的发病率无差别。有些人皮肤对硫酸雾敏感,接触时感觉皮肤发痒、发紧,或有烧灼感,下班后即消失,未见皮肤病变。

流行病学调查资料表明,长期职业接触硫酸雾,可致喉癌、肺癌。国际癌症研究所(IARC,2008)将硫酸归入Ⅰ类,人类致癌物。

《工作场所有害因素职业接触限值(化学有害因素)》GBZ2.1-2007:时间加权平均容许浓度(PEC-TWA):1 mg/m³;短时间接触容许浓度(PEC-STEL):2mg/m³。

(三) 中毒临床表现及防治原则

1. 急性中毒　吸入酸雾后可引起明显的上呼吸道刺激症状及支气管炎,重者可迅速发生化学性肺炎或肺水肿,高浓度时可引起喉痉挛和水肿而致窒息,并伴有结膜炎和咽炎。

急性口服中毒可引起消化道灼伤。立即出现口、咽部、胸骨后及腹部剧烈烧灼痛，唇、口腔、咽部糜烂、溃疡，声音嘶哑，吞咽困难，呕血，呕吐物中可有食道和胃黏膜碎片，便血；严重可发生喉水肿或胃肠道穿孔、腹膜炎、肾脏损害、休克等。

皮肤接触浓硫酸后局部刺痛，未作处理者可由潮红转为暗褐色，继而可发生溃疡，界限清楚，周围微肿，疼痛剧烈，愈合后瘢痕收缩影响功能。

溅入眼内可引起结膜炎、结膜水肿、角膜混浊、角膜溃疡以至穿孔，严重者可引起全眼炎以至完全失明。

2. 慢性影响　　长期接触稀硫酸可引起皮肤干燥、角化，易形成皲裂。暴露于硫酸雾可引起鼻黏膜萎缩，嗅觉减退、消失，皮肤呈湿疹样改变，出现牙齿酸蚀症、慢性支气管炎等，也有支气管喘息和肺硬化的报道。

3. 防治原则　　硫酸污染后迅速脱去或剪去污染的衣着。创面立即用大量流动清水冲洗，冲洗时间为20～30min。冲洗后用5%碳酸氢钠液湿敷，再用水冲洗，以防酸进一步渗入。已经破损者可用依沙吖啶或呋喃西林溶液湿敷。眼内溅入者，用2%碳酸氢钠溶液或清水冲洗，并用0.5%丁卡因（含0.1%肾上腺素）溶液滴眼，抗生素、可的松眼膏可涂结膜。清创，去除水疱，以防酸液残留而继续作用。创面一般采用暴露疗法或用消毒凡士林纱布覆盖。口服者，立即洗胃，忌用碱性溶液洗胃，以免与酸中和时产热，如用碳酸氢钠溶液，因产生二氧化碳可增加胃穿孔的危险，可口服蛋清、牛奶、豆浆、淀粉糊、镁乳等。口服稍久者，不宜洗胃，以防胃穿孔。吸入酸的蒸气，先用清水清洗口、鼻腔，然后可用2%～3%碳酸氢钠溶液漱口。

五、毒性表现

硫酸溅入眼内可引起急性结膜炎、过敏性结膜炎、结膜充血水肿、角膜混浊、角膜溃疡以至穿孔，严重者可引起全眼炎以至完全失明。

六、毒性机制

硫酸的腐蚀作用主要是由游离出的氢离子引起组织脱水、蛋白凝固成不溶性酸性蛋白造成，导致角膜和眼结膜广泛钙化，并使邻近的巩膜严重缺血，造成局限性灼伤和组织坏死。硫酸腐蚀的程度和深度取决于酸的浓度（pH值）和剂量，同时取决于接触时间的长短和温度。硫酸的烧伤，在与表层组织内的蛋白质结合后变成凝固的蛋白质化合物，凝固的蛋白质化合物不溶于水，而不易使后来的硫酸再向内渗透，故一般损伤不深、不扩大、伤口易于修复，但高浓度的硫酸具有强烈的脱水作用，使蛋白质变性、凝固，易使细胞脱水死亡，引起眼的缺血性坏死病变。酸烧伤时除直接腐蚀作用外，还可使细胞内、外维生素C迅速破坏，角膜和房水中维生素C锐减，引起坏血病。加之局部水肿和毛细血管破坏引起血供障碍，渗出增加，细胞代谢障碍，发生变性和坏死，数小时内角膜胶原酶大量产生，维生素C、葡萄糖及核黄素减少，并持续数日或数十日，这是角膜变性坏死、溃疡、穿孔及新生血管形成的生化因素。

（韩　磊编　张恒东校）

第二节　二硫化碳

一、理化特性

二硫化碳（carbon disulfide，CS_2）是一种易挥发、无色、有烂萝卜样气味的液体。在室温下易挥发，其蒸气比空气重2.62倍，能与空气形成易爆混合物。易溶于乙醇、苯和醚中，微溶于水。

二、来源、存在与接触机会

主要用于制造黏胶纤维，橡胶硫化，制造四氯化碳，化合物熏蒸、浮选，以及作为溶剂溶解脂肪、清漆、硫、磷、树脂等，并用以精制石蜡、石油,在这些作业中都有机会接触 CS_2。

三、吸收、分布、代谢与排泄

在生产环境中,CS_2 主要经呼吸道吸收。吸入 CS_2 蒸气浓度为 $60\sim90mg/m^3$ 时,80% 蒸气于 15min 内即被肺泡吸收,至 2h 时达到平衡,体内存留量约为 40%~50%。CS_2 也可经皮肤吸收,意外口服可经消化道吸收。

CS_2 与富含类脂的组织和器官有亲和力,很快在血中消失。存留体内的 CS_2 易与分子上有游离电子对的亲核基团发生反应,所以可与巯基、氨基和羟基结合,生成二硫代氨基甲酸盐及三硫代碳酸盐等,进而代谢为 2-硫代噻唑烷-4-羧酸(TTCA),由尿中排出。还有一部分由肝细胞内质网中的混合功能氧化酶(MFO)催化转变为 CO_2。

人体观察发现,体内吸收的 CS_2 约 10%~30% 以不变的形式由呼气中排出,由尿中排泄的不足 1%。还有部分转变为 CO_2 后由肺部呼出。体内 70%~90% 的 CS_2 经生物转化为代谢物由尿中排出,其中以 TTCA 为主要代谢物。

四、毒性概述

(一)动物实验资料

1. **急性毒性** 二硫化碳小鼠经口 LD_{50} 为 15mg/kg;豚鼠经皮 LD_{50} 为 140mg/kg;大鼠经口 LD_{50} 为 17mg/kg,小鼠吸入 LC_{50} 为 575ppm(2h)。实验动物反复暴露于二硫化碳浓度为 37ppm 的空气中,可以严重损伤肝、脾、肾、睾丸并刺激肠道。

2. **亚急性与慢性毒性** 宋福永等对大鼠进行了 12 周亚慢性毒性实验,经口给予 CS_2 浓度分别为 0,300,500mg/kg。高、低剂量 CS_2 染毒组大鼠分别于 4、6 周开始出现皮毛粗糙、活动减少、肌张力降低、步态改变等中毒症状,以后逐渐加重;到 12 周实验结束时,低剂量组动物后肢明显无力,且后肢间距显著增加;高剂量组大鼠则出现严重的步态异常,运动困难。同时,染毒对大鼠增重也产生明显影响。在高剂量组,第 8 周大鼠出现了后肢撑力指数下降的现象

($P<0.05$);第 10 周以后高剂量组的后肢撑力指数明显增加、热感觉反应时间明显延长;高剂量组大鼠从第 4 周开始步态就出现明显改变,到实验结束时,大多数动物出现严重的步态异常。在转棒试验中,CS_2 染毒 12 周后,在高、低剂量两个 CS_2 染毒组大鼠的转棒试验停留时间明显下降,特别是在高剂量组动物表现更加明显。这表明 CS_2 染毒引起大鼠的运动协调和共济能力显著下降。

潘光兵等发现在大鼠脊髓组织中 α-微管蛋白的含量未发生明显改变,而 β-微管蛋白的含量明显增加,同时 β-肌动蛋白的 mRNA 水平也相应升高,表明二硫化碳染毒影响了微管蛋白的表达。

近几年的研究发现,CS_2 可引起细胞和组织的脂质过氧化(LPO),而细胞膜的 LPO 损伤可产生羟基自由基、超氧阴离子自由基、烷氧自由基等多种自由基,使 DNA 发生氧化损伤,聚 ADP 核糖转移酶活化,NAD/NADH 失调,ATP 贮存消耗,诱导细胞凋亡。近几年的研究还发现,细胞凋亡是受基因调控的,而其中与细胞凋亡关系密切的基因主要有 bcl-2 基因、p53 基因等,而二硫化碳导致白细胞凋亡的基因调控还有待进一步研究。孙震等研究发现亚急性吸入二硫化碳可引起白细胞凋亡,且随着染毒剂量的增加,细胞凋亡程度越严重,可推测进入血液的二硫化碳达到一定剂量时,能通过白细胞的脂质过氧化途径而促进凋亡。

二硫化碳对小鼠心肌细胞凋亡的研究表明,不同浓度的二硫化碳进行染毒后,小鼠心肌组织中 caspase-3 的表达均呈阳性表达,观察到大量细胞凋亡,进一步证实了心肌损伤中细胞凋亡的发生。CS_2 引起心肌细胞损伤可能为 CS_2 活化凋亡途径下游进行底物酶解的关键蛋白酶,它的活化可激活内切核酸酶,降解了 caspase-3 修复酶及细胞骨架蛋白,从而激活了 caspase-3 的有关环节,介导心肌细胞凋亡。有关 caspase-3 和细胞内切核酸酶在二硫化碳染毒后的心肌组织中的激活及在凋亡过程中调节的作用机制有待进一步研究。

3. 生殖发育毒性　　CS_2 染毒对雄性大鼠生殖功能及子代有一定影响,表现在雌鼠受孕率降低,胎鼠畸形率升高及生长发育指标异常。CS_2 染毒雄性大鼠的睾丸脏器系数、附睾重量、精子总数及活动率有明显改变,畸形精子数显著增多,提示雌鼠受孕率降低、胎鼠畸形率增高及生长发育各指标异常与 CS_2 引起雄性大鼠精子数减少及精子质量下降有关。

王志萍等分别在小鼠卵泡发育期、胚胎植入早期、胚胎植入晚期腹腔注射 CS_2,探讨 CS_2 对小鼠植入期胚胎发育的影响。结果表明胚胎植入晚期染毒,植入胚泡数量较对照组减少了 47.5%($P=0.001$),植入胚泡和子宫重量明显减轻(P 值分别为 0.058,0.006);但胚泡平均重量和单位胚泡的子宫重量与对照组比较,差异无显著性(P 值分别为 0.403,0.245)。卵泡发育期和胚胎植入早期染毒胚胎毒性作用较小。

段燕英等发现用 CS_2 大鼠静式吸入染毒,其睾丸中 SOD 活力下降,MDA 含量上升,前者在各个浓度时与对照组比较均有显著差异,后者在最高浓度时与对照组比较有显著差异。c-myc 的表达出现双向变化,即在低浓度时被抑制,中、高浓度时被诱导,且最高浓度时与对照组比较有显著差异。当用维生素 E 干预后,SOD 活性回升,MDA 含量下降,c-myc 的表达明显降低。

(二) 流行病学资料

周晓蓉等对 121 名黏胶纤维工人及 49 名服务行业人员进行检查,发现接触 CS_2 的黏胶纤维工人在情感、注意力/反应速度、记忆力、感知/运动速度、手工操作敏捷度、心理运动稳定性等方面较对照组为差,并与接触 CS_2 浓度相关。

李峰等对 1300 名接触 CS_2 黏胶车间的工人和 745 名对照者健康状况作了调查,同时查阅了 10 年来车间空气中 CS_2 浓度。结果显示,10 年来车间中 CS_2 浓度基本低于卫生标准,接触时间长于 10 年的工人类神经征、消化系统紊乱、胸闷、心悸、咳嗽、咳痰、视觉症状等主观症状显著增加,神经系统体征的阳性率、心电图及高血压的检出率均高于对照组。

张哲民等对 50 名 CS_2 作业的工人进行大脑体感诱发电位研究,观察到接触组脊髓传导时间($N_{21} \sim N_{28}$)较对照组延长,脊髓传导速度较对照组减慢,在统计学差异有显著性,而脊髓以上中枢传导时间与对照组比较差异无显著性，因此电生理上支持 CS_2 中毒引起的周围神经损害符合中枢-周围远端型轴索病。

宓哲伟等对 40 名从事 CS_2 作业的工人进行 P_{300} 测定，并与健康人对照发现其潜伏时及波幅均在正常范围。但将其中 31 名有头晕、头痛、失眠、多梦、乏力、记忆力减退、易激动等症状的工人组和 9 名无症状的工人组与健康对照组比较，发现有症状的工人组 P_{300} 潜伏时显著长于健康人群，可能为大脑皮质功能受影响所致。

陈小青等选择某化纤厂 90 例 CS_2 接触工人和 81 例非接触工人应用彗星试验方法检测口腔黏膜细胞 DNA 损伤以及损伤程度。彗星细胞拖尾率差异有显著性，低作业年限暴露组和男性暴露组的彗星细胞拖尾率均显著高于对照组，提示长期接触低浓度 CS_2 对工人口腔黏膜细胞的 DNA 有一定损伤。

一些报告提出长期接触低浓度 CS_2 的工人冠心病、高血压发生率及血中胆固醇水平、低密度脂蛋白水平较对照组工人明显增高。但有人对接触 CS_2 $30\sim 95$ mg/m^3 的工人进行检查后未发现冠心病、高血压发生率、心电图异常及血清胆固醇水平与对照组有明显差别。国内近 10 年来的研究结果不一，黄陈平等发现血脂水平两组无明显差别，而 LCAT（血浆磷脂酰胆碱-胆固醇酰基转移酶）在 CS_2 接触组被明显抑制，而沈红等报告两组在心电图异常、血脂及 LCAT 水平方面均无明显差异。

尹卫靖等对某化纤厂不同程度接触 CS_2 者 113 人 226 眼进行视功能和视网膜电图（ERG）检测，根据空气中 CS_2 浓度将其分成 3 组，与非接触组进行比较。结果表明接触 CS_2 不同浓度组视力状况与对照组相比无明显差异（$P>0.05$）；视野缩小情况与对照组有显著差异（$P<0.05$）；接触中、低浓度组 ERG b 波下降，患病率明显高于非接触组（$P<0.01$）；各组 b 波幅明显低于非接触组，α 波幅与非接触组比明显下降。

（三）中毒临床表现及防治原则

1. **急性中毒**　　因生产条件下意外接触高浓度 CS_2 后发生。主要表现为急性中毒性脑病的症状与体征。轻患者出现头痛、头晕、恶心及眼、鼻刺激症状，或出现酒醉样，可有轻度意识障碍，无其他异常体征。重度者出现谵妄、精神运动性兴奋、抽搐以至昏迷。脑水肿严重者可出现颅内压增高的表现，瞳孔缩小、脑干反射存在或迟钝、病理反射阳性、甚至发生呼吸抑制。少数患者可发展为植物状态。有患者出现胸闷、心电图 ST‑T 波改变、心肌酶肌酸激酶增高等心肌损伤表现。皮肤接触者可出现红肿或类似烧伤的改变。

2. 慢性中毒　　长期接触较低浓度的 CS_2 后，产生以中枢及周围神经系统损害为主的临床表现。

中枢神经系统损害表现为头痛、头晕、失眠、多梦、乏力、记忆力减退、易激动、情绪障碍等脑衰弱综合征及心悸、手心多汗、性功能减退等自主神经功能紊乱。重度中毒时上述症状加重，可出现精神症状，表现为情感障碍，易怒、抑郁、定向力障碍、幻觉、妄想，甚至可出现躁狂性或抑郁性精神病。部分中毒患者出现偏瘫、假性延髓性麻痹、前庭与小脑功能障碍及帕金森综合征。

周围神经系统是 CS_2 毒作用的主要靶器官之一，多发性神经炎是慢性 CS_2 的主要临床表现。轻度中毒表现为四肢远端麻木、感觉异常、下肢无力、腓肠肌疼痛。检查可见四肢对称性手套、袜套样分布的痛觉、触觉及音叉震动觉障碍，同时有跟腱反射减弱。重度中毒时，除上述表现加重外，伴有四肢肌力明显减退，影响运动功能，或四肢远端肌肉萎缩。Vasilescu 等报告 30 例 CS_2 中毒，其中 6 例远端肌肉萎缩，6 例跟腱反射减弱或消失。近年来国内外所报告的中毒性周围神经病例，多为以肢端感觉障碍为主的轻度周围神经病，而以运动障碍为主的重度周围神经病已很少见到。

20 世纪 60—70 年代一些流行病学研究发现，CS_2 接触者冠心病死亡率、心绞痛及高血压发生率、心电图及血脂的异常发生率比对照组高，但也有人对接触 CS_2 30～95 mg/m^3 的工人进行检查后未发现冠心病、高血压发生率、心电图异常及血清胆固醇水平与对照组有明显差别。一些报告提出长期接触低浓度 CS_2 的工人冠心病、高血压发生率及血中胆固醇、低密度脂蛋白水平较对照工人明显增高。据研究 CS_2 可以显著抑制细胞色素 P450，从 CS_2 与肝细胞一起培养液中分离出肝微粒体，发现肝细胞色素 P450 浓度下降，这可能是 CS_2 肝毒性及其他慢性毒性的机制。日本作者报告 CS_2 作业工人心血管疾病症状、血压、心电图（包括安静与运动后）异常及血脂水平（包括高密度脂蛋白、低密度脂蛋白、三酰甘油）与对照组无明显差别。

有报道 CS_2 接触者肾上腺皮质、性腺及甲状腺功能降低；双亲中有一方接触 CS_2 的平均浓度 $>10mg/m^3$，其子女的言语智商和总智商低于对照组；慢性胃炎发生率增高，肝功能异常；接触 CS_2 组淋巴肉瘤和淋巴性白血病的发病率高于对照组。

3. 防治原则　　二硫化碳中毒除全身治疗外，可给予加强神经血管营养剂。多摄取富含维生素和蛋白质的食物。也有采用中西医结合的方法，用能量合剂、维生素 B 族、维生素 C 配合中药进行治疗并取得良好效果，中药用四物汤、丹参、天麻等补气养血、化痰通络、活血明目等。恢复期佐以按摩、物理治疗及针灸等配合治疗。

加强工作场所的通风排气，密闭生产 CS_2 的设备，控制作业环境中 CS_2 浓度在国家职业接触限值内。注意个人卫生，必要时戴防毒面具。

五、毒性表现

急性中毒主要表现为眼的局部刺激症状。重者则呈麻醉状态，角膜知觉消失，睫状肌麻痹，甚至瞳孔散大，对光反应消失，眼底亦可出现视神经盘水肿，边缘模糊，视网膜动脉痉挛变细，视网膜出血等。

长期接触低浓度 CS_2 的工人，自觉症状可有不同程度的畏光、流泪、眼痛、视力减退、视物变色及视物变形等。

长期接触 CS_2 作业者的慢性 CS_2 中毒的临床特征表现为视网膜微动脉瘤。微动脉瘤在检眼镜下呈暗红色、境界清晰、圆形或椭圆形的红色小点，直径约为 $20\sim100\mu m$，多出现在眼底后极部，以黄斑部周围较为常见。

视网膜病变还可见视网膜动脉痉挛及硬化、反光带增宽、血管白鞘及动静脉压迫征。一般认为视网膜动脉痉挛是接触者眼底血管较早期的表现。

Sugimoto 等根据接触 CS_2 者出现的视网膜血管瘤、出血和渗出等表现提出将毒性视网膜病变分为四期,他与 McDonald 所描述的不同之处是前者认为微血管瘤和点状出血是慢性中毒者的眼部主要特征,后者认为生理盲点扩大和瞳孔对光反应迟钝是提示可能中毒的有力指征,故对眼部中毒尚无统一客观指标。近年来的研究表明 CS_2 在早期中毒眼底还未出现可见损害时,视网膜电图(ERG)检测是目前唯一可了解视功能受损情况的客观诊断指标,认为中毒者 ERG 改变比视网膜神经血管器质性改变出现得早。

视野改变表现为周边视野向心性缩小,盲点扩大或中心暗点异常。有报道称红、蓝色视野异常率更为明显。但近年来对低浓度 CS_2 接触者进行调查,结果颇不一致。王奕峰等对 165 名从事 CS_2 作业工人检查,发现周边视野缩小 12 人,检出率为 3.63%,而对照组为 0,检出率随工龄增加而增加。骆知检等报告 CS_2 作业工人周边视野缩小检出率为 6.1%。但也有报告称未发现 CS_2 作业工人组与对照组周边视野有明显差别。

有报道可见双侧角膜知觉减退或消失、睫状肌调节异常、眼睑或眼球震颤、浅点状角膜炎及视力减退。

六、毒性机制

(一)视网膜损害与脂质过氧化反应的关系

长期接触 CS_2 者体内微量元素代谢明显紊乱,且与体内脂质过氧反应有关,即长期接触者血液中脂质过氧化物(LPO)值较正常人升高,而超氧化物歧化酶(SOD)减少,表明氧自由基及其过氧化物可能是导致神经血管损害的有关因素之一。

有报道对家兔染毒,进行兔眼 ERG 检测,b 波振幅明显低于对照组。同时还发现,视网膜超氧化物歧化酶总活力(TSOD)较对照组降低,而 MDA 含量增加。结果提示,早期 CS_2 毒性视网膜损害,视网膜神经细胞的传导功能明显改变,而且这种改变伴有脂质过氧化反应,并且相互之间有高度的相关性。

组织形态学检查结果有：光感受器外段呈深伊红染色，排列紊乱。内、外段结构破坏，外界膜模糊，部分内、外核层变薄，核淡染，细胞疏松，细胞核极性消失，部分排列紊乱；内、外膜神经纤维层疏松，核淡染，核染色质固缩。神经节细胞空泡变性，核固缩。

（二）与周围神经系统受损的关系

CS_2中毒可致周围神经损害，出现感觉异常至完全麻痹，如三叉神经，尤其第一支麻痹就出现角膜知觉减退，甚至消失。

（三）与血管损伤的关系

有人认为，慢性二硫化碳中毒引起血管内皮细胞的改变，使管壁的通透性增加；血管壁弹性纤维断裂，形成管壁结构的薄弱环节；而血管变细或粗细不匀说明了管腔狭窄或阻塞造成了血流动力学的改变。这些因素对视网膜血管病变或视网膜微动脉瘤的形成起了重要的作用。CS_2中毒性眼损害，尤其是视网膜血管病变（包括视网膜动脉的硬化、视网膜微动脉瘤）成因尚有待进一步探讨。

对作业工人进行的眼部球结膜微循环和眼底血管荧光造影法的检查，可出现球结膜微循环之改变。其表现为球结膜细动、静脉明显收缩、变细，A／V比为1：3或1：4，或静脉红细胞聚集，血液流速缓慢为粒线流等，与同年龄人群对照组的球结膜微循环相比有明显差异。眼底荧光血管造影之影像表现为眼底视网膜动脉变细，静脉轻度扩张。其中有2例查有1～2个微动脉小血管瘤及动静脉交叉压迫征象。

实验病理观察表明，家兔眼球、心肌间质和脑实质内小血管内皮细胞增生，血管壁增厚，管腔狭窄，呈动脉硬化现象；视网膜色素上皮细胞和神经节细胞肿胀、变性，甚至消失，内、外核层排列紊乱，锥杆体层出现空泡；视神经脱髓鞘改变等。

（汪庆庆编　刘仁平校）

第三节 二氧化硫

一、理化特性

二氧化硫（sulfur dioxide，SO_2）又名亚硫酐，为无色、有强烈辛辣刺激味的不燃性气体。溶于水、甲醇、乙醇、硫酸、醋酸、氯仿和乙醚。易与水混合，生成亚硫酸，随后转化为硫酸。有水存在时，浸蚀铝、铁、黄铜、镍。液态时浸蚀塑料、橡胶和涂料。

二、来源、存在与接触机会

二氧化硫在烧制硫黄、制造硫酸、硫酸盐、磺酸盐及漂白、制冷、熏蒸消毒杀虫时均有可能接触到。在熔炼硫化物矿石或燃烧含硫燃料（石煤、焦炭、页岩、硫化石油）时本品可污染大气，是常见的工业废气及大气污染的成分。近年很多国内乡镇企业土法炼硫，生产过程中排出大量二氧化硫，污染环境。砖瓦厂燃烧劣质煤，也是产生大量二氧化硫造成污染的原因之一。

三、吸收、分布、代谢与排泄

二氧化硫经呼吸道进入体内，主要经上呼吸道，尤其鼻黏膜吸收。人吸入二氧化硫 $44mg/m^3$，鼻黏膜可以清除大部分吸入的二氧化硫，而经呼气又可呼出 15%，鼻黏膜实际吸收了总量的 85%，此时只有不到 1% 的二氧化硫进入呼吸道深部，但这足以引起支气管的反射性收缩。

狗吸入 $^{35}SO_2$ 后，^{35}S 迅速进入血液分布到全身，在气管、肺、肺门淋巴结和食道中含量最高，其次为肝和肾等。

二氧化硫在体内转化成亚硫酸钠，肝、心和肾等组织中的亚硫酸氧化酶可促使亚硫酸离子与氧结合生成硫酸，然后由尿排出。

四、毒性概述

(一) 动物实验资料

1. 急性毒性　　二氧化硫的大鼠吸入 LC_{50} 为 661ppm（5h）；小鼠吸入 LC_{50} 为 764ppm（20min）、610ppm（1h）、340ppm（6h）、130ppm（24h）；豚鼠吸入 LC_{50} 为 5000ppm（5min）；家兔吸入 LC 为 2400ppm（1.5h）。

2. 慢性毒性　　研究发现，SO_2 吸入所致大鼠慢性支气管炎模型中肺组织细胞核内核因子-κB（NF-κB）水平升高，从而使肺中炎症介质、细胞因子、趋化因子和蛋白分解酶类的转录表达水平升高。吸入 SO_2 还可引起大鼠肺泡巨噬细胞 DNA 损伤，抑制乳酸脱氢酶的活性，造成人胚成纤维细胞供应障碍，进而引发一系列病理变化。最近的研究表明，在 SO_2 的长期作用下，除了可使呼吸道防御功能受到破坏，改变气道 pH，刺激气道产生大量氧自由基，并促使多种细胞因子增加，还可通过刺激气道内副交感神经引起气道平滑肌收缩。另外，神经调节机制的研究引起了广泛兴趣，气道内的无髓鞘传入迷走神经因外界刺激而损伤后，可通过轴突反射，从感觉神经的侧突分枝释放 P 物质、速激肽、降钙素基因肽等感觉神经肽，有研究表明低浓度 SO_2 刺激气道后，血清中 P 物质含量明显升高，支气管 P 物质免疫阳性神经纤维数量也显著增加，其改变与 BALF 细胞数和肺组织病理改变一致，从而说明由肺内感觉神经介导的神经源性炎症参与了 SO_2 损伤气道的过程。

孟紫强等的研究表明 SO_2 吸入可引起小鼠细胞 DNA 损伤，且随 SO_2 浓度的增加，脑细胞 DNA 损伤加重，呈明确的剂量-效应关系。雄性小鼠损伤程度较雌性小鼠重。另有研究表明，SO_2 吸入可引起血红细胞脂质过氧化水平增高，也可引起哺乳动物脑组织氧化损伤。其机制可能有：SO_2 进入机体后产生的 SO_3^{2-} 直接与核酸中的嘧啶碱基起作用，使胞嘧啶脱氨基成为尿嘧啶，从而引起 DNA 损伤；SO_2 在氧化过程中产生大量自由基，直接攻击 DNA 链，引起碱基损伤，导致碱基置换、碱基脱落、DNA 链断裂及嘧啶二聚体形成等基因突变；

SO_2 吸入可引起超氧化物歧化酶活性降低、谷胱甘肽过氧化物酶活性增加，从而使脑组织脂质过氧化水平显著升高；还可以引起小鼠脑超微结构发生一定的病理改变，引起血脑屏障损伤。SO_2 的体内衍生物还可以引起小鼠海马神经元细胞 DNA 损伤。

SO_2 衍生物可能通过影响神经元和心肌细胞膜上离子通道的活动而对中枢神经、传导神经以及心血管系统产生不利影响。SO_2 染毒后心肌细胞有亚硫酸盐的存在，含量与对照组相比有明显差异，并呈现明显的剂量反应关系。二氧化硫体内衍生物还可对小鼠心脏蛋白质造成氧化损伤，对小鼠心肌超微结构也有一定的影响，表现为心肌线粒体和闰盘的变化。

SO_2 引起胃组织脂质过氧化产物丙二醛（MDA）含量上升，表明 SO_2 可进入胃组织并产生氧自由基造成胃细胞脂质过氧化，并呈浓度依赖性增加。SO_2 还可引起胃组织超氧化物歧化酶（SOD）的显著变化，破坏机体正常的氧化/抗氧化内稳态平衡，引起体内自由基或活性氧（ROS）浓度升高，造成氧化应激。

SO_2 吸入可造成大鼠血红细胞氧化损伤，引起细胞脂质过氧化作用显著增加，Cu、Zn-SOD 酶活性降低及 GSH-Px 酶活性发生适应性增高。单因素低浓度 SO_2 长期、持续吸入可引起机体对变应原敏感性增加，对小鼠血浆 IgE 水平也有影响。

实验表明，二氧化硫对小鼠有明显的肝损伤作用，大鼠吸入后肝细胞线粒体肿胀、溶解，并呈现一定的时间-效应和剂量-效应关系。

吸入 SO_2 浓度高于 $112mg/m^3$ 以上时引起小鼠脾脂质过氧化作用增强，抗氧化能力降低，表明对脾的作用与诱发小鼠体内产生过量自由基有关。同时 SO_2 对脾的 DNA 也有一定的损伤，并呈现明显的剂量-效应关系，在剂量达到一定水平时可能引起脾细胞凋亡加速，对免疫器官造成损伤。

孟紫强等通过动式染毒技术给雄性 Wistar 大鼠不同浓度 SO_2 染毒，探讨二氧化硫对肝、肺 3 种凋亡相关基因（$p53$ 和 bax 是促凋亡基因，$bcl-2$ 是凋亡抑制基因）对微粒体细胞色素 P450 1A1、1A2、2B1 和 2E1 4 种基因的 mRNA 和蛋白质表达水平或酶活力的影响。结

果发现 SO_2 可降低大鼠肝、肺微粒体细胞色素 1A1、1A2、2B1 及 2E1 的 mRNA 表达水平和酶活力；可引起促凋亡基因 $p53$ 和 bax 的 mRNA 表达水平和蛋白质表达水平下降，凋亡抑制基因 $bcl-2$ 的 mRNA 表达水平和蛋白质表达水平上升，因此，吸入 SO_2 对肝、肺细胞凋亡过程有促进作用。

3. **致突变** 大鼠吸入 SO_2 后可导致哮喘相关基因如表皮生长因子、表皮生长因子受体、细胞间黏附分子和环氧合酶等在肺和气管中的转录和翻译水平升高。

4. **生殖发育毒性** 实验研究表明，SO_2 能够影响小鼠睾丸细胞谷胱甘肽氧化还原系统，造成雄性生殖细胞 DNA 损伤；对小鼠睾丸超微结构也有一定影响。孟紫强等的研究表明，SO_2 吸入可引起小鼠睾丸中 GSH-PX、SOD 和 CAT 酶活性改变，GSH 含量减少，丙二醛含量显著增加，并且随着 SO_2 气体浓度的升高而改变。

5. **致癌** 未见相关报道。

(二) 流行病学资料

国内有学者分析了上海市 1974—1982 年大气中 SO_2、总悬浮颗粒物（TSP）浓度与人群死亡率的动态变化关系，发现 SO_2 年平均污染值与呼吸系统疾病死亡率有非常显著的相关性：每月 SO_2、TSP 的日平均污染值与逐月人群死亡率呈正相关，全死因死亡率亦随污染值上升而增加。人体健康效应主要表现为呼吸系统疾病，对儿童这个特殊敏感人群，表现更为突出。澳大利亚布里斯班大气污染与医院就诊的研究表明，SO_2 每增加 1 个单位（1×10^{-8}），全年龄段的呼吸系统就诊人次就增加 8%，0~4 岁婴幼儿则增加 22%。北京市的调查结果表明，大气污染物二氧化硫、氮氧化物、一氧化碳和可吸入颗粒物分别每提高 $100 \mu g/m^3$，儿科门诊、急诊中上呼吸道感染人数构成则分别增加 1.17%、1.86%、1.50% 和 1.04%；相应值增加 1.41%、13.34%、10.21% 和 7.67%，气管炎相应值增加 8.51%、11.08%、9.52% 和 7.04%。平顶山市的研究表明，SO_2 污染浓度、气管炎就诊构成比的月变化都呈现明显的 U 型变化，SO_2 浓度变化与气管炎就诊构成变化一致。

(三) 中毒临床表现及防治原则

1. 急性中毒　　经呼吸道吸入二氧化硫,首先出现上呼吸道和眼的刺激症状,表现为流泪、畏光、咳嗽,常为阵发性干咳,鼻、咽、喉部烧灼样疼痛,声音嘶哑。较重者出现胸痛、胸闷、心悸、气促、发绀、呼吸音粗糙。严重者发生肺炎、肺水肿,甚至呼吸中枢麻痹。如吸入浓度高达 $5240mg/m^3$ 时,可立即引起喉痉挛、喉水肿,可迅速死亡。个别可发生中毒性心肌或癔症样发作。

液态二氧化硫污染眼和皮肤,可造成皮肤灼伤和角膜细胞坏死,形成白斑、瘢痕。

2. 慢性影响　　长期接触低浓度 SO_2,引起嗅觉迟钝、味觉减退甚至消失。鼻、咽部和上呼吸道受到反复的刺激而形成慢性病变,如慢性鼻炎、牙齿酸蚀、咽喉炎、支气管炎、肺气肿及弥漫性肺间质纤维化,有些伴有气道反应性增高,类似哮喘样发作。

3. 防治原则　　SO_2 急性中毒诊断需要在短期内有明确的大量 SO_2 接触史,且有符合 SO_2 毒性特点的临床表现,结合胸部 X 线的异常征象,并与其他病因所致的类似疾病相鉴别。

急救及治疗应立即将患者移离有毒场所,呼吸新鲜空气或氧气,雾化吸入 2%～5% 碳酸氢钠+氨茶碱+地塞米松+抗生素。用生理盐水或清水彻底冲洗眼结膜囊及被污染的皮肤。对吸入高浓度二氧化硫有明显刺激症状,但无体征者,应密切观察 48h。可早期、足量、短期应用糖皮质激素积极防治肺水肿。

生产、运输和使用时应严格按照刺激性气体有害作业要求操作,作好个人防护,可将数层纱布用饱和碳酸氢钠溶液及 1% 甘油湿润后夹在纱布口罩中,工作前后用 2% 碳酸氢钠溶液漱口。有明显呼吸系统及心血管系统者,禁止从事与二氧化硫有关的作业。

五、毒性表现

眼接触二氧化硫后很快出现流泪、畏光、视物不清、疼痛等眼结膜刺激症状,检查可见眼结膜充血水肿。液态二氧化硫溅入眼内,可造成角膜上皮细胞坏死,形成白斑、瘢痕。

六、毒性机制

二氧化硫对眼的毒性是由于其在眼结膜湿润表面生成亚硫酸，一部分进而成为硫酸，对黏膜产生强烈刺激，引起眼结膜分泌增加及炎性反应，腐蚀组织引起坏死。

（汪庆庆编　刘仁平校）

主要参考文献
1. 何凤生. 中华职业医学. 北京：人民卫生出版社，1999：357-358.
2. 夏元洵. 化学物质毒性全书. 上海：上海科学技术文献出版社，1990：149-150.
3. 常元勋. 靶器官与环境有害因素. 北京：化学工业出版社，2008：577.
4. Islam SS, Doyle EJ, Velilla A, et al. Epidemiology of compensable work related ocular injuries and illnesses: Incidence and risk factors. J Occup Environ Med, 2000, 42: 575-581.
5. O Gris, MD Zoraida del Campo, C Wolley-Dod, et al. Conjunctival healing after amniotic membrane graft over ischemic sclera. Cornea, 2003, 22 (7): 675-678.
6. 李凤鸣. 中华眼科学. 北京：人民卫生出版社，2005：3162-3167.
7. 李凤鸣. 眼科全书. 北京：人民卫生出版社，1996：3363-3369.
8. 蔡用舒. 创伤眼科学. 北京：人民军医出版社，1988：2701.
9. 赵勤. 眼化学性烧伤综合治疗临床分析. 眼外伤职业眼病杂志，2006，28(1)：50-52.
10. 徐普琴，李花莲，仇中举，等. 急性二硫化碳中毒致心肌损害4例. 中国煤炭工业医学杂志，2007，(02)：229.
11. 杨友谊，梁丽，杨坦. 二硫化碳毒性视网膜病变的实验研究. 卫生职业教育，2007，(07)：116-117.
12. 田清芬，郭希让，尹卫靖，等. 二硫化碳毒性视网膜功能损害与脂质过氧化反应关系的实验研究. 眼外伤职业眼病杂志（附眼科手术），1998，6：525-526.
13. Agency for Toxic Substances and Disease Registry (ATSDR). Toxicological Profile for Carbon disulfide (Update). Atlanta: Public Health Service, U. S.

Department of Health and Human Services, 1996.
14. 尹卫靖, 董应丽, 沈桂林, 等. 二硫化碳视网膜病变的防治研究. 河南医学研究, 2002, (01): 45-49.
15. 曹雪枫, 薛晓波, 常美, 等. 二硫化碳对作业工人的眼部损害. 中国工业医学杂志, 2002, (01): 45-46.
16. 张寿林, 黄金祥, 周安寿, 等. 职业性慢性二硫化碳中毒诊断标准的研究. 中国职业医学, 2002, (03): 49-51.
17. 宋福永, 潘光兵, 周贵珍, 等. 二硫化碳亚慢性神经毒性大鼠模型的研究. 毒理学杂志, 2008, (01): 28-30.
18. 王志萍, 李会庆, 谢克勤. CS_2 致卵泡期和胚胎植入期染毒小鼠的胚胎毒性. 毒理学杂志, 2005, (03): 184-186.
19. 孙震, 潘敬菊, 谢朝军, 等. 亚慢性吸入二硫化碳对小鼠免疫细胞损伤研究. 武汉大学学报(医学版), 2007, (01): 12-15.
20. 孙震, 潘敬菊, 谢朝军, 等. 彗星试验检测亚慢性吸入二硫化碳对小鼠白细胞 DNA 的损伤情况. 环境与职业医学, 2007, (04).
21. 陕光, 彭明空, 罗兰, 等. Caspase-3 在二硫化碳染毒小鼠心肌细胞中的表达. 中国公共卫生, 2006, (7): 821-822.
22. 李峰, 李花莲, 颜世民. 长期接触低浓度二硫化碳对健康的影响. 中国卫生工程学, 2006, (1): 25-26.
23. 潘光兵, 宋福永, 赵秀兰, 等. 二硫化碳对大鼠脊髓组织中微管和微丝表达的影响. 中华劳动卫生职业病杂志, 2007, (03): 148-151.
24. E C Green, A Hunter. Toxicity of carbon disulfide in developing rats: LD_{50} values and effects on the hepatic mixed-function oxidase enzyme system. Toxic and Appli Pharma, 1985, 78 (1): 130-138.
25. U. S. Environmental Protection Agency. Integrated Risk Information System (IRIS) on Carbon disulfide. Washington, DC: National Center for Environmental Assessment, Office of Research and Development, 1999.
26. 刘东奇, 陈华成, 杨雪丽. 二氧化硫对机体各组织器官毒性作用的研究进展. 畜牧兽医杂志, 2008, 27 (01): 37-40.
27. 杜淑旭, 金红芳, 梁银芳, 等. 二氧化硫及其衍生物对大鼠血压的影响. 实用儿科临床杂志, 2008, 23 (01): 22-25.
28. 梁晨, 杜军保. 二氧化硫与心肺血管疾病. 实用儿科临床杂志, 2008, 23 (13): 1032-1035.

29. 林汉军,戚好文,方丽萍. 低浓度二氧化硫暴露对大鼠气道感觉神经的影响. 第四军医大学学报,2007,28(03):256-258.
30. 刘玉香,杜青平,孟紫强. SO_2 致 CHL 细胞氧化损伤及 VC 保护作用. 中国公共卫生,2007,(02).
31. 沈娟,翟秋敏,王海荣,等. 平顶山市大气二氧化硫污染与某专科医院气管炎就诊构成的关系. 环境与职业医学,2008,25(02):183-185.
32. Peel JL, Metzger KB, Klein M, et al. Ambient air pollution and cardiovascular emergency department visits in potentially sensitive groups. Am J Epidemiol,2007,165(6):625-633.
33. Balazy M, Abu Yousef A, Harpp DN, et al. Identification of carbonyl sulfide and sulfur dioxide in porcine coronary artery by gas chromatography/mass spectrometry, possible relevance to EDHF. Biochem Biophys Res Commun, 2003,311(3):728-734.

第九章

无 机 酸

第一节 盐 酸

一、理化特性

盐酸（hydrochloric acid）是氯化氢的水溶液，强酸，无色、有刺激性气味的液体。一般因含杂质而呈淡黄色。在空气中发烟，有强烈的腐蚀作用。

二、来源、存在与接触机会

盐酸是重要的无机化工原料，广泛用于染料、医药、食品、印染、皮革、冶金等行业。

盐酸能用于制造氯化锌等氯化物（氯化锌是一种焊药），也能用于从矿石中提取镭、钒、钨、锰等金属，制成氯化物。在金属焊、镀前，利用盐酸可以溶解金属氧化物除锈，使焊、镀更加牢固。在印染行业，盐酸可以用来溶解许多不溶于水的颜料生成盐酸盐。盐酸是一种强酸，它与某些金属、金属氧化物、金属氢氧化物以及大多数金属盐类都能发生反应，生成盐酸盐。因此在不少无机药品的生产上要用到盐酸。随着有机合成工业的发展，盐酸（包括氯化氢）的用途更广泛。如用于水解淀粉制葡萄糖，用于制造普鲁卡因、盐酸硫胺（维生素 B_1 的制剂）、盐酸奎宁等多种有机药剂的盐酸盐等。在进行焰色反应时，通常用浓盐酸洗铂丝（因为氯化物的溶沸点较低，燃烧后挥发快，对实验影响较小）。人类主要通过各类职业活动接触盐酸。盐酸可经皮肤接触，盐酸酸雾可经呼吸道吸入。

三、吸收、分布、代谢与排泄

盐酸挥发产生氯化氢气体及其酸雾，可经呼吸道吸入。盐酸酸雾被吸入后，能与黏膜面的水作用而发生解离，其氢离子被水分子捕获，形成水合氢离子，具有一定催化作用，可促进与组织内有机分子起反应，导致细胞损伤。被吸入的 HCl 大部分被上呼吸道黏膜所滞留，并被中和一部分。进入机体的盐酸最终以氯化物形式随尿液和粪便排出。

四、毒性概述

（一）动物实验资料

1. 急性毒性　　在高浓度氯化氢作用下，动物尸检可发现肺水肿及出血。兔吸入浓度 6400mg/m³ 的氯化氢 30min 即出现喉痉挛、喉水肿、肺水肿而死亡，吸入浓度 150mg/m³ 约 6h 出现鼻刺激、流涎（没有后作用）。豚鼠吸入浓度 2000mg/m³ 氯化氢 1.25h 后出现兴奋后呼吸困难、角膜混浊。大鼠吸入 LC_{50}：3124 ppm (1h)，小鼠吸入 LC_{50}：1108 ppm (1h)。

2. 亚急性毒性　　兔和豚鼠吸入浓度 150 mg/m³ 氯化氢，每天 6h，连续 50 天后均出现轻度不安、眼和鼻刺激、轻度血红蛋白减少。

3. 致突变、生殖发育毒性（致畸）、致癌　　未见相关报道。

（二）流行病学资料

盐酸挥发产生氯化氢气体的嗅阈为 1.5～7.5mg/m³，7.5～15 mg/m³ 令人感到不快。长期在超过 15mg/m³ 浓度的环境下操作，会造成牙齿酸蚀症、慢性支气管炎等病变。

（三）中毒临床表现及防治原则

1. 急性中毒　　盐酸酸雾可刺激呼吸道黏膜、皮肤和眼。盐酸酸雾吸入可引起上呼吸道刺激症状，产生咽炎、支气管炎和肺炎，严重者可产生喉头水肿，甚至引起窒息。主要临床表现为：鼻黏膜分泌增多，喷嚏，咽喉及胸骨后疼痛，进一步发展成咳嗽、呼吸紧迫，有时可伴有声带痉挛。严重者可发生喉头水肿、支气管炎和肺炎。

大量盐酸污染皮肤，可引起Ⅰ～Ⅲ度程度不等的化学性灼伤，创口不易愈合。创口在关节部位，瘢痕形成后可能会影响骨关节功能。脸部灼伤可毁容，造成严重后遗症。

2. 慢性中毒 长期接触盐酸酸雾可损伤牙釉质，其临床表现为：门齿黄染、龋齿以及齿冠无痛性损伤。

皮肤长期接触盐酸可致局部皮肤干燥、溃疡，产生甲沟炎、慢性化脓性甲周炎。

长期低浓度接触盐酸，可造成体内碱消耗过度而引起酸中毒。主要临床表现为：神经系统损伤，情绪易激动，步态蹒跚和全身虚弱等。

3. 防治原则 急性吸入中毒者，应立即脱离现场，除去被污染的衣物，注意保持呼吸道通畅。盐酸烟雾致急性气管炎时，可用4%碳酸氢钠溶液雾化吸入，必要时给氧。如刺激症状明显，咳嗽频繁，并有气急、胸闷等症状，可以0.5%异丙肾上腺素1ml及地塞米松2mg雾化吸入。病情严重者应立即送医院抢救治疗。

口服盐酸者应当立即洗胃，忌用碳酸氢钠洗胃（或口服），以免产生二氧化碳而增加胃穿孔的危险。可用2.5%氧化镁溶液、牛奶、豆浆、蛋清、花生油等口服。对口服时间稍长者严禁洗胃，也不可催吐，以免加重损伤或引起胃穿孔。

皮肤接触者应脱去污染的衣物，立即用大量清水彻底冲洗，灼伤处用5%碳酸氢钠液洗涤。创面较大时，需用抗生素预防感染。

五、毒性表现

盐酸液体或酸雾溅入眼内可引起严重后果。眼刺激、烧灼感、眼痛、角膜溃疡、角膜炎等为主要临床表现，严重者可导致化学性眼灼伤，不及时处理或处理不当可致失明。

盐酸是腐蚀性化学物，可使接触处角膜、结膜坏死、糜烂，同时，盐酸由接触处迅速向深部渗入，可损坏眼球内部，发生虹膜睫状体炎、青光眼或白内障。灼伤溃疡可致眼球穿孔，愈合后遗留角膜白斑、新生血管、睑球粘连、倒睫、睑内翻或眼睑闭合不全，可致视力严重减退、失明或眼球萎缩。

六、毒性机制

盐酸的浓度与其对组织的损伤程度成正比,盐酸与眼组织接触久者组织损伤重,盐酸与眼组织接触面积大损伤亦重。

眼角膜上皮和内皮是亲脂性的,角膜基质和巩膜是亲水性的,结膜和角膜上皮相似。凡脂溶性物质容易穿透角膜上皮而储留在角膜基质内;水溶性物质很难穿过角膜上皮,但容易穿过基质,所以除非上皮组织损害,水溶性物质是很难进入角膜的。而盐酸是易挥发性强酸,36%高浓度的工业盐酸使眼组织蛋白变性和凝固,并且浓盐酸没有浓硫酸的脱水作用。另外盐酸分子小、结构简单、活动性强,所以坏死组织不能阻挡浓盐酸直接向深部渗透、引起缺血性坏死的病理及生化改变。

(韩　磊编　张恒东校)

第二节　氢氟酸

一、理化特性

氢氟酸(hydrofluoric acid)是氟化氢气体的水溶液,为无色、透明至淡黄色冒烟液体。有刺激性气味,市售浓度通常约47%,是弱酸。40%氢氟酸在空气中发生烟雾,其蒸气具有强烈的腐蚀性。

二、来源、存在与接触机会

工业上用萤石(氟化钙,CaF_2)和浓硫酸来制造氢氟酸。由于氢氟酸溶解氧化物的能力,它在铝和铀的提纯中起着重要作用。氢氟酸也用来蚀刻玻璃,半导体工业使用它来除去硅表面的氧化物,在炼油厂中它可以用作异丁烷和丁烷烷基化反应的催化剂,除去不锈钢表面含氧杂质的"浸酸"过程中也会用到氢氟酸。氢氟酸也用于多种含氟有机物的合成,比如 teflon(聚四氟乙烯)、氟利昂一类的制冷剂,也用于合成杀虫剂或杀菌剂等。

三、吸收、分布、代谢与排泄

氢氟酸可经完整的皮肤少量吸收,其酸雾可经呼吸道吸入。氢氟酸在呼吸道吸收很快而完全。吸收的氟约 80% 自肾排出。吸收后,最初 4h 内排泄较快,以后减慢。24h 内可排出 50%。在不同地区,成人尿氟的正常值差别很大,约为 0.5~3mg/L。粪氟排泄约为摄入量的 10%~20%。大量出汗时,汗氟的排泄可高达 7%~10%,头发含氟量约为 15mg/100g,指甲中含量稍多。在一段时期内大量氟被摄入时,约半量贮存于骨中。

四、毒性概述

(一)动物实验资料

1. 急性毒性 吸入 5min 的 LC_{50}:小鼠为 $5000mgF^-/m^3$,大鼠为 $14\ 400mgF^-/m^3$;吸入 60min 的 LC_{50}:小鼠为 $270mgF^-/m^3$,大鼠为 $1100mgF^-/m^3$。豚鼠在 $40mg/m^3$ 浓度下吸入 2h 死亡,$25mg/m^3$ 作用 6h 也死亡。兔的耐受性较豚鼠高,在 $1500mg/m^3$ 高浓度下作用 5min,部分兔死亡。$1000mg/m^3$ 及较低浓度作用 30min,浓度低于 $100mg/m^3$ 作用 5h,$24mg/m^3$ 浓度下作用 41h 兔均未死亡,但有组织损伤。染毒动物表现为结膜、鼻腔刺激,结膜充血,流泪,搔鼻,流涕,喷嚏,甚至发生严重呼吸困难而死亡。未死动物表现衰弱、体重减轻。尸检见肺部充血、出血、水肿,肝、肾也有病损。

小鼠尾部浸于 50% 氢氟酸 8s 或 60% 的氢氟酸内 3s,未经任何处理,2~3 天后尾脱落。

2. 亚急性与慢性毒性 豚鼠、兔吸入 $8mg/m^3$,6h/d,历时 30 天,均出现明显慢性病损;而 $2.5mg/m^3$ 时受试动物未见病变。在 $3.3~42mg/m^3$ 的浓度下(平均 $20mg/m^3$)1~5.5 个月,见黏膜刺激、体重迅速减轻、食欲丧失、呼吸困难、部分动物死亡。豚鼠、兔、猴吸入 $15mg/m^3$,6~7h/d,染毒 50 次,除不同中毒征象外,豚鼠生长稍迟缓，兔及猴红细胞有极微改变。以 2 只豚鼠继续染毒共 2.5～3 个月后死亡，尸检见肺、支气管上皮增生旺盛，肝脂肪浸润，肾小管上皮变性坏死。存活动物于染毒结束后几月，牙齿、骨中氟含量增多。还发现大鼠在妊娠后半期，给 10mg/kg 剂量的氟化氢水溶液，饲养 7～9 天，产后出现乳液分泌减少。

3. 致突变、生殖发育毒性（致畸）、致癌　　未见相关报道。

(二) 流行病学资料

据国外资料报道，因氢氟酸爆炸，吸入其酸雾，出现上肢、前胸和腹部严重灼伤，入院当时无呼吸道症状，2.5h 后突然呼吸困难，气管切开后 4h，因严重呼吸道炎症和出血性肺水肿而死亡；尸检发现血液中含氟化物 0.20mmol/L（0.4mg/100ml）。而另一人因支气管痉挛产生严重呼吸道症状，也有严重灼伤、抽搐，事故发生后 10h 因心搏停止而死亡，尸检有肺炎及肺水肿，心脏扩大，心肌苍白。左心室后壁有炎性浸润。血液中含氟化物 0.15mmol/L（0.3mg/100ml）。当氢氟酸溅到皮肤，25％左右可通过皮肤吸收引起肾功能损害，并出现呕吐、昏迷。文献还曾报道少量氢氟酸溅到胸、背部（面积约 $15 \times 15 cm^2$），3h 后突然发生休克。

(三) 中毒临床表现及防治原则

1. 急性中毒　　属高毒类，嗅觉阈为 $0.03mg/m^3$；在 $25 mg/m^3$ 浓度时吸入即有刺激表现；$50mg/m^3$ 下感皮肤刺痛、黏膜刺激；$100mg/m^3$ 浓度下，能耐受 1min；$400～430 mg/m^3$ 可引起急性中毒致死，对皮肤有强烈的腐蚀作用。灼伤初期皮肤潮红、干燥，创面苍白、坏死，继而呈紫黑色或灰黑色。深部灼伤或处理不当时，可形成难以愈合的深溃疡，损及骨膜和骨质，灼伤疼痛剧烈。手指部位的损害常转为大疱，甲板也常同时受累，甲床与甲周红肿，严重时甲下水疱形成，甲床与甲板分离。高浓度灼伤常呈进行性坏死，溃疡愈合缓慢。严重者累及局部骨，尤以指骨为多见，表现为指间关节狭窄、关节面粗糙、边缘不整、皮质增生、髓腔狭小，乃至骨质吸收等类似骨髓炎的征象。氢氟酸酸雾可引起皮肤瘙痒及皮炎。剂量大时亦可造成皮肤、胃肠道和呼吸道黏膜的灼伤。眼接触高浓度氢氟酸后，局部剧痛，并迅速形成白色假膜样混浊，如处理不及时可引起角膜穿孔。接触其蒸气，可发生支气管炎、肺炎等。氢氟酸灼伤合并氟中毒已引起注意，患者因低血钙出现抽搐，心电图QT间期延长，心室颤动发作。

2. **慢性中毒**　　出现眼和上呼吸道刺激症状，或有鼻出血、嗅觉减退。可有牙齿酸蚀症。骨X线异常与工业性氟病少见。

3. **防治原则**　　皮肤接触氢氟酸后立即用大量流水长时间彻底冲洗，尽快地稀释和冲去氢氟酸，这是最有效的措施和治疗的关键。氢氟酸灼伤后的中和方法不少，总的原则是使用一些可溶性钙、镁盐类制剂，使其与氟离子结合形成不溶性氟化钙或氟化镁，从而使氟离子灭活。现场应用石灰水浸泡或湿敷易于推广。氨水与氢氟酸作用形成具有腐蚀性的二氟化胺，故不宜作为中和剂。可用氢氟酸灼伤治疗液（5％氯化钙20ml、2％利多卡因20ml、地塞米松5mg）浸泡或湿敷。以冰硫酸镁饱和液浸泡，钙离子直流电透入，利用直流电的作用，使足够量的钙离子直接导入需要治疗的部位，提高局部用药效果。在灼伤的第1～3天，每天1～2次，每次20～30min。重病例每次治疗时间可酌情延长。氢氟酸溅入眼内，应立即分开眼睑，用大量清水连续冲洗15min左右，滴入2～3滴局部麻醉眼药，可减轻疼痛，同时送眼科诊治。

五、毒性表现

眼的氢氟酸灼伤表现为球结膜水肿、出血，角膜混浊、角膜基质水肿，前角膜基质白色钙化斑形成，进行性角膜基质血管形成和瘢痕以及复发性角膜上皮糜烂、脱落。严重时引起眼结膜顽固性溃疡。组织损伤的范围和深度随进入眼内的氢氟酸的质量和浓度不同而不同。眼接触高浓度氢氟酸后，局部剧痛，并迅速形成白色假膜样混浊，如处理不及时可引起角膜穿孔。

六、毒性机制

氢氟酸对结膜、角膜上皮有强烈刺激性和腐蚀性，渗透作用强，并对组织蛋白有脱水及溶解作用。氢氟酸中的氢离子对眼组织有脱水和腐蚀作用，另外氟是最活泼的非金属元素之一，带有很强的负电荷，致使与其结合的氢离子不易分离，而这种较少离子化的特征使氢氟酸更容易渗透到深层组织，溶解细胞膜，而氟离子本身亦具有强大的渗透力，氟离子结合钙、镁形成不溶性盐，造成眼组织早期液化坏死，形成较难愈合的溃疡。氟离子还可干扰烯醇化酶的活性，使组织细胞摄氧能力受到抑制，引起细胞功能障碍甚至死亡。

（韩 磊编 张恒东校）

第三节 硝 酸

一、理化特性

硝酸（nitric acid）是一种重要的强酸，为无色、透明液体。溶于水，在醇中会分解。它的特点是具有强氧化性和腐蚀性，除了金、铂、钛以外，其他金属都能被它溶解。通常情况下人们把69%以上的硝酸溶液称为浓硝酸，把98%以上的硝酸溶液称为发烟硝酸。纯硝酸是无色发烟液体，易分解出二氧化氮和氧气，因而呈红棕色，一般商品带有微黄色。发烟硝酸是红褐色液体，具有刺激性，易溶于水。浓硝酸在长期贮存后（尤其是在光线照射下），会分解释出二氧化氮。

二、来源、存在与接触机会

硝酸是在工业上和实验室中都很常用的一种酸。主要用于有机合成、肥料生产、火箭燃料、炸药、农药、硝酸纤维及硝酸盐等，还常用做分析试剂、电镀、酸洗等作业。硝酸作为硝酸盐和硝酸酯的必需原料，被用来制取一系列硝酸盐类氮肥，如硝酸铵、硝酸钾等；也用来制取硝酸酯类或含硝基的炸药，如三硝基甲苯（TNT）、硝酸甘油。由于它同时具有氧化性和酸性，硝酸也被用来精炼金属；即先把不纯的金属氧化成硝酸盐，排除杂质后再还原。硝酸能使铁钝化，在铁表面形成一层致密的氧化膜而不致继续被腐蚀。浓硝酸和浓盐酸按体积1:3混合，即为王水，能溶解金等稳定金属。人类主要通过各类职业活动接触硝酸。硝酸蒸气中含有多种氮氧化物，如NO、NO_2、N_2O_3、N_2O_4和N_2O_5等，其中主要是NO_2。

三、吸收、分布、代谢与排泄

进入人体的途径包括皮肤污染、酸雾的吸入、误服等。硝酸蒸气中含有的多种氮氧化物主要是二氧化氮，人体吸入后，蒸气会缓慢地溶解于肺泡表面上的液体和肺泡的气体中，并逐渐与水作用，生成硝酸和亚硝酸，误服硝酸，进入血液以后，也可逐步转变为亚硝酸盐和硝酸盐。

四、毒性概述

（一）动物实验资料

1. 急性毒性　　大鼠吸入硝酸酸雾LC_{50}为49ppm（4h）。小鼠暴露于3075mg/m^3一氧化氮的空气中6~7min会麻痹，12min时死亡。370mg/m^3以下浓度，小鼠未见中毒征象。

二氧化氮毒性为一氧化氮的4~5倍，主要损害动物肺部终末细支气管和肺泡上皮，吸入浓度190 mg/m^3（5.5h）可使动物窒息死亡，有肺水肿；94~190 mg/m^3，短期可致死；94 mg/m^3以下无死亡；长期在15~47 mg/m^3下，导致肺气肿。

大鼠暴露于7.6 mg/m^3浓度的二氧化氮时发生眼角膜上皮破坏、晶体混浊，认为是二氧化氮溶解于泪水变成硝酸溶液破坏角膜所致。

2. 慢性毒性　　大鼠暴露于38mg/m^3浓度二氧化氮中共90天，可见轻度呼吸困难，尸检检查肺终末细支气管和呼吸性细支气管，可见胶原纤维变粗，细支气管立方上皮细胞下基底膜显著增厚，以呼吸性细支气管远端和肺泡管近端为甚。肺泡隔的内皮及上皮共有的基底膜也增厚。反复暴露于 $32mg/m^3$ 浓度二氧化氮共 610 天后的大鼠，上述改变更显著。

狗每天暴露于 $1.21mg/m^3$ 二氧化氮和 $0.31mg/m^3$ 一氧化氮的混合气中 61 个月引起肺弥散能力和最大呼气流量降低。

3. 致癌 小鼠暴露于二氧化氮 $75mg/m^3$ 1.5 年，可见终末细支气管出现增生性改变，但未见肺部肿瘤。

生殖发育毒性（致畸）、致突变未见相关报道。

（二）流行病学资料

国外报道 3 例吸入硝酸烟雾后短时间内无呼吸道症状，4～6h 后进行性呼吸困难，入院后均有发绀及口、鼻流出泡沫液体，给机械通气及 100％氧气吸入，在 24h 内死亡。经尸检，肺组织免疫组织学分析及电镜检查表明，细胞损伤可能由于二氧化氮的水合作用产生自由基所引起的，此种时间依赖的作用可能是迟发性肺损伤症状的部分原因。

（三）中毒临床表现及防治原则

1. 急性中毒 皮肤或眼接触硝酸液可引起灼伤，皮肤接触硝酸的部位呈褐黄色。硝酸有极度腐蚀性，可引起组织快速破坏，如果不迅速、充分处理，可引起严重刺激和炎症，出现严重的化学烧伤。稀硝酸可使上皮变硬，不产生明显的腐蚀作用。口服硝酸可引起腐蚀性口腔炎和胃肠炎。硝酸引起口腔、咽部、胸骨后和腹部剧烈灼热性疼痛。口唇、口腔和咽部可见灼伤、溃疡，吐出大量褐色物。严重者可发生食管、胃穿孔及腹膜炎、喉头痉挛、水肿、肾衰竭、休克。硝酸蒸气有极强烈的刺激性，腐蚀上呼吸道和肺部，急性暴露可产生呼吸道刺激反应，引起肺损伤，降低肺功能。在接触时也可不出现反应，但是数小时后出现迟发症状，引起呛咳、咽喉刺激、喉头水肿、胸闷、气急、窒息，严重者经一定潜伏期（几小时至几十小时）后出现急性肺水肿表现。

2. 慢性中毒 长期接触硝酸蒸气可引起牙酸蚀症，情况与硫酸相同。长期吸入硝酸气雾可引起慢性阻塞性肺病。

3. **防治原则** 皮肤接触后应立即脱离现场至空气新鲜处，去除污染衣物。若出现灼伤，用大量流动清水冲洗 20~30min，然后以弱碱 5％碳酸氢钠或 3％氢氧化钙浸泡或湿敷约 1h，也可用 10％葡萄糖酸钙溶液冲洗，然后用硫酸镁浸泡 1h，尽快就医。眼睛接触后应立即脱离现场，翻开上、下眼睑，用流动清水彻底冲洗 15min 以上。尽快就医。

食入后可用牛奶、蛋清口服急救，禁止催吐、洗胃。

硝酸蒸气吸入中毒的急救过程中，救援人员必须佩戴空气呼吸器进入现场。如无呼吸器，可用小苏打（碳酸氢钠）稀溶液浸湿的毛巾掩口、鼻，短时间进入现场，快速将中毒者移至上风向空气清新处。注意保持中毒者呼吸通畅，如有假牙须摘除，必要时给予吸氧，雾化吸入沙丁胺醇气雾剂或 5％碳酸氢钠加地塞米松。如果中毒者呼吸、心跳停止，立即进行心肺复苏；如果中毒者呼吸急促、脉搏细弱，应进行人工呼吸，给予吸氧，肌内注射尼可刹米 0.5~1.0g。

五、毒性表现

硝酸溶液具有腐蚀性。眼接触硝酸液可引起灼伤，组织被快速破坏，如果不迅速、充分处理，对眼可引起严重刺激，出现结膜炎、角膜炎。

六、毒性机制

硝酸使眼角膜上皮破坏、晶体混浊，可能是硝酸的直接腐蚀作用。若接触二氧化氮可能是二氧化氮溶解于泪水变成硝酸溶液破坏角膜所致。硝酸的腐蚀作用是通过游离的氢离子使黏膜组织脱水，蛋白质发生凝固性坏死，从而损害深层细胞。

（韩 磊编 张恒东校）

主要参考文献

1. 宋振英．眼科诊断学．北京：人民卫生出版社，1992：651-652.

2. 夏元洵. 化学物质毒性全书. 上海：上海科学技术文献出版社，1990：185-193.
3. 常元勋. 靶器官与环境有害因素. 北京：化学工业出版社，2008：579.
4. R Kuckelkorn, N Schrage, G Keller, et al. Emergency treatment of chemical and thermal eye burns. Acta Ophthalmologica Scandinavica, 2002, 80 (1)：4-10.
5. 何凤生. 中华职业医学. 北京：人民卫生出版社，1999：382-389.
6. Hall AH, Blomet J, Gross M, et al. Hexafluorine for emergent decontamination of hydrofluoric acid eye/skin splashes. Semiconductor Safety Assoc J, 2000, 14：30-33.
7. K Soderberg, P Kuusinen, L Mathieu, et al. An improved method for emergent decontamination of ocular and dermal hydrofluoric acid splashes. Veterinary and human Toxicology, 2004, 46 (4)：216-218.
8. Reim M, Redbrake C, Schrage N. Chemical and thermal injuries of the eyes. Surgical and medical treatment based on clinical and pathophysiological findings. Arch Soc Esp Oftalmol, 2001, 76 (2)：79-124.
9. 阮仕荣，胡秀莲，吕振海，等. 不溶性钙盐离子积在磷及氢氟酸烧伤中毒救治中的参考作用. 中国比较医学杂志，2008，1：46-48.
10. 邱阳，杨康，廖克龙，等. 食管氢氟酸烧伤并中毒性心肌损伤1例. 创伤外科杂志，2008，4：359.
11. T Kim, BA Khosla-Gupta. Chemical and thermal injuries to the ocular surface // Ocular Surface Disease Medical and Surgical Management. New York：Springer, 2002：100-102.

第十章

氯及碱性物质

第一节 氯

一、理化特性

氯气（Cl_2）是一种黄绿色有强烈刺激性的气体。溶于水、强碱液、二硫化碳和四氯化碳等有机溶剂。可与多种化学物质发生剧烈反应，有爆炸的危险；在高热条件下与一氧化碳作用，生成毒性更大的光气。在有水存在的情况下会腐蚀多种金属及塑料、橡胶等。

二、来源、存在与接触机会

氯气通过电解食盐产生，在高压下液化为液态氯，是广泛存在于多种工业的有害气体。常应用于氯碱工业，制造杀虫剂、漂白剂、消毒剂、溶剂、颜料、塑料、合成纤维等，还可制成盐酸、光气、氯化苯、氯乙醇、氯乙烯、三氯乙烯等。在制药业、皮革业、造纸业、印染业以及医院、游泳池、自来水的消毒方面也会应用到氯气。

氯气引起的中毒以吸入居多，如在制造或使用过程中，设备密闭不良、检修时开启电解槽、疏通管道及阀门质量差或常年失修发生爆裂；液氯钢瓶超装、错装，瓶内混有有机物，运输途中曝晒以及蒸发罐、缓冲罐等的曝晒均可发生物理性或化学性意外爆炸，而污染大气。消毒剂使用不当也可引起氯气中毒，如漂白精遇水后能水解成次氯酸，而次氯酸不稳定，分解释放活性氯和原子态氧，呈现杀菌作用。

三、吸收、分布、代谢与排泄

氯气由呼吸道吸入，在生理条件下，氯气与水反应产生次氯酸和盐酸。

四、毒性概述

(一) 动物实验资料

1. 急性毒性　　大鼠吸入 LC_{50} 为 2900 mg/m³ (53min)；小鼠吸入 LC_{50} 为 2900 mg/m³ (28min)；小鼠吸入 1100~2580mg/m³ (10min)，10%~100% 死亡（观察 10 天）；小鼠吸入 64 mg/m³ (3h)，2 天内 100% 死亡；吸入 29 mg/m³ (3~6h)，4 天内 80%~90% 死亡；狗吸入 850mg/m³ (60h)，50% 死亡；猫、兔和豚鼠吸入 87mg/m³ 数小时可致肺部炎症和出血。

2. 亚急性毒性　　小鼠吸入 14.5 mg/m³ 和 7.3 mg/m³ 的氯气，每天 8h，连续 3 天，出现体重下降。兔和豚鼠反复吸入 4.9 mg/m³ 氯气可引起营养状态失衡和血液改变，对疾病的抵抗力下降。

3. 生殖发育毒性　　吸入 1.7~4.4 mg/m³ 的氯气，对孕兔及其子代均无不良影响。大鼠终生饮用含有高浓度氯化物的水，每日 100 mg/L，对其子代无不良反应。

4. 致癌　　氯致癌的报道至今未被证实，有人认为氯于水中经微生物作用生成氯仿，有致突变作用，对动物致癌。

(二) 中毒临床表现及防治原则

1. 急性中毒　　轻者呛咳，有少量痰，胸闷；较重者呛咳加重、咳痰、气急、胸闷等，伴有轻度发绀，也可出现呼吸困难和哮喘。重者可发生弥漫性肺泡性肺水肿或中央型肺水肿、急性呼吸窘迫综合征，甚至窒息，可伴有气胸、纵隔气肿等严重并发症。氯气可引起急性结膜炎和眼损伤，液氯可致眼、皮肤灼伤或急性皮炎。

2. 慢性中毒　　表现为皮肤黏膜刺激、慢性牙龈炎、咽炎、支气管炎、支气管哮喘、肺气肿等。心电图异常率也显著提高，可有心肌损害。有的可见鼻黏膜溃疡、嗅觉下降和牙酸蚀。

3. 防治原则　　急性中毒诊断原则需经作业现场卫生学调查，证实短期内有明确大量氯气的接触史，有符合氯气毒性特点的临床表现，并经胸部 X 线及血气分析等实验室检查，注意与其他病因引起的呼吸系统疾病相鉴别。

立即脱离氯气的接触环境,保持安静及保暖,出现刺激反应者,至少严密观察12h。用流动清水彻底冲洗污染的眼和皮肤。

合理吸氧,在发生严重肺水肿或急性呼吸窘迫综合征时,可给予鼻面罩持续正压通气或呼吸末正压通气疗法;早期、足量、短程应用糖皮质激素;控制液体入量;肺水肿者可用去泡沫剂;中、重度患者应积极肺部感染治疗。

严加密闭,提供局部排风和全面通风设施。穿防毒工作服,戴橡胶手套和安全防护眼镜。工作场所禁止饮食、吸烟。注意防止运输过程中泄漏。浓度超标时,佩戴防毒口罩或空气呼吸器、氧气呼吸器。

五、毒性表现

接触液氯或高浓度氯气可出现一过性眼刺激症状,眼红、流泪等,体检可见眼结膜充血,角膜、结膜损伤。长期低浓度接触氯气可引起眼结膜刺激症状、引起慢性眼结膜炎。

六、毒性机制

氯气可溶于水,并且与水发生反应,生成次氯酸和盐酸。次氯酸对细胞有氧化作用,可以形成氧自由基,从而破坏眼组织结构。

(汪庆庆编　陈晓敏校)

第二节　氨

一、理化特性

氨(ammonia,NH_3)在常温常压下为具有无色刺激性臭味的气体,易溶于水、乙醇、乙醚和有机溶剂。其水溶液称氨水,呈强碱性,浓氨水约含氨28%~29%。液体氨溢出时温度很低,蒸发迅速;遇酸或氟、氯发生剧烈反应,对铝和锌有腐蚀性。与空气混合,可形成爆炸性气体，遇明火高热能引起燃烧爆炸。

二、来源、存在与接触机会

氨气可用于制造维生素 B_1、碳酸氢铵、尿素等多种化肥；液氨直接制作氨水、用做农业肥料。氨还可用于制碱、制药、鞣皮、塑料、树脂、染料、炸药、合成纤维等各种有机化学工业，也可用于冷冻剂和石油精炼、炼钢等工业。

三、吸收、分布、代谢与排泄

氨常以氨气的形式经呼吸道进入体内。进入肺泡的氨少部分被二氧化碳中和，部分被吸收至血液，被吸收的氨少量可随汗液、呼气排出体外。氨在肝中解毒形成尿素。吸入大量氨后，血和尿中的尿素含量增高。

四、毒性概述

（一）动物实验资料

氨水属低毒类。大鼠经口 LD_{50} 为 350mg/kg。

（二）流行病学资料

刘荣春报道液氨致眼外伤 16 例，全部患者眼结膜缺血，角膜水肿，房水浑浊，伤后第 3 日眼前段反应达到最高峰。其中 5 例眼晶状体浑浊，3 例眼玻璃体浑浊。3 例合并青光眼，出现角膜溃疡睑球粘连。16 例角膜遗留不同程度的瘢痕性浑浊，其中角膜白斑 3 只眼，角膜薄翳 25 只眼。继发青光眼 2 只眼，并发白内障 2 只眼。

（三）中毒临床表现及防治原则

1. **急性中毒**　空气中氨浓度达 $67.2\ mg/m^3$ 时，人出现鼻咽刺激感，浓度超过 $140mg/m^3$ 时，有明显不适、恶心、头痛，浓度在 $3500\sim7000mg/m^3$ 时，人接触可立即死亡。

（1）轻度中毒：表现为急性气管炎或支气管炎，出现流泪、畏光、视物模糊、咽干、咽痛、声音嘶哑、咳嗽、咳痰、胸闷及头痛、头晕、乏力、眼结膜充血，咽部充血水肿，肺部有干性啰音或哮鸣音。胸部X线检查可见肺纹理增强、增粗、紊乱,边缘模糊。

(2) 中度中毒：表现为化学性支气管炎或间质性肺水肿。出现咽部烧灼感、声音嘶哑、剧烈咳嗽、咳痰,有时痰中带血丝,胸闷、呼吸困难,伴有头晕、头痛、恶心、呕吐及乏力等。眼结膜、咽喉部明显充血、水肿,甚至产生喉头水肿,呼吸快、口唇及肢体末端发绀。胸部X线检查可见肺纹理增强,边缘模糊或呈网状阴影；或肺野亮度降低；或有边缘模糊的散在或斑片状阴影,病变较局限。

(3) 重度中毒：肺泡性肺水肿或急性呼吸窘迫综合征,或四度喉水肿,或并发较重的气胸或纵隔气肿,甚至窒息。胸部X线检查可见两肺野有密度较浅、边缘模糊的斑片状、云絮状阴影,可相应融合成大片状阴影或呈蝶翼状阴影,病变较广泛。

2. **防治原则** 立即将患者移至空气清新处,吸氧,脱去被污染的衣物,注意保暖。用2%的硼酸或大量清水或生理盐水清洗20min。保持呼吸道通畅,防止喉头水肿或痉挛。呼吸停止,立即用合适的呼吸器进行人工呼吸。

防止肺水肿；早期、短期使用糖皮质激素；控制液体输入量；用鼻导管或面罩给氧。可给支气管解痉剂、去泡沫剂(如10%二甲硅油)、雾化吸入疗法；必要时切开气管,清除堵塞物,防止窒息。合理使用抗生素,防治继发感染。加强护理及对症处理。

抢救人员应佩戴空气呼吸器,穿防静电服进入现场。不宜用水浸湿毛巾掩面,以免形成氨水灼伤皮肤。

配备良好的通风排气设施、合适的防爆灭火装置。发生泄漏时,将泄漏钢瓶的渗口朝上,防止液态氨逸出。穿防静电工作服,戴橡胶手套和化学防护眼镜。浓度超标时,佩戴过滤式防毒口罩面具；应急救援时,必须佩戴空气呼吸器。

五、毒性表现

一过性接触眼部可出现流泪、视物模糊、球结膜充血、双眼调节疲劳、眼痛等刺激症状。浓度高时可引起畏光,结膜水肿,角膜上皮脱落、混浊,还可以引起虹睫炎、睑球粘连、继发性青光眼、眼睑外翻等并发症。

六、毒性机制

氨对细胞蛋白质有溶解作用，能渗入到组织中，与脂类起皂化反应，形成的化合物既能水溶又能脂溶，能很快穿透眼组织，渗入眼组织深部。在组织表面的氨即使被冲洗干净或停止接触后，已渗入组织的氨也可继续扩散，引起内眼组织的破坏，可因角膜穿孔或其他并发症而失明。

（汪庆庆编　陈晓敏校）

主要参考文献

1. 何凤生．中华职业医学．北京：人民卫生出版社，1999．
2. 夏元洵．化学物质毒性全书．上海：上海科学技术文献出版社，1990．
3. 高建军，王晓波，孙纲，等．刺激性气体中毒的预防及救治．临床军医杂志，2008，36（2）：305-307．
4. Martinez TT, Christopher L. Explosion risk from swimming pool chlorinators and review of chlorine toxicity. Clini Toxic, 1995, 33 (4)：349-354.
5. Mats Gunnarsson, Sten M Walther, Tomas Seidal. Exposure to chlorine gas：effects on pulmonary function and morphology in anaesthetised and mechanically ventilated pigs. J of Appl Toxic, 1998, 18 (4)：249-255.
6. Segal E, Lang E. Toxicity, Chlorine. 2008. Gashttp：//emedicine. medscape. com/article/ 820779 -overview.
7. 白彩云，沈正高，孙海青，等．急性氨气中毒五十二例调查分析．中华劳动卫生职业病杂志，2001，2：34-35．
8. 农凤琳，钟小青．1例液氨中毒致眼化学性碱烧伤患者的护理．华北煤炭医学院学报，2004，1：100-101．
9. 刘荣春．眼部液氨伤16例救治体会．眼外伤职业眼病杂志（附眼科手术），2006，2：146-147．
10. Steven L. Toxicity, Ammonia, 2007. http：//emedicine. medscape. com/article/ 820298-overview.
11. Felipo V, Kosenko E, Miñana MD. Molecular mechanism of acute ammonia

toxicity and of its prevention by L-carnitine. Adv Exp Med Biol, 1994, 368: 65-77.
12. 李凤鸣. 中华眼科学. 北京：人民卫生出版社，1996：3363-3369.
13. 赵勤. 眼化学性烧伤综合治疗临床分析. 眼外伤职业眼病杂志，2006，28(1)：50-52.
14. A. Ç. KARASU BENLi, G. KÖKSAL. The acute toxicity of ammonia on tilapia (Oreochromis niloticus L.) larvae and fingerlings. Turk J Vet Anim Sci, 2005, 29: 339-344.

第十一章

常见药物对眼的影响

第一节 致角膜、结膜的不良反应

一、肾上腺素

1. 用途 肾上腺素（epinephrine）滴眼剂有降低眼内压的作用，兴奋α和β受体，使瞳孔散大，抑制房水生成，增加房水排出，用于治疗开角型青光眼。

2. 不良反应 局部应用达一年以上者，有14%的患者角膜和结膜发生黑色素沉着，且泪道被黑色素栓塞，还可致慢性结膜炎。闭角型青光眼禁用。

二、去氧肾上腺素

1. 用途 去氧肾上腺素（phenylephrine）为拟肾上腺素药，有收缩血管、短暂的散瞳和轻度降压作用。

2. 不良反应 可引起血压升高，有诱发闭角青光眼发作的危险。

三、胺碘酮

1. 用途 胺碘酮（amiodarone）是目前常用的抗心律失常药。适用于各种室上性和室性心律失常，如心房颤动、心房扑动、心动过速等。在治疗冠状动脉心脏病时，还能扩张冠状动脉，增加冠状动脉血流量。

2. 不良反应 眼部不良反应有角膜色素沉着等。据文献统计，角膜上皮色素沉着的发生率为20%~93%。短期内大剂量或长期服用胺碘酮后，约有50%的人发生角膜缘下部上皮内色素沉着，表现为角膜棕黄色微粒色素沉着，但视力无损害，停用胺碘酮色素沉着消失。引起角膜上皮色素沉着的原因：药物分解的碘化物自泪腺排出，直接沉着于角膜表面或通过新陈代谢作用沉着于角膜表面。沉淀于角膜的颗粒为微小的碘粒，系胺碘酮在体内代谢产生，由泪腺排出时沉积于角膜。用1%甲基纤维素滴眼，可减轻和预防角膜碘微粒沉着。长期服用胺碘酮后，除引起角膜色素沉着外，其他眼部不良反应还有：视力减退、虹视、畏光、流泪、异物感、角膜溃疡以及黄斑色泽减退等。

胺碘酮还可引起视神经盘视网膜病变。文献报道，连续服用胺碘酮2.5个月，总剂量14.8g，最初视神经盘水肿，视力正常，2个月后出现视神经视网膜病变。皮质类固醇治疗无效。需大剂量血管扩张剂、能量合剂和高压氧等治疗，病情迅速好转。

四、庆大霉素

1. 用途 庆大霉素（gentamicin）用于眼病的抗生素治疗。近年来，庆大霉素为非常有效的抗生素之一。除了用做眼药水或眼药膏之外，近来亦用于结膜下注射，在前房内可达到较高的有效浓度。一般眼球内炎症，眼药水，眼药膏及结膜下注射已经足够，但有些情况特别是穿透性眼外伤，前房内有纤维素渗出及脓液者，可于前房切开后，用庆大霉素液冲洗前房，起到清除作用。

2. 不良反应 滴眼可引起过敏性结膜炎，并可发生泪点水肿、狭窄、阻塞。用1%~0.4%庆大霉素可发生虹膜炎、角膜混浊及前房内细胞增多等现象；用0.2%则不发生刺激症状。庆大霉素除了对眼的组织细胞有毒性作用外，对眼部神经也有毒性作用，可能是酶缺陷所致。

五、碘苷滴眼剂

1. 用途 碘苷（idoxuridine）对单纯性疱疹病毒、痘病毒等有抑制作用，作用强度约为阿昔洛韦的1/10。作用机制尚未完全阐明。在病毒复制过程中三磷酸碘苷可结合入病毒DNA和正常细胞的

DNA中，抑制DNA的合成，故无选择性。并可产生耐药性。

眼科常用0.1%眼药水和0.5%眼药膏，疗程2～3周。由于毒性大，不可全身应用，只限于局部应用。用于单纯性疱疹角膜炎、结膜炎和由单纯性疱疹病毒引起的皮肤、口角、生殖器感染。

2. 不良反应 长期使用对角膜有损害作用。滴眼过频可损伤角膜，影响上皮修复，延迟创面愈合，严重者致角膜溃疡。也可致过敏性角膜炎。局部反应偶有痛、痒、水肿等刺激作用。不宜与硼酸溶液同时局部应用，以免引起角膜穿孔。

六、维生素D

1. 用途 维生素D（Vitamin D）可提高机体对钙、磷的吸收，使血浆钙和血浆磷的水平达到饱和程度。促进生长和骨钙化，促进牙齿健全；通过肠壁增加磷的吸收，并通过肾小管增加磷的再吸收；维持血液中柠檬酸盐的正常水平；防止氨基酸通过肾损失。

2. 不良反应 长期和大量应用可使角膜表层形成带状钙沉着，角膜营养不良，角膜、结膜出现特征性带状混浊，严重者可失明。

七、丁卡因

1. 用途 丁卡因（tetracaine）为眼科常用的表面麻醉剂。

2. 不良反应 高浓度滴眼时，可损伤角膜上皮，长期使用可发生局部过敏。故总量不得超过0.01g（1%溶液1ml）。

八、皮质类固醇

1. 用途 糖皮质激素在眼科应用很广，凡属过敏、非特异性炎症、自身免疫性疾病、外伤或术后组织反应都可用本类激素治疗。该药可阻止炎症对组织的进一步破坏、防止瘢痕形成，防止粘连，保护视功能，然而长期、大量应用或滥用，常可导致眼部损害。

糖皮质激素有强大的抗炎作用，能对抗各种原因如物理、化学、生理、免疫等所引起的炎症。在炎症早期可减轻渗出、水肿、毛细血管扩张、白细胞浸润及吞噬反应，从而改善红、肿、热、痛等症状；

在后期可抑制毛细血管和成纤维细胞的增生，延缓肉芽组织生成，防止粘连及瘢痕形成，减轻后遗症。但必须注意，炎症反应是机体的一种防御功能，炎症后期的反应更是组织修复的重要过程。因此，糖皮质激素在抑制炎症、减轻症状的同时，也降低机体的防御功能，可致感染扩散、阻碍创口愈合。

2. 不良反应

（1）角膜、结膜的病变。可抑制巨噬细胞中一氧化氮合酶（NOS）而发挥抗炎作用，因为各种细胞因子均可诱导 NOS，使 NO 生成增多而增加炎性部位的血浆渗出、水肿形成及组织损伤，加重炎症症状。长期局部使用皮质类固醇可以使角膜发生细菌性感染、单纯疱疹病毒性角膜炎以及真菌性角膜炎，甚至可导致角膜穿孔。

（2）全身应用皮质类固醇后可发生白内障，其特点是晶状体后囊下的混浊。如肾移植术后，长期大量应用类固醇，眼部后囊下白内障发生率高，国外报道发生率达 23%～60% 不等。儿童肾病综合征病例应用皮质类固醇治疗约有 20% 的病例发生晶状体混浊。本类药物致晶状体混浊为不可逆的，严重者需行白内障摘除术。对于采用大剂量皮质类固醇治疗 12 个月以上的患者，都应定期进行眼科检查，以排除早期白内障。

（3）局部应用皮质类固醇可使晶状体发生变化，有人观察到局部滴用 0.1% 地塞米松液 800 滴后，有 50% 的患者发生晶状体改变。大剂量长时间应用糖皮质激素可致晶状体混浊，表现为细小、弥漫性、点状混浊，夹杂多色结晶。儿童的发病率高于成人，有人观察过小儿的发生率可高达 22%。应用滴剂引起的晶状体混浊低于全身应用糖皮质激素。

（4）青光眼。全身或局部使用皮质类固醇，如持续时间较长，可产生高眼压，称为"激素性青光眼"，多数表现为慢性青光眼征象。一般使用氢化可的松、泼尼松在 6～12 个月内可发生青光眼，而用 0.1% 地塞米松液滴眼，可在数周内发生眼压升高。如放射状角膜切开术后连续 2 周用 0.1% 地塞米松滴眼剂，有的患者眼压升高达 35mmHg。因此激素的应用，不仅应考虑安全剂量，也与个体的易感性有关。引起高眼压的原因是由于激素影响黏多糖代谢，在前房角、小梁、巩膜静脉窦造成黏多糖聚合引起水分潴留，影响房水排出。

九、氯喹

1. 用途 氯喹（chloroquine）主要用于治疗疟疾急性发作，控制疟疾症状。还可用于治疗肝阿米巴病、华支睾吸虫病、卫氏并殖吸虫病、结缔组织病等。另可用于治疗光敏性疾患，如日晒红斑症。

2. 不良反应 长期或大量使用，可致角膜损害。一般认为总量超过100g或长期服用超过一年，可能产生眼部损害。角膜的损害表现为角膜上皮或上皮下有氯喹的沉着，在裂隙灯下可见细小的灰白色小点，呈弧形沉着于角膜。患者可出现视物模糊、虹视等症状。这种角膜的改变是可逆的。

治疗疟疾时，常用剂量若为每日250～500mg，患者可出现调节和聚焦能力的暂时性变化。类风湿关节炎和系统性红斑狼疮常需大于250mg/d的剂量长期治疗，由于剂量大，疗程长，易引起中毒性视网膜病变。典型的不良反应为黄斑区的色素沉着，围以环状的色素脱失区，外围再围以色素沉着，因而表现为"靶心"状。尤其眼底荧光血管造影时，这种"靶心"状改变更为清晰。患者中心视力下降，伴有中心暗点。晚期整个视网膜萎缩，血管变细，视盘可呈蜡黄色。视野可呈向心性缩小。其对视网膜的损害为不可逆的。此种视网膜病变是由于含有黑色素的视网膜上皮具有浓缩氯喹的作用，氯喹达到一定浓度后，可以抑制氨基酸渗入色素细胞中，由此引起蛋白质代谢障碍。

十、氯丙嗪

1. 用途 氯丙嗪（chlorpromazine）属二甲胺类抗精神病药。口服易吸收，血浆蛋白结合率达90%。经肝药酶代谢，给药剂量个体化。多巴胺（DA）受体阻滞剂。对α受体和M受体也有阻断作用。临床应用：①抗精神病作用（可产生耐受性）：精神病患者服用后，在不过分抑制的情况下，迅速控制精神分裂患者的躁狂症状，减少或消除幻觉、妄想，使思维活动及行为趋于正常。②镇吐作用较强，大剂量时可直接抑制呕吐中枢产生强大的镇吐作用。③调节体温，进行人工冬眠，抑制体温调节中枢，配合物理降温，使体温降低，基础代谢降低，器官功能活动减少，耗氧量降低而呈"人工冬眠"状态。④可用于严重感染性休克、高热及甲状腺危象等的辅助治疗。⑤加强中枢抑制药的作用。⑥可阻断黑质-纹状体通路的 D_2 受体，使胆碱能神经的功能占优势，而导致锥体外系反应。⑦有 α 受体阻滞作用，使肾上腺素的升压作用反转，直接扩张血管，引起血压下降，大剂量时可引起体位性低血压。⑧可降低心脏的前负荷，而改善心脏功能（尤其是左心功能衰竭）。⑨对内分泌系统有一定影响。应注意，阻断结节-漏斗通路的 D_2 受体，减少下丘脑释放催乳素释放因子，使催乳素释放增加，引起乳房肿大和泌乳，乳腺癌患者禁用。抑制促性腺释放激素的分泌，引起排卵延迟。可抑制垂体生长激素的分泌，试用于巨人症的治疗。⑩与镇痛药合用，治疗癌症晚期患者的剧痛。

2. 不良反应

（1）角膜。长期服用总剂量超过 350g 以上者，可发生角膜改变；超过 500g 以上者，几乎全部病例均有角膜改变。位于角膜下部内皮或实质层出现浅棕色或灰白色小点。一般视力无影响。从损害部位来看，这种改变多因长期服用氯丙嗪后与日光或紫外线的照射有一定关系。

（2）视网膜。可致中毒性视网膜病变，在用药过程中出现视力减退、暗适应障碍和视野缺损等症状，应考虑到中毒性视网膜病变的发生。

（3）青光眼。嗜睡、无力、鼻塞、体位性低血压（注射后应卧床休息）。过敏反应，急性中毒，锥体外系反应（帕金森综合征，静坐不能，急性肌张力障碍；可用中枢性胆碱受体阻滞药苯海索等缓解），迟发性运动障碍（抗胆碱药可使症状加重）。禁用于有癫痫或惊厥史者，青光眼、肝障碍者禁用，冠心病及伴心血管疾病的老年患者慎用。

第二节 致晶状体混浊

一、吩噻嗪类药物

1. 用途 吩噻嗪类药物为抗精神病药,具有硫氮杂蒽母核。

2. 不良反应 吩噻嗪类药物如氯丙嗪、三氟拉嗪、硫利达嗪等,长期服用可致晶状体混浊。开始出现于晶状体前囊,前囊下呈棕色或灰白色小点状混浊,并向晶状体深处发展,不及时停用此类药物可形成星状白内障或前极白内障。有人曾观察113例长期服用此类药物的精神病患者,晶状体混浊的发生率高达71.1%。

二、平阳霉素(博来霉素A5)

1. 用途 平阳霉素(bleomycin A5)为博来霉素多种成分中的一个单一成分A5,其抗肿瘤作用比博来霉素的主要成分博来霉素A2强,而毒性较低。肺损害较轻。临床应用于头颈部鳞癌、恶性淋巴瘤、食道癌、鼻咽癌、宫颈癌、乳腺癌、肺癌、肝癌的治疗。眼科用其对翼状胬肉进行局部注射治疗。

2. 不良反应 此药可致晶状体混浊。据报道,用此药治疗154例翼状胬肉患者,其中有4例出现晶体混浊。

三、毛果芸香碱

1. 用途 毛果芸香碱(pilocarpine)为节后拟胆碱药,直接作用于M胆碱受体,对腺体作用明显,促进汗、唾液、泪、消化液、呼吸道黏液的分泌,使胃肠道、胆道、呼吸道、膀胱、子宫等平滑肌张力和活动增加,抑制心血管系统,使血压下降,并有缩瞳、降低眼压和调节痉挛的作用。临床用于治疗青光眼。

2. 不良反应 滴眼后如吸收较多,可引起吸收中毒,如流涎、流泪、发汗、恶心、呕吐、腹泻、呼吸困难及血压下降等,可用阿托品解毒,并对症治疗。毛果芸香碱为胆碱酯酶抑制剂,减少乙酰胆碱的降解，长期使用可引起瞳孔痉挛性收缩，甚至发生后粘连以及形成虹膜瞳孔缘囊肿，使瞳孔进一步缩小，甚至完全闭锁，并可形成白内障。老年人应用抗胆碱酯酶药更易发生白内障，连续用药一年左右其发生率约30％。

四、毒扁豆碱

1. 用途 毒扁豆碱（physostigmine）为胆碱酯酶抑制药，用于催醒及治疗青光眼。眼科主要用其0.25％～1.0％溶液。单剂量一次滴眼后10～30min开始发挥作用，4h达最大值。降眼压作用较持久。如在入夜涂用本品眼膏，可防夜间眼压升高。在急性青光眼治疗中常与毛果芸香碱交替使用。本品溶液滴眼主要产生缩瞳和调节痉挛作用。缩瞳作用于滴眼后数分钟开始，半小时达高峰，经1～3日恢复正常。其缩瞳作用强于毛果芸香碱。由于瞳孔缩小，小梁网开放，房水排出通畅而使眼压下降。其机制与毛果芸香碱相似。它对中枢神经系统的作用为小剂量时兴奋，大剂量抑制。故已较少用做全身给药，只用于眼科。

2. 不良反应 青光眼患者局部用药可出现视物模糊、眼或眉痛、眼睑抽搐、泪多、局部灼热或刺激性红肿等，遇先兆即应停用。静脉注射太快容易出现心动过速、唾液多、呼吸窘迫和/或惊厥。毒扁豆碱点眼后可引起眼睑痉挛，药物通过皮肤、黏膜吸收使眼睑内胆碱酯酶灭活，多发于青年人和儿童。还可出现睫状肌痉挛性头痛、眼痛。此外尚可引起调节痉挛性近视。

第三节 致眼内压升高

一、硝酸甘油

1. 用途 硝酸甘油（nitroglycerin）主要用于心绞痛急性发作、急性左心室衰竭。也可用于解除胆绞痛、幽门痉挛、肾绞痛等，但作用短暂。可升高眼压，主要用于治疗视网膜中心动脉栓塞或痉挛。

2. **不良反应**　在扩张血管的同时，眼内压增高，青光眼患者禁用。

二、妥拉唑林

1. **用途**　妥拉唑林（tolazoline）临床上主要用于血管痉挛性疾病，如肢端动脉痉挛症、手或足发绀、闭塞性血栓静脉炎等。为短效肾上腺素能神经α受体阻断剂，有中等扩张血管作用。

2. **不良反应**　抗胆碱能药物，可使眼内压升高。已确诊的青光眼患者禁用。

三、山莨菪碱

1. **用途**　山莨菪碱（anisodamine）为阻断M胆碱受体的抗胆碱药，作用与阿托品相似或稍弱。654-1与654-2的作用与用途基本相同，但后者的副作用略大。两者都可使平滑肌明显松弛，并能解除血管痉挛（尤其是微血管），同时有镇痛作用，但扩瞳和抑制腺体（如唾液腺）分泌的作用较弱，且极少引起中枢兴奋症状。

2. **不良反应**　使瞳孔括约肌和睫状肌松弛，影响房水流通致眼压升高，引起急性闭角型青光眼发作。有闭角型青光眼潜在危险的患者禁用。

四、后马托品

1. **用途**　后马托品（homatropine）作用与阿托品相似，特点是散瞳和麻痹调节肌的时间较短，一般只要半天至1天即可恢复，并且无制止分泌的副作用。用于眼科检查，验光较方便。

2. **不良反应**　作用及毒副作用与阿托品相似。东莨菪碱、环喷托酯、托吡卡胺、复方托吡卡胺等作用与阿托品相似，禁用于青光眼患者。

五、溴丙胺太林、西托溴铵

1. 用途 溴丙胺太林（propantheline bromide）及西托溴铵（cimetropium bromide）为抗胆碱药。有较强的阿托品样外周抗胆碱抗毒蕈碱作用，也有弱的神经节阻断作用。可与壁细胞和 G 细胞上的胆碱受体结合，但不产生兴奋受体的作用，而只竞争性地阻滞乙酰胆碱与受体结合，从而使胃酸分泌减少。空腹时基础酸分泌抑制作用最明显，故患者应在餐前或餐后 1h 服用。并且认为十二指肠溃疡患者睡前服用可降低夜间的胃酸分泌，其特点为对胃肠道平滑肌具有选择性，故抑制胃肠平滑肌的作用较强而持久。对汗液、唾液分泌也有不同程度的抑制作用。本品不易通过血脑屏障，故很少发生中枢作用。

2. 不良反应 使眼压轻度升高，青光眼患者禁用。

六、苯海索

1. 用途 苯海索（trihexyphenidyl）对中枢纹状体胆碱受体有阻断作用，外周抗胆碱作用较弱，约为阿托品的 1/10～1/3，因此不良反应轻。临床用于：①帕金森病，脑炎后或动脉硬化引起的帕金森综合征，对改善流涎有效，对缓解僵直、运动迟缓较差，改善震颤明显。②药物利血平和吩噻嗪类引起的锥体外系反应（迟发运动失调除外）。③肝豆状核变性。

2. 不良反应 可致幻视、扩瞳，青光眼患者禁用。

七、喷托维林

1. 用途 喷托维林（pentoxyverine）为非麻醉性中枢镇咳药。该药为非成瘾性镇咳药，镇咳疗效次于可待因，多用于治疗上呼吸道感染引起的急性、轻度咳嗽和百日咳，可减少支气管分泌。该药毒性低微。

2. 不良反应 有微弱的阿托品样作用，青光眼患者慎用。

八、赛庚啶

1. 用途 赛庚啶（cyproheptadine）具有抗胆碱及抗组胺作用。效果比马来酸氯苯那敏强，也有抗 5-羟色胺和抗胆碱作用。适用于过敏反应所引起的各种疾病，如荨麻疹、湿疹、接触性皮炎、鼻炎、支气管哮喘等。还可用于原发性醛固酮增多症、肢端肥大症及反馈性脑垂体瘤综合征。

2. 不良反应 可升高眼内压，青光眼患者忌用。

九、克仑特罗

1. 用途 盐酸克仑特罗（clenbuterol）的化学结构与肾上腺素类药物相似，属拟肾上腺素类药物，为 α 受体激动剂。对支气管、子宫和血管平滑肌 α 受体有较高的选择性激动作用，能有效地解除支气管痉挛。此外，还有较强的抗过敏和明显增强支气管纤毛活动的作用，并作用于溶酶体，促进黏液溶解，有利于痰液的排出。临床上主要用于支气管哮喘与喘息型支气管炎，作用强而持久，是防止支气管哮喘和支气管痉挛的主要药物。由于本药有效剂量小（口服 20～40g），且用药后起效快，维持时间长，因此被收载于 2000 年版《中华人民共和国药典》二部。

2. 不良反应 通过提高 $β_2$ 受体的功能和阻断 M 胆碱受体的功能发挥平喘作用。可升高眼内压，青光眼患者忌用。

十、精神安定药

（一）地西泮

1. 用途 地西泮（diazepam）为苯二氮䓬类抗焦虑药，具有抗焦虑、镇静、催眠、抗惊厥、抗癫痫及中枢性肌肉松弛作用。口服吸收快，约 1h 达血药峰浓度，肌内注射后吸收不规则而慢，静脉注射后迅速进入中枢而生效，但快速再分布，故作用持续时间短。血浆 $t_{1/2}$ 为 20～50h。经肝代谢为奥沙西泮，仍有生物活性，故连续应用可蓄积。可透过胎盘屏障进入胎儿体内。主要自肾排出，亦可从乳汁排泌。

2. **不良反应** 对眼压有双向作用,低剂量地西泮(10毫克/次)可降低眼压,大剂量时(>20毫克/次)可致晶状体膨胀、前房变浅、眼压升高。该药禁用于青光眼患者。

(二)阿普唑仑

1. **用途** 阿普唑仑(alprazolam)主要用于抗焦虑,在用苯二氮䓬类药治疗焦虑伴有抑郁时,本品可作为辅助用药。也可作为抗恐惧药,并能催眠。

2. **不良反应** 与地西泮相似,青光眼患者禁用。

(三)卤沙唑仑

1. **用途** 卤沙唑仑(haloxazolam)具有较好的催眠作用,其作用强度相似于硝西泮,而比氟西泮强。其催眠特点为可缩短醒觉时间,延长慢波睡眠时间,引起的睡眠接近于自然正常睡眠。作用部位在大脑边缘系统及下丘脑,阻滞各种情绪刺激传向醒觉系统而诱发睡眠。并有抗焦虑作用。口服后迅速吸收,30min 分布于全身组织,60min 达峰浓度,2～3天几乎全部自体内消失。主要由肝代谢,经肾排出。临床应用本品治疗神经障碍所致的失眠、焦虑或焦虑抑郁症。

2. **不良反应** 升高眼压,禁用于急性闭角型青光眼。

十一、麻醉剂

(一)可卡因

1. **用途** 可卡因(cocaine)可提高警觉,使激动、欣快、心率加快、失眠、食欲减退。

2. **不良反应** 局麻作用较强,可兴奋交感神经,引起血管收缩、瞳孔散大、升高眼内压,闭角型青光眼患者禁用。

(二)氯胺酮

1. **用途** 氯胺酮(ketamine)为快速、短效的静脉麻醉剂,麻醉和镇痛作用显著,较安全。各种小手术或诊断操作时,可单独使用本品进行麻醉。作为其他全身麻醉的诱导剂使用。辅助麻醉性能较弱的麻醉剂进行麻醉,或与其他全身或局部麻醉药联合使用。

2. 不良反应 本品通过引起眼外肌震颤收缩而致眼压升高。

十二、糜蛋白酶

1. 用途 糜蛋白酶（chymotrypsin）是由胰酶提取的蛋白酶，用于创伤或手术后伤口愈合、抗炎及防止局部水肿、淤血、扭伤、血肿、乳房手术后水肿、中耳炎、鼻炎等。本品对眼球睫状韧带有选择性松解作用，故可用于白内障摘除，使晶状体比较容易地移去。

2. 不良反应 可升高眼内压。

第四节 致球后视神经炎

一、乙胺丁醇

1. 用途 乙胺丁醇（ethambutol）对结核分枝杆菌和其他分枝杆菌有较强的抑制作用。口服约80%吸收，血药浓度达峰时间2～4h，蛋白质结合率约40%，在体内仅有10%左右的药物代谢成为非活性物，主要经肾排泄。与其他抗结核药间无交叉耐药性。但结核分枝杆菌对本品也可缓慢产生耐药性。为二线抗结核药，可用于经其他抗结核药治疗无效的病例，常与其他抗结核药联合应用。以增强疗效并延缓细菌耐药性的产生。

2. 不良反应 本品可致严重的，甚至不可逆的眼损害，有2%～3%的患者眼用剂量超过每日20mg/kg时能发生视神经炎，通常是轴性的，主要病变为球后视神经炎。临床表现为视力减退、中心暗点、绿视障碍，有时出现虹视。小剂量短时间服用乙胺丁醇也可致视功能障碍，为可逆性，立即停药，积极治疗，可在1～2个月内恢复正常。如中毒时间长，视路产生了坏死性损害，则不能恢复。眼损害的原因是球后部的锌代谢障碍，乙胺丁醇可与锌螯合而致球后视神经炎，尤以肾功能不全者易于发生。

二、洋地黄

1. 用途　洋地黄（digitalis）可治疗各种原因引起的慢性心功能不全、阵发性室上性心动过速和心房颤动、心房扑动等。

2. 不良反应　中毒早期症状是视觉障碍及色觉紊乱，典型表现是淡黄、绿色视（诉物体带有黄色或青绿色）、视物模糊和目眩。目前认为这是由于强心苷直接作用于视网膜锥细胞所致。视力障碍的程度与血清浓度有关，如减少洋地黄剂量副作用可消失。

三、氯霉素

1. 用途　氯霉素（chloramphenicol）抗菌谱广，对伤寒、副伤寒杆菌的作用突出。氯霉素曾广泛用于治疗各种敏感菌感染，后因对造血系统有严重不良反应，对其临床应用现已作出严格控制。用于伤寒、副伤寒和立克次体病等有特效，也可用于敏感菌所致的严重感染。氯霉素在脑脊液中浓度较高，也常用于治疗其他药物疗效较差的脑膜炎患者。必要时可用静脉滴注给药。

2. 不良反应　长期或大量应用可致中毒性视神经炎，尤以小儿多见。发病原因可能为维生素 B_6 代谢障碍。

四、链霉素

1. 用途　链霉素（streptomycin）适用于土拉菌病，或与其他抗菌药物联合用于鼠疫、性病淋巴肉芽肿、布氏菌病、鼠咬热，亦可与青霉素联合应用治疗、预防草绿色链球菌或肠球菌所致的心内膜炎。眼科主要用于结核分枝杆菌和其他革兰阴性杆菌引起的眼部感染；常与青霉素合并使用。

2. 不良反应　此药具有神经毒性作用，可引起眼损害。表现为突发性球后视神经炎，或渐进性视神经萎缩。

五、青霉胺

1. 用途　青霉胺（penicillamine）是青霉素的代谢产物，其化

学名为 β, β-二甲基半胱氨酸，因其左旋体毒性较大，故临床上使用的是其右旋体青霉胺（D-penicillamine，DPA）。DPA 作为一种抗风湿药，主要用于类风湿关节炎及硬皮病的治疗。临床用于治疗类风湿关节炎及硬皮病。类风湿关节炎有关节外表现，特别是有活动性血管炎（涉及皮肤、内脏）者以及有肺间质纤维变、软组织纤维性挛缩者，更多考虑使用本药。DPA 起效较慢，一般需 4~12 周左右，但停药后药效可维持较长时间，甚至达数月之久。DPA 为口服制剂，规格为每片 125mg。开始剂量为每日 250mg，分 2 次口服，采取"始量小、增量慢（start low，go slow）"的原则；于 6~8 周或更长时间，渐增至每日 750mg，一般不超过每日 1000mg，直至出现疗效或毒副作用为止；以后逐渐减小剂量，以小量（如 125mg，每日 3 次）维持。青霉胺与青霉素结构不同，青霉素过敏者完全可使用青霉胺，不需行皮肤试验。对金属有络合作用，对铅、汞有解毒作用。尚可用于免疫性疾病：如类风湿关节炎、与自体免疫有关的慢性活动性肝炎等。

2. 不良反应 长期应用可致视神经炎。由于其抗吡多醛作用所致，可用维生素 B_6 治疗。

六、呋喃唑酮

1. 用途 呋喃唑酮（furazolidone）抗菌谱与呋喃妥因相似，对沙门菌、志贺菌、大肠埃希菌、变形杆菌、链球菌及葡萄球菌等均有抗菌作用。细菌对本品不易产生耐药性，与磺胺及抗生素也无交叉耐药性。临床上主要用于菌痢、肠炎、伤寒、副伤寒。外用治疗阴道滴虫病。

2. 不良反应 可致急性视神经炎，服用总剂量为 6g，间断服用 1 个月出现视力下降，视野表现为与生理盲点相连的视野缺损。眼底视神经盘边界模糊、色红、黄斑色暗、中心光反射隐约可见，静脉弯曲怒张，视神经盘下方有小片状出血。

七、顺铂

1. 用途　　顺铂（cisplatin）是癌症治疗的常用化学药物，具有较高疗效。

2. 不良反应　　可致视神经盘水肿和球后视神经炎。

八、狂犬疫苗

1. 用途　　人用精制 VERO 细胞狂犬病疫苗及精制地鼠肾细胞均为轻度混浊白色液体，久放形成可摇散的沉淀，含硫柳汞防腐剂。

2. 不良反应　　接种后致急性播散性脑脊髓膜炎，并发球后视神经炎。有报道 1 例犬咬伤后一周接种狂犬疫苗，注射 8 天共 16 支，出现畏寒、高热、头痛、颈痛、喷射性呕吐；精神委靡呈嗜睡状，后发现视力下降，瞳孔直径约 6mm，对光反应消失，并有瞳孔颤动现象，眼底视神经盘色淡红、边界清，视网膜及血管正常。

第五节　致视神经萎缩

一、金鸡纳生物碱类药物（奎尼丁、奎宁）

1. 用途　　奎宁（quinine）用于治疗耐氯喹虫株所致的恶性疟。也可用于治疗间日疟。本品主要用于治疗疟疾急性发作，控制疟疾症状。还可用于治疗肝阿米巴病、华支睾吸虫病、肺吸虫病、结缔组织病等。另可用于治疗光敏性疾患，如日晒红斑症。

2. 不良反应　　24h 内剂量大于 4g 时，可直接损害神经组织并收缩视网膜血管，出现视野缩小、复视、弱视、角膜及视网膜变性等。本品对角膜和视网膜有损害，因此长期服用本品治疗以前，应先作眼部详细检查，排除原有病变。60 岁以上患者宜勤检查，以防视功能损害。长期维持剂量以每日 0.25g 或其以下为宜，疗程不超过 1 年。每日剂量超过 1g，眼部损害表现为视网膜血管狭窄、视网膜水肿，严重者视力急剧下降，产生中毒性弱视、视神经萎缩，视野向心性缩小，以至失明。这可能是由于损害了视网膜的成分。

二、异烟肼

1. 用途 异烟肼（isoniazid）对结核分枝杆菌有良好的抗菌作用，疗效较好，用量较小，毒性相对较低，易为患者所接受。本品为治疗结核病的首选药物，适用于各种类型的结核病，如肺、淋巴、骨、肾、肠等结核，结核性脑膜炎、胸膜炎及腹膜炎等。为了预防和延缓耐药性的产生，应与其他一线抗结核药联合应用。对急性粟粒性结核和结核性脑膜炎应增大剂量，必要时，采用静脉滴注。异烟肼可用于与活动性肺结核患者接触的人群的疾病预防。

2. 不良反应 视神经炎、视神经萎缩等。合用维生素 B_6 有一定预防效果。

三、可乐定

1. 用途 可乐定（clonidine）主要用于治疗中、重度高血压，患有青光眼的高血压。也用于偏头痛、严重痛经、绝经潮热和青光眼。

2. 不良反应 为降血压药，又能降眼压，可用于高血压合并青光眼的患者。但可乐定的降压作用机制在于使眼血管普遍收缩，眼内血容量减少，导致眼压下降，长期应用有引起视神经缺血的可能，因此低眼压性青光眼禁用此药。

毒理：在大白鼠口服盐酸可乐定6个月或更长时间的研究中，可见自发性视网膜退化的发生率和严重性呈剂量依赖性增加。狗和猴子的组织分布研究显示在脉络膜中含有一定浓度的可乐定。

考虑到在大白鼠研究中见到视网膜退化现象，在临床试验期间，对908例患者在开始用可乐定治疗前和治疗后定期地检查眼睛。其中353例患者检查的时间超过24个月或更长。除了一些人眼干外，未发现与药物相关的眼科异常现象，并且按照专业设计的试验如视网膜电流描记法可见，视网膜功能未改变。与阿米替林合用时，在5天内，盐酸可乐定导致鼠角膜损伤。

四、萘啶酸

1. 用途　　萘啶酸（nalidixic acid）主要对革兰阴性菌有效，对大肠埃希菌、痢疾志贺菌、伤寒杆菌及变形杆菌等具抑菌和杀菌作用。其作用机制是抑制细菌脱氧核苷酸的合成。口服易吸收，几乎完全从尿中排泄。主要用于敏感菌所致的泌尿系统感染，如膀胱炎、肾盂肾炎、尿路感染及肠管和胆管感染等。

2. 不良反应　　可引起视神经盘水肿，是继发于颅内压增高的，视觉异常，如视物有绿、黄、蓝色和眼外肌麻痹等。

五、氯碘羟喹

1. 用途　　氯碘羟喹（clioquinol）为抗阿米巴药，对阿米巴滋养体有作用，可用于治疗无症状或慢性阿米巴痢疾。

2. 不良反应　　治疗慢性阿米巴痢疾，日本用本品造成万余人发生亚急性视神经病。

六、维生素A

1. 用途　　可促进视觉细胞内感光色素的形成。全反式视黄醛可以被视黄醛异构酶催化为4-顺-视黄醛，4-顺-视黄醛可以和视蛋白结合成为视紫红质（rhodopsin）。视紫红质遇光后，其中的4-顺-视黄醛变为全反视黄醛，因为构象的变化，引起对视神经的刺激作用，引发视觉。而遇光后的视紫红质不稳定，迅速分解为视蛋白和全反视黄醛，重新开始整个循环过程。维生素A可调试眼睛适应外界光线强弱的能力，以降低夜盲症和视力减退的发生，维持正常的视觉反应，有助于对多种眼疾（如眼球干燥与结膜炎等）的治疗。维生素A对视力的作用是最早被发现的、也是了解最多的功能。

2. 不良反应　　大剂量长期服用时引起的眼部症状有眼球震颤、复视、畏光、眼肌麻痹、视网膜出血及眼球突出等。有时中毒症状表现为视神经盘水肿，可进展至视神经萎缩。维生素A的作用持久，可能是因为该药大量贮存在肝内的原因，产生过度药理作用。

七、维生素 D

1. 用途　　提高肌体对钙、磷的吸收，使血浆钙和血浆磷的水平达到饱和程度。促进生长和骨钙化，促进牙齿健全；通过肠壁增加磷的吸收，并通过肾小管增加磷的再吸收；维持血液中柠檬酸盐的正常水平；防止氨基酸通过肾流失。

2. 不良反应　　引起不良反应见于婴幼儿，其原因是直接中毒或异常敏感。表现为视神经管内或其周围有钙沉着，可使视神经孔变窄，继而导致视神经盘水肿，严重者造成视神经萎缩。

第六节　致视网膜病变

一、吲哚美辛

1. 用途　　吲哚美辛（indometacin）具有抗炎、解热及镇痛作用，其作用机制为通过对环氧酶的抑制而减少前列腺素的合成。制止炎症组织痛觉神经冲动的形成，抑制炎性反应，包括抑制白细胞的趋化性及溶酶体酶的释放等。适用于：①关节炎，可缓解疼痛和肿胀；②软组织损伤和炎症；③解热；④偏头痛、痛经、手术后痛、创伤后痛等。

2. 不良反应　　用药一年以上，总量大于 45g 时，会出现视网膜色素上皮的病变：视野轻度向心性缩小及盲点扩大，暗适应曲线低于正常，可有蓝黄色盲。以上功能性紊乱停药后可消失。

二、阿司匹林等水杨酸类药物

1. 用途　　阿司匹林（aspirin）是人类常用的具有解热和镇痛等作用的一种药品，也叫乙酰水杨酸。复方阿司匹林由阿司匹林、非那西丁和咖啡因三种药物组成。因为这三种药的拉丁文字头分别为 A、P、C，所以又叫 APC。

2. 不良反应　　可致两侧视网膜出血。由于脑水肿造成皮质性盲、视力减退、瞳孔散大、对光反应迟钝、视神经炎、视神经萎缩、视野缩小等。

三、氯噻酮

1. 用途　氯噻酮（chlortalidone）适应证：①水肿性疾病，排泄体内过多的钠和水，减少细胞外液容量，消除水肿。常见的包括充血性心力衰竭、肝硬化腹水、肾病综合征、急/慢性肾炎水肿、慢性肾衰竭早期、肾上腺皮质激素和雌激素治疗所致的钠、水潴留。②高血压。可单独或与其他降压药联合应用，主要用于治疗原发性高血压。③中枢性或肾性尿崩症。④肾石症。主要用于预防含钙盐成分形成的结石。

2. 不良反应　本品为利尿药，可致近视和视网膜水肿。

四、硫唑嘌呤

1. 用途　硫唑嘌呤（azathioprine）为免疫抑制药。与其他药物联合应用于器官移植患者的抗排斥反应，例如肾移植、心脏移植及肝移植，亦减少肾移植受者对皮质类固醇的需求。本药也可单独使用于严重的风湿性关节炎、系统性红斑狼疮、皮肌炎/多发性肌炎、自体免疫性慢性活动性肝炎、寻常型天疱疮、结节性多动脉炎、自体免疫性溶血性贫血、慢性顽固性自发性血小板减少性紫癜。

2. 不良反应　有可能引起急性坏死性视网膜炎和视网膜出血。

五、麦角胺

1. 用途　麦角胺（ergotamine）主要用于偏头痛，能减轻其症状，无预防和根治作用，只宜头痛发作时短期使用。与咖啡因合用疗效比单用麦角胺好，副作用也较轻。

2. 不良反应　可致视网膜动脉痉挛。

六、氯米芬

1. 用途　氯米芬（clomifene）具有较强的抗雌激素作用和较

弱的雌激素活性。低剂量能促进腺垂体分泌促性腺激素，从而诱发排卵；高剂量则明显抑制垂体促性腺激素的释放，对男性则有促进精子生成的作用，对少精症有效。

2. 不良反应　　中毒致视神经视网膜炎。1例用氯米芬治疗不孕症，连续服用5天，总量400mg。服后第三天出现双眼视物模糊，伴头疼、头晕。临床表现为视力下降，视野向心性缩小，生理盲点扩大。眼底：视神经盘色红，边缘模糊，视网膜动脉细、静脉扩张，黄斑轻度水肿，可见小黄白色渗出里星芒状排列，中心光反射消失。

七、吡喹酮

1. 用途　　吡喹酮（praziquantel）是一种新的广谱抗寄生虫药物，吸收快，代谢快，毒性低，疗程短（2天）。疗效可达96%以上。对日本血吸虫病以及绦虫病、华支睾吸虫病、肺吸虫病等均有效。由于本品对尾蚴、毛蚴也有杀灭效力，故也用于预防血吸虫感染。也有以本品治疗脑囊虫病。

2. 不良反应　　致视神经视网膜炎。个别报道每日30mg连服本品7天，引起视力突然下降、视盘水肿、视网膜静脉迂曲扩张、动脉细、黄斑中心光反射消失、视神经盘周围有片状出血、视野向心性缩小。

八、伤寒新疫苗

1. 用途　　有两种伤寒新疫苗已注册并在全球得到广泛应用。一种是非胃肠道应用，另一种是口服应用。这两种新疫苗在许多国家取代了老的热酚灭活的全菌疫苗。Vi多糖疫苗为纯化的伤寒菌Vi多糖。皮下或肌内注射，2岁以上儿童每剂量为25μg。注射7天后产生保护。建议贮存在2～8℃。

2. 不良反应　　视力急剧下降、视神经乳头及视网膜水肿；由于长期水肿，视神经组织供氧不足而变性、萎缩，终致视功能永久丧失。

第七节 致眼部其他不良反应

一、苯妥英钠

1. 用途 苯妥英钠（sodium phenytoin）为抗癫痫及抗心律失常药。本品抗心律失常作用主要是抑制心室和心房的异位节律点，加速房室结的传导，缩短不应期。不影响窦房和心室内传导。主要用于室性心律失常，如室性期前收缩或室上性期前收缩及心脏手术引起的心律失常，特别是洋地黄中毒引起的室性心动过速。但对心房颤动和心房扑动无效；对房性心律失常疗效较差。本药作为抗癫痫药能阻止脑部病灶发生的异常电位活动向周围正常脑组织扩散，而起到抗癫痫的作用。主要用于防治癫痫大发作和精神运动性发作及快速型室性心律失常，也可用于三叉神经痛及坐骨神经痛。

2. 不良反应 可致第6对脑神经麻痹，并出现眼球震颤。

二、普萘洛尔

1. 用途 普萘洛尔（propranolol）为β受体阻断剂，可降低心肌收缩性、自律性、传导性和兴奋性，减慢心率，减少心输出量和心肌耗氧量。用于房性及室性期前收缩、窦性及室上性心动过速、心绞痛、急性心肌梗死、高血压等；对慢性心房颤动和扑动，如果用洋地黄疗效不佳，加用本品常可减慢心室率；对二尖瓣脱垂综合征有关的房性或室性心律失常，本品常作为一线药物使用；对肥大性心肌病患者，可降低室上性心律失常的发生率。

2. 不良反应 为抗心律失常药，可引起与自家抗体有关的眼-口-皮肤综合征。

三、烟酸

1. 用途 烟酸（nicotinic acid）也称做维生素 B_3 或维生素 PP，分子式为 $C_6H_5NO_2$，耐热，能升华。它是人体必需的13种维生素之一，是一种水溶性维生素，属于维生素 B 族。烟酸在人体内转化为烟酰胺，烟酰胺是辅酶Ⅰ和辅酶Ⅱ的组成部分，参与体内脂质代谢、组织呼吸的氧化过程和糖类无氧分解的过程。本品有较强的扩张周围血管作用，临床用于治疗头痛、偏头痛、耳鸣、内耳眩晕症等。

2. 不良反应　　可引起视觉障碍。中心视力消失是由于黄斑水肿造成。

四、甲氧氯普胺

1. 用途　　甲氧氯普胺（metoclopramide）镇吐药。①用于化疗、放疗、手术、颅脑损伤、脑外伤后遗症、海军作业以及药物引起的呕吐；②用于急性肠胃炎、胆道胰腺疾病、尿崩症等各种疾患之恶心、呕吐症状的对症治疗；③用于诊断性十二指肠插管前用，有助于顺利插管；④胃肠钡剂 X 线检查，可减轻恶心、呕吐反应，促进钡剂通过。

2. 不良反应　　可致眼动危象，阵发性双眼向上注视。由于长期应用，可阻断多巴胺受体，使胆碱受体相对亢进，而导致锥体外系反应，主要表现为帕金森病。

五、他莫昔芬

1. 用途　　他莫昔芬（Tamoxifen）是激素类抗肿瘤药。用于治疗女性复发性转移乳腺癌，还可用做乳腺癌手术后转移的辅助治疗，预防复发。

2. 不良反应　　大剂量长期应用将损害视网膜或角膜，导致视力障碍。

（刘建中编　赵超英　常元勋校）

主要参考文献

1. 陈新谦，金有豫，汤光. 新编药物学. 16 版. 北京：人民卫生出版社，2007：

254-284,422-424,846-851.
2. 孙定人,齐平,靳颖华. 药物不良反应.3 版. 北京：人民卫生出版社, 2003：726,858-881.
3. 常元勋. 靶器官与环境有害因素. 北京：化学工业出版社,2008：637-643.
4. 张志清,王川平. 药源性眼部损伤 967 例分析. 中国药房,2001,(7)：422-424.
5. 陆慧红,唐琦文,王志良. 氯丙嗪致眼部并发症二例. 中国实用眼科杂志,2008,26 (10)：1171.
6. Per JD. Teratment of traumatic Optic neuropathy remains controversial. Arch Otolaryngol Head Neck Surg, 2004, 130：1000-1001.
7. Kudlachev AV, Goncharow GG, Lvanov PI, et al. Traumatic optic neuropathy-the present state. Klin Monatsbl Augenbeilkd, 2004, 221：701-705.
8. Kopylo U, Sirota L, Linder N. Retinopathy of permaturity risk factors. Harefuah, 2002, 141：1066-1069, 1089.
9. Gelissner MW, Spantzel T, Bŭcker-Nott HJ, et al. Risk factors of retinopathy of prematurity in infants 32 to 36 weeks gestational age. Z Geburtshife Neonatol, 2003, 207 (1)：24-28.
10. Moore W, Nischal KK. Pharmacologic management of glaucoma in childhood. Pediatr Drugs, 2007, 9：71-79.
11. Taylor RH, Ainsworth JR, Evans AR, et al. The epidemiology ofpediatric glaucoma：the Toronto experience. JAAPOS, 1999, 3：308-315.
12. M Papadopoulos, PT Khaw. Advance in the management of pacdiatric glaucoma. Eye, 2007, 21：1319-1325.

第三篇 骨

第二章

第一部分

总 论

第一章

概 述

骨在机体内主要起着支撑作用，但它们是代谢活跃的组织。在激素和营养素的作用下一直在进行着重吸收和重塑。骨是微量元素锌、钙、镁和其他矿物质的贮存库。虽然牙本质在许多方面和骨相似，但它比骨更稳定，对代谢、营养和毒性改变的易感性没有骨明显。骨和软骨复杂的发育和功能模式，以及它们对营养素和激素的高度依赖，说明这两种组织在外源化学物的作用下，对毒性改变都高度敏感。令人奇怪的是，许多外源化学物包括重金属、某些杀虫剂、农药和植物染料都可以贮存于骨内，除了在严重疾病和急性应激情况下，它们很少引起骨毒性改变。和其他靶组织一样，由于受攻击的严重程度和特性、组织对损伤的敏感性及机体的健康和营养状况不同，骨毒性的表现也有很大不同。在出生前的发育过程中，骨和软骨似乎对外源化学物的毒性特别敏感，会出现相应的病理改变和结构异常。在致畸研究报道中，这些结构异常包括骨剔除、缺陷性骨化模式、异常的骨融合以及异常的骨结合。先天性骨发育畸形在出生缺陷中占11%。虽然已有许多先天性骨异常的报道，但先天畸形的机制远未阐明。腭裂是一种常见的畸形（常见于注射皮质类固醇后），但在许多非特异情况下也可以发生。因此软骨萎缩、缺陷性骨化和异常骨融合可能反映了某一致畸物对靶组织的特异作用，这些效应可能造成常见的中毒或畸形。

外源化学物对骨和软骨毒性影响的研究尚在进行中，相关的信息也十分有限。与肝和肾相比，骨和软骨对毒性作用的抗性更强，但有证据显示，在出生前能够影响间充质细胞运动、分化或生物合成的物质，或在出生后能损伤矿物质利用和稳态的物质，对骨和软骨具有潜在的毒性作用。这种毒作用不一定致死，但长期接触可能导致严重的残疾和结构损伤。

（张增利）

第二章

骨的结构与功能

骨是一种器官,具有一定的形态和功能。外被覆骨膜,内容纳骨髓,有丰富的血管、淋巴管和神经,不断进行新陈代谢,并有修复、再生和改建能力。经常锻炼可促进骨的发育,长期废用骨质则会出现疏松。

骨能保护机体的内部器官,如颅骨保护脑,肋骨保护胸腔等。骨构成骨架,维持身体各种姿势,与骨骼肌、肌腱、韧带和关节一起产生并传递力量,使机体运动。骨还是体内重要的矿物质(如钙和磷)最大的贮存库。长骨的骨髓腔和松质骨的空隙内有骨髓,具有重要的造血功能。

第一节 骨的组织结构

骨由大量钙化的细胞间质及多种细胞组成。钙化的细胞间质称为骨基质。细胞有骨原细胞、成骨细胞、骨细胞及破骨细胞四种。骨细胞最多,位于骨基质内,其余三种细胞均位于骨的边缘。

一、骨基质

即骨的细胞间质,由有机成分和无机成分构成,含水量较少。有机成分由成骨细胞分泌形成,主要内容是骨胶原纤维(占有机成分的95%),其他成分有凝胶,内含糖胺聚糖,有黏着骨胶原纤维的作用。基质中还含有两种钙结合蛋白:骨钙蛋白和骨磷蛋白。前者有两个与钙亲和力强的部位,后者则有许多钙结合部位,但只有一部分骨磷蛋白是可溶性的,其余均与骨胶原纤维相结合。钙结合蛋白与钙化及钙的运输有关。无机成分又称骨盐,主要为羟磷灰石结晶,属不溶性中性盐,呈细针状,长 10~20nm,沿骨胶原纤维长轴规则排列并与之结合。有机成分与无机成分的紧密结合使骨十分坚硬。

成人的骨基质结构呈板层状,称为骨板,成层排列的骨板犹如多层木质胶合板。同一骨板内的纤维相互平行,相邻骨板的纤维则相互垂直,这种结构形式有效地增强了骨的支持力。

二、骨的细胞

(一) 骨细胞

单个分散于骨板内或骨板间。骨细胞有许多细长的突起,胞体较小,呈扁椭圆形,其所在空隙称骨陷窝,突起所在的空隙称骨小管。相邻骨细胞的突起以缝隙连接相连,骨小管则彼此连通。骨陷窝和骨小管内含组织液,可营养骨细胞和输送代谢产物。骨陷窝周围的薄层骨基质钙化程度较低,并可不断更新,在机体需要时,骨细胞的溶骨作用可溶解此层骨基质,使 Ca^{2+} 释放入骨陷窝的组织液中,继而进入血液,对维持血钙的恒态水平有一定作用。

(二) 骨原细胞

是骨的干细胞,位于骨外膜及骨内膜贴近骨处。细胞较小,呈梭形,核椭圆形,细胞质少,弱嗜碱性。当骨生长或改建时,骨原细胞能分化为成骨细胞。

(三) 成骨细胞

成骨细胞分布在骨表面,成年前较多,常排成一层,成年后较少。成骨细胞是具有细小突起的细胞,胞体呈柱状或椭圆形,其突起常伸入骨质表层的骨小管内,与表层骨细胞的突起形成连接。核圆形,多位于细胞的游离端。胞质嗜碱性,电镜下可见大量粗面内质网和发达的高尔基复合体。成骨时,成骨细胞分泌骨基质的有机成分,称为类骨质,同时以类似顶浆分泌的方式向类骨质中释放一些小泡,称基质小泡。基质小泡直径约 $0.1\mu m$,有膜包被,膜上有碱性磷酸酶和 ATP 酶,泡内含钙和小的羟磷灰石结晶。一般认为,基质小泡是使类骨质钙化的重要结构。近年发现,骨基质中的钙结合蛋白均由成骨细胞分泌产生。当成骨细胞被类骨质包埋后,便成为骨细胞。

(四) 破骨细胞

主要在骨表面,数目较少。破骨细胞是没有突起的多核大细胞,直径为 30~100μm，有数个甚至多达上百个细胞核，其胞核多呈圆形，核膜平整，染色体颗粒细小且分布均匀，着色较浅，内有 1~2 个核仁。通常胞浆内有丰富的线粒体以及大量的溶酶体、游离的核糖体。破骨细胞的胞膜上有质子泵，其功能是分泌酸，主要是空泡型质子泵。此外，破骨细胞含有极为丰富的酸性磷酸酶、溶酶体酶、β-甘油磷酸酶、β-葡糖醛酸酶、芳香基硫酸酯酶及组织蛋白酶等，存在于粗面内质网、高尔基复合体中。目前认为它由多个单核细胞融合而成，无分裂能力。光镜下，破骨细胞贴近骨基质的一侧有纹状缘，胞质呈泡沫状，在 HE 染色的切片中胞质易为伊红染色。电镜下可见其贴近骨基质一侧有许多不规则的微绒毛，称为皱褶缘。在皱褶缘的周缘有一环形胞质区，内有多量微丝，而无其他细胞器，称为亮区（clear zone）。亮区的细胞膜平整并紧贴于骨基质表面，形成一道环形胞质围墙，使所包围的区域成为封闭的微环境区。破骨细胞功能活跃时，向此区释放多种蛋白酶、碳酸酐酶、乳酸及柠檬酸等，在酶及酸的作用下使骨基质溶解。皱褶缘可增大吸收面积，电镜下可见皱褶缘基部有吞饮泡和吞噬泡，泡内含小骨盐晶体及解体的有机成分，表明破骨细胞有溶解和吸收骨基质的作用。

  破骨细胞的主要功能是吸收矿化的骨、牙本质和钙化的软骨。矿化组织的吸收是正常骨成熟所必需的，包括骨生长和骨重建以及牙齿萌出。

  目前普遍认为破骨细胞是能够吸收骨的唯一细胞。破骨细胞一旦与重建位点接触、极化，并在接触面形成吸收器官，在附着处产生约 50μm 深的吸收陷窝。吸收结束后，吸收陷窝内的破骨细胞就由单核细胞替代，然后是成骨细胞介入。

第二节 长骨的结构

一、骨松质

骨松质是由大量针状或片状骨小梁相互连接而成的多孔隙网架结

构，网孔即骨髓腔，其中充满骨髓。骨小梁厚度一般为 0.1～0.4mm，由数层平行排列的骨板和骨细胞构成。骨小管穿行表层骨板，开口于骨髓腔，骨细胞从中获得营养并排出代谢产物。

二、骨密质

骨密质内的骨板排列很有规律，按骨板排列方式可分为环骨板、骨单位和间骨板。

（一）环骨板

分布于长骨干的外侧面及近骨髓腔的内侧面，分别称为外环骨板及内环骨板。外环骨板较厚，约有 10～40 层，较整齐地环绕骨干排列。内环骨板较薄，仅由数层骨板组成，排列不甚规则。外环骨板及内环骨板均有横向穿越的小管，统称穿通管。穿通管与纵行排列的骨单位中央管相通连，它们都是小血管、神经及骨膜成分的通道，并含有组织液。

（二）骨单位

又称哈弗斯系统，是长骨干起支持作用的主要结构单位。骨单位位于内、外环骨板之间，数量较多，呈筒状，直径 $30\sim70\mu m$，长 $0.6\sim2.5mm$，由 10～20 层同心圆排列的骨板（骨单位骨板，也称哈弗斯骨板）围成。各层骨板之间有骨细胞。各层骨细胞的突起经骨小管穿越骨板相互连接。骨单位的中轴有一中央管，或称哈弗斯管，内含骨膜组织、毛细血管（有的是微动、静脉）和神经。

各个骨单位表面都有一层厚约 $2\mu m$ 的黏合质，是一层含骨盐多而胶原纤维少或缺如的骨基质，在骨的横磨片上呈折光较强的轮廓线，称黏合线。骨单位周边部的骨小管都在黏合线以内返折，不与相邻单位表面的骨小管通连。骨单位最内层的骨小管均开口于中央管，使每一骨单位内的骨细胞均能通过相互通连的骨小管获得营养。骨的内、外环骨板与骨单位交界处也有黏合线，但不如骨单位之间的明显。

（三）间骨板

是填充在骨单位之间的一些不规则的平行骨板，它们是原有的骨单位或内外环骨板未被吸收的残留部分，其中除骨陷窝及骨小管外，无其他管道。

三、骨膜

除关节面以外，骨的内、外表面分别覆以骨内膜和骨外膜。骨外膜分为两层：外层较厚，为致密结缔组织，纤维粗大而密集，有的纤维横向穿入外环骨板，称穿通纤维，起固定骨膜和韧带的作用；内层较薄，结缔组织疏松，含骨原细胞、成骨细胞、小血管和神经。在骨髓腔面、骨小梁的表面、中央管及穿通管的内表面均衬有薄层结缔组织，即骨内膜。骨内膜的纤维细而少，细胞常排列成一层，颇似单层扁平上皮，细胞之间有缝隙连接，它们与骨细胞突起之间也有缝隙连接。这些细胞能分裂分化为成骨细胞。还有人认为这种细胞具有离子屏障功能，其作用是分隔骨细胞外液和骨髓腔内的组织液，使骨细胞周液维持一定的钙、磷浓度，有利于骨盐结晶的形成。

第三节 骨的发生

骨由间充质发生。从胚胎早期间充质向骨原基分化起始，到骨发育完善为止，历时约20年以上。骨的发育经历着不断生长与改建的复杂演变，具体表现为两个方面，即骨形成与骨分解吸收，两者相辅相成。骨发育完善后，仍保持形成与分解吸收交替进行的内部改建，终生不止，但改建速度随年龄增长而逐渐缓慢。骨的发生有两种方式：膜内成骨与软骨内成骨。

一、膜内成骨

这种方式是先由间充质分化成为胚性结缔组织膜，然后在此膜内成骨。人体的顶骨、额骨和锁骨等即以此种方式发生。膜内成骨的具体过程是：在将要形成骨的部位，血管增生，营养及氧供丰富；间充质细胞逐渐密集并分裂分化为骨原细胞，其中部分骨原细胞增大，成为成骨细胞；成骨细胞分泌类骨质，并被包埋其中，成为骨细胞；

继而类骨质钙化成骨基质，形成最早出现的骨。最早形成骨的部位称为骨化中心。新形成的骨表面始终有成骨细胞或骨原细胞附着，它们向周围成骨，逐渐形成初级骨小梁，构成初级骨松质。随后，初级骨松质周围的间充质分化为骨膜，此后即进入生长与改建阶段。以顶骨为例，随着脑的发育，原始顶骨也不断生长与改建，其外表面以成骨为主，使骨不断生长，内表面以分解吸收为主，不断改变骨的曲度，从而使顶骨的生长与脑的发育相适应。通过生长与内部改建，顶骨出现了以初级骨密质组成的外板与内板，以及其间由骨松质组成的板障，但至成年才发育完善。成年后其内部改建仍缓慢地进行。

二、软骨内成骨

胎儿的大多数骨，如四肢骨、躯干骨及颅底骨等，均主要以软骨内成骨的方式发生。这种骨发生既包括与膜内成骨相似的发生过程，又包括软骨的持续生长与退化，以及软骨不断被骨取代的特有发生过程，而且其发生、生长与改建穿插交错的情况远较膜内成骨复杂。现以长骨的发生为例叙述如下。

（一）软骨雏形形成

在长骨将要发生的部位，间充质细胞密集并分化出骨原细胞，后者继而分化为软骨细胞。软骨细胞分泌软骨基质，细胞也被包埋其中，成为软骨。周围的间充质分化为软骨膜，于是形成一块透明软骨。其外形与将要形成的长骨相似，被称为软骨雏形。

（二）软骨周骨化

是指软骨雏形中段周围的骨形成。其过程先是软骨膜内出现血管，由于营养及氧供应充分，软骨膜深层的骨原细胞分裂并分化为成骨细胞。成骨细胞在软骨表面产生类骨质，自身也被包埋其中而成为骨细胞。类骨质随后钙化为骨基质，于是形成一圈包绕软骨中段的薄层初级骨松质。因此层骨松质犹如领圈，故名骨领。骨领表面的软骨膜从此改称骨外膜。骨外膜深层的骨原细胞不断分化为成骨细胞，向骨领表面及其两端添加新的骨小梁，使骨领的初级骨松质逐渐增厚，并从软骨中段向两端延伸。随着胚胎的发育，骨领初级骨松质中的成骨细胞不断向骨小梁壁上添加骨，使骨小梁的网孔逐渐变小。此过程的持续使初级骨松质逐渐成为初级骨密质。

(三) 软骨内骨化

1. 软骨退化与初级骨化中心形成　　在骨领形成的同时，软骨雏形中段内的软骨细胞肥大并分泌碱性磷酸酶，使其周围的软骨基质钙化，肥大的软骨细胞自身退化死亡，留下较大的软骨陷窝。此变化示初级骨化中心即将在该区形成。初级骨化中心形成之初，血管连同破骨细胞及间充质等经骨外膜穿越骨领，进入退化软骨区，通过破骨细胞分解吸收钙化的软骨基质，形成许多与原始骨干长轴平行的隧道。隧道的壁为残存的钙化软骨基质，隧道的腔即初级骨髓腔。腔内充以来自间充质的骨原细胞、成骨细胞以及破骨细胞和正在形成中的造血组织等，统称初级骨髓。随后成骨细胞贴附于原始骨髓腔壁上（即残留的钙化软骨基质表面）生成骨，形成以钙化软骨基质为中轴、表面附以骨的过渡型骨小梁。最开始出现过渡型骨小梁的部位即初级骨化中心。

2. 骨髓腔形成与骨的增长　　初级骨化中心的过渡型骨小梁不久便被破骨细胞分解吸收，使许多初级骨髓腔合成一个较大的次级骨髓腔。骨领的内表面也逐渐被破骨细胞分解吸收。骨领的这种边形成边分解、吸收的成骨过程，使骨干在增粗的同时保持骨的适当厚度，并使骨髓腔得以横向扩大。由于初级骨化中心两端的软骨不断生长，紧邻骨髓腔的软骨又不断退化，使初级骨化中心的骨化过程得以从骨干中段持续向两端进行，骨髓腔也随之纵向扩展。胎儿长骨的纵切面上，在骨的两端可观察到软骨内骨化的连续过程，表现为从软骨至骨干中段的骨髓腔之间，可依次分为下列代表成骨活动的四区。

(1) 软骨储备区：软骨细胞较小，分散存在。软骨基质呈弱碱性。

(2) 软骨增生区：软骨细胞较大，通过分裂形成的同源细胞群纵列成行，形成软骨细胞柱。

(3) 软骨钙化区：软骨细胞肥大，呈空泡状，核固缩，可见退化死亡软骨细胞留下的大陷窝。钙化的软骨基质呈强嗜碱性。

(4) 骨区：可见中轴为钙化软骨基质和表面为骨的过渡型骨小梁，骨小梁之间为隧道式初级骨髓腔。腔内有造血组织及血管，腔壁（即骨小梁表面）可见成骨细胞附着，破骨细胞也附着于骨小梁表面，附着处有凹陷，表明此处的骨基质已被分解吸收。

3. 次级骨化中心出现及骨骺形成 次级骨化中心出现的时间因骨而异，早自出生前，晚至出生后数月或数年不等。出现的部位在骨干两端的软骨中央。次级骨化中心的发生过程与初级骨化中心相似。但骨化是从中央呈辐射状向四周进行的。最后以初级骨松质取代绝大部分软骨，使骨干两端转变成为早期骨骺。骺端表面始终保留薄层软骨，即关节软骨。早期骨骺与骨干之间亦保留一定厚度的软骨层，即骺软骨，称骺板。骺板软骨细胞继续分裂、增殖及退化，破骨细胞及成骨细胞则不断从骨髓腔侧分解、吸收钙化的软骨基质，并形成过渡型骨小梁，使骨化不断向两端推进，长骨因而不断增长，至17～20岁时，骺板停止生长而被骨小梁取代，在长骨的干、骺之间留下线性痕迹，称为骺线。早期骨骺通过生长及改建，最终形成内部为骨松质、表面为薄层骨密质的骨骺。

4. 骨干骨密质形成及改建 构成原始骨干的初级骨松质，通过骨小梁增厚而使骨小梁之间的网孔变小，逐渐成为初级骨密质。初级骨密质中既无骨单位及间骨板，也不存在外、内环骨板。至1岁左右，由于破骨细胞在原始骨密质外表面顺长轴进行分解、吸收，渐形成凹向深面的纵沟。骨外膜的血管及骨原细胞等随之进入沟内，由骨原细胞分化为成骨细胞造骨，先将纵沟封闭成管，再贴附于管壁表面，形成自外向内呈同心圆式排列的哈弗斯骨板。其中轴始终保留一条血管通道，即中央管。管内尚存的骨原细胞贴附于最内层哈弗斯骨板内表面，成为骨内膜。此即第一代骨单位（哈弗斯系统）的形成过程。第一代骨单位的形成是在初级骨密质被分解、吸收的基础上进行的，故此代骨单位之间有残存的初级骨密质。以后第一代骨单位逐渐被第二代骨单位取代，残留的第一代骨单位片段便成为第二代骨单位之间的间骨板。后代骨单位替换前代的过程，称为骨单位改建。骨单位的出现与改建使初级骨密质成为次级骨密质。骨干伴随骨单位的相继形成而增粗，骨髓腔也因而明显扩大，成年后骨干不再增长，其内、外表面已出现环骨板。外环骨板的增厚约止于 30 岁左右，发育完善的骨干从此不再增粗，但其内部的骨单位改建仍持续进行。

第四节 影响骨生长的因素

影响骨生长的因素很多，内因如遗传基因的表达和激素的作用等，外因如营养及维生素供应等。生长激素和甲状腺素可明显促进骺板软骨生长，若成年前这两种激素分泌过少，可致骺板软骨生长缓慢，肢体短小而成侏儒；若生长激素分泌过多，则骺板生长加速，可导致巨人症。甲状旁腺素通过反馈机制调节血钙水平，其调节方式是激活骨细胞和破骨细胞，通过溶骨作用分解骨盐，释放 Ca^{2+} 入血，从而提高血钙水平。甲状旁腺素过多，有可能因骨盐大量分解而导致纤维性骨炎。降钙素能抑制骨盐溶解，并刺激骨原细胞分化为成骨细胞，增强成骨活动，使血钙入骨形成骨盐。雌激素可与成骨细胞膜上的雌激素受体结合，使其成骨活跃，产生足量的钙结合蛋白，促进类骨质的钙化。雌激素不足往往出现骨盐分解、吸收过多，骨基质形成减少，绝经期妇女的骨质疏松症即起因于雌激素的不足。性腺发育不全可导致生长障碍而影响身高，肾上腺分泌的糖皮质激素对骨的形成有抑制作用。

维生素 A 可影响骨的生长速度，严重缺乏时骺板生长缓慢，以致骨生长迟缓甚至停止，维生素 A 过多则使破骨细胞过度活跃而易发生骨折。维生素 C 与成骨细胞合成骨胶原纤维有关，严重缺乏时，因骨胶原纤维过少而易发生骨折，且骨折愈合极为缓慢。维生素 D 能影响骨钙的沉积，与类骨质能否及时钙化有关。儿童期缺乏维生素 D 可导致佝偻病，成人缺乏可导致骨软化症。近年发现成骨细胞表面有 1，25 羟维生素 D_3（简称 D_3）受体，D_3 既可刺激成骨细胞分泌较多的钙结合蛋白，又能提高碱性磷酸酶的活性而促进骨的钙化，临床疗效较好。

新近还发现骨内存在一些生物活性物质，通过分离和纯化骨的各种细胞和骨体外培养等研究,已肯定有些活性物质是由成骨细胞产生的。这些活性物质分别对成骨细胞及破骨细胞起激活或抑制作用,有的表现出旁分泌或自分泌作用。由于这些物质与改建密切有关,因此有人认为骨内存在着使骨生成与骨分解、吸收相偶联的偶联因子。例如转化生长因子-β(TGF-β)、前列腺素、白细胞介素-1 和-6、巨噬细胞释放的肽刺激因子等。

其他如细胞外钙、氧自由基特别是超氧阴离子、二萜烯等均能影响骨的生长发育。

第五节 软 骨

软骨由软骨及其周围的软骨膜构成。软骨是固态的结缔组织,略有弹性,能承受压力和耐摩擦,有一定的支持和保护作用。胎儿早期的躯干和四肢支架主要为软骨。至成体,软骨仅分布于关节面、椎间盘、某些骨连接部位、呼吸道及耳等处。软骨由软骨细胞、基质及纤维构成。根据软骨所含纤维的不同,可将软骨分为透明软骨、纤维软骨和弹性软骨三种。

一、透明软骨

透明软骨分布较广,成体的关节软骨、肋软骨及呼吸道的一些软骨均属这种软骨。新鲜时呈半透明状,较脆,易折断。透明软骨间质中的纤维为胶原原纤维,含量较少,基质较丰富。

(一)透明软骨的结构

1. **软骨细胞** 位于软骨基质内的小腔——软骨陷窝中。陷窝周围有一层含硫酸软骨素较多的基质,称软骨囊,染色时呈强嗜碱性。软骨细胞在软骨内的分布有一定规律,靠近软骨膜的软骨细胞较幼稚,体积小,呈扁圆形,单个分布;位于软骨中部的软骨细胞接近圆形,成群分布,每群有 2~8 个细胞,它们是由一个细胞分裂增生而成,故称同源细胞群。同源细胞群中的细胞分别围以软骨囊。软骨细胞核呈椭圆形,细胞质弱嗜碱性。新鲜软骨的软骨细胞充满了软骨陷窝。但在 HE 染色切片中，细胞收缩成不规则形，故软骨囊和细胞之间出现较大的空隙。软骨细胞的超微结构特点是胞质内有丰富的粗面内质网和发达的高尔基复合体，还有一些糖原和脂滴，线粒体较少。软骨细胞主要以糖酵解方式获得能量。

2. 基质　透明软骨基质的化学成分主要为嗜碱性软骨黏蛋白，它以长链的透明质酸分子为主干，干链上以许多较短的蛋白质链连接硫酸软骨素 A、C 和硫酸角质素。这种羽状分支的大分子结合着大量的水，大分子又相互结合构成分子筛，并和骨胶原原纤维结合在一起形成固态结构。软骨内无血管，但由于软骨基质内富含水分（约占软骨基质的 75%），通透性强，故软骨深层的软骨细胞仍能获得必需的营养。

3. 纤维　透明软骨中无胶原纤维，但有一些由 II 型胶原组成的骨胶原原纤维，它们呈交织状分布。骨胶原纤维直径为 10～20nm，无明显横纹，其折光率与基质相近，故在光镜下不易分辨。软骨囊含硫酸软骨素较多，含骨胶原原纤维少或无，故嗜碱性较强。软骨囊之间则含骨胶原原纤维较多，故呈弱嗜酸性。

（二）软骨膜

除关节面的关节软骨外，软骨的表面均覆有较致密的结缔组织，即软骨膜。软骨膜分内、外两层，外层纤维多，细胞少，主要起保护作用，内层纤维少，细胞较多，其中有些梭形小细胞，称骨原细胞，可增殖分化为软骨细胞。软骨的营养来自软骨周围的血管，并可通过软骨膜渗透至软骨内部，供应软骨细胞。

（三）软骨的生长方式

（1）软骨内生长，是通过软骨内软骨细胞的长大和分裂，进而不断地产生基质和纤维，使软骨从内部生长增大。

（2）软骨膜下生长，是通过软骨膜内层的骨原细胞向软骨表面不断添加新的软骨细胞，产生基质和纤维，使软骨从表面向外扩大。

二、纤维软骨

纤维软骨分布于椎间盘、关节盘及耻骨联合等处。结构特点是有大量平行或交错排列的胶原纤维束，软骨细胞较小而少，常成行分布于纤维束之间。HE染色切片中，胶原纤维染成红色，纤维束间的基质很少，呈弱嗜碱性，软骨囊则呈强嗜碱性。

三、弹性软骨

弹性软骨分布于耳廓及会厌等处。结构特点是间质中有大量交织分布的弹性纤维，软骨中部的纤维更为密集。弹性软骨具有较强的弹性。

第六节 关 节

关节分可动与不可动两大类型。可动关节的结构比较复杂，由关节软骨、关节囊及滑液等构成。

一、关节软骨

关节软骨为关节表面的薄层透明软骨，表面光滑，附有滑液，可减小关节运动时的摩擦力。关节软骨与一般的透明软骨有一定差异，表层的细胞较小，单个分布，深层的细胞较大，成行分布，近骨部的软骨基质钙化，钙化的软骨与骨骺的骨相连接，整个关节软骨基质内的胶原原纤维呈拱形排列，有加固软骨的作用。关节软骨的营养由滑液供应。

二、关节囊

关节囊可分内、外两层。外层纤维排列紧密，与腱和韧带相连处明显增厚；内层较疏松，称为滑膜。滑膜内层常被覆2～4层扁平或立方形的上皮样结缔组织细胞，称为滑膜细胞。其基部无基膜，细胞间存在少量间质或纤维。电镜下可区分出两种滑膜细胞，一种似巨噬细胞，含溶酶体较多，有吞噬力；另一种似成纤维细胞，含粗面内质网较多，能分泌透明质酸和一些黏蛋白，组成滑液。

三、滑液

滑液是关节囊内的少量透明黏性液体，其中除含大量水、透明质酸和黏液蛋白外，还含有少量细胞，主要为淋巴细胞和巨噬细胞。若所含细胞数量增多（每微升大于 300 个），特别是中性粒细胞增多，可作为病变的指征。

（张增利）

主要参考文献

1. 李云庆．人体解剖学．西安：第四军医大学出版社，2002．
2. 窦肇华．人体解剖学组织胚胎学．北京：人民卫生出版社，2006．
3. 高英茂．组织学与胚胎学．北京：人民卫生出版社，2001．
4. 张矢远，莫晓燕．软骨生化与骨软骨疾病．西安：陕西科学技术出版社，1996．

第三章

致骨损伤的外源化学物及毒性表现

第一节 致骨损伤的外源化学物

常见的具有骨毒性的外源化学物包括以下几类：

1. **金属** 镉、汞、铋、铅、钼、铍、铝、钙、锑和铬等。多数是因其对肝、肾损伤，从而继发对骨损伤。钼引起胸腺萎缩而继发骨质疏松。
2. **氟及其化合物**
3. **类金属** 磷、硒和砷。
4. **氯代烯烃** 氯乙烯。
5. **药物** 糖皮质激素、抗癫痫药物、喹诺酮类药物、双膦酸盐类药物、甲状腺激素、氮芥类药物、四环素、水杨酸盐类沙利度胺（反应停）。
6. **放射性核素** 锶、铈、磷、钙、钋、镭、铀、钚、镅、锔、钇、钍。
7. **有机酸盐** 乳酸盐、三氯乙酸。
8. **维生素** 维生素 A、维生素 D。
9. **生物毒素** 棉酚。
10. **其他** 乙醇、烟草。

第二节 外源化学物致骨损伤的毒性表现

骨组织是动态变化的。它不但是多种外源化学物的靶，而且还是一些外源化学物在体内最大的贮存库。目前发现的骨毒性表现形式有以下几个方面。

一、骨发育异常

外源化学物引起的骨发育异常有多种。多种致畸物都可以引起骨发育改变。如沙利度胺引起四肢短小、畸形，维生素 A 过量导致腭裂，氮芥类药物可以引起机体四肢、脊柱和肋骨的多处畸形等。

二、骨质疏松

原发性骨质疏松症是老年人的一种常见病，一种全身性骨病。主要是骨量低和骨微细结构破坏，导致骨的脆性增加和容易发生骨折，在轻微外伤或无外伤的情况下便可发生骨折。骨中矿物质和骨基质均减少。女性较男性多见，常见于绝经后妇女和老年人，尤其 75 岁以上的妇女骨折发生率高达 80% 以上。毒物引起的骨质疏松与原发性骨质疏松相似，但发病年龄较小，或使原先存在的骨质疏松症状加重。严重的骨质疏松患者骨皮质变薄，如纸状和铅笔素描状；出现洋葱皮状和分层状改变。骨小梁模糊呈毛玻璃状或绒毛状；骨小梁间隙增宽，小梁纤细或呈颗粒状。长骨骨小梁沿重力线方向排列，与长骨轴垂直的骨小梁排列减少。在长骨干骺端可见骨纹理中有单个囊状透光区或多个透光区呈蜂窝状。

历史上最典型是镉造成的骨质疏松是日本的"痛痛病"事件。痛痛病是首先发生在日本富山县神通川流域的一种奇病，因为患者患病后全身非常疼痛，终日喊痛不止，因而取名"痛痛病"。其根本原因是环境中的镉进入体内后引起的全身骨质疏松。其他可以引起骨质疏松的毒物还有铅、氟等。

三、佝偻病与骨软化

佝偻病与骨软化都是由于骨基质矿化障碍而引起。佝偻病发生于儿童时期。正在生长的骨及软骨基质生长板均钙化不佳。骨钙化不足，硬度不够，不能正常地承担体重而弯曲。软骨因不及时钙化而生长过度，引起干骺端肥大，造成畸形。例如"O"形腿或"X"形足，肋骨"串珠"。

骨软化发生于成人骨样组织钙化不足，骨硬度不够，易弯曲变形和骨折。主要表现：①负重部位骨痛，如腰椎、下肢等，也可累及全身骨。寒冷及活动时加重，休息时减轻。②脊柱、肋骨、骨盆等易发生假性骨折、活动障碍。③骨畸形，常见脊柱弯曲度增加、侧弯等，还可有鸡胸、下肢长骨侧弯、骨盆倾斜、关节畸形、身高降低等。脊柱、胸廓畸形可影响心肺功能。

外源化学物引起机体内活性维生素 D 缺乏且持续一定时间后，都可以引起骨软化。镉、铅等金属沉积在肾可以降低肾 1α-羟化酶的活力，使机体内活性维生素 D 的合成减少，从而引起骨软化。前面讲到的"痛痛病"的病理改变中不仅存在骨质疏松，许多患者还存在骨软化。另外，服用过期的四环素或长期食用自制的棉籽油（其中棉酚含量超标）可以引起肾小管损伤，使肾小管上皮细胞 1α-羟化酶的总体活力下降，引起骨软化。

目前临床上被诊断为骨质疏松的患者中有相当一部分存在骨软化或者其本身的病变只有骨软化。因为此两种病变均存在骨密度下降，临床症状部分相似，因此不容易鉴别。

铝也可以引起骨软化，但其机制有所不同。进入骨中的铝沉积于骨基质中，蓄积于矿化骨表面，且存在于成骨细胞的线粒体中，使成骨细胞功能降低，成骨细胞合成胶原及骨样组织形成能力均减少。铝还可以直接抑制新形成的类骨质钙化，导致骨软化的发生。

四、骨关节损害

地方性氟中毒由于摄入了过量的氟化物引起慢性全身性中毒性疾病，骨关节损害是其最主要的改变。临床上，氟骨症患者常表现出许多关节疼痛症状，严重者可出现关节功能障碍，甚至瘫痪。其主要病理改变为关节边缘骨增生肥大，关节面下囊状骨吸收，关节面硬化、模糊，关节间隙狭窄，关节内游离体等。膝关节、肘关节和腕关节均可受累。膝关节的改变有髁间隆突增生、关节边缘增生肥大、关节面硬化等。肘关节的改变有喙状突增生、桡骨小头肥大、关节面下囊变、关节间隙狭窄、关节面硬化、关节囊钙化、关节面不光滑等。腕关节的改变以关节面增厚、关节面硬化、腕骨内囊状骨吸收、尺骨远端骨增生为主。

五、骨坏死

骨细胞、成骨细胞、髓质细胞（血管和神经）发生了坏死，致骨营养中断或严重不足，使骨的代谢障碍，局部骨失去了营养，即为骨坏死。骨坏死在临床上分为两大类：一类是由于细菌感染所致的骨坏死，如骨髓炎、骨结核、化脓性关节炎等。另一类是因缺血造成的骨坏死，如外伤、饮酒、激素药、寒湿、肝肾亏虚、骨质疏松、扁平髋、脊髓异常空洞症等导致的骨坏死。与毒理学有关的骨坏死多与第二类有关。长期过量饮酒后会发生骨内血管栓塞，骨营养不良，最后导致骨坏死。早期感觉髋膝痛，以夜间或劳累后尤甚，有时感觉大腿内侧或膝关节痛。目前称这种情况为"髋关节冠心病"。在临床上初诊时往往不被重视，常常以风湿病治疗。得不到正确的治疗会造成难以补救的残疾后遗症。

另一类引起骨坏死的物质是糖皮质激素。皮质类固醇与骨坏死的关系已有多年的研究。1957年Pietrogrand和Mastromarinol首次报道了因患天疱疮而长期应用激素治疗所引起的股骨头坏死，随后大量临床和动物实验研究使皮质类固醇可引起骨坏死的结论已被公认。系统性红斑狼疮在应用激素后骨坏死的发生率增高。Oinuma等对72例系统性红斑狼疮患者给予40 mg/d以上的泼尼松龙，其中32例患者发生骨坏死（占44%）。Hirota等调查49例系统性红斑狼疮患者骨坏死与皮质类固醇关系的研究表明，平均日剂量和发生骨坏死的关系最为显著。在2003年，我国出现非典型性肺炎疫情，由于使用了大剂量的皮质类固醇，非典型性肺炎痊愈后的患者中骨坏死发生率明显升高。在一组较全面的研究中，非典型性肺炎痊愈后的患者中骨坏死发生率为32.7%。

六、骨肿瘤

骨肿瘤主要由亲骨性放射性核素（^{90}锶、^{226}镭、^{239}钚等）引起。这些亲骨性放射性核素进入体内后会蓄积在骨。由这些核素发射的电离射线会对骨髓造血功能和骨产生持久的损伤，晚期可诱发骨肿瘤，以骨肉瘤为主。放射性核素镭、锶、钚等诱导的骨肉瘤模型在不同的动物模型中都获得成功。1927年首次报道了放射性元素镭使涂表盘作业女工发生骨肉瘤。电离辐射引起的骨肉瘤虽然是职业肿瘤之一，但这些放射性核素引起的人类骨肉瘤病例并不多见。

七、骨生物力学参数的改变

生物力学是根据力学原理研究生物中的力学问题的科学，是力学、生物学、医学等学科相互渗透的边缘学科。骨是有机质与无机质按一定的力学原理结合而成的复合性材料，骨的无机质使骨硬而坚实，而有机质则使其具有一定的柔韧性。骨在受到外力时其内部组织结构和外部形态都将随之改变，这种改变可直接反映在骨的结构力学和材料力学性能的变化上。骨结构力学参数包括最大载荷、破断载荷、结构刚度、能量吸收、最大挠度等。骨材料力学指标有弹性模量、最大应力、伸长率、最大应变、破断应力、破断应变等，它们反映的是骨材料本身的力学性能，与骨的大小及形态无关，主要由骨的构成成分及胶原的含量、排列决定。骨生物力学特性是反映骨抗骨折能力的一个重要指标。一些外源化学物可以引起这些指标的改变。动物实验表明镉暴露可以引起大鼠股骨最大载荷、最大挠度、最大应力及伸长率等下降。

八、骨代谢参数的改变

骨是动态变化的组织，每年大约有10%的骨被更新。骨形成、骨吸收和静止三个阶段构成了骨的重建过程。骨转换的过程即是破骨细胞不断清除旧骨，成骨细胞形成类骨质并进行矿化的过程，这两个过程在时间和空间上紧密偶联，并发生在同一重建单位中。整个骨吸收-骨重建过程受成骨细胞调控。这个过程失去平衡是一些骨毒性的早期表现。

骨转换过程可以通过生化标志反映出来，间接显示成骨细胞与破骨细胞的活性。近年来，研究者采用骨特异性碱性磷酸酶、Ⅰ型前胶原氨基末端（N端）前肽来反映骨形成指标；用抗酒石酸酸性磷酸酶5b、尿吡啶啉和脱氧吡啶啉、尿Ⅰ型胶原N末端肽和Ⅰ型胶原C端肽来反映骨吸收的指标。这些指标无创伤，相对于其他指标又能更早反映骨毒性。近年来在骨毒性检测中得到了较广泛的应用。具体的改变见各论。

（张增利）

主要参考文献

1. Philip Wexler. Encyclopedia of Toxicology. 2nd ed. New York: Academic Press, 2005.
2. JH Mennear. Cadmium Toxicity. New York: Marcel Dekker Inc, 1979.
3. Kjellstr m T. Mechanism and epidemiology of bone effects of cadmium. IARC Sci Publ, 1992, (118): 301-310.
4. Kurland ES, Schulman RC, Zerwekh JE, et al. Recovery from skeletal fluorosis (an enigmatic, American case). J Bone Miner Res, 2007, 22 (1): 163-170.
5. Brzóska MM, Moniuszko-Jakoniuk J. Bone metabolism of male rats chronically exposed to cadmium. Toxicol Appl Pharmacol, 2005, 207 (3): 195-211.
6. Comelekoglu U, Yalin S, Bagis S, et al. Low-exposure cadmium is more toxic on osteoporotic rat femoral bone: mechanical, biochemical, and histopathological evaluation. Ecotoxicol Environ Saf, 2007, 66: 267-271.
7. Schutte R, Nawrot TS, Richart T, et al. Bone resorption and environmental exposure to cadmium in women: a population study. Environ Health Perspect, 2008, 116 (6): 777-783.
8. Escribano A, Revilla M, Hernandez ER, et al. Effect of lead on bone development and bone mass: a morphometric, densitometric, and histomorphometric study in growing rats. Calcif Tissue Int, 1997, 60 (2): 200-203.
9. Robinson C, Kirkham J. The effect of fluoride on the developing mineralized tissue. J Dent Res, 1990, 69: 685-691.
10. Watanabe Y, Kobayashi E, Okubo Y, et al. Relationship between cadmium concentration in rice and renal dysfunction in individual subjects of the Jinzu

River basin determined using a logistic regression analysis. Toxicology, 2002, 172 (2): 93-101.
11. Whyte MP, Totty WG, Lim VT, et al. Skeletal fluorosis from instant tea. J Bone Miner Res, 2008, 23 (5): 759-769.
12. Drigo I, Saccari A, Barbi E, et al. Osteonecrosis of the hip after short courses of oral and inhaled steroids in a child with an increased number of glucocorticoid receptors. Eur J Pediatr, 2006, 165 (12): 913-915.

第四章

外源化学物致骨毒性机制

骨成熟之后,总是处于不断吸收和形成的动态变化之中。这一过程涉及多种复杂的分子机制、多种激素、非胶原蛋白、生长因子和细胞因子。该过程的详细调节机制尚未完全阐明。但是,外源化学物对这一网络中的任一环节产生影响且持续一定时间后,都可能对骨产生毒性。外源化学物对骨的毒性往往不是某一方面的单一因素,而是涉及多方面的因素。它可能通过影响钙离子的代谢、激素的调控、内分泌系统、各种骨细胞功能及细胞因子活性等多种途径导致骨毒性。总体上可把外源化学物对骨的毒作用途径分为两大类。

一、对骨的直接影响

(一)作用于成骨细胞

前面已提到,成骨细胞最主要的功能是合成类骨质和非胶原蛋白。成骨细胞富含碱性磷酸酶,在合成旺盛时,以基质小泡的形式释放,同钙结合蛋白等成分一起参与类骨质的钙化。在骨重建过程中发挥着重要的作用。

氟中毒时,成骨细胞呈明显活跃状态,不仅表现为细胞数增多,而且细胞胞体肥大。微摩尔浓度的氟化物能直接刺激成骨细胞系的增生并增强碱性磷酸酶的活性,能够增加体外培养的鸡胚骨细胞生长和矿化,增强成骨作用。氟骨症的骨周化骨是成骨活动高度活跃的结果。氟化物还可以刺激成纤维细胞的成骨潜能,使其表达成骨表型,向成骨细胞转化。正常情况下处于静止状态的骨周成纤维细胞向成骨细胞转化,可能在氟骨症发生中起重要作用。

接受糖皮质激素治疗的患者骨坏死的发生与成骨细胞有密切联系。糖皮质激素能促使成骨细胞和骨细胞凋亡,并抑制成骨细胞的发生,从而导致骨细胞数量下降。临床研究发现,因使用糖皮质激素致股骨头置换患者的股骨头中可见大量骨细胞凋亡。激素性骨坏死的股骨近端骨髓间质干细胞库的细胞数量明显降低，这说明激素通过诱导股骨头附近成骨细胞库损伤而对骨产生副作用。动物实验发现，使用糖皮质激素4周的小鼠成骨细胞凋亡增加3倍，28%的皮质骨干骺端骨细胞凋亡。

（二）作用于破骨细胞

破骨细胞的主要功能是吸收矿化的骨、牙本质和钙化的软骨。矿化组织的吸收是正常骨成熟所必需的。正常数量和活性的破骨细胞在骨的重建中具有重要作用。但破骨细胞的过度激活可以引起骨钙外流、骨分解代谢增加，引起骨的病理学改变。

在氟中毒时，破骨细胞常呈现活跃增生状态。但也有人认为这一现象是由于体内低血钙和甲状旁腺素升高所引起的间接结果。但最近发现，破骨细胞计数的增加并不伴随着血钙水平的变化，亦无甲状旁腺素水平的增高。临床上也可见到部分氟骨症患者血清甲状旁腺素水平正常。由此分析氟化物对破骨细胞具有直接作用。

镉是一个具有明确骨毒性的外源化学物，它的毒性机制尚未完全阐明。Wilson AK等研究发现骨髓细胞与镉体外共培养一段时间后，其破骨细胞的形成率显著高于对照组。与骨片培养12天后，镉处理组吸收陷窝的数目和面积也显著高于对照组。说明镉可以增加破骨细胞的功能。

二、对骨的间接影响

骨的生长、发育和重建受复杂的内分泌网络的调控。外源化学物对这个网络任一环节的影响都可产生骨毒性。其中主要的因素包括：钙代谢、活性维生素D、甲状旁腺素、雌激素。

镉除了促进破骨细胞分化、增加破骨细胞活性外，还可以干扰维生素D的代谢，引起钙代谢紊乱，这在其骨毒性中起着重要作用。维生素D的活性代谢产物1,25-二羟基维生素D能刺激肠钙、骨钙的吸收。镉降低活化维生素D的肾1α-羟化酶的活性，也可在肾小管细胞中干扰甲状旁腺素对此酶的激活，从而抑制1,25-二羟基维生素D的作用。在含有不同浓度镉的溶液中培育鸡的肾小管细胞线粒体,测试 1,25-二羟基维生素 D 的转化率,结果发现剂量-效应关系很明显。在未加入镉时转化率为 65%,加入 125μmol/L 镉时,相同时间内转化率仅为 23%。另外,镉还可以与骨中的磷质(骨质磷酸钙)发生亲和反应,将骨质磷酸钙中的钙置换出来,使骨严重缺钙而变得疏松、软化,然后发生萎缩、变形和骨折,从而造成骨损伤。

氟化物可以破坏机体正常的钙、磷代谢,从而影响其骨毒性。首先,过量氟会影响机体对钙离子的吸收,这是因为氟离子与钙离子在肠道中能形成难溶性的氟化钙而影响机体对钙离子的吸收。其次,氟离子被吸收进入血液后也能与血液中钙离子结合形成氟化钙,降低血中钙离子浓度。低血钙会刺激甲状旁腺素分泌,使钙从骨中游离出来。另外,过量氟使肾受到损害,从而影响钙、磷的再吸收。

激素的长期使用会造成脂肪在骨髓腔内堆积,骨内压升高,髓内血管受压,静脉回流受阻。同时,糖皮质激素引起体内高脂血症,脂肪分解,血中游离脂肪酸增多,附着在终末血管壁上,血栓溶解后血管通透性增加引起关节囊内压和骨内压升高,引起骨内间室综合征,进一步加剧静脉阻塞,骨内或滑膜缺血时间延长,最终导致股骨头缺血性坏死。这些都是外源化学物骨毒性的间接因素。

(张增利)

主要参考文献

1. Philip Wexler. Encyclopedia of Toxicology. 2nd ed. New York: Academic Press, 2005.
2. JH Mennear. Cadmium Toxicity. New York: Marcel Dekker Inc, 1979.
3. Yang L, Boyd K, Kaste SC, et al. A mouse model for glucocorticoid-induced osteonecrosis: effect of a steroid holiday. J Orthop Res, 2009, 27 (2): 169-175.
4. Kobayashi E, Suwazono Y, Dochi M, et al. Influence of consumption of cadmium-polluted rice or Jinzu River water on occurrence of renal tubular dysfunction and/or Itai-itai disease. Biol Trace Elem Res, 2009, 127 (3): 257-268.
5. Watanabe Y, Kobayashi E, Okubo Y, et al. Relationship between cadmium concentration in rice and renal dysfunction in individual subjects of the Jinzu

River basin determined using a logistic regression analysis. Toxicology, 2002, 172 (2): 93-101.
6. Lane NE, Lukert B. The science and therapy of glucocorticoid-induced bone loss. Endocrinol Metab Clin N Am, 1998, 27: 465-483.
7. Canalis E. Mechanisms of glucocorticoid action on bone: implications to glucocorticoid-induced osteoporosis. J Clin Endocrinol Metab, 1996, 81: 3441-3447.
8. Zalavras C, Shah S, Birnbaum MJ, et al. Role of apoptosis in glucocorticoid-induced osteoporosis and osteonecrosis. Crit Rev Eukaryot Gene Expr, 2003, 13 (2-4): 221-235.
9. Vithanage JP, Ekanayake M. A case of distal renal tubular acidosis, Southeast Asian ovalocytosis and possible fluorosis. Ceylon Med J, 2009, 54 (1): 19-20.
10. Kjellström T. Mechanism and epidemiology of bone effects of cadmium. IARC Sci Publ, 1992, (118): 301-310.

第五章

骨毒理学研究方法

目前，在骨毒理学的研究中尚未形成一套特有的研究方法，但一些骨科学的研究方法完全适用于骨毒理学的研究。由于毒物对骨的损伤存在着不同的层次、不同的水平，产生的毒效应可表现在生化、力学特性以及形态学方面，因此，对骨损伤的研究方法就相应地需要有不同的方法，这包括：X线诊断学、骨形态计量学、骨转换的生化指标、骨生物力学、Micro-CT扫描、体外实验方法等。每种方法都有各自的优点、缺点和适用范围，下面分别介绍。

第一节 X线诊断学

在研究骨的生长发育以及染色体畸变等引起的骨发育异常和畸形中，它具有重要的意义。普通的X线片在氟骨症的诊断、鉴别诊断和分型中具有重要的作用，特别是骨盆及其骨小梁改变是氟骨症检查的首选部位和可靠指标。双磷酸盐及放射线引起的骨坏死也常需要X线片来明确诊断。但是，X线检查不是万能的，有一定限制。初次检查未发现骨质破坏并不能排除早期病变，需要继续追踪复查，才能确诊。有的X线征象并非特征性改变，存在"同病异影"或"同影异病"现象，需要结合临床资料等进行综合分析，才能作出比较切合实际的X线诊断。局部改变不能完全反映全身性疾病。软骨、半月板、韧带等与软组织的密度差别不大，平片不能显示，需用关节造影等方法。

尽管存在一些不足，X线检查和诊断在骨及关节疾病中的应用很普遍，已成为临床诊断中不可缺少的手段之一。因为X线检查不仅能显示病变的部位、范围、程度和性质，而且能进行动态和疗效的观察。基层医院受检测仪器条件的限制，目前X线仍是一种较易普及的检查方法。但该方法只能定性，不能定量，且不够灵敏。对于骨质疏松的检查，一般在骨量丢失30％以上时，X线才能有阳性所见。表现为骨皮质变薄、骨小梁减少或消失、骨小梁的间隙增宽、骨结构模糊、椎体双凹变形或前缘塌陷呈楔形变等。

一、普通检查

摄片是骨及关节X线检查的主要方法，摄片体位主要有正位和侧位。必要时可加照其他体位，如斜位、切线或轴位等，以便从不同方向进行全面观察。

透视在骨毒理研究中一般不用。只在火器伤查找异物与定位和在骨折与脱位进行复位时才用。

二、特殊检查

特殊检查包括断层摄影、放大摄影等。其中断层摄影较常用，简单介绍如下。断层摄影可以逐层显示骨结构的细微改变，避免平片上前后互相重叠的干扰，因此，适用于以下几种情况：①平片不能显示的细小骨质破坏；②颅底部等结构复杂的部位或与其他结构重叠的部位；③显示慢性化脓性骨髓炎的死骨等。

三、造影检查

造影检查包括关节造影、血管造影、骨膜外充气造影、瘘管造影、椎间盘造影、淋巴造影及脊髓造影等。

骨及关节疾病血管造影的目的是为了鉴别病变的良、恶习性和了解病变的起源，近年来也用于四肢烧伤、脉管炎和断肢再植、显微血管外科等。

第二节 骨形态计量学

在骨损伤发生过程中，骨形态计量学能比X线更早地发现一些骨病理变化的存在，而且能从多个指标分析骨代谢的改变，但由于标本的获取具有创伤性，所以，在临床上使用的较少，在一些基础研究中使用较多。有学者应用骨形态计量学方法对氟中毒家猪胸椎（T2）的结构进行了研究，测量了7种骨形态学参数，发现部分家猪椎体上部骨小梁体积增加，结节间小梁和结节闭环小梁的长度有增加的趋势，游离小梁和结节游离小梁减少，表现为小梁结构致密；还有部分家猪骨小梁体积减小，结节闭环小梁减少，游离小梁和结节游离端小梁明显增加，结构破坏，这种骨病变的多样性与骨含氟量有关。另一学者通过骨形态计量学方法发现氟中毒大鼠骨建平衡紊乱，氟刺激骨增生和导致骨矿化障碍。这些指标都比X线方法更深入地揭示了骨代谢紊乱的机制。

骨形态计量学是属于体视学、生物医学组织形态计量学中的一个特殊分支，是基于体视学原理，从二维切片上推导三维结构的一种方法。该方法除能将形态学观察到的骨结构改变用定性、定量的计量方法求得骨体积密度、骨小梁表面积、皮质骨厚、骨小梁间距、骨小梁厚的平均值等，还能对未钙化的类骨质进行分析，求得平均类骨质体积、平均类骨质表面、平均类骨质宽、成骨细胞活跃表面、破骨细胞活跃表面和平均骨壁厚等指标。通过活体四环素双标记的方法，利用四环素能与骨特异性结合并沉积在骨矿化前沿的特性，把时间因素标记在骨的重建过程中，可以测定多组骨动力学组织参数。在荧光显微镜下，观测骨内两次标记的四环素荧光线间距离，单、双标四环素荧光骨矿化前沿的标记率等动态变化，从而求得骨矿化沉积率、单标四环素表面、双标四环素表面及单、双标四环素表面比、矿化延迟时间、骨再建单位时间和纠正矿化沉积率等多项骨动力学指标，从而可获取骨细胞、组织以及器官水平上的信息。虽然当今的研究中功能变化已普遍地用定量指标来表达，但形态与功能的定量关系都因形态学普遍停留在定性描述上而未能准确地给予揭示。形态学改变与功能的定量结合还有助于揭示病理现象与病变本质的关系。而骨计量学正是有助于揭示骨的生理与病理改变的功能与组织定量研究的一种新方法。它是在分析代谢性疾病的研究中的一项不可缺少的基本指标，其在疾病发生机制研究、药物疗效评价中都有着广泛的应用价值，是评价骨转换与骨结构的有效手段，能直观、形象地对骨松质进行定量分析。

一、骨形态计量学在骨代谢研究中的静态指标

骨形态计量静力学参数包括：单位体积骨小梁骨量，平均骨小梁宽度，相对类骨质量，骨形成表面，成骨细胞数，成骨细胞表面，破骨细胞数，侵蚀表面积等。

(一) 有关类骨质表面的指标

1. 相对类骨质表面，也可称为骨样组织表面，构成骨松质的骨小梁称为骨小梁表面。在平面图像上表现为骨小梁的边界上覆盖着一层类骨质，其边缘长称为表面长度；在三维的结构中以面积存在，也称表面积。该指标代表着类骨质生成空间的多少，间接体现成骨量的多少与骨形成期的长短。

2. 相对类骨质体积，它表示在松质骨空间体积内所含类骨质的体积数，常用百分数来表示，表明类骨质量的多少。

3. 平均类骨质层宽度，在显微镜下图像测定中，可多次测类骨质表面的厚度，经平均而得到平均类骨质层宽度，代表类骨质生成的速度和矿化速度。

(二) 骨细胞表面计量指标

1. 活跃成骨细胞表面是指骨样组织表面上覆盖着成骨细胞的表面，也称为成骨表面。在所有的骨小梁表面分为静止面、骨吸收面及骨形成面。

2. 破骨细胞吸收表面包括两种情形，一是破骨细胞正在吸收的骨小梁表面，二是吸收已经完成，破骨细胞已经消失而成骨细胞尚未出现的表面。此参数多以此类表面占骨小梁表面的百分数表示。活跃骨吸收面是指覆以破骨细胞的骨吸收面，不活跃吸收面是指无破骨细胞的骨吸收面。不活跃吸收面的范围不能反映当时吸收情况，但能说明以前曾被吸收而现在尚未为新生骨所修复。

3. 平均骨体积是指单位体积内骨小梁（或骨皮质）所占的体积百分比。在不同解剖、组织部位及不同性别、年龄组中，骨体积可有相应变化。平均骨体积低于正常值或小于对照标准的 15%，就应视

为骨质疏松症。在观察的成人股骨头无菌性坏死病例中，所观察的股骨头病变部位平均骨体积值均低于正常股骨头。同样的现象也见于切除卵巢的大鼠骨质疏松症模型中。

二、骨形态计量学在骨代谢研究中的动态指标

(一) 反映骨形成和骨吸收的参数

反映骨形成的参数包括荧光标记周长百分数，矿化沉积率，单位骨小梁周长骨形成率，单位骨小梁面积骨形成率等；反映骨吸收的参数包括单位骨小梁面积上的破骨细胞数，破骨细胞周长百分率等。这些参数对反映骨形成和骨吸收有重要的价值和意义。

(二) 骨活检技术

骨活检作为一种重要的研究手段已被广泛运用于临床和动物实验研究中，它能为代谢性骨病的发生机制和治疗方法提供重要的线索。除静态的组织学信息外，荧光双标记能对两个不同时间的组织矿化进行定位，从而提供关于骨形成的动态信息。矿物沉积率是一个关键的动态指标，用来测量骨形成率，由双标记线之间的距离决定。骨活检的技术可分为以下几步。

1. **四环素标记** 在人类研究中，四环素类药物是唯一适用的荧光标记药物。在荧光显微镜中，通过350nm波长荧光的激发后能出现明亮的荧光。标记的明亮度由药物的血浆浓度决定，而浓度由剂量决定。双标记过程包括连续服药几天，休息更长一段时间后第2次服药，在最后1次服药后5~14天活检，能产生良好的标记效果。两次服药时间中点之间的间隔称为标记时间，这个数值被用来计算矿物沉积率。

2. **活检** 使用内径不少于7.5mm的环锯能获得合适的标本。患者以仰卧位躺于手术台上。活检部位在髂前上棘后下约2.5cm。局部麻醉后做2cm皮肤切口并钝性分离至骨膜。插入环锯取出一小块骨，包括双侧的骨皮质和其中的骨小梁。缺损处用两块小吸收性明胶海绵压迫止血，关闭切口，压迫包扎。

3. **标本处理** 标本取下后立刻放在盛有70%乙醇的带盖瓶子

内。进行抗酒石酸酸性磷酸酶染色的标本,在低温下进行固定。脱水,去脂,包埋,修整组织块后用装有炭化钨钢刀的切片机切片、染色。

第三节 骨转换的生化指标

骨的代谢是一个旧骨不断被吸收、新骨不断形成的周而复始的循环过程,此过程被称为骨重建。骨重建的速率称为骨更新率或转换率。测定血、尿的矿物质及某些生化指标有助于判断骨代谢状态及骨更新率。骨代谢的生化指标检查具有快速、灵敏及在短期内观察骨代谢动态变化的特点,因此,生化检查在骨毒理学的研究中是必不可少的指标。有学者发现氟骨症患者除骨密度低于对照组外,血清骨钙素明显高于对照组,血清碱性磷酸酶和尿羟脯氨酸值显著升高,血清钙、磷降低。这充分说明氟中毒患者体内的骨形成和骨吸收均存在异常。在动物实验中发现乙醇中毒大鼠的血清碱性磷酸酶、血清骨钙素、血钙及钙磷乘积显著下降;而尿钙、磷和羟脯氨酸排泄量显著增多。这说明乙醇中毒引起骨形成紊乱,继发骨质疏松。下面对骨形成和骨吸收的一些生化指标进行介绍。

一、骨形成指标

1. 碱性磷酸酶 单纯测碱性磷酸酶意义不大,不敏感。测同工酶骨特异性碱性磷酸酶较敏感,是反映骨代谢的指标,破骨或成骨占优势时此指标均升高。骨更新率增加的代谢性骨病,如畸形骨炎、先天性佝偻病、甲状旁腺功能亢进、骨转移癌及氟骨症等,此指标显著升高。

2. 骨钙素 骨钙素是骨中含量最高的非胶原蛋白。由成骨细胞分泌,受 $1,25-(OH)_2D_3$ 调节。通过骨钙素的测定可以了解成骨细胞的动态,是骨更新的敏感指标。骨更新率上升的患者血清骨钙素上升。

3. 血清Ⅰ型前胶原羧基端前肽 这是成骨细胞合成胶原时的

中间产物，是反映成骨细胞活动状态的敏感指标。此指标与骨形成呈正相关。

二、骨吸收指标

1. 尿羟脯氨酸是反映骨更新的指标。受饮食影响较大，收集尿之前，应素食 2～3 天。

2. 血浆抗酒石酸盐酸性磷酸酶主要由破骨细胞释放，是反映破骨细胞活性和骨吸收状态的敏感指标。

3. 尿中胶原吡啶交联或 I 型胶原交联 N 末端肽是反映骨吸收和骨转移的指标，较尿羟脯氨酸更特异和灵敏，方法简便、快速。

三、血、尿骨矿物质成分的检测

1. 血清钙正常值 2.1～2.75mmol/L。

2. 钙、磷代谢在骨矿代谢中占重要位置，两者要保持合适比例才利于骨代谢。

3. 镁是体内重要矿物质，人体 50% 的镁存在于骨，低镁可影响维生素 D 活性。肠道对镁的吸收随着年龄增长而减少。甲状旁腺功能亢进、慢性肾疾病、原发性醛固酮增多症、绝经后及老年性骨质疏松症时血清镁均下降。

4. 尿钙、磷、镁的测定是研究骨代谢的重要参数：通常测定包括 24h 尿钙、磷、镁，空腹 24h 尿钙、磷、镁及每克肌酐排出的尿钙、磷比值。该项检查受饮食、季节、日照、药物、疾病等因素影响较多，需严格限定条件再进行测定。

第四节 骨生物力学

力学特性是骨的一个特殊指标。对于四肢骨和椎骨来说，其力学特性也是最重要的一个指标。骨生物力学的指标可以反映骨的功能状态。因为负重是骨的一个重要功能，所以骨生物力学指标比一些结构和形态指标更具实际意义。因此，骨的生物力学实验方法是全面评价骨质量的重要手段,是骨量、骨结构和骨强度的综合体现。单纯的骨密度测定和骨形态学观察还不能全面反映骨质量,因此力学实验在评价骨质量中的作用是无法被其他测定方式取代的。一些毒物对骨力学特性的影响是其骨毒性评价的一个重要内容。曾有学者发现低过量氟组大鼠出现股骨最大负荷减低,最大形变增加。这些结果明确地反映低过量氟可以引起骨力学特性的改变,从而影响骨功能的发挥。对骨力学特性进行测定必须具备相应的材料力学测试机或测量应力和应变的仪器设备,同时还需要有制备骨样本的辅助仪器设备。具体试验方法如下:

一、骨样本的制备及保存

骨的材料力学特性取决于许多因素,如骨的类型(骨密质或骨松质)、骨样本的局部取材部位、骨的年龄差别和力学测试时测试条件的选择等。这些资料都要做好记录,以便测试后进行可靠的数据分析和对照。但在对骨样本进行的力学测试中要考虑到所选样本局部的力学特异性和制备过程中有可能产生的对骨样本的机械和热损伤,从而影响实验结果的准确性和可比性。

骨与其他生物组织相同,在离体后数小时内开始自溶,从而改变骨的力学特性。在获取骨材料后应用等渗生理盐水浸湿的纱布包裹好,放入 $-20°C$ 的冰箱保存,以便在累积较多样本后进行力学测试。除生理盐水外,也可采用乙醇或甲醛作为骨样本的保存剂。

二、力学测试方法

(一)拉伸实验

一般要求骨样本具有较大的体积。测试时要将骨的两端牢固固定,以保证测试结果的可靠性。同样,也可制备骨密质和骨松质小样本进行测试。由于骨主要起负重功能,即主要承受压力负荷,故拉伸实验不常被选用于测定药物或毒物对骨质力学特性的影响实验。

(二)弯曲实验

弯曲实验被大量采用进行对骨干骨密质的力学性能测定。标本为取骨干全长，两端置于两支点上进行实验。适合于长骨骨皮质的力学测试。弯曲实验有三点弯曲和四点弯曲。三点弯曲实验中，骨标本受压后产生弯曲，接触压具的一边引起压缩应力，接触支点的一边引起张应力产生。由于骨主要起支撑作用，受压力负荷的能力大于张力负荷，骨折的部位通常首先发生在受张力面。四点弯曲实验中，标本在两个加载点之间是纯弯曲状态，克服了三点弯曲实验剪切力的影响。

（三）压缩实验

压缩实验常用于对骨松质力学特性的测试。压力实验的主要优点是测试时骨受力方向与骨活体的生理受力方向基本相似，且测试方法简单。与拉伸实验相比，压力测试结果会受骨与外力之间相对挤压所产生的"终端"效应的影响。如骨样本的上下面受力与压力装置平面不平行，会导致应力集中在骨样本的某个局部，从而减小了整体的应力和弹性模量。同样，如施加的压力与骨正常受力方向不一致，也会导致较小的应力和弹性模量。如制备具有两个绝对平行界面的样本有困难，可采用特制的自动调节平面板来减少压力实验时的应力集中现象。在测定骨松质压力特性时，可制备游离或非游离骨松质小样本进行压力实验。由于在制备游离骨松质样本时破坏了骨小梁的边界结构连接，游离骨松质样本的应力和弹性模量都会小于非游离骨松质的样本。另外，近年来也采用超微力学测试刻压技术，对包埋后的骨密质、骨松质甚至单个骨小梁进行局部点状刻压测试。

（四）剪切实验

一般用于厚度为 5～10mm 的骨皮质样本的测试。为了获得准确的剪切实验数据，需要制造特殊的夹具，如轨道型剪切夹具和槽型扭转夹具来减小测试误差。

（五）扭曲实验

扭曲实验主要用于测试管状长骨的抗扭转力。测试前要将骨的两端用塑胶脂或低熔点合金进行包埋，然后用具有扭转轴或具有双轴，即拉压和扭转轴功能的材料力学机进行测试。

（六）疲劳实验

拉伸、弯曲、压缩和扭转都可以对骨标本进行疲劳实验。标本放在能提供周期载荷疲劳实验的实验机上进行实验,当标本的硬度下降30%时,就会发生疲劳骨折。

第五节 Micro-CT 扫描

Micro-CT 能够在不破坏样品的情况下,对骨骼、牙齿、活体小动物和各种材料器件进行高分辨率($<10\mu m$)X 线成像,获取样品内部详尽的三维结构信息,从而显示各部分的三维图像,分辨率远远高于临床 CT。利用强大的图像处理软件,用户可以观察任意角度的断层图像和三维图像,定义任意数量和三维形状的 ROI(感兴趣区),分割或合并多个三维图像,定量计算样品内部选定区域的体积、面积、孔隙率、连接密度、结构模型指数、各向异性程度等。根据已知密度的标准品(体模),还可以得到样品的密度值(如骨密度),分析物质的种类、组成、强度和完整性等参数。目前尚未见 Micro-CT 用于骨毒理学研究的报道,但由于其方法的特点及非创伤性,相信在不久的将来 Micro-CT 会在骨毒理学研究中发挥越来越大的作用。下面对这种方法进行简单的介绍。

空间分辨率达到 $1\sim 10\mu m$ 的医学 CT 称为显微 CT,与之对应的是现在达到肉眼分辨水平的 CT,称为宏观 CT。细胞大小平均为 $10\sim 50\mu m$,而细胞器约为 $0.2\sim 1\mu m$。所以,显微 CT 也就是"能看见组织和细胞图像的 CT"。宏观 CT 已能达到肉眼直接观察脏器病变的水平,相当于病理尸检所见的病变结构。而显微 CT 能看见组织和细胞的结构,显微 CT 最初设计的目的是用来探测陶瓷材料中的结构缺陷和金属中的应力缺陷。Feldkamp 和 Goldstein 首先将其应用于骨结构的研究,用微焦点 X 线球管作为放射源,用图像增强器作为二维探测器,并以锥形束重建技术创建三维重构体。在此基础上,Engelke 发展了一种骨小梁的三维数字模型,用于比较二维和三维结构,研究空间分辨率的效应及建立结构参数的图像处理技术。三维锥形束显微 CT 空间分辨率已达到 $60\mu m$,可以使人类股骨和椎骨骨小梁结构在体外成像。随后出现的使用同步加速器代替 X 线球管的显微CT，其空间分辨率达到了$1\sim 2\mu m$，可产生非失真性图像，能够辨别更多细小的病理变化（如吸收陷凹等）。Rtiegseggr等发明了一种用于骨样品研究的显微CT装置，已广泛用于实验研究，且不需同步加速器，图像处理不受骨形态计量学中模型假体的影响，可直接进行骨小梁三维结构分析及病理改变的观察。

微型CT应用于骨质疏松症研究的报道较多。骨质疏松症的病理学改变包括质和量两方面。量变主要体现在骨矿物质含量的下降，而质变主要表现在骨小梁的生长状况、骨矿化程度、骨质的堆积范围、微损伤等区域性组织形态学改变，如骨皮质和骨小梁容量下降，骨小梁断裂、稀疏。大量的动物实验和临床研究表明，单纯增加骨矿物质含量，并不相应增加骨强度，有时反而降低。除骨密度外，骨微细结构、骨有机基质、矿物质成分、微小损伤及修复状态均影响骨强度，并与骨质疏松性骨折的发生密切相关，这些骨量以外的病理因素称为骨质量。微型CT在骨质疏松症研究方面的应用主要包括以下两个方面。

一、在测量骨矿物质含量方面的应用

目前，临床上测量骨矿物质含量的主要手段为双能X线吸收测量法，但由于设计双能X线吸收测量法时人为地将扫描部位感兴趣区内的组织分为可吸收X线组织和不吸收X线组织两种，而实际上感兴趣区内骨部位至少含有骨、红/黄骨髓、骨外肌肉以及脂肪4种成分，这些都可吸收X线，双能X线吸收测量仪错误地或不可避免地把这4种成分全部当做骨矿物质，因而会导致骨密度测量不准确（增加或降低），产生准确度误差。而显微CT能提供被扫描层面内密度分布的客观定量信息，具有良好的密度分辨率，并可以通过软件在三维空间观察骨标本的骨矿物质含量和微结构。从而可以分别评估骨皮质和骨松质的骨矿物质密度，测量真正的骨矿物质含量和骨皮质厚度等骨质疏松诊断参数，而不仅仅是骨密度。

二、在测量骨质量方面的应用

骨活检及骨形态计量学是当前观察骨质量改变的主要手段，但由于其均属创伤性检测，故不易被患者接受，且取材局限，动态观察困难。而使用高空间分辨率的显微 CT，可以对目标进行三维立体重建，分析测量传统骨形态计量学参数，如骨小梁体积、骨小梁厚度、骨小梁空间距离等，从而可以全面、立体、实时地观察骨质量的改变。这对于观测骨松质三维的空间构建，早期发现骨小梁及骨结构的病变，对骨质疏松症作出早期、明确的病理诊断起到了突破性的促进作用。

第六节 体外实验方法

利用体外培养的方法研究一些外源化学物对成骨细胞、破骨细胞以及骨髓基质干细胞的影响能更直接地了解毒物的作用方式和机制。特别是在毒物对一些骨代谢相关细胞信号通路作用的研究中，体外培养方法是无法替代的。下面对这些培养方法和观察指标进行简单介绍。

一、骨髓基质干细胞的培养

骨髓基质干细胞是一类具有分化潜能的成体干细胞，在特定条件下还可分化为成骨细胞、软骨细胞、脂肪细胞。近年来，还认为其可分化为肝细胞和神经细胞。它是多种外源化学物的靶标。糖皮质激素和乙醇可以增加骨髓基质干细胞向脂肪细胞的分化减少其向成骨细胞的分化，从而在糖皮质激素和乙醇引起的骨坏死过程中具有一定的作用。下面以来源于人的骨髓为例，简要介绍其体外培养、分化的方法和步骤。

（一）骨髓基质干细胞的分离、纯化

1. 骨髓标本的准备　　从志愿者供体的髂后上嵴或胸骨穿刺吸取适量的骨髓（1~2ml），收集在含有肝素抗凝（200U/ml）的 50ml

聚丙烯管中，混合均匀。骨髓细胞用含有5%胎牛血清的Hanks缓冲液或磷酸盐缓冲液以1:1比例稀释，备用。

2. 骨髓基质干细胞的分离、纯化方法 根据不同的研究目的和具体情况有多种分离、纯化方法，下面介绍常用的两种：

(1) 细胞贴壁分离法。在塑料培养皿中放置全骨髓标本，约4h后倒掉未贴壁细胞，弃去大部分造血干细胞及其子代细胞，少数贴壁细胞呈异质性，大部分紧密贴壁细胞呈针形，并形成2~4个细胞的聚集体，聚集体细胞经2~4天的休眠期，开始迅速增殖，形成克隆。

(2) 密度梯度离心法。通常使用的密度梯度分离液有多种，包括Lymphoprep、Ficoll和Percoll等。如使用Lymphoprep（1.077mg/ml）分离液，以1:2的比例先后放置分离液和等倍稀释的骨髓标本（先后顺序不能错），而且操作过程要缓慢，在二者之间应出现一个液面，避免二者混合。然后在800g下离心20~30min，用移液管转移中间浅黄色层，即为骨髓单个核细胞。然后，在含有15%胎中血清（FCS）的培养介质中250g离心10min，弃上清液，收获细胞，计数，接种。细胞贴壁生长后，呈成纤维细胞样形态，原代培养5~7天生成肉眼可见的匀称克隆。

使用密度梯度离心法结合贴壁分离法有效分离了骨髓基质干细胞，并进行了生长动力学及多分化潜能的体外研究。

(二) 骨髓基质干细胞的鉴定

1. 骨髓基质干细胞的表型特征 除了具有克隆形成、自我更新和多分化潜能特性外，骨髓基质干细胞表达一系列一致的细胞表面分子，这些细胞表型的表达也是骨髓基质干细胞鉴定的重要依据。通过流式细胞仪分析，证明分离培养的骨髓基质干细胞为含有一致表型的细胞群体，在第1、2次传代时分别具有95%、98%的同源性。这些贴壁细胞表达CD29、CD44、CD71、CD90、CD106、CD120α、CD124及许多其他表面蛋白。此外，几种用来识别造血细胞的抗体，如脂多糖受体CD24、CD34、白细胞共同抗原CD45等，在造血细胞呈阳性的标记，在基质干细胞则呈阴性。小鼠HOP-26抗体可识别人骨髓基质成纤维细胞克隆形成单位，但未能确定成纤维细胞克隆形成单位究竟是所有骨髓基质前体细胞,还是唯一的骨祖细胞前体细胞。某些骨髓基质细胞亚群表达一种可被 STRO-1 抗体识别的表面蛋白。这些细胞亚群在适宜的体外培养条件下形成矿化基质,并表达骨特异性蛋白骨钙素。曾有学者使用小鼠 STRO-1 抗体的磁珠识别骨髓基质细胞表面蛋白,特异性分离出人骨祖细胞。经长期培养,所有细胞分化为成骨细胞谱系,表现成骨细胞形态学特征,碱性磷酸酶活性增强,表达骨特异性蛋白骨钙素,矿化基质形成。由于抗表面抗原的单克隆抗体产生,大量具有高度调节作用的骨髓基质干细胞表面分子得以鉴定。随着科学的发展,可能还会有更新的、更特异的骨髓基质干细胞标记出现。因此,要获得足够数量的骨髓基质干细胞,可利用骨髓基质干细胞体外培养过程中贴壁生长的特性及一系列细胞表面标记蛋白,对其进行分离、纯化和扩增。

2. 克隆形成效率分析　　成纤维细胞克隆形成单位分析是确定骨髓基质干细胞数量或克隆形成效率的体外分析方法。通常将克隆形成效率定义为一定量的骨髓有核细胞中成纤维细胞克隆形成单位的数量。正常骨髓中的骨髓基质干细胞数量很少,且随年龄增加或疾病而减少。如正常新生儿骨髓中的骨髓基质干细胞占全部有核骨髓细胞的 1/10 000,10 岁以上占 1/100 000,50 岁以上占 1/400 000,80 岁以后则占 1/2 000 000~1/1 000 000。21 月龄大鼠股骨干骨髓中的骨髓基质干细胞数量较 4 月龄者明显减少,经体外培养,形成的成纤维细胞克隆形成单位及具有成骨细胞样表型特征的贴壁细胞也明显减少。

(三) 骨髓基质干细胞的诱导分化

体外培养扩增的骨髓基质干细胞,在特定诱导因子作用下,具有多分化潜能,移植于体内不同环境或部位,也呈现适应该特异环境或部位的表型表达,如可分化为成骨细胞、软骨细胞、脂肪细胞等,而且已经建立了较为稳定的体外诱导培养条件。

1. 向成骨细胞的分化

(1) 向成骨细胞分化的培养条件。使用基础培养介质 (α-MEM 中含有 15% FCS,2mmol/L-谷氨酸盐,100U/ml 青霉素,100mg/ml 链霉素),在 37℃、5% CO_2、饱和湿度下培养全骨髓细胞、骨髓单个核细胞或 STRO-1 阳性的骨髓单个核细胞,7 天后换液,改用成骨性培养介质(基础培养介质中加 10^{-8} mol/L 地塞米松,10mmol/L β-甘油磷酸钠,50μg/ml 维生素 C)继续培养,每周换液两次,培养至 4~6 周时检测成骨细胞表型表达。此外,尚可以用其他的培养基,如:DMEM 中含有 10% FCS,2mmol/L L-谷氨酸盐,100U/ml 青霉素,100mg/ml 链霉素,10^{-7} mol/L 地塞米松,10 mmol/L β-甘油磷酸钠,50μmol/L 维生素 C-2-磷酸盐。其中,维生素 C 是胶原中赖氨酸和羟脯氨酸羟基化的辅助因子,也是胶原正常合成与分泌的必需成分,并可增强前胶原 mRNA 的转录和稳定性。β-甘油磷酸钠则是细胞外基质矿化过程中磷酸根离子的原料来源。生理浓度的地塞米松可促进骨髓基质干细胞的增殖和/或存活,促进骨生成细胞谱系已分化表型的表达,维生素 C 类似物和 β-甘油磷酸钠则能够进一步支持其表型的表达。成骨性分化的特征性表型包括碱性磷酸酶活性、Ⅰ型胶原和骨钙素表达以及细胞外基质矿化形成骨结节。

(2) 茜素红 S 染色。骨髓基质干细胞在成骨性培养介质下培养 3~6 周时,出现不透光钙化结节,经 95% 乙醇固定 20min,PBS 冲洗 5min×2 次,于含 0.1% 茜素红 S 的 pH 8.3 Tris-HCl 缓冲液中孵育 30min,使钙质染色,光学显微镜下观察,阳性钙质染色呈红色。

(3) von Kossa 染色。不透光钙化结节出现后,将标本在 10% 中性缓冲甲醛溶液中固定后,加入 2% 硝酸银溶液,在黑暗中孵育 10min;然后在紫外光或日光下照射 15min,弃去硝酸银溶液,去离子水充分冲洗;在 5% 亚硫酸钠溶液中漂洗 5min,不必复染,光学显微镜下观察,阳性钙质染色呈黑褐色。

(4) 胶原染色。将固定的细胞放在用饱和苦味酸配制的 1% 天狼星红中 1h,然后用水冲洗,除去非特异性染色。

(5) 碱性磷酸酶染色。将培养皿或培养孔中待染色的细胞用 PBS 洗 2 次,加入无水乙醇于 4℃ 固定 10~30min,或用 4% 多聚甲醛室温固定 10min,PBS 漂洗 2 次,25mmol/L Tris-Cl (pH9.0) 漂洗 1 次,加入新鲜配制的染色液室温放置,约 15~30min 后阳性细胞即呈现红色，PBS漂洗以终止反应。

(6) 成骨细胞表型鉴定。成骨细胞表达一系列特征性表型，包括表达Ⅰ型胶原、骨钙素、骨桥蛋白、骨涎蛋白、骨连接蛋白以及特异性转录因子 Cbfa1、Osterix 等。这些因子的表达可通过免疫细胞化学、反转录-聚合酶链反应（RT-PCR）或蛋白质印迹（Western blot）等方法来检测。

2. 向软骨细胞的分化

(1) 向软骨细胞分化的培养条件。通常使用的软骨生成性培养介质为无血清 DMEM，其中含 6.25 mg/ml 胰岛素，6.25 mg/ml 转铁蛋白，6.25 mg/ml 亚油酸，5.35 mg/ml 亚硒酸，1.25 mg/ml 牛血清白蛋白，丙酮酸盐（1mmol/L）和 TGF-β_1（0.5～10 ng/ml）。在这些条件下可进行骨髓单个核细胞单层细胞或细胞团的诱导培养。如离心获得的人骨髓基质干细胞团，在含有上述无血清条件介质中培养，形成多层状结构，使用单克隆 C4F6 检测到作为软骨典型特征的Ⅱ型胶原，组织切片中可见软骨细胞样陷窝形成、广泛的细胞外基质富含可凝集蛋白多糖和Ⅱ型胶原。

(2) 细胞团的悬浮培养。用 0.25% 胰蛋白酶/EDTA 消化液消化贴壁生长的骨髓单个核细胞，计数，将 2×10^5 细胞重悬于 0.5ml 介质中，在 15ml 聚丙烯离心管中以 500g 离心，获得细胞团，在上述软骨生成性培养介质中诱导培养。通常在 24h 内，细胞团脱离管壁。每 2～3 天换液一次，持续培养 21 天，进行诱导性软骨生成的检测。

(3) 软骨细胞表型表达的鉴定。诱导分化的软骨细胞表达的特征性表型包括Ⅱ型胶原，Ⅹ型胶原，蛋白多糖成分如可凝集蛋白多糖、核多糖、二聚糖，以及糖胺聚糖和硫酸软骨素的合成等，其 mRNA 和蛋白的表达可通过相应的分子生物学或生物化学技术来鉴定，不再赘述。

3. 向脂肪细胞的分化

(1) 向脂肪细胞分化的培养条件。培养瓶（皿）中的骨髓单个核细胞接近铺满时，改用诱导脂肪培养介质（DMEM 中含有 10% FCS，0.5 μmol/L 地塞米松，0.5 mmol/L 1-甲基-3-异丁基黄嘌呤，50μmol/L 吲哚美辛，100 U/ml 青霉素，100mg/ml 链霉素）培养，每 2～3 天换液，3 周时，呈现脂肪细胞性分化。细胞内聚集丰富的脂肪小泡，并随时间不断扩大、融合，最终充满整个细胞。

（2）油红 O 染色。将诱导分化的脂肪细胞在 10％中性缓冲甲醛溶液中固定 1h，蒸馏水漂洗 5min×2 次；加入新鲜配制的油红 O 溶液内（0.1g 油红 O 溶于 98％异丙醇 100ml，用时取 6ml 加蒸馏水 4ml，静置 10min，过滤使用）10min，蒸馏水漂洗 2min×2 次；苏木素染核，流水冲洗 10min，甘油封固，光镜下观察。脂滴呈红色，胞核蓝色。

（3）脂肪细胞表型表达的鉴定。脂肪细胞表达的特征性表型，包括转录因子 PPARγ2、CEBP/α，以及早期或晚期标记如脂蛋白脂酶（LPL）和脂肪酸连接蛋白 αP2 等的表达可通过免疫细胞化学、RT-PCR 或蛋白质印迹等方法来检测。

二、成骨细胞培养

早在 20 世纪 60 年代 Peck 和 Birge 开始用胶原酶消化骨片体外培养成骨细胞。1975 年 Wong 等采用多次胶原酶消化使培养的成骨细胞得到纯化。1985 年 Robey 和 Termin 等采用低 Ca^{2+} 培养液培养骨片获得成骨细胞。经过鉴定比酶消化法得到的细胞更加纯化。成骨细胞分离培养技术的建立极大地丰富了人们对骨发育、生理、生化和分子遗传学等多方面的认识，成为了骨研究领域中一种非常有用和普遍的研究手段。随着细胞培养技术的发展，已经从人和许多动物（大鼠、小鼠、鸡、兔）的骨组织（主要为颅骨）、骨髓基质和骨膜中成功分离、培养出具有典型成骨细胞特征的成骨细胞，并发现这些细胞株在含有 β-磷酸甘油的培养基中均可形成矿化结节。成骨细胞培养与其他分子生物学和遗传生物学等技术结合，为骨生物学研究提供了一个重要平台。

（一）成骨细胞的分离和培养

自胚胎或新生动物颅骨分离、培养成骨细胞是经典的成骨细胞培养模型。这些幼体组织细胞能在体外迅速增生，并在相当一段时间内保持具有活性的成熟成骨细胞表型。在实际操作中颅骨较其他部位骨容易被分离并保持无菌状态，扁骨中较少骨髓，从而最大限度地减少成骨细胞培养中其他细胞的污染。

颅骨来源的成骨细胞常取自胚胎或新生的小鼠或大鼠。用胶原酶和胰蛋白酶等蛋白酶对组织进行消化是最常用的细胞分离方法。采用比重分离或在消化过程中的不同时间点来收集细胞的方法，可以获得大量的成骨细胞样细胞。经过多次改进的酶消化法分离出的成骨细胞细胞数和纯度已明显提高，其具体方法可以参考有关文献，这里不再赘述。酶消化法也被用于从已矿化的成熟骨中获得成骨细胞，包括从骨内膜中消化、分离成骨细胞。

体外骨块培养也是从成熟骨中获得成骨细胞的普遍方法。骨块多取自成年人骨活检或手术标本，剪碎组织后，将骨髓中造血细胞和成纤维细胞采用冲洗或酶消化的方法去除，剩余组织块经一段时间培养，细胞移出并附壁生长。采用这种方法获得细胞较酶消化法用时长，但对细胞的损伤比较小。

来源不同的成骨细胞具有共同的表型结构及相似的生物学特性，但对外界的刺激反应性不尽相同。因此，在体外实验中应注意不同来源的细胞对同一刺激物产生结果可能存有一定差异性。

（二）培养的成骨细胞鉴定

1. 形态学观察　　相差显微镜下观察体外培养成熟成骨细胞呈扁平或立方形态，细胞核较大且呈圆形或椭圆形，早期呈单层附壁生长，细胞富集后多交叠排列，形成多层形态。细胞外基质逐渐丰富，覆盖连接细胞间隙，并形成多个散在小结节样结构，称为骨样结节。骨样结节是细胞外基质钙化产物，应用 von Kossa 方法染色证实，骨样结节中钙离子可被银离子置换，氧化后呈棕黑色斑块。骨样结节亦可应用其他染色方法（如 Alizon red 等）确认。

扫描电镜和透射电镜下观察成骨细胞培养中细胞外基质表现为特征性胶原纤维交叉排列，部分胶原纤维上有结节沉积，电镜引导下离子分析显示该处为钙离子。X 线衍射显示骨样结节与羟磷灰石结构相同，提示体外形成的骨小节与体内骨结构相似。

2. 成骨细胞标志物检测 目前已发现成骨细胞具有许多特征性标志物，如Ⅰ型胶原蛋白、碱性磷酸酶、骨连接蛋白、骨桥蛋白和骨钙素等。在成骨细胞生化检测中应用最广泛的标志物是碱性磷酸酶。经典的检测细胞碱性磷酸酶活性的方法是采用对硝基苯磷酸作为底物，细胞经超声破膜后，细胞内液与底物反应，在 405nm 读取吸光度，与总蛋白量或单位细胞数对比后可以计算出碱性磷酸酶活性。Ⅰ型胶原蛋白可以采用放射性标记法检测其百分含量，另外，十二烷基硫酸钠（SDS）电泳可用来测定细胞培养中胶原的类型。电泳方法可以检测到除Ⅰ型以外的其他类型胶原蛋白，成熟成骨细胞只分泌Ⅰ型胶原蛋白，如有Ⅱ型和Ⅲ型胶原蛋白存在，可以分别表明培养中含有软骨细胞和成纤维细胞。

免疫学方法已广泛应用于成骨细胞标志物的检测。应用特异性抗体，可以针对Ⅰ型胶原蛋白、碱性磷酸酶、骨钙蛋白等进行组织化学或荧光免疫定位观察，也可应用 Western blot 进行定量分析。

总之，成骨细胞培养目前已经成为一个在骨生物学中普遍接受和广泛应用的技术。应用此项技术为研究成骨细胞发生、发展极其各阶段的调控机制提供了大量的数据，是在细胞和分子水平研究各种人外源化学物质对骨毒性、骨代谢相关激素、细胞因子以及药物作用的有效方法。

三、破骨细胞体外培养

破骨细胞是骨吸收的主要功能细胞。体外培养破骨细胞是研究一些外源化学物（如镉、氟等）骨毒性的基础，也是一些骨代谢药物研究的基础。成熟的破骨细胞是高度分化的终末细胞，组织含量少且非常脆弱。与其他细胞相比，破骨细胞体积大，含丰富蛋白水解酶，还紧贴骨基质生长，这使得它们在分离过程中极易被损伤。

分离和培养破骨细胞的方法有多种，分离破骨细胞时，纯化度不同，产生的细胞量也不同。应该依据不同研究目的选择不同的分离培养方法。本部分简单介绍其中的几种。

1. 成熟破骨细胞分离培养法 20 世纪 80 年代，Chambers 等首先成功地从乳兔四肢骨中分离、培养出成熟破骨细胞,建立了破骨细胞体外培养技术。到目前为止,从多种动物四肢长骨分离成熟破骨细胞的技术已得到发展,从新生大鼠、小鼠的长骨,新生兔的长骨,鸡胚的长骨,甚至引产胎儿的长骨中均能分离、纯化成熟的破骨细胞。经典的 Chambers 分离方法仅用贴壁的方法纯化细胞,这样获得的破骨细胞纯度较低,而采用梯度离心法可以提高破骨细胞纯度。其他提高破骨细胞纯度的方法包括利用破骨细胞特异抗体标记技术的免疫磁珠法和利用显微操作技术的单细胞分选法,但设备和条件要求高,应用较少。

2. 骨髓诱导破骨细胞培养法 此方法具有取材方便,操作相对简单,培养过程能进行调控的特点,且培养技术不断改进。目前产量和纯度都比成熟破骨细胞分离培养法有较大提高,是现今最常用的破骨细胞培养方法。除用于观察破骨细胞骨吸收功能外,尚可进行破骨细胞形成及其调控等方面的研究。因为此方法是常用的研究破骨细胞的方法,所以下面以小鼠为例,简述此破骨细胞培养的过程。

用蒸馏水冲洗小鼠后,以颈椎脱位处死,75% 乙醇浸泡 5min。无菌条件下分离股骨及胫骨,剪断两侧骨骺端,用注射针头将 DMEM(含 100 U/ml 青霉素、100 μg/ml 链霉素、2mmol/L 谷氨酰胺、15% 胎牛血清)轻轻冲洗骨髓腔,收集骨髓细胞混合液并接种至塑料培养瓶中培养(5% CO_2,37℃)45min。收集未贴壁细胞(骨髓单核细胞),取上清液,以 1000 r/min 4℃离心 5min。弃上清液,用 DMEM 培养液重悬细胞,计数并调整细胞浓度 1×10^6/ml。培养液中加入 25 ng/ml 的巨噬细胞集落刺激因子和 25 ng/ml 的骨保护素配体(RANKL)。将细胞混合液移入有玻片及骨片的 24 孔培养板中,并置入培养箱(5% CO_2、37℃湿热)中培养。每隔 2 天换液 1 次,每次换液 50%。一般情况下,细胞培养 1h 后开始贴壁,为体积较小的单核、圆形细胞,大小基本一致,分布均匀。培养第 2 天细胞形态开始变化,出现散在的巨型细胞(类似多个单核细胞聚集,形态不一,以圆形为多)。细胞培养第 3、4 天,实验组不规则细胞数量逐渐增多,体积不断增大,形态演变为圆形、长梭形、花瓣形等形状。有些细胞出现伪足,细胞质内可见多个核(以 3 个核为多),即为破骨细胞。至培养的第 7 天,实验组破骨细胞数量达到高峰,多数破骨细胞有 3 个及 3 个以上细胞核,抗酒石酸酶染色阳性。

3. 外周血单核细胞诱导培养法 骨髓诱导培养法适用于哺乳类动物破骨细胞的体外培养,如果研究中需要体外培养人破骨细胞,此方法的应用就会有一些困难。Fujikawa 等首次应用自人外周血分离的单核细胞诱导培养出破骨细胞,为人外周血单核细胞诱导培养破骨细胞奠定了基础。此后,许多学者对人外周血单核细胞诱导培养破骨细胞所用的诱导因子进行研究和比较,使此方法得到了进一步提高。具体方法请参考有关文献。人外周血单核细胞诱导培养法特别适用于正常和病理情况下人破骨细胞骨吸收活性的研究。由于材料来源丰富,取材方便,可获得大量破骨细胞,且排除了可能影响破骨细胞骨吸收活动的造血细胞或骨髓基质细胞的干扰,该培养方法对于一些骨代谢病和发病机制的研究,更具有应用价值。

破骨细胞体外培养是研究外源化学物对骨代谢影响的基础,也是骨质疏松症发病机制和药物治疗研究的基础,破骨细胞体外培养技术的发展对于这些研究具有明显的促进作用。经过二十多年的发展,破骨细胞体外培养技术在细胞纯度、数量和来源上都已取得很大突破,但是也有许多方面有待改进。相信随着对破骨细胞起源、分化和调控研究的不断深入,破骨细胞体外培养技术必将日趋完善。

(张增利)

主要参考文献

1. 刘忠厚. 骨矿与临床. 北京:中国科学技术出版社,2006.
2. Oana Smaranda Donescu. Osteoporosis and biochemical markers of bone turnover in men: determinants of biochemical markers of bone turnover and their association with bone mineral density. Saarbrüken: VDM Verlag, 2008.
3. Jennifer J Westendorf. Osteoporosis: Methods and Protocols (Methods in Molecular Biology). Totowa: Humana Press, 2008.
4. 秦岭,梁国穗. 骨生物力学在防治骨质疏松药物开发中的应用基础(一).

中国骨质疏松杂志，2000，6（1）：23-25，68.
5. 秦岭，梁国穗. 骨生物力学在防治骨质疏松药物开发中的应用基础（二）. 中国骨质疏松杂志，2000，6（2）：73-78.
6. 蒋谊，魏启幼. 显微CT在骨质疏松症病理诊断中的应用. 国外医学：内分泌学分册，2005，25（5）：335-338.
7. 刘广鹏，曹谊林. 显微CT在口腔医学研究中的应用. 上海口腔医学，2007，16（3）：333-336.
8. 邱明才. 骨形态计量学与骨质疏松. 实用老年医学，1997，11（1）：6-8.
9. 叶广材，谢华. 骨组织形态计量学参数与骨密度的相关分析. 中国老年学杂志，1998，18（6）：340-342.
10. Chambers TJ, Revell PA, Fuller K, et al. Resorption of bone by isolated rabbit osteoclasts. J Cell Sci, 1984, 66: 383-399.

第二部分

致骨损伤的外源化学物

第六章

金 属

第一节 镉及其化合物

一、理化性质

镉（cadmium，Cd）是一种银白色的金属，质地柔软，富有延展性，抗腐蚀，耐磨，不溶于水，溶于氢氧化铵、硝酸和热硫酸。在加热处理镉的过程中，释放的镉烟雾在空气中很快转化成细小的氧化镉。镉的生物半衰期为 10~30 年，可在体内长期蓄积产生毒性。

二、来源、存在与接触机会

镉在自然界主要以硫化镉形式储存于锌矿、铅锌矿和铜铅锌矿中。目前提炼镉主要来源于有色冶炼厂的副产物。人类接触镉主要是在镉生产制备和使用过程中。作业环境中接触的镉主要是镉烟和镉尘。这主要与以下职业有关：铅矿或锌矿的电解精炼以及其他高温作业，如铁矿开采、化石燃烧和水泥制造业。所有这些都可以向空气中排放镉。另外，吸烟也是镉接触的一个重要途径。

但是对于一般人群来说，接触的镉主要来源于食物。植物很容易从土壤里吸收镉。空气中的镉尘、镉烟的沉积，灌溉水中的镉，肥料中的镉都可以由土壤进入植物。许多国家都报道蔬菜中的镉含量逐步上升。贝类如蚌类、扇贝和牡蛎是镉最主要的食物来源，它的含量一般为 $100\sim1000\mu g/kg$。这主要与进入贝类的镉以与多肽结合的形式在其体内蓄积有关。动物的肝和肾中镉含量最高。

由于镉的多系统毒性和在机体内的蓄积性，一些发达国家已开始治理镉污染。如今，美国自己的镉电池产业几乎全部关闭。Marathon 电池厂曾为美国军方生产了 30 多年的镍-镉电池，对当地环境造成了严重的镉污染。在 1979 年，这家工厂被迫停产关闭。此后美国政府出资 1.5 亿美元清除该厂及周边地区的镉污染，当地居民也以遭受污染伤害为由提出集体诉讼，并在 1998 年获赔数百万美元。随着美国和其他西方国家对镉电池的管制不断加强，镍-镉电池的生产开始逐步转向欠发达国家。我国的形势不容乐观。目前，中国有几十个地区的镉污染程度与美国的"废弃污染地"相差无几。据中国国家环保总局披露的数据，中国超过 10% 的耕地受到镉等重金属的污染，这些金属污染物正在进入中国人的食物供应链。至少有十多项研究提示，中国境内种植的水果和蔬菜镉含量超标。

在中国，镉污染有多种来源，但镉电池生产正在成为一个主要的污染源。惠州超霸电池厂工人针对镉污染的抗议活动引起了社会、媒体和法律的关注。这些事件都说明我国的镉污染问题相当严重。

三、吸收、分布、代谢与排泄

人体对空气中镉化合物的吸收率大约为 15%～30%。吸烟时 50% 的镉烟可经呼吸道吸收。具体的吸收率取决于空气中镉的物理化学状态，如颗粒大小和溶解度等。氧化镉和硫化镉均不能溶解于水，但前者易在肺内溶解，而后者主要在肺内被清除。但是如果吸入高于氯化镉或氧化镉 10 倍剂量的硫化镉，可引起同样的肺损伤。氯化镉对肺的毒性与其在肺内的沉积量有关，而沉积量与吸入微粒的大小呈负相关。纸烟的烟雾含有大量的镉，一支香烟约含镉 $1～2\mu g$，其中有 10% 是可以吸入的。每天 1～2 包烟可以使镉经呼吸道吸收的量加倍。吸入肺部的镉，其毒性比进入食道的镉大 60 倍。

食入镉的吸收率随动物种属和镉化合物的类型不同而各异。胃肠道对镉的吸收受到膳食和生理因素的影响。镉在消化道的吸收率低于呼吸道，大约是 5%～8%。体内铁贮存低、膳食钙含量低及缺少维生素 D 可导致镉的吸收增加。镉是通过二价金属载体 1 在肠上皮细胞被吸收的，在机体缺铁及妊娠时，小肠内功能性二价金属载体 1 蛋白表达增加，从而促进镉在胃肠道的吸收。镉在血清铁蛋白较低的女性胃肠道中的吸收率是正常人的 2 倍。

镉在机体内的分布具有组织选择性。镉吸收后分布于所有组织器官，但主要蓄积于肝和肾。镉由体内的排出速度很慢，人肾皮质镉的生物半衰期是 10~30 年。

动物实验中发现，镉染毒后，血液、心脏的镉含量早期升高缓慢，后期升高较快；肝、肾中镉含量呈线性快速升高。这提示在中毒的早期，镉主要蓄积在肝、肾。到镉中毒的后期，由于肝、肾蓄积的镉已接近结合镉的最大量，从而使其他器官和血液镉含量快速增加。

镉在体内蓄积的主要形式为镉-金属硫蛋白，金属硫蛋白与镉的结合很牢固，从而使镉成为惰性形式，暂时不产生毒性。因此，镉-金属硫蛋白发挥着机体对镉的暂时性解毒功能。

食物中的镉由于在肠道吸收较少，大部分由粪便排出。进入体内的镉主要经尿排出。排出量随着年龄增加而增多。不接触镉的成年人尿镉浓度一般低于每克肌酐 $2\mu g$。镉以与硫蛋白结合的形式在肾近端小管被吸收，未被吸收的由尿排出。肾小管细胞被破坏后，细胞中的镉-金属硫蛋白经肾小管排出增多。肾功能异常时，尿镉排出量明显增加。

动物实验表明，镉可由胆汁排出，其由血浆逆浓度梯度进入胆汁，再与粪便一起排出体外，同时还可经肠肝循环再次进入体内。

四、毒性概述

（一）动物实验资料

1. 急性与亚急性毒性 给予氯化镉 4 mg/kg 单次腹腔注射，3 天后，大鼠精神委靡、少动、毛稀疏、无光泽、尿量减少、摄食及体重下降。组织学检查发现肾小管毛细血管充血、间质充血、上皮细胞浊肿伴有蛋白管型的形成。尿 N-乙酰-β-D-氨基葡萄糖苷酶（NAG）、尿 γ-L-谷氨酰转肽酶、尿蛋白及血非蛋白氮显著增加，提示肾功能受到损伤。

大鼠分别采用含镉 0、5、10mg/kg 的饲料喂饲，连续 6 周后，发现染毒组动物血液红细胞花环率从第 2 周起均显著低于对照组。红细胞免疫复合物花环率在第 2~4 周高于对照组，但在 4 周之后，极显著低于对照组。T淋巴细胞数量从第2周开始低于对照组；血浆白细胞介素-2水平在整个实验期内低于或明显低于对照组。血浆肿瘤坏死因子-α（TNF-α）水平在镉暴露后1～3周与对照组比较差异无统计学意义。但在3周之后，明显高于对照组。这说明亚急性镉暴露镉在体内逐步蓄积，可引起大鼠红细胞、T淋巴细胞免疫功能低下，TNF-α释放过量。

2. 慢性毒性 大鼠吸入氧化镉粉尘0.015～0.2mg/L，每天2h，半年后，出现贫血、血清蛋白含量下降。解剖可见肺小叶间隔炎症伴局灶性肺气肿。给大鼠反复多次气管内注入氧化镉混悬液，可引起弥漫性肺硬化以及肺组织间质纤维化。

喂饲大鼠含镉浓度为0.1～10ppm的饮用水1年，未发现内脏和血液有任何组织学改变，仅发现肝、肾组织内有镉的蓄积。

低水平长期镉暴露的雌性大鼠腰椎和股骨的骨矿物质含量和骨密度明显低于对照组，镉的效应还表现在导致低峰值骨量，加速骨量丢失，促进老年大鼠骨质疏松的发生。镉暴露24个月以后，血清总碱性磷酸酶活性及骨皮质、骨小梁碱性磷酸酶活性下降。

3. 致突变 许多体外实验均发现镉有致突变作用，氯化镉皮下注射显示卵细胞染色体数目异常。用硫酸镉处理仓鼠细胞株，经培养后发生染色体畸变。

4. 生殖发育毒性 研究表明，动物摄镉数日后，发现睾丸间质组织增生，出现岛状的新生间质细胞团，以后睾丸的内分泌功能可能逐渐恢复和再生。染毒方式和染毒剂量会影响镉对生殖系统的作用部位。较大剂量的镉（14mg/kg氯化镉）可引起小鼠生精上皮精原细胞不可逆损害，使大部分曲细精管细胞变性、坏死。主要表现为：初级精母细胞核碎裂、核膜破裂、核周隙扩张和细胞质空泡化，变态期精子细胞核膜破裂。另外，毛细血管内皮细胞均质化、线粒体嵴消失及毛细血管内皮细胞核固缩等，最终毛细血管内皮细胞坏死、崩解，间质中出现红细胞，这就是氯化镉中毒导致睾丸出血的原因。进一步的研究还发现氯化镉可致小鼠睾丸间质细胞的滑面内质网扩张，间质中有大量的胶原纤维，间质细胞出现结晶样物质，小鼠睾丸变硬，而间质细胞退变，使睾酮产生减少，导致曲细精管进一步退变，从而使生殖能力降低或丧失。中、小剂量的镉盐主要作用于精母细胞和精子细胞，其所致损害是可逆的。

大鼠分别以镉 0、0.25、0.5、1.0 mg/kg 连续腹腔注射染毒 7 天。中、高剂量组大鼠的左、右侧睾丸重量和睾丸脏器系数均低于对照组，差异有统计学意义。低、中和高剂量组附睾尾精子计数低于对照组，差异均有统计学意义，且有剂量依赖性。中和高剂量组每日精子生成量也均低于对照组，差异有统计学意义。中剂量组大鼠血清睾酮含量和睾丸组织中睾酮含量均低于对照组，差异有统计学意义。这说明镉对睾丸产生明显的毒性，造成精子数量明显下降，睾酮水平下降是镉减弱睾丸生精功能的主要机制之一。

妊娠 6~20 天的大鼠饮用 5×10^{-5} mmol/L 或 1×10^{-4} mmol/L 的氯化镉，发现胎仔体重明显低于对照组。此外还发现镉的胚胎毒性与引起母体血中锌离子浓度下降有关。镉引起的妊娠母鼠流产、体重减轻、胎鼠存活率下降等可通过补锌来预防。

通过往孕鼠饮水中添加氯化镉的方法染毒，研究镉对新生鼠的肾毒性，发现新生鼠刚出生时，染毒组与对照组相比肾重量没有差异，肾碱性磷酸酶、酸性磷酸酶、Mg^{2+}-Ca^{2+}-ATP 酶活性、Na^+-K^+-ATP 酶活性在各组之间没有明显意义的差别。但是出生 21 天（断奶）后，染毒组肾重量有明显下降，肾碱性磷酸酶活性明显降低，酸性磷酸酶的活性下降 60%，Mg^{2+}-Ca^{2+}-ATP 酶活性、Na^+-K^+-ATP 酶活性被明显抑制。

5. 致癌　　给实验大鼠吸入氯化镉，发现镉的剂量和肺癌的发生率呈一定的剂量-效应关系。镉可以引起大鼠多种肿瘤，包括注射部位的恶性肿瘤和吸入后的肺癌。给大鼠皮下注射镉的氯化物、氧化物、硫酸盐和硫化物可以引起局部恶性肿瘤，肌内注射镉的粉剂和镉的硫化物也可以引起局部恶性肿瘤。也有一些研究发现，经口摄入镉可引起大鼠前列腺、睾丸等肿瘤发病率上升。另有一些研究表明，经口摄入或者非肠道途径如直接注射镉及镉的化合物，可导致大鼠前列腺的腹侧部肿瘤。给癌症易感性特别高的大鼠皮下注射镉可引起前列腺背外侧部的增殖性病变、睾丸肿瘤、垂体腺瘤和注射部位的恶性肿瘤。

(二) 流行病学资料

某一地区河水镉平均含量超标 2.5 倍，土壤镉含量超标 6.6 倍。当地自产米的镉含量比对照区高 47 倍。对这一地区的流行病学调查发现不同污染地区调查对象的体内镉负荷与环境镉污染程度呈正相关。高污染地区调查对象尿镉水平显著高于低污染区和对照区的调查对象。而且不同性别之间的尿镉水平存在明显的差别，女性高于男性。高污染区居民尿中 β_2-微球蛋白、视黄醇结合蛋白（RBP）、N-乙酰-β-D-氨基葡糖苷酶（NAG）和白蛋白水平均显著高于对照区，且与尿镉有着明显的剂量-效应关系。提示镉引起肾损害的广泛程度与镉接触的水平有关。还发现镉接触剂量与骨密度和骨质疏松发生率之间存在剂量-效应关系。骨质疏松的发生与肾小管的损害程度有关。另外，镉接触水平与前列腺特异性抗原的阳性率存在明显的剂量-效应关系。这一大型流行病学调查说明环境中的镉能对肾、骨和前列腺造成损害，并有剂量-效应关系。由于前列腺特异性抗原（PSA）被作为前列腺癌筛检的生物标志物，所以，镉对男性生殖系统可能具有致癌作用。

肾损伤是镉对人体的主要慢性危害。一般认为镉所致的肾损伤是不可逆的，目前尚无有效的疗法，甚至有报道认为因镉所致肾损伤而导致的死亡率正在逐渐增加。比利时学者报道，在无明显镉接触的普通人群中，当尿镉达到 $2\mu g/L$ 及以上时，就有 10% 的个体出现肾损害的表现，而且糖尿病患者对镉的肾毒性更敏感。1968 年日本卫生福利会社对慢性镉中毒引起"痛痛病"患者的肾功能作了如下描述：此病是因为摄入了镉及营养不良所致。进入人体的镉降低了肾功能，肾近曲小管吸收功能的下降又导致钙的流失，最后造成骨软化。

2007 年，日本松下无锡公司有 20 名工人被查出体内镉含量升高，两人被诊断为镉中毒。2005 年，河南新乡环宇电源股份公司有 1000 名员工被发现体内的镉元素含量超标。

"痛痛病"是十大公害病之一，是镉对骨毒性的典型表现。潜伏期为 10~30 年,表现为背和腿疼痛、腹胀和消化不良,严重患者发生多发性病理性骨折。骨病变主要表现为骨质密度降低,骨小梁和骨中矿物质含量减少,表现出骨质疏松。镉引起的骨质疏松、软骨症和骨折不仅发生于日本"痛痛病"地区的人群,而且在长期接触镉的职业人群中也有发生。对某冶炼厂附近居民进行的一项研究发现,对于 70 岁以上的男性,重污染区人群骨密度值要明显低于对照区人群;重污染区 50 岁以上组女性骨质疏松的发生率明显高于对照区人群。可见,中度到重度水平的镉接触可以加速骨量丢失,导致骨质疏松,尤其对女性和老年人。

对 5~16 岁的学生进行研究发现,儿童发镉含量与其心理测试的总智商值、语言智商值呈线性负相关。儿童的运动和知觉能力与其在母亲子宫内时的镉暴露呈负相关。对某镉污染区及对照区 8~10 岁的健康男生进行了记忆能力测验,结果发现污染区学生的记忆低于对照区,说明镉对发育期小学生记忆能力有损害作用。学习困难儿童的发镉比正常儿童高 4 倍,提示长期低剂量镉接触可能会对儿童的心理行为方面产生影响。

流行病学研究发现镉是高血压的病因之一。进一步的研究发现其血压的升高主是收缩压的升高而不是舒张压。一项来自日本的调查还发现由接触镉引起的肾源性蛋白尿患者中因脑血管疾病而死亡的比率显著高于未出现蛋白尿的对照组人群。大量的研究表明,饮水、食物以及机体内的镉量过多时,对心血管的结构及功能会产生有害影响。镉含量和心血管的发病及死亡率呈正相关。但也有相反的结果。有人在美国和比利时的居民中研究发现镉在高血压和心血管疾病的发病机制中作用并不明显。

流行病学研究发现职业接触镉(特别是呼吸道吸入)与肺癌之间存在相关性。以美国镉中毒康复患者为实验组进行队列研究发现,其呼吸道肿瘤发病率上升。我国云南锡矿地区肺癌发病率较高,患者的肺内镉含量显著高于正常人。由于镉接触与肺部肿瘤之间的关系比较明确,镉与前列腺癌之间的关系还存在争议,需要进一步的研究。

国际癌症研究所(IARC),1993 年将镉及其化合物归入 I 类,人类致癌物，可致肺癌。我国已把镉致肺癌列入职业肿瘤名单。

（三）中毒临床表现及防治原则

1. 急性中毒 吸入较高浓度的镉烟后，经数小时至 24h 的潜伏期，可出现呼吸道刺激症状。如：咽干痛、咳嗽、胸闷、胸痛、逐渐加重的呼吸困难以及全身不适、头痛、发热、寒战、背部和四肢肌肉、关节酸痛。重症中毒可出现化学性肺炎和肺水肿，X 线胸片显示双肺散在片状浸润阴影。一般情况下，急性镉中毒引起的急性呼吸道病变经两周时间可以完全恢复。但也有部分患者发展成肺纤维化而出现肺功能障碍。

口服镉化合物经几分钟至数小时的潜伏期后会出现类似食物中毒造成的急性胃肠炎症状。主要表现有：恶心、呕吐、流涎、腹痛、腹泻、里急后重、全身疲乏，并有头痛、肌肉酸痛。部分患者因失水发生虚脱。

2. 慢性中毒 长期镉接触者，当尿镉增高时，可有头晕、乏力、嗅觉障碍、腰背及肢体痛等症状，实验室检查发现尿 β_2- 微球蛋白含量在每摩尔肌酐 $9.6\mu mol$ 以上；尿视黄醇结合蛋白含量在每摩尔肌酐 $5.1\mu mol$（$1000\mu g/g$ 肌酐）以上。也可出现慢性肾功能不全，并伴有骨质疏松症、骨软化症。

3. 防治原则 目前，尚没有一种可以有效治疗镉中毒的方法。急性镉中毒可用泻药来减少镉的胃肠吸收。二巯丁二酸钠或依地酸钙与谷胱甘肽联合使用驱镉均有一定的疗效。

呼吸道吸入急性中毒，应立即将患者移离中毒环境，并吸氧、镇静。为防治肺水肿，应早期、短程使用较大剂量的肾上腺糖皮质激素。已发生肺水肿或肺炎者给予抗生素防治感染。经消化道中毒者应洗胃、导泻。剧烈咳嗽、躁动者给予镇咳剂、镇静剂。高热、全身肌肉疼痛时可给予解热镇痛剂。

体内过量的锌可以阻止镉的积累，选用富含锌的食物，如大麦、小麦、豆类、水果、海鲜和肉类等有利于防治镉中毒。职业人群镉暴露的主要途径是吸入，对作业场所空气中镉浓度进行监测并控制在容许范围之内及加强个人防护，是保护工人健康的一个重要手段。镉作业人员应定期体检并补充铁、钙、维生素 C、维生素 D 和高蛋白饮食，同时饮食宜淡勿咸，以保护肾。

控制和消除镉污染源，并加强对职业接触镉作业人群及镉污染区居民的定期健康检查，建立健康档案，实施高危人群健康动态监控。

五、毒性表现

（一）骨软化

骨软化是镉骨毒性最严重的表现。常发生于长期、高剂量镉接触的人群。主要表现为全身骨疼痛，以下肢骨为主，触压疼痛加重。骨病变主要表现为骨质密度降低，骨小梁和骨中矿物质含量减少，没有钙化的类骨质增多。严重患者发生多发性病理性骨折。

历史上镉引起的骨软化事件发生于日本。日本发现一些地区居民由于长期食用被污染的、含镉量很高的米和水而发生"痛痛病"（骨痛病），主要病变为骨软化，疼痛始于下肢，后遍及全身，直至卧床不起。

长期居住在镉污染区的患者死亡后尸检发现其全身骨均有不同程度的骨软化。长骨的骨皮质变薄，中央管扩张。不脱钙的 von Kossa 染色法显示，增生的不规则骨小梁周边部有类骨质形成，钙化不全，骨髓腔内有纤维增生。此外，在某些病例可见骨变形，骨盆扁平呈心形，股骨颈角的角度有变化。肋骨，胸骨及锁骨弯曲明显，一半以上病例有陈旧性股骨骨折的痕迹。

（二）骨质疏松与骨密度降低

镉接触引起骨密度下降，下降到一定程度后会引起骨质疏松。流行病学调查发现镉接触组各部位骨矿物质含量显著低于对照组相应部位。且骨矿物质含量特别是桡骨远端骨矿物质含量与肾损伤指标之间有很好的相关性。对食用镉污染大米的人群进行检测，发现尿镉或血镉高的绝经后妇女及血镉高的男性，前臂骨密度均有所下降。人群的骨密度随着尿镉水平的增加而下降。且镉污染区居民脱离镉污染环境20年后，体内镉含量仍处于较高水平，蓄积的镉可加速骨脱钙，导致骨密度下降，骨质疏松。随着人体内镉接触水平的升高，骨质疏松的患病率均随之明显升高。

(三) 骨生物力学的改变

三点弯曲实验发现镉染毒组大鼠股骨的最大应力、最大载荷、最大变形能力、伸长率等各项力学指标均显著降低。这说明镉可以引起骨的力学性质改变，易于发生骨折。

(四) 骨代谢指标的改变

不同镉染毒剂量的一组动物实验发现镉以剂量依赖的方式抑制了骨特异性碱性磷酸酶活性，增加了抗酒石酸酸性磷酸酶 5b、尿吡啶啉和脱氧吡啶啉、尿Ⅰ型胶原 N 末端肽和Ⅰ型胶原 C 端肽的活性。这说明镉可以抑制骨形成，刺激骨吸收。这些改变与镉抑制成骨细胞活性，增强破骨细胞活性有关。

六、毒性机制

(一) 镉暴露对钙代谢的影响

1. **肠钙吸收减少** 动物实验表明，镉可以降低肠道对钙的主动转运。大鼠十二指肠与 10 μmol/L 镉孵育 60min 后，十二指肠对钙的主动转运能力约降低 40%。鸡的正常饮食中加入不同浓度的镉 (0、3、10、30、100 mg/kg) 喂养 3 周，结果显示随饮食中镉浓度的增加，肠钙吸收率逐步下降。饮食镉达 100 mg/kg 时，钙的吸收率降至对照组的 1/3。镉污染地区人群调查的结果与动物实验一致。对湖北省大冶县镉污染地区 71 例 35～45 岁健康妇女进行研究，结果显示随着尿镉水平的增加，肠钙吸收显著减少。尿镉水平在每克肌酐 2.5μg 以下者，肠钙吸收率为 48.82%，而尿镉超过每克肌酐 5μg 者，肠钙吸收率降为 31.89%。

2. **尿钙排泄增加** 尿钙水平增加是镉致肾功能受损的早期表现之一。大鼠皮下重复注射镉-金属硫蛋白，自第 1 次注射后 6h 大鼠即出现尿钙升高。12h 后 0.6 和 0.9 mg/kg 染镉组的尿钙分别为每克肌酐 (53±24)μg 和 (74±13)μg，显著高于未染毒组的每克肌酐 (18±8)μg。比利时的研究人员进行了一项大规模人群调查，多因素回归分析结果显示,尿钙排泄与尿镉水平显著正相关。尿镉每增加 1 nmol/d,尿钙排泄会增加 0.26 mmol/d。镉污染地区(米镉含量 3.71 mg/kg)居民的尿钙水平为每克肌酐(112.5±21)mg,显著高于对照地区的每克肌酐(65.9±2.2)mg。随着尿镉水平的增加,高尿钙的发生率显著增加。

3. 骨矿化障碍和骨钙溶出增加 人体钙99%沉积在骨。镉对骨钙的影响包括2个方面:一方面由于负钙平衡抑制骨钙沉积,导致骨矿化障碍;另一方面增强破骨细胞活性导致骨钙溶出增加(总论部分已述及)。

骨矿化障碍和骨钙溶出增加的临床后果表现为骨软化和骨质疏松。日本的研究人员对11例"痛痛病"患者进行尸检,发现其中9例存在不同程度的骨软化。瑞典一项大规模人群调查证实低水平镉暴露即能降低骨密度,导致骨质疏松的危险性增加。

4. 镉影响钙代谢的可能机制

(1) 镉直接抑制钙的主动转运。一般而言,细胞对钙的主动转运大致分为3个阶段:首先钙通道开放,钙离子进入细胞内;然后在胞浆中与钙结合蛋白结合,从细胞膜迅速扩散到基底膜,最后由基底膜的钙泵利用水解ATP的能量主动地将钙离子从细胞内泵至细胞外。镉离子与钙离子携带的电荷数相同,而且离子半径十分接近(分别为0.097 nm和0.099 nm)。因而人们推测镉离子可能存在与钙离子相同的转运机制,通过与钙竞争而直接抑制细胞对钙的主动转运。

(2) 间接机制。镉通过损伤肾减少$1,25\text{-}(OH)_2\text{-}D_3$的合成,这可能是镉影响钙代谢的间接机制。肾是镉主要的靶器官。镉对肾毒性的主要病变部位是近曲小管,而近曲小管恰好是$1,25\text{-}(OH)_2\text{-}D_3$合成的部位。因此镉可以通过损伤肾,导致$1,25\text{-}(OH)_2\text{-}D_3$合成下降,从而间接影响钙代谢。

进一步揭示镉如何直接抑制钙离子进入细胞以及钙结合蛋白对钙的转运,明确低水平镉暴露人群肾$1,25\text{-}(OH)_2\text{-}D_3$的合成是否受影响,从分子生物学水平阐明镉影响钙代谢的机制是今后研究的方向。

（二）镉干扰骨的胶原代谢

镉对骨作用的另一机制是干扰胶原代谢。骨中的胶原是骨中重要的有机成分。各种不同的胶原形成网状结构，是钙盐沉积和矿化的基础。镉可以干扰正常钙化所必需的正常胶原结构。"痛痛病"患者尿中脯氨酸和羟脯氨酸排出增加是胶原代谢受损的表现。镉可能直接作用于蛋白酶K，也可能借助于钙离子的作用间接激活蛋白酶K，抑制胶原合成，从而影响骨代谢。

（三）镉对体内其他金属元素代谢的影响

镉摄入，无论剂量高低都可导致孕鼠、哺乳大鼠及其子代体内多器官、组织中铁含量下降。

染镉引起成年大鼠肝锌浓度升高，而血清锌浓度降低，提示镉能影响锌在体内组织间的正常分布。其机制可能是锌和镉都能诱导金属硫蛋白合成，但镉与金属硫蛋白的结合能力比锌强，镉进入肝后，将金属硫蛋白和其他生物活性物质中的锌从细胞内置换出来，这时肝内锌虽增加，但细胞内可利用的锌减少。

因为铁和锌都是机体内的必需微量元素，它们在骨代谢中具有一定的作用。镉对铁和锌代谢的干扰也是镉骨毒性的原因之一。

（四）镉对骨细胞的直接作用

虽然镉骨毒性的间接作用机制已被人们所接受，但是大量的研究发现镉对骨细胞具有直接作用。一些研究发现镉可以在骨内蓄积。在没有出现肾损伤的患者中也产生了明显的骨毒性。流行病学研究也发现，镉在以前认为的安全剂量下也可以引起骨毒性。因此，镉对骨的直接毒性不容忽视。

已有部分研究证明镉对成骨细胞可产生明显毒性。镉可以抑制成骨细胞的增殖、分化、钙结节形成、成骨细胞碱性磷酸酶活性，影响成骨细胞内钙的稳态，增加成骨细胞的凋亡。进一步的研究还发现镉诱导的成骨细胞凋亡与 caspase-3 活性有关。利用 caspase-3 的抑制剂可以拮抗镉引起的骨细胞凋亡。Wilson 等的研究发现体外骨髓细胞与镉共培养一段时间后，其破骨细胞的形成率显著高于对照组。与骨片培养 12 天后，镉处理组吸收陷窝的数目和面积也显著高于对照组。说明镉可以增加破骨细胞的功能。

（张增利编）

第二节 铅及其化合物

铅是世界卫生组织界定的毒性极高的环境毒物和神经毒物，严重危害人体健康。大量研究表明，人类活动是影响铅等重金属元素在全球生物地球化学循环中的最重要因素，因人为活动而导致环境中铅含量异常的事件时有发生。据 *Science* 杂志报道，由于外源铅的加入，北极圈欧亚海盆沉积物表层铅的含量较亚表层高 $1.6\sim4.8\mu g/g$，格陵兰岛冰岩中铅的年沉积量在过去的 2800 年内增加了 230 倍，目前全球铅的人为释放量为自然通量的 27.67 倍。这种状况的出现、持续乃至恶化，不仅导致全球性铅的本底浓度不断升高，并且使局部地区人群面临着铅暴露的严重后果。

一、理化性质

铅（lead，Pb）具有良好的柔性和抗腐蚀性，是自然界普遍存在并被广泛应用的一种金属，如土壤、水、空气和食物中含有少量的铅。铅的屏蔽性良好，能屏蔽 X、β 等辐射线，所以核反应堆的废料用铅皮包装。铅的粉末附着性强，固体硬而脆，其分子扩散性和渗透性强，质软，伸展性大，在常温下即可轧成铅皮、铅箔等。铅有毒性，当血液中铅的浓度达到 25mg/dl 时会危及生命。

铅以游离态和化合态存在于自然界中，一般情况下，铅的化学性质不活泼，但一定条件下可形成＋2、＋4 价的化合物。

二、来源、存在与接触机会

铅是地壳中普遍存在的一种自然元素，常温下呈固态，并因其柔软、耐腐蚀、延展性佳、低熔点、易加工等特性而应用于日常生活与工业制造。主要用途包括制造铅蓄电池、汽油抗爆剂、油漆颜料、陶瓷器色料、焊接合金、塑料稳定剂、杀虫剂、铅管、铅弹等。铅为目前使用最广泛的重金属之一，以至于环境中铅几乎无所不在。地壳、土壤、生物中铅的平均丰度分别为 16、50、10μg/g。除以高含量的铅矿形式存在外，铅通常以较低含量存在于各种环境介质中。铅的固定释放主要来自铅及铅伴生金属矿床的开采、冶炼和加工等活动。此外，工业及家用燃料、火电厂、垃圾焚烧厂、火葬场等也是环境中铅的来源。

自 1750 年工业革命以来，大气中铅的本底质量浓度持续上升。目前大气铅的质量浓度范围为 $2\times10^{-5} \sim 7\times10^{-5}\mu g/m^3$，平均质量浓度约为 $5\times10^{-5}\mu g/m^3$。城市空气中铅的平均质量浓度大约为 $0.5\mu g/m^3$，交通拥挤的城市中空气铅的平均质量浓度可达 $3\mu g/m^3$，而某些未行任何排污处理的固定释放源附近大气中铅的质量浓度甚至高达 $100\ \mu g/m^3$。大气中的铅含量是自然释放和人为释放两者作用的结果，铅的人为排放是造成当今世界铅污染的主要原因。汽车尾气排放、含铅建筑涂料的氧化风化、采矿冶炼等与铅相关行业的废气排放等是大气铅的主要来源。铅及其化合物广泛用于工业生产中。铅烟和铅尘是大气铅污染的主要形式。以烟、尘形式逸散到大气中的铅烟和铅尘主要来自含铅汽油、含铅煤炭的燃烧，铅及铅合金的冶炼以及铅、含铅产品的使用等高温作业过程。此外，还有含铅油漆，涂料，彩釉陶瓷，蜡纸制造，含铅玩具等的生产过程。自从含铅汽油被禁止使用以来，汽车尾气对大气的铅污染程度显著降低，以美国为例，汽车尾气向大气排放的铅由 1970 年的 219 千吨/年锐减至 1994 年的 5 千吨/年。

此外，土壤风化侵蚀、地壳岩石或矿床的风化、火山活动以及森林火灾等过程中自然释放的铅也是大气铅的重要来源。

释放进入大气中的铅的存在形式取决于排放物中铅存在的化学、物理形态，大气中的铅常常以颗粒物形式存在，在高温冶炼厂附近，有时也以气态形式存在。其传输距离主要取决于颗粒的粒径，通常是颗粒越小，传输距离越远。美国环境保护局估算大气中约 60% ~ 75% 的铅颗粒为亚微米级，因而能够实现长距离传输。大气中铅的沉降速率同释放源距离之间呈对数递减分布。即：沉降速率在释放源附近为最大，然后在数千米范围内迅速下降，随着与释放源距离的进一步增加，沉降速率缓慢下降，最后趋于基本稳定。持续的大气沉降增加了陆地生态系统中铅的浓度，同时大气沉降也是地表水和地下水中铅的重要来源。

土壤中的铅主要来自工业"三废"的污染。中国土壤背景值基本统计量的结果表明，中国土壤铅含量为 $0.68 \sim 1143 \mu g/g$，平均值为 $(26.0 \pm 12.4) \mu g/g$，比世界土壤铅平均含量略低。土壤中的铅按来源不同可分为内源和外源两大类。岩石在风化成土过程中保留在土壤母质中的铅为内源铅，主要来源于岩石矿物。正常土壤铅含量通常略高于母岩中铅的含量。除母岩风化保留在土壤中的原生铅外，人类活动造成的铅污染可引起土壤中铅含量升高，这部分铅称为外源铅。大气沉降是土壤外源铅的最主要来源，主要积聚于表层土壤中。土壤中的铅大部分以硫化物形式存在，少部分形成 $PbCO_3$、$PbSO_4$ 和 $PbCrO_4$ 等无机化合物，或与有机物络合存在。受下列因素影响，铅在土壤中的迁移能力很弱，半衰期一般为数百年：①无机铅化合物大多难溶于水；②土壤有机质对铅的络合作用。土壤有机质的—SH、—NH_2 基团能与铅离子形成稳定的络合物；③土壤黏土矿物对铅的吸附作用。黏土矿物的阳离子交换位点可对铅离子进行交换性吸附；④土壤中的铁、锰氧化物对 pb^{2+} 的专性吸附；⑤铅离子进入水合氧化物的配位圈，通过共价键或配位键结合于固体表面。由于铅在土壤中迁移能力弱，因而人为因素造成的铅污染大多停留在土壤表层，随土壤深度的增加，其含量急剧降低，至 20cm 以下基本趋于自然水平。研究表明，土壤氧化还原电位影响土壤中可溶铅的输出能力，随着电位的升高，土壤中的可溶铅与高价铁、锰氧化物结合，降低其移动性。相比于高 pH 而言，当土壤 pH 为 4～6 时，土壤中有机质结合态铅的溶解性增加，容易被植物吸收，而工业污染区的陆地植物往往对土壤中的铅有很强的生物富集作用。

环境污染将导致地下水及土壤普遍含有铅，污染严重地区几乎所有的农作物均含有铅。一般情况下植物性食物的铅含量高于动物性食物，且前者以根茎类含铅量最高，后者则以骨及内脏高于肌肉、脂肪等。食物中的铅与本地区土壤和水中铅含量有直接关系。在波兰，当地蔬菜的消费量与儿童血铅水平正相关，这是因土壤受到铅污染导致蔬菜铅含量增加的结果。某些地区饮用水含铅量高，可导致婴幼儿每日摄铅量增加；虽然自来水中铅含量不高，但儿童对水中铅的生物利用率比食物中的高。此外，婴幼儿及儿童食品在加工过程中的铅污染也是一个重要的因素，如罐装食品和饮料、糖果类的铅含量较高，而这些都是儿童喜欢吃的食物。儿童每日从食物中摄入的铅量与其年龄存在正相关，此为随着年龄增加其摄食量也增加，食谱也更为广泛所致。如果婴幼儿被给予成人食物如蔬菜，其摄入铅量和血铅含量都会明显升高。WHO报道美国和澳大利亚等国在20世纪80年代末期其儿童摄铅量明显降低，其时这些国家正好采用无焊容器盛装儿童食品及禁止使用含铅汽油。

作为一种自然元素，铅能以某种含量水平存在于任何水体之中。地下水中铅的含量取决于含水层岩石的性质和土壤质地。此外，大气铅的沉降也是地下水中铅的重要来源。由于上层土壤对铅的过滤作用和固定作用，通常地下水中铅含量较低。美国科学院认为未受污染的地下水中铅含量介于 $1\sim100\mu g/L$，平均值为 $3\mu g/L$。水中铅大部分以非溶解态存在，或沉降析出，或被矿质颗粒吸附，或被悬浮的生命有机物或非生命有机物束缚，只有少部分的铅以离子态或溶解态的形式存在，恰恰是后者对水生生物毒性最大。铅在水中的溶解度取决于水的pH和硬度，并随pH升高、硬度增加而减弱。铅与水体中的阴离子结合形成复合物，沉淀析出进入水体沉积物中，从而降低其溶解度。由于水体中铅的存在形态多样，因此它的命运复杂。一般来说，颗粒吸附态铅易于短距离内沉淀析出，尤其是水的流速减缓时；与溶解态无机、有机分子结合的金属复合物能传输较长距离，并可能被下游的藻类或其他生物群吸收；而一些极细的组分或溶解态铅则可能随水流传输很长的距离。

三、吸收、分布、代谢与排泄

人群铅吸收的途径主要有两条，即呼吸道暴露和消化道暴露。此外，皮肤也能吸收少量的有机铅。沉积在肺部的铅大约有50％被吸收，而通常所吸收的铅中不到10％进入全身循环。许多环境因子（浓度、颗粒大小、溶解度等）和生物因子（年龄，性别，钙、铁的储存等）皆会影响铅的吸收。

大多数职业性铅暴露情况下，呼吸道是铅吸收的主要途径。若经由呼吸道进入，铅在肺的沉积率取决于所吸入的颗粒粒径及个体的呼吸速率，当颗粒粒径大于5 μm 时，多沉积于上呼吸道，而由呼吸道的纤毛运动通过咳痰排出，但某些颗粒被排到咽部而咽入下胃肠道；而小于 $1\mu m$ 者则可沉降于肺泡区。沉积于肺泡区的颗粒，几乎可被人体完全吸收。一般而言，经呼吸道进入的吸收率约35％～50％。

肠胃是非职业性铅暴露人群摄入铅的最主要途径。成人肠胃对铅的吸收率约为5％～15％，滞留率小于5％；儿童吸收率约为42％。滞留率约为32％。铅被肠道吸收的先决条件是其先在肠腔内分解成游离铅离子，再通过主动运输和被动扩散两种方式由小肠吸收进入血液。此外，铅在肠道的吸收还与饮食习惯、膳食营养等因素有关。研究表明饮酒和吸烟能引起人体铅暴露；提高膳食中Fe、Ca、Zn等微量元素的含量可有效降低铅在肠道的吸收率，而营养不良或饥饿状态均会导致人体对铅的吸收增加，如成人胃排空时铅的吸收率较胃充实时增加约45％，吸收率可高达63％。在生活中，用锡壶（主要成分是铅铝合金）盛酒或茶，可引起重症铅中毒；用内面涂铅釉料的器皿装酸性饮料可发生铅中毒。另外罐装食品、饮料、糖果、爆米花、皮蛋等因其特殊的加工工艺导致其含铅量升高，成为体内铅负荷的来源。

6岁左右的儿童是消化道铅暴露的高危人群，其原因有：①该年龄儿童正在发育的神经系统容易受铅诱导而出现紊乱；②相对其体重而言，6岁儿童的摄食量高；③经常的手-口行为导致他们摄入较多的灰尘、污垢、土壤及其他含铅的颜料；④内脏对铅高效吸收。世界卫生组织研究表明儿童通过内脏摄取的铅是成年人的 4~5 倍。儿童铅消化道暴露的主要来源为灰尘和污垢、含铅颜料以及供水系统中的溶解铅等，其中饮水对 5 岁以下的儿童的风险最大。

铅很少经皮肤吸收，皮肤吸收约为 0.06%。经由皮肤吸收的多为有机铅化合物。在无机铅方面，将乙酸铅混于化妆品中做贴敷试验，其吸收率约为 0%~0.3%，而滴于手臂处的硝酸铅溶液则会快速通过皮肤，并可能经由血液循环转送到细胞外液。将铅粉涂于皮肤表面并不影响血铅和尿铅的水平。

铅吸收进入人体后，随血流循环而分布到器官和组织中。铅在人体的分布主要有三部分：血液、软组织和骨。

血铅水平是反映体内铅含量的最直接指标，一般来说血液中的铅只占体内铅总量的 5%~10%，其生物半衰期约为 35 天。铅进入血液循环后，90% 以上与红细胞结合，结合位置主要为血红素和细胞膜，仅有 1%~10% 存在于血浆中。离子钙能置换出红细胞细胞膜中的铅，从而调节红细胞内、外的铅平衡。血液与体内各类软组织，如肾、肝、骨髓和脑等具有快速交换能力。软组织中的铅占体内总铅量的 10%~20%，其生物半衰期约为 40 天。正是这部分铅对儿童的危害最大，对儿童正在发育的智力和认识能力产生确定的损害。影响程度主要取决于暴露个体的年龄、暴露剂量和暴露持续的时间。血液和软组织中的铅大多数在 30 天左右转移到骨和牙中，骨容纳了占体内总铅量 80% 以上的铅。骨铅的积蓄始于胎儿时期，以后随着年龄的增长而逐渐增多，骨铅的积蓄可持续约 50 年。各种类型的骨均能成为铅的贮存池，但致密的皮质骨含铅较高，而疏松的小梁骨含铅相对较少。铅贮存在骨中半衰期极长，在皮质骨（如胫骨）中半衰期达 17 年以上，而在骨小梁（如膝盖骨）中半衰期也有 2.1 年以上。但当人体处于特殊生理变化期如妊娠、哺乳、甲状腺亢进、骨质疏松症时，骨中的铅也能活化释放，重新进入血液中，结果导致慢性铅暴露者即使停止铅暴露，在上述情况发生时血铅水平又会突然升高，导致二次铅中毒。

吸收的铅约有 50% 在其半衰期内排出体外。铅主要通过三条途径排出体外,近 2/3 经肾随尿排出,近 1/3 通过胆汁分泌排入肠腔并随粪便排出,有 8% 左右的铅通过皮屑、头发及指甲脱落排出体外。值得注意的是,无机铅并不会在小肠处代谢转换,也不在肝代谢,主要经由肾小管排泄。当血中铅浓度急速升高时,铅可能会穿透肾小管而直接排入尿中,造成肾的急性伤害;若是食入铅,约 90% 未经吸收而与粪便一起排出体外。

四、毒性概述

(一) 动物实验资料

1. 急性毒性 大鼠静脉注射 LD_{50} 为 70mg/kg,而腹腔注射 LD_{50} 为 1000mg/kg。不同铅化合物引起急性中毒的剂量有差别。动物一次经口给予乙酸铅,中毒剂量为 2~3g,而致死剂量为 50g;经口给予铬酸铅 1g 即可使动物死亡;砷酸铅经口给予,动物最大耐受剂量仅为 1.4mg/kg。亦有报道表明铅化合物的经口最小急性中毒剂量约为 5mg/kg。四乙基铅的小鼠急性经口 LD_{50} 为 2.3mg/kg,大鼠急性吸入 1h LC_{50} 为 50mg/m^3。动物急性中毒体征主要为兴奋、肌肉震颤、痉挛及四肢麻痹。

2. 亚急性与慢性毒性 动物实验表明大鼠经呼吸道暴露于 10μg/m^3 的铅尘 30~40 天,红细胞胆色素原合酶(ALAD)活性减少 80%~90%;血铅浓度可达 150~200μg/100ml,动物出现中毒症状;吸入 3~12 个月后,从肺部洗下来的巨噬细胞减少 60%,并出现多系统中毒症状。动物长期暴露于铅会出现心悸,易激动,红细胞增多。

3. 致突变 目前,绝大多数学者认为铅是一种弱诱变剂。如鼠伤寒沙门菌回复突变试验(Ames 试验)、枯草杆菌 DNA 修复试验均为阴性。在铅浓度达到产生细胞毒性时才能引起中国仓鼠卵巢细胞系 AS52、大鼠和人皮肤角朊细胞次黄嘌呤-鸟嘌呤磷酸核糖转移酶(HPRT)位点发生突变。小鼠骨髓嗜多染红细胞微核发生率与染毒剂量、血铅浓度呈明显正相关。但也有报道以 200、1000 和 5000mg/kg 乙酸铅灌胃染毒,未见小鼠骨髓嗜多染红细胞微核发生率上升。

4. **生殖发育毒性**　　研究显示铅可通过血-生精小管屏障,损害睾丸曲细精管生精上皮细胞,使精原细胞的分裂受到抑制,干扰雄激素对生精过程的调节。通过饮水给予雄性性成熟小鼠 0.25% 和 0.5% 的铅,低剂量组附睾内精子数量明显减少,高剂量组精子数量和活动精子所占比率减少,且畸形精子数目增多。附睾重量、精液囊泡重量和小鼠体重明显减少。这些现象说明铅对睾丸生精和附睾内精子的损害较明显。雄性大鼠吸入含铅的汽车尾气后,睾丸、精囊和附睾萎缩,血清睾酮水平降低。染铅大鼠的睾丸组织在光镜下变化不明显,而在电镜下超微结构改变显示支持细胞胞浆空泡形成和溶酶体数量增加、体积增大,其中有明显铅蓄积,提示慢性铅染毒后支持细胞的变化可影响精子的发生。

5. **致癌**　　动物实验表明铅有明确的致癌性。铅能引起大鼠及小鼠的肾肿瘤,尤其以肾皮质小管上皮癌最常见。国际癌症研究所(IARC,1987 年)将铅归入ⅡB类,可能的人类致癌物。

(二) 流行病学资料

在发展中国家,由于工业快速发展和使用含铅汽油,儿童铅中毒普遍存在。在中国,根据几年前各地区儿童血铅调查显示,居住在工业区和重交通区的儿童平均血铅水平为 $21.8\sim67.9\mu g/dl$,血铅水平 $\geqslant 10\mu g/dl$ 的人口比率为 64.9%~99.5%。居住在非工业区的儿童血铅 $\geqslant 10\mu g/dl$ 者约占 50%。这些数据说明我国 50% 以上的儿童存在铅中毒。近年来,随着部分大、中城市推广使用无铅汽油,2002 年的城市儿童血铅水平调查报告显示,目前城市儿童铅中毒的比率在 20%~30%左右。在印度使用含铅汽油的人口稠密的 5 个城市随机抽查 2031 名儿童和成人,51% 的血铅 $\geqslant 10\mu g/dl$,13% 的血铅水平 $\geqslant 20\mu g/dl$,血铅水平 $\geqslant 10\mu g/dl$ 的儿童有 40%~62%。在南非的开普敦,90% 的儿童血铅水平 $\geqslant 10\mu g/dl$。在发达国家,如美国第 3 次国家健康与营养统计表明,到 1994 年,1 岁以上人口的平均血铅水平是 $2.3\mu g/dl$,1~5 岁的儿童平均血铅水平 $2.7\mu g/dl$,4.4%儿童血铅水平 $\geqslant 10\mu g/dl$。在澳大利亚,1995—1996 年间收集了 1575 名年龄在 1~4 岁的儿童的血样,平均血铅水平是 $5.05\mu g/dl$,其中 7.3%

血铅水平≥10μg/dl。

1. 铅对神经系统的毒性效应 血铅浓度在 40~60μg/dl 范围内可见亚临床症状神经系统（中枢和周围）损伤，血铅浓度在 30~50μg/dl 范围内可见周围神经功能障碍，神经传导速度缓慢。

对铅作业人员进行调研，发现有感觉反应、损伤反应和应激反应迟缓，记忆困难等，认为铅导致他们感觉迟钝和短期记忆损害。

2. 铅对血液的毒性效应 当成人血铅浓度为 80μg/dl，儿童血铅浓度 70μg/dl 时，造血系统明显受累，出现贫血，主要表现为小细胞低色素性贫血。较低浓度的铅（成人血铅浓度 50μg/dl，儿童 40μg/dl）可以抑制血色素合成。

一般认为，当儿童血铅水平上升到 1.207~1.448μmol/L（250~300μg/L）时，血红蛋白下降到贫血的水平。血铅为 1.930~2.172μmol/L（400~450μg/L）时开始出现贫血症状。但在成人，血铅水平大约要在 1.930~3.378μmol/L（450~700μg/L）时才出现贫血。

3. 铅对心血管的毒性效应 无论是在职业铅作业人员还是在一般人群，收缩压 160 mmHg 以上、舒张压 100 mmHg 以上的人群，其血压与血铅水平在 37μg/dl 以上有关。分析表明：在 12~74 岁的男性中，血铅浓度和高血压是正相关的。流行病学调查结果显示 1993 名电池作业男性工人中，血压 127mmHg 者，血铅浓度小于 21μg/dl；血压 133mmHg 者，血铅浓度大于 50μg/dl。统计学研究表明血铅浓度与血压正相关。美国环境保护局 1990 年公布的结论是中年男性中，血压增高与血铅水平正相关（以血铅水平低于 7μg/dl 为对照），并进一步注意到血铅浓度每加倍一次，男性收缩压增加 1.5~3.0mmHg，女性收缩压增加 1.0~2.0mmHg。虽然没有对血压与一系列的心血管疾病进行风险评估，但任何血压升高均增加易感性个体心脏病发作风险。

4. 铅对泌尿系统的毒性效应 职业肾病发生于高浓度铅暴露后，在对职业人员的研究中，由于肾病而死亡的人群血铅超过 62μg/dl。

5. 铅的生殖毒性效应 铅暴露对男性生殖和生育质量效应的早期研究报道指出,男性高浓度铅暴露后,由于精子质量改变,妻子受孕率下降,而且子女死亡率增高。血清睾酮和垂体激素水平无变化。其妻子流产风险与孕前80天丈夫的血铅水平(超过$1.5\mu mol/dl$)关系明显。

6. 铅对个体发育的毒性效应 铅暴露可发生在胎儿发育期、出生后发育期,对儿童的影响大于成人,儿童血铅水平超过$80\mu g/dl$时可能会发生脑病或死亡。铅脑病存活下来的孩子可能会永久性智力低下或有其他症状的神经缺陷。儿童血铅水平$\leqslant 40\mu g/dl$时即有可能发生不明显的神经毒性效应,如认知和学习能力下降,其毒性效应存在个体差异,无明显可见的阈值。研究发现儿童血铅水平在$50\sim 70\mu g/dl$之间时,接近5成儿童有认知缺陷;$30\sim 50\mu g/dl$时4成儿童有认知缺陷,$15\sim 30\mu g/dl$时$1\sim 2$成儿童有认知缺陷。对社会地位和经济地位较低的$3\sim 7$岁黑人儿童中得到的研究结果发现智商(IQ)值与当时的血铅水平高度显著线性相关性。

通过纵向研究孩子出生后发育的不同时期与母血、脐血或婴儿血中血铅浓度的关系,发现孩子2个月时,血铅浓度每增加$10\mu g/dl$,2岁时智商(IQ)低1.6分;4岁时血铅浓度从$10\mu g/dl$增加到$30\mu g/dl$时,孩子的智商降低7.2分。对10岁儿童进行了一系列的IQ和学习成绩测试,并注意到与24个月时的血铅浓度相比,每增加$10\mu g/dl$($1\sim 25\mu g/dl$范围内)时,IQ下降5.8分,学习成绩下降8.9分。导致儿童发生神经毒性效应的血铅水平没有明显阈值。

7. 铅对骨的毒性效应 在一组对372例患儿进行的铅中毒调查中发现,铅中毒率为38.7%。血清中$1,25\text{-}(OH)_2\text{-}D_3$水平在高血铅组显著低于低血铅组。同时,血清中的骨特异性碱性磷酸酶、Ⅰ型胶原纤维降解产物、甲状旁腺素、尿钙、尿羟脯氨酸和尿肌酐等指标却显著高于低血铅组。其结论是铅摄入过量导致儿童骨吸收增加。

在对301名接触铅工人的调查中发现铅暴露各组在髋部大转子以及前臂1/3处、前臂远端的骨密度值均明显低于对照组;男性$40\sim 49$岁和$50\sim 59$岁以及女性$20\sim 29$岁和$30\sim 39$岁4个年龄组左髋部

Ward 区的骨密度值明显低于对照组；男性 30～39 岁以及女性 20～29 岁和 30～39 岁年龄组左髋部股骨颈的骨密度值明显低于对照组。结论是铅暴露可以引起骨密度降低。

对某蓄电池厂 298 名铅作业工人的调查结果发现职业铅接触组人群血铅、尿铅、尿羟脯氨酸、血清碱性磷酸酶、血清骨碱性磷酸酶均高于无职业铅接触史的办公室工作人员。随着尿铅、血铅水平的升高，工人的骨密度明显下降。这些现象说明职业铅接触能影响工人骨代谢，并导致骨密度降低，易发生骨疏松症。

对新生儿脐血铅水平与骨代谢指标之间关系的研究发现，80 例正常新生儿脐静脉血铅水平与胎儿骨钙素、$1,25-(OH)_2-D_3$ 显著负相关，与碱性磷酸酶显著正相关。较高脐血铅组血清骨钙素均显著低于较低脐血铅组。高血铅组骨碱性磷酸酶水平显著高于低血铅组。这说明胎儿期低水平铅暴露可能影响骨形成过程，阻碍正常骨矿化过程。

（三）中毒临床表现及防治原则

1. 急性中毒 急性铅中毒多由于误服乙酸铅、碳酸铅、铬酸铅、四乙基铅等铅或吸入高浓度的铅烟引起。口服含铅中药，如樟丹、黑锡丹等治病也可引起急性中毒。

急性铅中毒的临床表现：①消化系统表现，如恶心、呕吐、食欲不振、口有金属味、流涎、腹胀、便秘、便血、腹绞痛，还可有肝大、黄疸和肝功能异常等。②神经系统表现为头痛、眩晕、烦躁不安、失眠、嗜睡、易激动，重者可有谵妄、抽搐、惊厥、昏迷，甚至脑水肿和周围神经炎。③血液系统表现出面色苍白、心悸、气短等贫血症状。④泌尿系统症状有腰痛、水肿、蛋白尿、血尿、管型尿，严重者还可出现肾衰竭。

2. 慢性毒性

（1）神经系统。主要表现为神经衰弱、多发性神经病和中毒性脑病。神经衰弱是铅中毒早期和较常见的症状之一，表现为头晕、头痛、全身无力、记忆力减退、睡眠障碍、多梦等，其中以头晕、全身无力最为明显，但一般都较轻，属功能性症状。多发性神经病可分为感觉型、运动型和混合型。感觉型的表现为肢端麻木和四肢末端呈手套、袜子型感觉障碍。中毒性脑病为最严重的症状,表现为头痛、恶心、呕吐、高热、烦躁、抽搐、嗜睡、精神障碍、昏迷等症状,类似癫痫发作、脑膜炎、脑水肿、精神病或局部脑损害等综合征。

(2) 消化系统。轻者表现为一般消化道症状,重者出现腹绞痛。消化道症状包括口内金属味,食欲不振,上腹部胀闷、不适,腹隐痛和便秘,大便干结呈算盘珠状,铅绞痛发作前常有顽固性便秘作为先兆。腹绞痛为突然发作,多在脐周,呈持续性痛,阵发性加重,每次发作数分钟至几个时。检查时,腹部平坦柔软,可有轻度压痛,无固定压痛点,肠鸣音减少,常伴有暂时性血压升高和眼底动脉痉挛。

(3) 血液。主要是铅干扰血红蛋白合成过程,最后导致贫血,多为低色素正常红细胞型贫血。

3. 防治原则 一般认为,当血铅$\geqslant 20\mu g/dl$,需进行驱铅药物治疗。当血铅水平在$10\sim 20\mu g/dl$之间时,首先要找出铅暴露因素,远离铅。研究结果提示,钙通过与铅竞争肠道结合蛋白上的共同结合位点而抑制铅的吸收。许多流行病学研究也表明儿童血铅水平与膳食钙摄入量负相关。给生活在铅污染区域的儿童服钙剂1个月后,85%的儿童血铅值有不同程度下降,平均降幅为$10.4\mu g/dl$。因此给血铅高水平的儿童适量地补充钙,在饮食中增加钙的摄入,有利于减少铅的吸收,降低血铅水平,从而减轻或消除铅对儿童的危害。

急性铅中毒的急救法:①口服中毒者,可立即给予大量浓茶或温水,刺激咽部以诱导催吐,然后给予牛奶、蛋清、豆浆以保护胃黏膜。②对症急救。对腹痛者可热敷,或口服阿托品$0.5\sim 1.0mg$;对昏迷者应及时清除口腔内异物,保持呼吸道通畅,防止异物误入呼吸道引起窒息。③经上述现场急救后,应立即送医院抢救,以免耽误时间,危及患者生命。

慢性铅中毒的治疗应根据铅接触史及相应的中毒表现采取适当的措施。主要包括驱铅治疗和对症治疗。目前有肯定效果的驱铅络合剂包括:喷替酸钙钠、依地酸钙钠、二巯丙磺钠、二巯基丁二酸(DMSA)。具体用法如下:喷替酸钙钠1.0g,静脉滴注、静脉推注或肌内注射（加 2% 普鲁卡因 2ml），每日 1 次，连续 3 天停药 4 天为 1 个疗程，一般 3 个疗程即可。二巯丙磺钠 1.0g，静脉推注或肌内注射（加 2% 普鲁卡因 2ml），每日 1 次，连用 3 天停药 4 天为 1 个疗程，一般 3 个疗程即可。DMSA 0.5g，口服，每日 3 次，连用 3 天停药 4 天为 1 个疗程，一般用 3 个疗程即可。

铅绞痛治疗：①驱铅治疗，至铅绞痛被控制。②对症治疗，10% 葡糖酸钙 10ml，静脉推注；阿托品 0.5～1.0mg 或山莨菪碱，10mg，肌内注射；腹部热敷，针灸足三里、中脘、内关、三阴交等。

出现惊厥可使用地西泮等，呕吐不能进食者给予补液，有急性肾衰竭者及早施行透析疗法等。

通过立法手段，降低环境铅污染。环境铅污染是儿童接触铅的最根本的原因，因此预防铅接触的有效措施是降低环境中铅污染水平。自 1970 年以来，美国疾病预防控制中心（CDC）和美国环境保护局（EPA）相继颁布了一系列法律和标准来降低铅接触，包括限制油漆和涂料的铅含量，禁止含铅汽油的使用等。美国食品与药品管理局（FDA）也对食品罐头焊料中的铅作了具体的规定。美国 CDC 和世界各国均制定了空气中铅污染标准和食品中铅限量标准。法国等欧洲国家规定了玩具中铅限量标准。这些标准和法规的实施，大大降低了环境中的铅水平，而使血铅含量呈下降趋势。

加强科普宣传，积极采取防治措施，对于一些重点防护人群，要教育他们养成良好的饮食习惯和卫生习惯。相关铅作业人群要加强职业卫生防护。许多研究表明健康教育对血铅水平的控制有着良好的成效，如美国曾对一群处于铅污染环境中的儿童及家长进行系统的健康教育，在干预 4 个月后儿童血铅水平下降 50%。通过对儿童血铅水平的相关危险因素分析，儿童应该在饮食中减少含铅食物，如皮蛋、爆米花、罐头饮料等。由于幼儿常将物体放入口中导致灰尘、土等被吸收，增加了铅的摄入，而且部分油漆与颜料里含有铅，因此儿童要克服手-口动作，即啃咬指头、铅笔、油画棒或玩具等，并养成常洗手的良好习惯。作为家长要避免让儿童被动吸烟。另外，还需要推广使用无铅汽油，淘汰含铅油漆及其消费品。例如泰国于 1984—1996

年间淘汰了含铅汽油,几年后对 1000 名 6~72 个月的孩子进行统计,平均血铅水平为 $4.2\mu g/dl$,只有 4.6% 的孩子血铅水平 $\geqslant 10\mu g/dl$。目前推广使用无铅汽油的部分城市中,儿童铅中毒的比率在 20%~30%,明显低于几年前的血铅水平。

对儿童要在饮食、居住、衣着、玩耍等方面加强铅的防护,定期为儿童作健康检查。儿童铅中毒是一个渐进的过程,早期铅中毒没有典型的临床症状,典型的儿童铅中毒主要表现为头痛、腹痛等,一旦出现临床症状,往往血铅水平已经较高,铅毒性作用也难以逆转。因此开展儿童铅中毒的筛查有利于早发现高血铅的儿童,便于及时干预。

五、毒性表现

国内外学者对铅是否具有骨毒性曾存在争议。在相当长的时期内,人们都认为骨只是铅贮存库,铅不影响骨的生理功能及其正常的代谢过程。直到 20 世纪 60 年代,有学者报道了铅能抑制儿童体格发育,残存在体内的铅弹能引起人骨细胞性骨坏死。动物实验发现铅可引起骨发育畸形。通过骨形态计量学方法研究铅对骨代谢的影响时发现铅可引起器官水平、骨水平以及细胞水平的骨形成率下降,且下降水平与铅浓度相关。目前已明确骨是铅毒性的重要靶器官。铅中毒可对骨产生许多有害的影响。综合起来有以下几种表现:

(一) 骨密度下降

国外学者曾发现冶炼厂铅作业女工的脊椎骨密度随血铅增加而降低。国内学者报道某蓄电池厂 298 名铅作业工人随血铅、尿铅水平的增高,骨密度明显降低,骨质疏松患病率明显升高,有剂量-效应关系。

(二) 钙化过程受到影响

国内学者曾发现部分佝偻病患儿经过正规足量的维生素 D 及钙剂治疗后,其临床症状、碱性磷酸酶和腕骨 X 线仍显示活动期佝偻病改变,并且出现了新的骨异常体征。进一步的研究发现该部分患儿的血铅水平明显高于疗效显著的患者,说明铅可能干扰了营养性佝偻病的治疗。进一步研究显示，铅与骨钙素的钙结合位点紧密结合后，抑制了骨钙素与羟磷灰石中的钙结合，致使骨钙素失活，影响了骨的钙化过程。

(三) 腰椎骨折率升高

对一组职业接触铅的男性研究发现腰椎骨折发病率随血铅、尿铅的增加而明显升高，有统计学意义，并呈线性相关，血铅和尿铅最高浓度组的发病率明显高于最低浓度组。

(四) 婴儿出生后骨及乳齿发育迟缓

蓄积在骨中的铅可以成为胎儿铅暴露的额外来源，即内源性铅暴露。哈佛大学公共卫生学院一学者发现母体骨中蓄积的铅量是胎儿铅暴露的一个重要来源。妇女在妊娠及哺乳期骨中释放出大量矿物质，以帮助建造胎儿的骨。由于铅元素类似于钙元素，它能"冒名顶替"钙元素而沉积在骨中，并和钙元素一起渗透到胎儿发育中的骨及其他组织中，引起先天性铅中毒。先天性铅中毒的婴儿出生后骨及乳齿发育明显晚于同龄正常婴儿。

六、毒性机制

(一) 铅对钙、磷代谢的影响

有关铅影响钙、磷吸收和代谢的机制，一般认为铅能损伤甲状旁腺及肝、肾等脏器，从而影响甲状旁腺素的生产及维生素 D_3 的羟化，干扰钙、磷代谢。铅在骨中主要是通过取代钙在羟磷灰石上的位置，以磷酸铅的形式与羟磷灰石结合沉积于骨中。铅对钙、磷代谢的影响必然会干扰正常的骨化过程。血铅增高可干扰肝对维生素 D_3 的 25 位羟化。铅对肾造成损害，可降低肾维生素 D_3 的 1 位羟化酶活性，同时使 $1,25-(OH)_2-D_3$ 分解增加，血中具有活性的维生素 D_3 浓度降低。研究显示，以铅浓度为 1000mg/kg 的低钙饲料饲喂鸡时，体内维生素 D_3 转变为 $1,25-(OH)_2-D_3$ 的能力下降了 1/3。当饲料中的铅增加到 6000mg/kg 时，则下降了 4/5。通过给染铅大鼠腹腔注射放射性钙、磷化合物后，发现二者在骨中的吸收下降。铅与钙共同享用小肠黏膜上的黏膜蛋白，且铅与转运蛋白的亲和力是钙的 2 倍，铅在肠内能竞争性抑制钙的吸收。此外,铅还可以通过影响钙通道或取代钙离子在某些生物大分子活性中心上的位置,从而干扰钙离子的功能。

铅与钙通道的亲和性远大于钙与钙通道的亲和性,铅可代替钙激活钙通道,经钙通道进入细胞。细胞内微量铅即可激活蛋白激酶,后者可激活细胞膜、内质网、线粒体的钙通道,使细胞外钙内流,内质网、线粒体钙释放,导致细胞内钙增加,导致异常的钙信号或铅离子的流动,干扰正常细胞的功能。其次,铅离子通过直接取代钙离子在某些生物大分子活性中心上的位置,对钙离子与钙调蛋白的活性有一定的影响,而细胞内钙浓度及活性是细胞信号传导的重要组成部分,钙调蛋白是细胞内钙存在形式和发挥生理作用的物质基础,钙离子所发挥的作用也在钙调蛋白的调控下进行。钙与钙调蛋白结合,共同完成细胞运动、增殖、分泌、胞吞、胞饮、糖脂代谢等功能。显然,铅可干扰信号的传导,导致细胞一系列生理功能紊乱。由此可见,铅对钙通道的影响将可能是铅对骨毒性机制的关键。

(二) 铅对碱性磷酸酶和骨钙素的影响

骨矿化时,骨碱性磷酸酶分解有机磷化合物,产生无机磷盐离子,与钙离子形成羟磷灰石,而骨钙素羧化后可与羟磷灰石结晶特异性结合,且骨钙素可随着羟磷灰石的增加而增加,随着羟磷灰石结晶沿胶原纤维长轴的结合及规则排列,类骨质迅速转化为骨质,成骨细胞生长成为骨细胞。有许多研究证明铅对成骨细胞存在不利影响。分离并培养乳鼠成骨细胞后,加入不同浓度的乙酸铅培养 3 天,超过 0.5pmol/L 的乙酸铅即可抑制碱性磷酸酶的活性,提示铅对碱性磷酸酶活性有显著的特异性影响。动物实验也发现铅引起骨碱性磷酸酶活性下降,软骨矿化障碍。体内、体外实验均提示铅对碱性磷酸酶活性有显著的特异性影响。

骨钙素是由成骨细胞产生和分泌的一种重要非胶原蛋白成分,占总骨蛋白的 1‰~2‰,是含有 1 个 γ-羧基谷氨酰残基的钙结合蛋白,只有成骨细胞能合成和分泌骨钙素。在骨正常的矿化中起重要作用。铅也可以作为钙离子的类似物影响钙代谢,铅可与骨钙素的两个钙结合位点紧密结合，抑制骨钙素与羟磷灰石的结合，导致骨钙素失活，影响骨矿化，干扰骨发育。ROS17/2.8细胞系的研究发现，10、25、50μmol/L染铅组成骨细胞培养液骨钙素水平均下降，而细胞内骨钙素水平没有变化，总骨钙素水平的下降是由于分泌型（即培养液中）骨钙素水平的降低。这些现象说明铅可对骨钙素分泌有抑制作用，能干扰骨钙素与羟磷灰石的结合，影响骨的正常矿化。其中，铅与钙竞争骨钙素上的钙结合位点，抑制成骨细胞骨钙素基因及其表达，可能是铅抑制骨钙素的机制之一。成骨细胞是骨形成细胞，其生成不足或功能降低将会直接影响骨的功能，造成骨的病理学改变。以上研究显示成骨细胞因铅对其碱性磷酸酶和骨钙素有特异性影响，可能受到损伤，提示铅对骨有直接的损害并最终导致骨病理学改变。

（三）铅对成骨细胞凋亡相关基因表达的影响

骨代谢动态平衡不仅仅是由破骨细胞分化成熟引起的骨降解，也包括成骨细胞凋亡的参与。细胞凋亡与许多基因表达密切相关。抑凋亡基因中 $bcl-2$ 基因蛋白家族的主要功能就是直接调节线粒体膜的渗透性，从而调节促凋亡因子的释放，其中亚家族1与亚家族2、3分别能抑制或促进其释放，从而发挥抗凋亡或促凋亡的作用。$bcl-2$ 基因被认为是细胞凋亡的负调控剂，其过量表达可以抑制细胞凋亡而延长细胞的生命，在细胞凋亡的调控中起重要的作用。促凋亡基因有 Fas、$p53$ 等，Fas 抗原表达上调，会使向细胞转导的死亡信号增强，从而触发细胞凋亡。铅处理组成骨细胞 Fas 基因表达增加，呈一定的剂量-效应关系，证明铅对凋亡相关基因 Fas 的表达有影响，提示铅诱发 Fas 基因表达增加，从而诱发成骨细胞凋亡。

综上所述，有关铅的骨毒性，可能为：直接对骨细胞损伤，并通过抑制 $1,25-(OH)_2-D_3$ 的羟化及阻断其作用，干扰钙、磷代谢，影响骨的再建和功能；铅取代钙离子或干扰钙离子的功能，影响正常骨细胞的信号传导，干扰骨细胞的功能；通过损伤内分泌器官而间接影响激素合成，或调节骨功能和骨矿物代谢；损伤细胞合成或分泌骨基质等其他成分的能力；干扰基本细胞过程和酶功能、改变成骨细胞-

破骨细胞偶联关系,直接影响骨细胞的功能。

(张增利编)

第三节 铝及其化合物

铝（aluminium）是地壳中占第3位的宏量元素,约占地壳构成的7.45%。它广泛存在于土壤、水和空气中,动、植物体中也含有一定量的铝。随着人类接触和使用铝的情况日益增多,人体含铝量也逐渐增加。

一、理化性质

铝是银白色的轻金属,较软,铝和铝的合金具有许多优良的物理性质,得到了非常广泛的应用。铝对光的反射性能良好,反射紫外线比银还强,铝越纯,它的反射能力越好,常用真空镀铝膜的方法来制得高质量的反射镜。真空镀铝膜和多晶硅薄膜结合,就成为便宜轻巧的太阳能电池材料。铝粉能保持银白色的光泽,常用来制作涂料,俗称银粉。纯铝的导电性很好,仅次于银、铜,在电力工业上它可以代替部分铜作为导线和电缆。铝是热的良导体,在工业上可用铝制造各种热交换器、散热材料和民用炊具等。铝有良好的延展性,能够被抽成细丝,轧制成各种铝制品,还可制成厚度小于0.01mm的铝箔,广泛地用于包装香烟、糖果等。

铝具有高反应活性,在自然界中不存在自由态的铝。所有的化合物中,铝都为+3价。作为一种较强的三价离子,铝与供氧剂如柠檬酸和磷酸结合。铝化合物的化学特性既有水解性又有聚合倾向,许多铝化合物微溶于水。在空气中很容易与氧气反应生成一层致密、坚硬的三氧化二铝薄膜,这层薄膜覆盖在铝的表面,使铝不与其他物质接触。而这层三氧化二铝薄膜不溶于水,也不与水反应,所以铝制品具有很好的耐腐蚀性能。

二、来源、存在与接触机会

铝以化合态的形式存在于各种岩石或矿石里,如长石、云母、高岭土、铝土矿、明矾石等。由铝的氧化物与冰晶石共熔电解制得。

然而酸雨大大地增加了铝在生态系统中的量,导致在鱼和植物中出现明显的有害效应、蓄积以及对水与土壤的污染。

铝有多种用途,主要以合金形式用于包装、建筑、建材、运输和电器方面。95%以上的啤酒和碳水化合物饮料是用两层的铝罐装的。用铝器烹饪会将铝转移到食物中。某些含铝药物用于治疗胃病。因此,人类不但从药物中摄入铝,还从食物和水中摄入。

每天随普通食品进入体内的铝约有 10~20mg。

三、吸收、分布、代谢与排泄

铝经吸入和经口途径吸收量较少,经皮基本不吸收。吸入特殊的铝能经嗅觉系统直接转运到脑组织中。饮食中的铝约有 0.1% 被吸收,肠内的吸收很大程度上取决于 pH 值和配位键,尤其是可溶性羧酸。例如柠檬酸能提高肠内铝的吸收。硅能阻碍铝吸收并能加速其经尿液排泄。它可能与铝结合形成微溶性羟氨基硅酸盐。铝能影响肠内其他物质的吸收和肠道功能。铝能抑制氟酸盐的吸收,降低钙、铁化合物和水杨酸的吸收,这些物质反过来也影响铝自身的吸收。铝与肠道内的磷结合将导致磷耗竭和骨软化。铝能抑制乙酰胆碱诱导的收缩而改变胃肠道活动,这也是含铝的抗酸剂常导致便秘的原因。

职业环境中铝进入体内的途径以呼吸道为主,生活环境铝以经口吸收为主。按铝在人体内的分布含量高低,吸入者依次为:肺、肺门淋巴结、脾、肾上腺、肝和脑等;经口者依次为:骨、脑、睾丸、甲状旁腺、皮肤、肌肉、毛发、血液,其中骨组织含量占总量的 34.4%。

在血浆中,约有 80%~90% 的铝和转铁蛋白结合,转铁蛋白是一种运铁蛋白,在身体许多组织中有其受体。从而可分布至全身多种脏器。基于电势定位法和核磁共振法的研究，推测在血浆中剩余的铝与小分子羟化物羧酸、磷酸结合，而很少与氨基酸结合或络合。

骨和肺中的铝浓度最高，提示铝可能蓄积于骨。体内的铝可能有一半沉积在骨中。肺中的铝浓度也很高，因为通过呼吸道吸入的铝基本都滞留在肺，很少转移，且随年龄增长而增加。其次是肝，铝存在于肝细胞、Kupffer 细胞的溶酶体。脑中的铝含量也较高，约 0.25～0.75mg/kg。铝通常不在血液中蓄积。蛋白质是血浆铝的主要载体。铝可能结合在这种蛋白质的铁结合部位，二者的结合力很强，白蛋白也结合小部分铝。另外还有一部分游离态铝，这部分铝易于渗透至其他组织，也易于从肾排出。此外，有报道甲状旁腺有很强的摄铝能力。

肾将铝从血液中清除，并使其随尿液排泄。

健康人的肾每 24h 从尿中能排出 0.5mg 的铝。小部分随粪便、乳汁、胆汁排出。

四、毒性概述

（一）动物实验资料

1. 神经系统毒性 实验表明，染毒 6 周的小鼠脑的铝含量为对照组的 5.35 倍。铝导致脑组织超氧化物歧化酶（SOD）水平降低、脂质过氧化物（LPO）水平升高。随着铝摄入量的增加，大脑中央前回、海马和脊髓的病变更加严重和广泛，主要表现为神经细胞不同程度的肿胀、萎缩乃至坏死，尼氏体溶解，核固缩，胶质细胞增生，局部神经纤维髓鞘溶解，神经微丝、微管排列紊乱及突触结构异常等。

关于铝诱导的动物脑组织神经原纤维变性和神经元纤维缠结形成有许多报道。铝可引起成年雄兔神经原纤维变性，而给予去铁胺将铝移除后，可部分逆转铝所诱导的神经原纤维变性。使用可溶性铝盐可在家兔体内诱导神经元纤维缠结产生，其缠结结构混乱，由直径为 10nm 的神经丝组成，其超微结构与正常神经丝相似，免疫细胞化学染色也与在老年性痴呆患者中所观察到的相似。体外培养的鸡胚脑神经细胞研究铝神经毒性时发现，铝在较低浓度即可对神经细胞的分化产生影响，提示铝可能对神经细胞骨架有特殊的毒性。同时证实神经元比神经胶质细胞对铝的敏感性更高。另据报道，体外培养的原代大脑皮层神经细胞暴露于氯化铝 48h 后，发现许多神经细胞胞体肿胀，轴突形成串珠，轴突间的网络连接被破坏，提示发生了神经病变。动物实验还发现，给猫、象兔、大鼠和小鼠等经多种途径染铝，均可引起一系列行为异常。而且动物出现认知和记忆障碍的时间也早于其他指标。还发现，与年幼动物相比，铝的行为毒性多见于成年和老年动物，年龄越大，对铝的行为毒性越敏感。

小鼠实验发现铝负荷后脑铝水平呈时间依赖性降低，提示脑组织清除有害物铝的功能仍然保持。但病理切片检查显示，以海马神经元核固缩和神经元丢失为特点的神经退行性变呈铝负荷剂量依赖性和时间依赖性加重。同时，小鼠被动回避能力和空间定向能力均受损（跳台潜伏期明显缩短，水迷宫寻台时间显著延长）。提示虽然铝可被脑组织逐渐清除，但铝过负荷对神经元的损伤可能促成其持久的退行性变。给小鼠侧脑室注射 0.25% 铝溶液 $3\mu l$，每日 1 次，连续 5 天。一个月后与假手术组比较，发现染铝组小鼠学习记忆能力明显下降。大脑皮层、海马和纹状体单胺氧化酶-B 活力增加，脑铁水平明显升高，线粒体铁蛋白水平下降，而海马 CA_1 区神经元核固缩和神经细胞丢失。

2. 免疫系统毒性　　铝可导致机体免疫功能下降。铝可以通过改变 T 淋巴细胞数量、转化功能、亚群变化和细胞增殖等影响细胞免疫功能。在整体动物实验中，铝过量摄入会对细胞免疫造成抑制。昆明小鼠灌胃氯化铝的实验发现，铝导致小鼠腹腔巨噬细胞的吞噬功能和淋巴细胞转化率降低。

3. 致突变　　铝和铝盐可以引起植物细胞染色体畸变的事实已经明确。但在对动物和人类的致突变方面，研究结果并不一致。有实验报道给小鼠按 1ml/30g 注射 $0.01\sim0.1$mol/L 的氯化铝溶液，小鼠骨髓嗜多染红细胞染色体结构畸变明显增加。给小鼠按 0.2ml/20g 注射 $5\sim500$mg/kg 剂量的明矾 $[KAl(SO_4)_2 \cdot 12H_2O]$ 溶液，结果表明小鼠骨髓嗜多染红细胞微核率明显增加，且呈现出剂量-效应关系。

4. 生殖发育毒性 给动物腹腔注射 75、100 和 200mg/kg 氯化铝引起母体死亡、胎仔平均体重降低和死胎率上升，且存在剂量-效应关系。而且在 100mg/kg 组胎仔出现外观畸形。

5. 致癌 目前没有任何证据证明铝及其化合物可引起动物和人类癌症发病率增加。虽然有报道在 18 只大鼠皮下埋植 0.05mm 厚度的铝箔后，其中 8 只出现肉瘤。但进一步的研究发现，任何物质以固态硬块埋植于大鼠皮下均可引起局部肉瘤。这与埋植物的刺激有关，而与其化学成分无关。

（二）流行病学资料

随着铝制品在日常生活、建筑装饰材料和工业材料上的广泛应用，铝的生产规模大幅扩大，职业性铝接触人群不断增多。研究发现职业性吸入铝尘会导致工人体内铝负荷增加，铝作业工人的空间感知能力、心理运动能力、短期记忆力、学习和记忆力均受损。铝熔铸工人的注意力、手的运动协调能力、视感知记忆力下降、反应时标准差和最慢反应时间延长、提转敏捷度、数字译码和视觉保留时间延长。采用 WHO 推荐的神经行为测试组合对 103 名铝作业工人及 64 名对照工人进行职业流行病学调查，结果显示，铝作业组工人尿铝水平升高，其中高工龄组（>10 年）工人紧张、忧郁、愤怒、疲劳和困惑情感得分高于对照组，提转敏捷度、数字译码和目标追踪得分显著降低。低工龄组（≤10 年）工人除目标追踪得分降低外未发现其他异常。说明了铝接触工龄是重要的影响因素之一。

流行病学研究表明，饮用水中铝含量升高使阿尔茨海默病的患病危险增加，阿尔茨海默病患者大脑皮质内铝含量超过 $5\mu g/g$ 干重（正常人脑铝含量为 $1.25\pm2.45\mu g/g$ 干重），主要沉积在神经原纤维缠结和老年斑中，而神经原纤维缠结和老年斑是阿尔茨海默病最重要的两个病理特征，说明铝是导致阿尔茨海默病发病的重要环境因素之一。将住在家里的 48 例阿尔茨海默病患者随机分为 3 组，分别给予去铁胺、磷脂酰胆碱（安慰剂），或未作任何处理。用录像系统记录其每天的生活技能和行为图像变化，2 年后，用单盲法将图像记录结果随机由行为专家分析。结果表明，所有患者在2年后病情均加重，但去铁胺组患者行为能力下降的程度明显低于另外两组，而安慰剂组和未处理组间未见差异，提示体内铝负荷的高低与阿尔茨海默病的行为症状及其发展有密切关系。但流行病学对关于铝在阿尔茨海默病中作用的病例对照研究结果不一致。虽然前面提到的一些研究表明有显著性意义，而另一些研究则未发现两者之间存在显著相关性。认为铝和阿尔茨海默病间存在一定联系的基础是阿尔茨海默病患者的脑中铝含量增加、铝染毒实验动物中出现神经纤维损伤以及铝与阿尔茨海默病病理损伤中的许多成分有关。然而，阿尔茨海默病患者的脑中铝含量升高可能是结果而并非病因。阿尔茨海默病患者的血脑屏障功能减弱后，会使更多的铝进入脑内。此外，铝中毒患者脑中的神经纤维缠结在结构上和化学特性上与阿尔茨海默病并不相同。

总之，虽然铝是否是阿尔茨海默病和其他神经系统退行性病变的起因尚无定论，但对血液透析患者的观察资料提供了令人信服的证据，即铝是透析性痴呆的病因。

对于某铝业公司的一家铝厂中工种为熔铸、电解、焊接的103名男性工人的调查发现，职业性铝接触可以加速随年龄增加而出现的神经行为功能衰退。铝作业工人的神经行为功能改变主要表现为：记忆力减退（数字跨度）、运动速度和运动稳定性下降（数字译码和目标追踪）。而且年龄不同，其神经行为功能受损的表现存在差别。低年龄段铝作业工人主要表现为记忆力减退；中年龄段铝作业工人既有记忆力的减退，又有运动速度和运动稳定性的下降；高年龄段铝作业工人则主要表现为运动稳定性降低。此外，在对情感状况进行的问卷调查结果显示：中、老年铝作业工人出现明显的情感状态改变，紧张、焦虑、忧郁、沮丧、愤怒、敌意和疲惫情感得分与同年龄对照组相比，差异有显著性，而青年铝作业工人未显示任何情感状态异常。这些结果表明职业性铝接触既影响作业工人的认知功能，又可以损害其运动功能。早期职业性铝接触主要影响作业工人的记忆力，随着年龄增加，铝作业工龄延长，逐渐发展到运动功能受损，并伴随着一系列情感状态改变。

1962年报告了一例接触铝尘13.5年的49岁工人,出现进行性记忆力减退、反应迟钝和语言障碍等神经系统功能受累症状,脑电图出现异常改变,胸部X线片可见肺野的周围有轻度的线状和网状阴影,尸检发现肺和脑组织中铝含量为正常人的20倍左右。1983年报告了3例从事铝熔铸作业12年的工人出现明显的共济失调、震颤和认知功能障碍。病因分析认为与职业接触铝有关。20世纪90年代以来,对职业性接触铝工人的现场调查结果表明,职业性接触铝烟(尘)对工人具有神经毒性,当接触者血铝、尿铝分别为对照人群的2~4倍和4~8倍时,其运动协调能力、反应速度和记忆力均下降。对87名铝铸造工人的研究结果表明,铝作业工人的血铝和尿铝水平均高于对照组,神经行为测验发现其复杂反应时间延长,眼手协调能力、记忆力、注意力和心理运动能力降低等行为功能改变。该研究的对照组与接触组在年龄、工龄和社会经济状况等方面有可比性,并且有支持体内铝负荷量增加的证据,证实了铝对人的神经毒作用。

比较充分的人体资料证明铝对人的神经有毒性,并且属于高的神经毒物。由于铝在生理条件下溶解度较低,故经消化道的吸收率也较低。因此,除饮用特殊饮水和服用含铝药物外,对一般人群的危害性并不很大。然而在职业活动中吸入的铝烟(尘)可使铝在肺中蓄积,并导致体内铝负荷量升高(血铝为正常人的3~4倍),对接触者有潜在危害。故应早期筛检出罹患者,以免发展为不可逆性损害。目前认为在评价和研究铝接触人群的神经毒性时,接触指标宜选用血铝和尿铝,后者具有采样方便、无损伤和可较为准确地反映接触水平等优点,应优先考虑。效应指标应以神经行为测试和神经学检查为主,并辅以神经生理学检查。

1968年,欧洲一位医生描述了一种以骨痛、病理性骨折、脊柱后凸、身高变矮、肌无力等为特征的骨病,怀疑与水中铝过高有关,但未找到直接证据。1975年又发现几位超量服用氢氧化铝的患者,也发生了同样类型的骨病。目前此病已得到公认。

长期接触氧化铝粉尘的工人可以引起肺纤维化。流行病学调查发现，在接触纯氧化铝的197名工人中有Ⅰ期肺尘埃沉着病10例，0$^+$期14例。这些患者不仅有肺尘埃沉着病患者的一般症状和体征，如咳嗽、咳痰、气短等，而且具有肺尘埃沉着病的特征性改变，其X线特点主要为不规则小阴影，在不规则小阴影的背景上可见到类圆形小阴影，密集度低，以中下肺区为多。肺功能检查主要可见对小气道的损害。对某电解铝厂电解车间铝作业工人的调查发现铝可以引起呼吸系统及黏膜刺激症状。肺通气功能的损害特征为小气道阻塞性改变。铝作业工人一秒时间肺活量组间均数与对照组有显著差异，且随工龄延长、累计接尘量及吸烟量增加而显著下降。Logistic回归分析表明，工龄长和吸烟量大是导致肺通气功能损伤的重要因素。

铝中毒时最常见的血液特点是非缺铁性小细胞低色素性贫血。临床特点表现为：①血红蛋白、平均红细胞体积和平均细胞血红蛋白浓度显著下降；②血清铁蛋白含量正常；③血铝高；④补充铁剂、叶酸、维生素B等无效；⑤透析液中驱除铝后贫血状况可改善。目前认为此种贫血的产生机制，可能是由于铝与转铁蛋白结合，降低了转铁蛋白的铁负荷能力，干扰了铁的代谢，或抑制了血红蛋白合成过程中一些酶的活性，干扰了铁与血红蛋白的结合及血红蛋白的合成。补充铁剂无效，减少铝摄入量则见效。

(三) 中毒临床表现及防治原则

1. 中毒临床表现　　尚未见有急性铝中毒的临床病例报告。20世纪70年代铝中毒作为一种医源性疾病出现于接受长期血液透析的患者中。1976年报道铝为透析性痴呆的病因，明确指出铝引起人类神经慢性中毒。临床上表现为铝脑病，这些患者会首先出现言语混乱，随后有痴呆、抽搐和肌痉挛症状，并有贫血和骨质软化症等表现。1989年报道了8例肾衰竭妇女，由于同时口服枸橼酸盐口服液和氢氧化铝引起铝中毒。铝脑病进展迅速，突出表现为精神错乱、谵妄、肌肉痉挛、癫痫样大发作、昏迷，最后死亡。

对铝中毒的临床表现总结如下：

(1) 铝的神经毒性：人们对铝的神经毒性的认识最早是从铝致透析性脑病开始的。20世纪70年代，一些国家的透析中心发现肾衰竭患者经透析后出现语言障碍、震颤、痴呆、局灶性癫痫发作等神经系统异常表现，严重的可致死亡。研究发现，病因是透析液中高浓度的铝所致（>200μg/L）。不少的研究发现，透析性脑病患者大脑灰质铝含量比对照组人群高数倍之多。铝致人类慢性神经毒性早期表现为语言障碍、肌肉痉挛，长期透析者有运动功能不全综合征和多灶性大发作，接着出现精神异常。该病严重程度与体内铝负荷及脑铝含量相关，常在透析一年以上发生。铝对神经行为功能、神经递质代谢的影响以及病理性改变较少报道。

（2）铝对肝的毒性：长期输用含铝营养液的患者发生胆汁淤积性肝病。肝细胞有病理性改变。药理剂量的铝抑制线粒体合成 ATP，干扰微粒体的药物代谢，改变溶酶体膜的通透性。

（3）铝对骨的毒性：先天肾功能不全婴儿用铝剂九个月后肋骨骨折，胸壁不稳定，发生呼吸衰竭，已钙化和未钙化的类骨质之间的骨化线上有铝沉着。铝还可以动员骨钙入血，使骨脱钙。

2. 防治原则

（1）治疗：铝中毒一经诊断，应及时处理。①减少铝的摄入，忌用含铝药品及含铝量高之膳食，一旦出现铝中毒的早期症状，应停用一切含铝制剂，并宜作血液滤过疗法。尽快去除血循环中的铝。②使用铝螯合剂快速处理。铝螯合剂为高效的转铁蛋白。有报道发现，长期使用铝螯合剂可能改善早老性痴呆症。

（2）预防：世界卫生组织于 1989 年正式将铝确定为食品污染物而加以控制，提出成年人每天铝的摄入量不得超过 60 mg，否则就会造成慢性蓄积中毒。预防的主要措施包括：①开发新产品以取代传统铝盐净水剂。②日常生活中尽量不用铝制品。③少吃含铝盐添加剂（如明矾、磷酸铝钠等）较多的食物。④尽量不服含有氢氧化铝的抗胃酸药。⑤少吃含铝较高的食品及中药。⑥加强个人卫生、个人防护和车间卫生，建立就业前和定期身体检查制度。在铝的冶炼和铝制品生产过程中要防止烟尘和有害气体逸散。加料、熔炼、出料浇铸时尽量密封化、机械化、装设吸尘回收设备。老年人、肾功能减退人群、早产儿因其肾小球滤过功能下降，可引起铝的积蓄。新生儿因胃肠道的通透性大，铝较易被吸收。故对上述人员及孕妇、哺乳妇女应重点防护。

五、毒性表现

铝对骨的毒害作用是得到学术界公认的。铝可以引起骨软化。主要病变是骨铝沉积，未矿化骨增加，新骨形成率减少，其病变与骨铝含量呈负相关。通过铝染色及组织形态计量学方法发现铝蓄积于骨的矿化线前沿，特别是在骨样组织及矿化骨连接处，影响钙化过程，导致骨样组织层增宽及骨软化的组织学改变。四环素双标记检测，发现进入骨组织的四环素减少，标记线增宽，分布弥散，相距很近，以致互相融合，说明矿化作用障碍。骨软化病变见大量非细胞性类骨质聚积，成骨细胞活性缺乏，影响胶原蛋白合成。骨软化病变严重时，骨小梁内只剩下少量的钙化骨。

兔是对铝毒性较敏感的动物之一，而且铝在兔的组织蓄积及产生的毒性与人很相似。随着铝摄入量增加，兔骨铝蓄积显著，血清铝含量及甲状旁腺素水平增加，且两者之间存在正相关关系。而血清钙与铝摄入量存在负相关。血清钙的降低可能是铝摄入量的增加影响了钙的吸收所致，同时产生甲状旁腺素代偿性增加。骨组织形态计量学测定中发现高、低铝组实验动物的骨样组织体密度、骨样组织表面百分比、平均骨样组织宽度、骨样组织占骨小梁体积百分比均较对照组高。基本上可反映高、低铝组实验兔有骨样组织增加的趋势。这与人群中发现的铝主要导致骨软化的危害是一致的。铝所导致的骨软化主要通过铝抑制矿化和对成骨细胞的毒作用两个方面来产生，这两种作用可以同时发生，互不排斥，并且骨铝含量与骨软化之间呈正相关。临床上发现的铝引起骨毒性常发生在血液透析的患者中。

1. 临床症状　　①骨痛，一般从脊柱开始，扩展到肋骨和骨盆等部位，呈进行性加剧。②病理性骨折，多发生于肋骨，其次为椎骨和长骨。③近端肌病，发生于72%的患者，随着病情的发展，不能行动以至长期卧床。④维生素D类药物治疗无效，或仅能使某些患者症状改善,组织学病变不会改变。

2. 特殊检查 ①X线检查,可发现骨软化及病理性骨折。②骨的组织学表现为骨矿化率降低及铝沉积。③血铝和骨铝升高。④血清钙、磷水平正常或轻度升高,碱性磷酸酶和甲状旁腺素水平降低。

六、毒性机制

据研究,铝中毒引起骨病变的机制主要是铝能在矿化骨和骨样组织之间发生沉积,并抑制钙、磷结晶体的形成,阻止了骨样组织的钙化。

铝除了抑制骨样组织钙化外,还直接影响成骨细胞和破骨细胞的活性。动物实验发现,铝处理组的骨组织内破骨细胞和成骨细胞的数目和活性显著降低。而对照组的细胞活动极为活跃,旧骨的吸收和新骨的形成十分迅速,与铝处理组形成鲜明的对比。用细胞培养方法证实了铝不仅能减少破骨细胞和成骨细胞的数目,还直接干扰了骨的碱性磷酸酶和酸性磷酸酶的产生,而二者分别反映了成骨细胞和破骨细胞的活性,进一步阐明铝抑制骨重建的细胞学机制。

最新研究还表明,铝降低骨样组织中胶原蛋白的合成。铝与骨的胶原蛋白紧密结合,形成交联,破坏骨样组织对骨重建的诱导能力。因为骨胶原作为一种骨重建的诱导底物,可以促进和吸引基质细胞的分化。它可以作为骨诱导原向周围组织发出信号,从而出现破骨细胞和成骨细胞的活动,造成旧的骨基质吸收,新的骨基质形成,在此基础上发生钙和磷等的沉积和骨的矿化。铝与骨的胶原蛋白紧密结合后,骨胶原对骨重建的诱导作用降低。

(李冰燕 张增利编)

主要参考文献

1. Bernard A. Cadmium & its adverse effects on human health. Indian J Med Res, 2008, 128 (4): 557-564.

2. Nordberg G, Nogawa K, Nordberg M, et al. Cadmium. // Nordberg G, Fowler B, Nordberg M. Handbook on toxicology of metals. New York: Academic Press, 2007, 65-78.
3. Nishijo M, Nakagawa H, Morikawa Y, et al. Mortality in a cadmium polluted area in Japan. Biometals, 2004, 17: 535-538.
4. 韦艳宏, 李龙, 曹玉广, 等. 大鼠镉性肾损伤与急性肾功能衰竭的关系. 环境与健康杂志, 2005, 22 (1): 16-18.
5. 李顺清, 舒柏华, 包克光. 镉对骨形态发生的蛋白诱导软骨和骨形成的影响. 职业卫生与病伤, 1997, 12 (2): 65-67.
6. 杨学斌, 肖萍, 潘喜华, 等. 镉染毒去卵巢大鼠模型的骨量丢失. 环境与健康杂志, 2002, 19 (5): 367-369.
7. Jarup L. Hazards of heavy metal contamination. Br Med Bull, 2003, 68: 167-182.
8. Menke A, Muntner P, Silbergeld EK, et al. Cadmium levels in urine and mortality among U.S. adults. Environ Health Perspect, 2009, 117 (2): 190-196.
9. Schutte R, Nawrot TS, Richart T, et al. Bone resorption and environmental exposure to cadmium in women: a population study. Environ Health Perspect, 2008, 116 (6): 777-783.
10. Dote T, Adachi K, Yamadori E, et al. Abnormalities in cadmium fluoride kinetics in serum, bile, and urine after single intravenous administration of toxic doses to rats. J Occup Health, 2008, 50 (4): 339-347.
11. Tellez-Plaza M, Navas-Acien A, Crainiceanu CM, et al. Cadmium exposure and hypertension in the 1999-2004 National Health and Nutrition Examination Survey (NHANES). Environ Health Perspect, 2008, 116 (1): 51-56.
12. Uchida M, Teranishi H, Aoshima K, et al. Elevated urinary levels of vitamin D-binding protein in the inhabitants of a cadmium polluted area, Jinzu River basin, Japan. Tohoku J Exp Med, 2007, 211 (3): 269-274.
13. Ohba K, Okawa Y, Matsumoto Y, et al. A study of investigation of cadmium genotoxicity in rat bone cells using DNA microarray. J Toxicol Sci, 2007, 32 (1): 107-109.
14. Benoff S, Jacob A, Hurley IR. Male infertility and environmental exposure to lead and cadmium. Hum Reprod Update, 2000, 6 (2): 107-121.
15. Jin T, Nordberg M, Frech W, et al. Cadmium biomonitoring and renal dys-

function among a population environmentally exposed to cadmium from smelting in China. Biometals, 2002, 15: 397-410.
16. Barbee JYJ, Prince TS. Acute respiratory distress syndrome in a welder exposed to metal fumes. South Med J, 1999, 92: 510-512.
17. Zalups RK AS. Molecular handling of cadmium in transporting epithelia. Toxicol Appl Pharmacol, 2003, 186: 163-188.
18. Wester RC, Maibach HI, Sedik L, et al. In vitro percutaneous absorption of cadmium from water and soil into human skin. Fundam Appl Toxicol, 1992, 19: 1-5.
19. Lansdown AB, Sampson B. Dermal toxicity and percutaneous absorption of cadmium in rats and mice. Lab Anim Sci, 1996, 46: 549-554.
20. Gallagher CM, Kovach JS, Meliker JR. Urinary cadmium and osteoporosis in U.S. Women ＞ or ＝ 50 years of age: NHANES 1988-1994 and 1999-2004. Environ Health Perspect, 2008, (10): 1338-1343.
21. Thomas LD, Hodgson S, Nieuwenhuijsen M, et al. Early kidney damage in a population exposed to cadmium and other heavy metals. Environ Health Perspect, 2009, 117 (2): 181-184.
22. Orlowski C, Piotrowski JK. Biological levels of cadmium and zinc in the small intestine of non-occupationally exposed human subjects. Hum Exp Toxicol, 2003, 22: 57-63.
23. Seidal K, Jorgensen N, Elinder CG, et al. Fatal cadmium-induced pneumonitis. Scand J Work Environ Health, 1993, 19: 429-431.
24. Nordberg GF. Cadmium and health in the 21st century-historical remarks and trends for the future. Biometals, 2004, 17: 485-489.
25. Smith SS, Reyes JR, Arbon KS, et al. Cadmium-induced decrease in RUNX2 mRNA expression and recovery by the antioxidant N-acetylcysteine (NAC) in the human osteoblast-like cell line, Saos-2. Toxicol In Vitro, 2009, 23 (1): 60-66.
26. Engström A, Skerving S, Lidfeldt J, et al. Cadmium-induced bone effect is not mediated via low serum 1,25-dihydroxy vitamin D. Environ Res, 2009, 109 (2): 188-192.
27. Yokota H, Tonami H. Experimental studies on the bone metabolism of male rats chronically exposed to cadmium intoxication using dual-energy X-ray ab-

sorptiometry. Toxicol Ind Health,2008,24(3):161-170.
28. 赵肃,王任群,邱玉鹏,等.沈阳市镉污染区居民尿镉及骨.中国公共卫生,2005,21(11):1333-1334.
29. 陈悦,李省,石镇霞.镉急性染毒各器官含量及致死机制研究.中国公共卫生,2005,21(3):327-328.
30. 黄宝圣.镉的生物毒性及其防治策略.生物学通报,2005,40(11):26-28.
31. Comelekoglu U,Yalin S,Bagis S,et al. Low-exposure cadmium is more toxic on osteoporotic rat femoral bone: mechanical, biochemical, and histopathological evaluation. Ecotoxicol Environ Saf,2007,66:267-271.
32. Nogawa K,Tsuritani I,Kido T,et al. Mechanism for bone disease found in inhabitants environmentally exposed to cadmium: decreased serum 1 alpha, 25-dihydroxyvitamin D level. Int Arch Occup Environ Health,1987,59(1):21-30.
33. Brzóska MM,Moniuszko-Jakoniuk J. Bone metabolism of male rats chronically exposed to cadmium. Toxicol Appl Pharmacol,2005,207(3):195-211.
34. Satarug S,Moore MR. Adverse health effects of chronic exposure to low-level cadmium in foodstuffs and cigarette smoke. Environ Health Perspect,2004,112(10):1099-1103.
35. Henson MC,Chedrese PJ. Endocrine disruption by cadmium, a common environmental toxicant with paradoxical effects on reproduction. Exp Biol Med (Maywood),2004,229(5):383-392.
36. Hagino N,Yoshioka Y. A study of the etiology of Itai-Itai disease. J Jpn Orthop Assoc,1961,35:812-815.
37. Åkesson A,Bjellerup P,Lundh T,et al. Cadmium-induced effects on bone in a population-based study of women. Environ Health Perspect,2006,114:830-834.
38. Brzóka MM,Moniuszko-Jakoniuk J. Effect of low-level lifetime exposure to cadmium on calciotropic hormones in aged femal rats. Arch Toxicol,2005,79:636-646.
39. 江泉观,纪云晶,常元勋.环境化学毒物防治手册.北京:化学工业出版社,2004.
40. 常元勋.靶器官与环境有害因素.北京:化学工业出版社,2008.

41. Mason C. Lead and pollution—an overview. J Public Health, 1993, 17 (4): 296-298.
42. Park SK, O'Neill MS, Vokonas PS, et al. Air pollution and heart rate variability: effect modification by chronic lead exposure. Epidem, 2008, 19 (1): 111-120.
43. Barry PS. A comparison of concentrations of lead in human tissues. Br J Ind Med, 1975, 32 (2): 119-139.
44. 张正洁，李东红，许增贵. 我国铅污染现状、原因及对策. 环境保护科学, 2005, 31 (4): 41-42, 47.
45. Shih RA, Hu H, Weisskopf MG, et al. Cumulative lead dose and cognitive function in adults: a review of studies that measured both blood lead and bone lead. Environ Health Perspect, 2007, 115 (3): 483-492.
46. 林岚，张春玲，谭黄珍，等. 155例佝偻病患者的血铅水平分析，广东微量元素科学，2002, 9 (11): 37-39.
47. Kermani S, Karbalaie K, Madani SH, et al. Effect of lead on proliferation and neural differentiation of mouse bone marrow-mesenchymal stem cells. Toxicol In Vitro, 2008, 22 (4): 995-1001.
48. Meyer PA, Brown MJ, Falk H. Global approach to reducing lead exposure and poisoning. Mutat Res, 2008, 659 (1-2): 166-175.
49. Lin GZ, Peng RF, Chen Q, et al. Lead in housing paints: an exposure source still not taken seriously for children lead poisoning in China. Environ Res, 2009, 109 (1): 1-5.
50. Jarosińska D, Muszyńska-Graca M, Dabkowska B, et al. Environmental lead exposure in polish children: blood lead levels, major sources and principles of the lead poisoning prevention. Bioinorg Chem Appl, 2003: 333-342.
51. Bitto E, Bingman CA, Wesenberg GE, et al. Structure of pyrimidine 5'-nucleotidase type 1. Insight into mechanism of action and inhibition during lead poisoning. J Biol Chem, 2006, 281 (29): 20521-20529.
52. Canfield RF, Henderson CR, Cory-Slechia DA, et al. Intellectual impairment in children with blood lead concentrations below 10 μg per deciliter. N Engl J Med, 2003, 348: 1517-1526.
53. Campbell JR, Auinger P. The association between blood lead levels and osteoporosis among adults—results from the third National Health and Nutrition

Examination Survey (NHANES Ⅲ). Environ Health Perspect, 2007, 115: 1018-1022.
54. Campbell JR, Rosier RN, Novotny L, et al. The association between environmental lead exposure and bone density in children. Environ Helath Perspect, 2004, 112: 1200-1203.
55. Klein RF, Wiren KM. Regulation of osteoblastic gene expression by lead. Endocrinology, 1993, 132 (6): 2531-2537.
56. Gruber HE, Gonick HC, Khalil-Manesh F, et al. Osteopenia induced by long-term, low-and high-level exposure of the adult rat to lead. Miner Electrolyte Metab, 1997, 23 (2): 65-73.
57. Mason HJ, Somervaille LJ, Wright AL, et al. Effect of occupational lead exposure on serum 1,25-dihydroxyvitamin D levels. Hum Exp Toxicol, 1990, 9 (1): 29-34.
58. Arora M, Ettinger AS, Peterson KE, et al. Maternal dietary intake of polyunsaturated fatty acids modifies the relationship between lead levels in bone and breast milk. J Nutr, 2008, 138 (1): 73-79.
59. 胡雪琴, 糜漫天, 黄国荣. 铅暴露对儿童体内钙及骨钙素的影响. 中国儿童保健杂志, 2006, 14 (3): 236-238.
60. Potula V, Henderson A, Kaye W. Calcitropic hormones, bone turnover, and lead exposure among female smelter workers. Arch Environ Occup Health, 2005, 60 (4): 195-204.
61. Barth A, Schaffer AW, Osterode W, et al. Reduced cognitive abilities in lead-exposed men. Int Arch Occup Environ Health, 2002, 75 (6): 394-398.
62. Theppeang K, Glass TA, Bandeen-Roche K, et al. Associations of bone mineral density and lead levels in blood, tibia, and patella in urban-dwelling women. Environ Health Perspect, 2008, 116 (6): 784-790.
63. 石凯丽, 马宏, 王文英. 铅对儿童骨代谢的影响. 中国儿童保健杂志, 2004, 12 (2): 109-111.
64. Sun Y, Sun D, Zhou Z, et al. Osteoporosis in a Chinese population due to occupational exposure to lead. Am J Ind Med, 2008, 51 (6): 436-442.
65. Gorospe EC, Gerstenberger SL. Atypical sources of childhood lead poisoning in the United States: a systematic review from 1966-2006. Clin Toxicol (Phila), 2008, 46 (8): 728-737.

66. Brown MJ. Childhood lead poisoning prevention: getting the job done by 2010. J Environ Health, 2008, 70 (6): 56-57.
67. Pearce JM. Burton's line in lead poisoning. Eur Neurol, 2007, 57 (2): 118-119.
68. Ye X, Wong O. Lead exposure, lead poisoning, and lead regulatory standards in China, 1990-2005. Regul Toxicol Pharmacol, 2006, 46 (2): 157-162.
69. Alfrey AC, Le Gendre GR, Kaehny WD. The dialysis encephalopathy syndrome—possible aluminum intoxication. N Engl J Med, 1976, 294: 184-188.
70. Hughes JT. Aluminum encephalopathy and Alzheimer's disease. The Lancet, 1989, 8636: 490.
71. Kirschbaum BB, Schoolwerth AC. Acute aluminum toxicity associated with oral citrae and aluminum-containing antacide. Am J Med Sci, 1989, 297 (1): 9.
72. 彭忠伯, 刘桂元. 铝中毒及其防治. 中华劳动卫生职业病杂志, 1993, 11 (3): 186-188.
73. Shin RW, Lee VM, Trojanowski TQ. Neurofibrillary pathology and aluminum in Alzheimer's disease. Hrstol-Histopathol, 1995, 10 (4): 969-978.
74. Martin RB. Aluminium in chemistry, biology and medicine. Clin Chem, 1986, 32: 1797-1806.
75. Trapp GA. Aluminum in brain in Alzheimer's disease. Excerp Medse ct, 1976, 47: 483.
76. 孙增荣. 铝的神经毒作用. 国外医学: 卫生学分册, 1993, 20 (2): 67-70.
77. 刘凤贞, 于德奎, 刘玉铺. 饮水氯化铝的神经毒效应研究. 环境与健康杂志, 1990, 7 (4): 148-151.
78. Walton JR. Aluminum in hippocampal neurons from humans with Alzheimer's disease. Neurotoxicology, 2006, 27: 385-394.
79. 徐格晟, 孙增荣, 张振文, 等. 铝的毒性研究 (Ⅲ): 铝暴露的高危人群探讨. 中国食品卫生杂志, 1994, 6 (1): 7-10, 41.
80. Sjogern B, Lundberg I, Lidums V. Aluminum in the blood and urine of industrially exposed workers. Br J Ind Med, 1983, 40: 301-304.
81. Sjogern B, Lidums V, Hakansson M, et al. Exposure and urinary excretion of aluminum during welding. Scand J Work Envirin Health, 1985, 11: 39-43.
82. Bast-Pettersen RB, Drablos PA, Goffeng LO, et al. Neuropsychological deficit among elderly workers in aluminum production. Am J Ind Med, 1994, 25: 649-662.

83. Hanninen H, Matikainen E, Kovala T, et al. Internal load of aluminum and central nervous system function of aluminum welders Scan. J Work Environ Health, 1994, 20: 279-285.
84. 郑玉新, 梁有信, 杨红光. 铝熔铸作业工人神经行为功能的研究. 中华劳动卫生职业病杂志, 1997, 15 (1): 18-21.
85. 杨红光, 郑玉新, 梁有信. 铝对神经行为功能和单胺类神经递质代谢的影响. 中华预防医学杂志, 1998, 32: 82-84.
86. 郭贵敏, 马惠荣, 王新世, 等. 职业性铝接触对作业工人心理及行为功能的影响. 中华预防医学杂志, 1998, 32 (5): 292-294.
87. Cowburn JD, Blair JA. Aluminum chelator (transferrin) reverses biochemical diffidence in Alzheimer brain preparations. The Lancet, 1989, 8629: 99.
88. 汪关煜, 朱萍, 王素娥, 等. 慢性肾功能衰竭透析患者铝中毒的原因和诊断及治疗. 中华内科杂志, 1996, 35 (1): 36-40.
89. Bharathi, Vasudevaraju P, Govindaraju M, et al. Molecular toxicity of aluminium in relation to neurodegeneration. Indian J Med Res, 2008, 128 (4): 545-556.
90. Crapper DR, Krishnan SS, Dalton AJ. Brain aluminium distribution in Alzheimer's disease and experimental neurofibrillary degeneration. Science, 1973, 180: 511-513.
91. Wills MR, Savory J. Aluminium poisoning: dialysis encephalopathy, osteomalacia, and anaemia. Lancet, 1983, 2: 29-34.
92. Mjoberg B, Hellquist E, Mallmin H, et al. Aluminum, Alzheimer's disease and bone fragility. Acta Orthop Scand, 1997, 68: 511-514.
93. Nicholas JC, Dawes PT, Davies SJ, et al. Persisting aluminium-related bone disease after cadaveric renal transplantation. Nephrol Dial Transplant, 1999, 14 (1): 202-204.
94. Bouglé D, Sabatier JP, Bureau F, et al. Relationship between bone mineralization and aluminium in the healthy infant. Eur J Clin Nutr, 1998, 52 (6): 431-435.
95. Konishi Y, Yagyu K, Kinebuchi H, et al. Chronic effect of aluminium ingestion on bone in calcium-deficient rats. Pharmacol Toxicol, 1996, 78 (6): 429-434.
96. Cannata Andía JB. Aluminium toxicity: its relationship with bone and iron me-

tabolism. Nephrol Dial Transplant，1996，11（Suppl 3）：69-73.
97. Greger JL，Radzanowski GM. Tissue aluminium distribution in growing, mature and ageing rats: relationship to changes in gut, kidney and bone metabolism. Food Chem Toxicol，1995，33（10）：867-875.

第七章

氟及其化合物

一、理化性质

氟（fluorine，F）为地球上分布最广泛的元素之一，也是最活泼的非金属元素，占地壳组成的 0.072%～0.078%。常温下能同所有的元素化合，尤其是金属元素，所以氟一般以化合物形式存在。氟在常温下为淡黄色气体，具有强烈的臭味，能与很多化学物质起反应。

二、来源、存在与接触机会

（1）岩石、土壤、燃煤、天然水、食物或空气中氟含量较高时，居民通过长期摄入含氟量较高的饮水、食物或空气，使机体含氟量较高。

（2）工业三废污染大气、土壤、饮水，使农作物、饮水、家畜的饲料中含氟量提高，通过食物链会使进入人体的氟增多。

（3）含氟农药、杀虫剂、驱虫剂、杀鼠剂的使用也有可能使氟通过食物链进入人体。

三、吸收、分布、代谢与排泄

氟主要通过以下途径被吸收：

1. 经呼吸道　　普通情况下，空气的氟含量很低，呼吸道所摄入的氟量在机体内所占的比率也很低。但火山的灰尘及受污染的空气中氟化物浓度会很高，可显著增加经呼吸道的氟摄入量。职业性氟中毒的主要途径之一是经呼吸道摄入。值得一提的是我国特有的燃煤污染型地方性氟中毒病区，由于室内空气中的氟含量高达 0.146mg/m^3，甚至更高，儿童因经呼吸道吸入高浓度的氟后，导致不同程度的氟中毒（部分地区的氟牙症患病率高达 100%，儿童氟骨症患病率可达 30% 以上）。

2. 经消化道　　消化道是机体摄入营养物质的重要途径，也是摄入氟化物的主要途径。食物和饮水中均含有氟。存在于食物、饮水及其他介质中的氟，均可经消化道进入机体。机体生理需要量的氟90％以上由消化道摄入。一般情况下，机体从饮水中摄入的氟量约占总摄入量的60％～70％，儿童经水摄入的氟量可能更高。在我国的饮水型地方性氟中毒病区，儿童每日从饮水中摄入的氟量约占每日总摄氟量的80％，甚至更高。儿童经消化道长期摄入高浓度的氟是引起氟中毒的重要原因之一。

3. 经皮肤和黏膜　　日常生活中，氟化氢等气态氟化物或某些氟化物溶液在同皮肤、黏膜接触时，可被直接吸收。但直接接触的机会很少，而且氟可同皮肤黏膜中的蛋白质相结合而被阻挡，所以日常生活中通过皮肤、黏膜进入体内的氟量很少，儿童接触的机会更少。

吸收入体内的氟迅速进入血液循环，与血钙结合而使血凝延缓，多余的氟由血液带至全身各组织，主要分布于骨、软骨及牙，小部分分布于肾及脾中。有机氟在体内分布较均匀，肝、脑、肾中的分布基本一致。

进入体内的氟约50％～85％自肾排出，12.5％～19.5％自粪中排出，7％～10％自汗腺排出，极微量的氟可经毛发、乳腺排出。

四、毒性概述

(一) 实验动物资料

1. 急性毒性　　动物实验证明可溶性氟化钠的最低致死剂量，静脉注射为23～45mg/kg，口服为23～90mg/kg（按化合物中的氟计）。

把氟化钠粉末放在饲料中，分别以38、81、260和3100 mg/kg的剂量给狗染毒。发现主要症状是呕吐和频繁排便。高剂量组动物出现血性呕吐物和中度意识丧失。血清检查发现染毒动物血钙水平下降。死亡动物解剖发现全身主要脏器弥漫性充血和局部出血。小鼠中毒的症状与狗相似。先后出现发绀、耳静脉充血、呼吸抑制、震颤、慢性抽搐，后肢瘫痪，反射消失，呼吸停止，死亡。

2. 亚急性与慢性毒性

(1) 氟对动物牙的影响。动物体内缺氟会发生龋齿，但氟过量则会引起牙损伤。牙损伤发生在牙齿发育期间，氟与釉质层的晶体结构结合，从而增加了釉质层的多孔性。不同水平的氟可相应导致不同程度的牙损伤，包括牙成釉细胞结构异常、破裂和/或变形以及釉质发育不全。成釉细胞轻度发育不良导致釉质不规则，而严重的甚至可导致一些部位整个釉质层缺失或极度不规则，如果釉柱间隙内有外源性色素渗入与沉着，则釉面出现黄色、黑色或褐色的氟斑，从而形成氟斑牙。这主要是由于氟离子与磷灰石羟基离子相交换，在饱和的磷酸钙溶液中矿物质沉淀改变，以及酶活性受抑制等因素所引起。由于齿质结构异常，因而易于磨损、断裂或脱落。

(2) 对胃肠道的影响。长期高氟染毒大鼠的幽门红肿。其原因可能是由于静脉的扩张导致了循环血液积累造成的。为进一步探讨氟对胃肠道的毒性，通过扫描电镜观察到氟中毒造成了小肠微绒毛减少、表面破损和上皮细胞脱落。这说明长期氟化物摄入与消化不良和胃肠道异常变化有关。氟长期染毒对家兔十二指肠的组织病理学观察发现，其十二指肠黏膜表面被腐蚀，并有坏疽出现，黏膜下层丛生，肌肉肥大。

(3) 对神经系统的影响。给小鼠 20 mg/kg 剂量的氟化物，14 天后其脑内氟的含量升高，与自由基代谢有关的酶如 SOD（超氧化物歧化酶）、GST（谷胱甘肽 S-转移酶）和 CAT（过氧化氢酶）的活性显著降低，与膜功能相关的酶如 SDH（琥珀酸脱氢酶）、LDH（乳酸脱氢酶）、AAT（α_1 抗胰蛋白酶）和 CPK（肌酸磷酸激酶）的活性也显著降低。氟中毒导致大鼠脑内 MDA（丙二醛）和 GSH（谷胱甘肽）的含量增加，从而使 GSH-Px（谷胱甘肽过氧化物酶）的活性增加，叶酸的水平也显著增加。慢性氟中毒显著增加了大鼠脑组织的脂质过氧化，而这与脑组织内抗氧化物的水平和活性的变化有关。研究证实生命早期对抗氧化系统的损害比后期更为严重。为了探讨氟中毒引起脑功能紊乱的分子机制，给大鼠 100mg/kg 的氟，7 个月后发现其大脑内神经元烟碱型乙酰胆碱受体的含量显著降低，而该受体在动物的认知过程中扮演了重要的角色。这说明氟对动物的认知能力也存在不利影响。动物染氟后,镜下可见脊髓外侧神经元分布不均,前角外侧神经元明显减少,胞体固缩,尼氏体淡染、破碎或凝集成团,终末神经轴突扩张或髓样变。

(4) 对肝的影响。在对小鼠的慢性氟染毒研究中,发现了一种罕见的与氟有关的肝癌。氟可增加肝的脂质过氧化,并能改变与自由基有关的酶活性。长期的氟暴露使得自由基攻击了细胞膜的组分,继而发生膜脂质过氧化,减少了磷脂和不饱和脂肪酸的含量,这种由氧化应激引起的膜脂质结构变化可能是导致肝异常的一个重要因素。

(5) 对肾的影响。长期过量的氟可引起大鼠肾近端小管上皮细胞变性、坏死,髓袢扩张伴有间质炎、间质纤维化、肉芽肿形成。家兔长期摄入高氟可观察到肾的细胞结构有云雾状肿胀,管状上皮细胞萎缩,组织坏疽,肾小管空泡化,肾小球肥大或萎缩并有分泌物出现。

3. 致突变 氟化物的致突变作用经历了长期的研究过程,但各家研究结果并不一致。早在 20 世纪 70 年代就有国外学者用不同浓度的氟化钠对鼠、羊的卵母细胞培养,发现高浓度的氟化钠可导致卵母细胞染色体损伤,认为氟化钠对哺乳动物的卵细胞是一种潜在的诱变剂。

动物饮高氟水 3~6 周后,睾丸精母细胞染色体畸变率明显高于对照组,并呈剂量依赖性。给 2 个实验组小鼠分别腹腔注射两种剂量的氟化钠,观察到 2 个实验组的骨髓嗜多染红细胞微核率均高于阴性对照组,差异有显著性。大鼠吸入无机氟化物,可使骨髓细胞染色体畸变率增加。虽然给药的途径不同,但多数结果支持氟化物具有致突变性。

$50 \sim 400 \mu mol/L$ 全氟辛酸作用于人肝 HepG2 细胞 1h 后,引起细胞 DNA 链断裂程度明显增加。$100 \sim 400 \mu mol/L$ 全氟辛酸作用于 HepG2 细胞 24h 后,引起细胞微核率明显增加。进一步研究发现 $100 \sim 400 \mu mol/L$ 全氟辛酸作用于 HepG2 细胞 3h 后,便引起细胞内氧化应激。认为全氟辛酸对 HepG2 细胞具有遗传毒性,并引起氧化性 DNA 损伤标记物 8 羟基脱氧鸟苷(8-OHdG)明显增加。

4. 生殖发育毒性 对小鼠的研究发现每天给予小鼠 27.25mg/kg 的氟,10 周后小鼠睾丸的相对重量增加,且精液质量下降,精子数量减少,异常精子数量增加,精子发生及活力降低。过量摄入氟可直接作用于睾丸组织,破坏各级生精细胞、支持细胞及睾丸间质细胞的结构。而有关学者指出氟对雄性动物的生殖毒性与氧化应激有关。慢性氟中毒不仅增加了雌性大鼠卵巢的相对重量和绝对重量,还使其子宫相对重量增加。氟还可通过胎盘进入胎体内而引起胎体氟中毒。

动物实验发现,给大鼠饮用 130mg/L 的含氟水可导致大鼠精子数目减少,畸形率增加,精子的头部表现为不定形、香蕉状、双头及无钩等畸形,精子的活动率及 I、II 级活动度的精子比率也显著低于对照组。氟化钠对小鼠生殖细胞也存在遗传毒作用。但氟诱导的改变在停止染毒 2 个月后,可得到恢复。当给家兔口服 20mg/kg 和 40mg/kg 氟化钠 30 天后,家兔精子数量减少,活动迟钝,头与头粘连,无鞭毛形成。

给大鼠服用 10~20mg/kg 氟化钠 30 天,引起大鼠睾丸、附睾、输精管的组织学改变。当直接将微量氟化钠逆行方向注射到大鼠输精管末端时,也能引起生殖器官结构和代谢的改变,生殖力下降。

5. 致癌 氟化钠对二乙基亚硝胺所致大鼠肝细胞癌的癌前病变具有促进作用。用金黄仓鼠胚胎细胞转化实验检测氟化物的致癌性,细胞转化实验结果显示,1.4mmol/L 氟化钠受试组培养 80 天未见细胞转化发生,而 2mmol/L 氟化钠处理组细胞逐渐出现类似阳性对照 N-甲基-N-硝基-N 亚硝基胍诱导的转化细胞特征。培养至 110 天时有转化集落形成,接种培养 150 天的转化细胞于裸鼠腹部皮下,有纤维肉瘤形成。提示氟化物对哺乳动物细胞可能具有致突变性和潜在致癌性。

整体动物实验并不支持体外实验的结果。虽然动物实验发现含氟表面活性剂全氟辛酸可诱发啮齿类动物肝肿瘤。但实验结果没有发现氟化钠引起实验动物癌症发病率增加的证据。

(二) 流行病学资料

某磷肥厂高氟水污染饮用水源后导致人群急性氟中毒。某村庄内有251户，1080人，291人出现中毒症状。主要症状有恶心、呕吐、腹痛、腹胀，其中有10人有胃烧灼感、心悸、精神委靡，有1人洗手、洗脚后皮肤有烧灼样痛、刺痒、起疹子。潜伏期最短者饮水后1min出现症状，最迟14h后出现症状。其中有25人饮生水，21人饮开水，20人饭后出现反应。

氟硅酸钠是氟的无机化合物，广泛用于工、农业生产。某地曾发生误食氟硅酸钠导致160人急性中毒事件，虽积极抢救仍有5人死亡，病死率为3.1%。氟硅酸钠中毒起病急骤，消化道症状明显而严重。心血管表现突出，多见窦性心动过缓，心律失常，心电图ST-T改变。2例死于心脏停搏。肺、肾、肝、脑相继受损。

国外也发生过急性氟中毒的事件。美国饮氟化水已有数十年历史，有过多次因工艺问题造成饮水氟量过高事件。其中有一次造成200名儿童和12名成人在饮用含氟量270mg/L的橙汁后中毒，恶心、呕吐持续数分钟。只有肾功能不全的患者才会出现严重后果。常有误食防龋氟化物片剂的报告，误食多发生在儿童。对150例过量氟化物意外中毒的小儿分析发现，14%的患儿出现恶心，65%出现呕吐，8%腹泻，无其他中毒症状。但也有一篇报道，一个3岁小孩因氟中毒死亡。该小孩局部预防性使用含氟化锌的溶液，然后咽下了此漱口液，3h后死亡，共咽下约435mg。

一般情况下，饮水含氟量在0.5mg/L以下，龋齿发病率增高；0.5～1.0mg/L是龋齿和氟斑牙发病率最低的浓度范围，无氟骨症发生；在1.0mg/L以上时，随着水氟含量的增高，氟斑牙发病率上升；当大于4mg/L时，氟骨症逐渐增多。饮水中含氟量超过国家规定标准（0.5～1.0mg/L）或因食物中含氟过高造成人群发病时，即可定为地方性氟中毒。

对某一温泉地区居民氟斑牙患病率的调查中发现，7岁前饮用温泉水的所有小学生有中度至重度氟中毒，而饮水来自其他水源的小学生大多数（96.7%）没有氟牙症。温泉水氟化物浓度为5.95～10.09mg/L，而其他水源中氟化物浓度为0.03～0.60mg/L，温泉水氟化物水平超过了世界卫生组织规定的饮水氟化物1.5mg/L界限，而其他来源的水氟化物明显低于此界限。研究结果表明，该地区居民氟斑牙的高度流行是一种地方性氟牙症，这与饮用含高浓度氟化物的温泉水有关。

一居民区燃煤氟含量（916.49±636.48）mg/kg，经燃烧污染的室内空气日平均氟浓度达 0.01866mg/m³，一次最大氟浓度达 0.07316mg/m³，分别是国家标准 0.007mg/m³ 及 0.02mg/m³ 的 3 倍左右。由此污染（烘炕）3 个月以上的玉米中氟含量均值达 15.56mg/kg，存放半年以上的大米中氟含量均值达 2.53mg/kg。经粗略计算，调查点居民日均总摄氟量约 6~8mg，调查点儿童尿氟平均含量为 3.16mg/L，氟斑牙检出率为 90%，氟斑牙中、重度患者检出率 18%，氟斑牙指数为 2.4，成人氟中毒临床症状体征检出率为 56.9%，成人 X 线氟骨症检出率为 60%，重度患者占 16 岁以上人群的 5.5%。进一步分析氟骨症分级与性别年龄的关系，发现男性硬化型氟骨症患者显著多于和重于女性，这一差别正好说明了氟中毒致病的临床特征。体力劳动强度过大者，氟中毒易发且症状重。

对磷肥作业工人健康状况的调查发现，磷肥生产作业场所氟化氢最高浓度为 14.7mg/m³，合格率 52.9%。作业工人症状中胃、关节、腰、四肢疼痛发生率显著高于对照组。阳性体征多见，如慢性咽炎、牙酸蚀症、氟牙等，其发生率均显著高于对照组。作业组工人骨骼 X 线表现为桡尺骨、胫腓骨骨质密度显著增加（检出率 49.4%），刺状增生，骨膜增厚，骨小梁纱布样改变等，确诊氟骨症 4 例。这些现象说明磷肥生产中氟化物对作业工人的上呼吸道、骨骼和牙齿有损害作用，可导致氟骨症。

饮茶型氟中毒是我国特有的一种地方性氟中毒类型。病区主要分布在我国西部有大量饮用砖茶习惯的少数民族居住地区，以藏族、蒙古族为多，还有维吾尔族、哈萨克族等多个民族。1984 年四川省卫生防疫站白学信首次报道阿坝藏族自治州壤塘县发生饮砖茶引起的地方性氟中毒，为我国第一次关于饮茶型氟中毒的报道。综合一些文献报道的饮茶型氟中毒的特点如下：①饮茶型氟中毒流行特征是成人病情重，儿童病情相对轻；藏族病情重，蒙古族病情相对轻；②X 线影像特征以骨关节病变占多数，特别在藏族病区更为明显；③尿氟值与病情严重程度相矛盾，无论尿氟均值，还是尿氟最高值，蒙古族儿童和成人均高于藏族，但病情较藏族轻；④影响病情的主要因素，除砖茶中的氟外，可能还与营养素有关。

(三) 中毒临床表现及防治原则

1. 急性中毒 临床上无机氟引起的急性中毒极为少见，主要以有机氟为主。有机氟为高效的除草、杀虫剂，也是一种剧烈的动物中枢神经系统毒杀剂，因此被广泛地作为灭鼠药使用。该毒物主要包括氟乙酰胺、氟乙酸钠及甘氟三种，其中以氟乙酰胺毒力最强。由氟乙酰胺引起的中毒临床可分为：

轻度中毒：头晕、头痛，视物模糊，精神恍惚，疲乏无力，面部及四肢麻木，肢体抽搐，口渴，恶心，呕吐，上腹烧灼感，腹痛，心率加快，体温降低；

中度中毒：除上述症状外，可有分泌物增加，呼吸困难，烦躁不安，肢体间歇性强直性抽搐，血压下降，心电图示心肌损害；

重度中毒：惊厥、唇、指发绀，心律失常，心力衰竭，肺水肿，肠麻痹，大、小便失禁，神志不清，呼吸或心跳停止等。

2. 慢性中毒 慢性氟中毒是一种慢性全身性疾病，主要表现在牙齿和骨上。氟对牙齿的损害主要表现为氟斑牙，引起牙釉质白垩斑、着色、缺损改变以及严重磨损。主要危害8岁以下的婴幼儿，一旦形成将残留终生。

(1) 氟骨症。氟骨症发病缓慢，患者很难说出发病的具体时间，症状也无特异性。①疼痛。这是最常见的自觉症状。疼痛部位可为1～2处，也可遍及全身。通常由腰、背部开始，逐渐累及四肢大关节一直到足跟。疼痛一般呈持续性，多为酸痛，无游走性，局部也无红、肿、发热现象，活动后可缓解，静止时加重，尤其是早晨起床后常不能立刻活动。受天气变化的影响不明显。重者可出现刺痛或刀割样痛，这时患者往往不敢触碰，甚至不敢大声咳嗽和翻身，患者常保持一定的保护性体位。②神经症状。部分患者除疼痛外，还可因锥孔缩小变窄，使神经根受压或营养障碍，而引起一系列的神经系统症状，如肢体麻木、蚁走感、知觉减退等感觉异常；肌肉松弛，握物无力,下肢支持躯干的力量减弱。③肢体变形。轻者一般无明显体征,病情发展可出现关节功能障碍及肢体变形。表现为脊柱生理弯曲消失,活动范围受限。④其他。不少患者还有头痛、头晕、心悸、乏力、困倦等神经衰弱症候群表现。也可有恶心、食欲缺乏、腹胀、腹泻或便秘等胃肠功能紊乱的症状。

(2) 氟斑牙

①临床表现及分型。釉质光泽度改变:釉质失去光泽,不透明,可见白垩样(似粉笔样)线条。斑点、斑块白垩样改变也可布满整个牙面。称为白垩型氟斑牙。

釉质着色:釉质出现不同程度的颜色改变,呈浅黄、黄褐乃至深褐色或黑色。着色范围可由细小斑点、条纹、斑块直至布满大部分牙面,称为着色型氟斑牙。

釉质缺损:缺损程度不一,可表现为釉面小凹痕,较大凹窝,以至浅层釉质较大面积剥脱,或涉及整个牙面。缺损可仅限于釉质表层或深及牙本质,导致牙齿断裂、牙体外形不整,称为缺损型氟斑牙。

②Dean 分级诊断方法。Dean 分级法为 WHO 推荐的氟斑牙分级诊断方法。该法反映了氟中毒由轻到重的病理变化过程,可以对个体进行诊断,也可对人群中流行强度进行分析比较,即可计算氟斑牙率与氟斑牙指数。

Dean 于 1934 年依据水氟中毒地区儿童氟斑牙调查结果第一次提出了氟斑牙分级系统,即分为正常、可疑、极轻度、轻度、中度、较重度、重度。随着实践过程,1942 年 Dean 对此作了适当修改,即将较重度与重度两级合并为一级,即为正常、可疑、极轻度、轻度、中度和重度六级。

正常:釉质呈半透明和半玻璃样结构,表面光滑而有光泽,通常为青白色或乳白色。

可疑:釉质正常的半透明度有轻微改变,从少量的白斑纹到偶见的白斑点,多发生在门齿或第一恒齿磨牙冠尖端,既不能诊断为正常也不符合极轻者。

极轻:小的不透明的纸白色区不规则地散在于牙面上,但面积不超过牙面面积的 1/4，常见于双尖齿或第二磨牙的顶端，白色不透明区直径小于 1~2mm。

轻度：牙釉质白色不透明区更广泛，但不超过牙面的 1/2。有时牙齿边缘可带有少量淡黄色斑块。

中度：牙齿的全部牙面受损害，有明显磨损。牙面有黄色或棕褐色着色，有的可见细小浅窝状缺损。

重度：全部牙面受损害，有分散或融合坑凹状缺损，以至影响牙齿外形。着色广泛，呈棕褐色或黑色，可出现腐蚀状变化。

(3) 其他系统的毒性症状

①神经系统损害。神经根损害症状常为首发症状，特点是沿神经根走行方向的放射性疼痛，咳嗽、打喷嚏、用力排便等使疼痛加剧，神经根痛区皮肤常可查出痛觉过敏或痛觉减退。脊髓损害症状以截瘫多见，也有呈四肢瘫痪者。感觉障碍症状多由下向上发展，先有双下肢远端麻木、烧灼、刺痛、蚁走感等异常感觉，逐渐上升至病变平面。括约肌功能障碍随病情进展，渐渐出现尿急、尿频、尿失禁、便秘或大便失禁等症状。

②骨骼肌损害。慢性氟中毒患者常见手部肌肉或下肢肌肉萎缩，可由神经系统损害引起骨骼肌继发性改变，也可能是氟对骨骼肌直接毒作用的结果，部分是肢体瘫痪引起的失用性萎缩。

③肾损害。主要表现为肾功能不全，因而肾排氟能力下降，造成机体氟潴留而加重氟中毒。

④对生殖功能的影响。氟可直接作用于睾丸间质细胞和支持细胞，使睾酮和雄激素结合蛋白分泌减少，生精细胞发育、分化障碍，造成精子数量减少、畸形率增加、活动能力降低。高氟对睾丸、附睾、前列腺的损伤会导致生育能力降低，严重时可造成不育。

⑤对内分泌系统的影响。研究发现，氟骨症患者血清 T_4 水平明显降低，可反馈性刺激垂体分泌更多的促甲状腺激素（TSH），后者的长期作用可使甲状腺增生、肿大。慢性氟中毒可引起甲状旁腺功能亢进，使机体的破骨能力增强，导致骨质疏松。

3. 防治原则　　急性氟中毒的治疗主要是抑制胃内氢氟酸的生

成,排除消化道内残存的氟,降低神经应激性和实施胃肠炎的对症处理。有机氟如氟乙酰胺中毒,可用乙酰胺解毒。

慢性氟中毒尚无有效的方法。治疗原则主要是减少氟的摄入和吸收,促进氟的排泄,拮抗氟的毒性,增强机体抵抗力及对症处理。

合理调整饮食和推广平衡膳食。加强和改善患者的营养状况可增强机体的抵抗力,减轻原有病情。提倡食用蛋白质、钙、镁、维生素丰富的饮食,达到热量足够,特别应重视儿童、妊娠妇女的营养补充。高钙、蛋白质和维生素 A、维生素 C、维生素 D 饮食尤为重要。

药物治疗,可用钙剂和维生素 D、氢氧化铝凝胶、蛇纹石等治疗。对于神经损害者宜给予维生素 B 族(维生素 B_1/维生素 B_6 和维生素 B_{12})、腺苷三磷酸、辅酶 A 等以改善神经细胞代谢,减少氟的毒性作用。

对因有椎管狭窄而出现脊髓或马尾神经受压的氟骨症患者应进行椎板切除减压。对已发生严重畸形者,可进行矫形手术。氟骨症的对症疗法主要是镇痛,对手足麻木、抽搐等症状给予镇静剂。

饮水型氟病区的预防措施。这类型病区的根本预防措施在于降低饮水中的氟含量,使居民喝上氟含量符合卫生标准的水。其途径有二:一是选用新的氟含量适宜的水源(低氟水源),二是采取饮水除氟使水氟含量降到适于饮用的范围。

①改换低氟水源,选用新的含氟量低的水源,一般首先考虑地面水(江水、河水),其含氟量较低。其次,可打低氟深井,深层地下水氟含量较低,但必须进行水质各项卫生指标检测,以保证水质符合饮用水卫生标准。②饮水除氟是通过物理、化学作用,将水中过量的氟除去,降到适于饮用的范围。在一些无低氟水源可供饮用的病区,应开展饮水除氟。饮水除氟的方法较多,可根据当地水质条件选用。可以采用混凝沉淀和滤层吸附法除氟,具体的有关混凝沉淀和滤层吸附法,要请专业技术人员进行设计。

生活燃煤污染型病区的预防措施。生活燃煤污染型病区形成的特点是当地有含氟量高的生活用煤或拌烧含氟量高的黏土,有在室内明火烧煤做饭和取暖的习惯;收获的粮食(特别是玉米)潮湿,直接用煤火烘干。因此，本病区的预防措施原则上应消除或减少氟对室内空气和粮食的污染。采取的措施应该是改良炉灶，设排烟装置，彻底改变在室内明火烧煤的习惯；改善粮食贮存和干燥的方法，停止在有煤火的室内直接烘烤粮食、蔬菜。具体措施可以考虑：①炉灶密闭，并设盖和烟囱。②室内设计，厨房与居室应能完全隔离。改变取暖方式，废弃直接烤火的习惯。③粮食烘干方法从明火直接烘烤改为通过管道间接烘干。④改变燃料结构，减少氟的产生。⑤注意室内卫生，加强换气，防止室内灰尘第二次污染。

五、毒性表现

过量氟引起的骨病变包括以下4类：①成骨活动增强，骨质增生、硬化。②骨周软组织（关节囊、骨间膜、韧带、肌腱附着处等）钙化和骨化。③骨样组织取代原先已钙化的骨质，骨软化。④破骨细胞性吸收增加，骨质疏松。这些变化在多数病例中常以不同比例混合存在，而以某一种或两种改变为主，同一病例不同部位的骨病变也不尽相同。

氟骨症进展期的组织学改变，从动物实验来看，主要有：①成骨与破骨活动均活跃，骨外膜下骨赘生成、骨皮质内成熟的板层骨与未成熟的编织骨交错存在。②密质骨松质化，从皮质骨内半侧开始血管周围间隙扩大，出现许多破骨细胞和成骨细胞，有的腔隙内还有骨髓填充，使得骨皮质如虫蛀状。③骨样组织增多。④骨髓腔纤维化，轻者在松质骨形成狭窄带状的骨小梁周围纤维化，或在骨髓腔贴近骨内膜有薄层纤维化。重者原始骨髓腔或骨髓腔大部分为稀疏、幼嫩的纤维组织所充塞。

氟骨症的人体尸检材料较少，从已有的少数报道中可看出，多以骨硬化和骨周软组织骨化为主。这类病变以颅骨和脊柱最多见。颅骨因骨质增生而增厚，板障消失，颅底高低不平。脊椎椎体较正常大，上、下缘呈唇状突出。骨周各韧带和椎间关节囊均有钙化和骨化发生，致相邻几个椎体融为一体，呈竹节状，导致脊柱强直，运动障碍。椎孔和椎间孔因骨质增生而狭窄、变形，对脊髓和脊神经根形成压迫。长骨骨皮质变厚、致密，骨髓腔变小，骨间膜钙化、骨化。重症病例几乎全身所有骨骼都可发生病变，因骨量增加而致骨变重。

骨质疏松与骨软化可并存。以骨软化为主或兼有骨质疏松的病例因钙化的骨质减少而易继发严重畸形和病理性骨折。椎骨因压缩性骨折而致椎体变扁，并呈明显脊柱弯曲。骨盆因变形而呈三角形畸形。下肢因不堪重量而弯曲，常有膝外翻、膝内翻等畸形。典型的印度膝外翻症的病理基础是骨软化与骨质疏松的合并存在。骨软化病例同样可能有骨周软组织的明显钙化和骨化。

氟对软骨的损害主要是佝偻病样效应，大剂量时也会造成软骨细胞坏死。氟骨症患者后期可发生广泛的关节软骨退行性变，形成氟性关节病，其改变与一般老年性退行性关节病类似。

在临床按病情轻重将氟骨症分为轻、中、重三级。轻度指 X 线有氟骨症征象，可能有疼痛等自觉症状，但除可能有氟斑牙外，无关节活动障碍或变形等阳性体征。中度指有骨关节疼痛、僵硬、功能障碍、变形等典型表现，但能参加家务劳动。重度指严重畸形致残，劳动能力基本丧失。

氟骨症的各种病变常常并存，但以一种变化为主，因而 X 线可表现为不同类型：①硬化型：骨密度增高，骨小梁增粗、融合，骨皮质增厚，骨髓腔变窄或消失。同时有骨间膜及骨周韧带骨化。②疏松型：骨密度降低，骨小梁稀疏，骨皮质变薄，骨髓腔可扩大。同时有骨间膜及骨周韧带骨化。③软化型：骨密度降低，骨小梁纤细、模糊或消失，骨皮质变薄，骨髓腔扩大，骨明显变形，易见病理性骨折。骨周广泛骨化，但密度低。④混合型：兼有硬化型和疏松型的改变，即同时存在不同程度的骨质增生和吸收。

六、毒性机制

1. 氟化物影响了体内正常的钙、磷代谢 过量氟会破坏动物体内正常的钙、磷代谢。首先，过量氟会影响动物对钙离子的吸收，这是因为氟与钙离子在肠道中能形成难溶性的氟化钙从而影响机体对钙离子的吸收。其次，氟离子被吸收进入血液后能与血液中钙离子结合形成氟化钙，从而使血中钙离子水平降低。当动物饲粮缺钙或处于特殊的生理状态时（泌乳、产蛋），动物的血钙会明显降低，低血钙刺激甲状旁腺素分泌，使钙从骨组织中游离出来，因此血钙也可保持正常，但正常的钙代谢已受到影响。另外，过量氟使肾受到损害，从而影响钙、磷在肾小管的重吸收。长期的钙、磷代谢异常可能会对骨产生副作用。

2. 氟化物可以激活成骨细胞 氟骨症的骨损害，包括骨硬化、骨软化、骨质疏松、骨周软组织化骨以及软骨和关节的退行性改变，已被人们所公认。但它的特征性的、起主导作用的改变是什么，也就是说过量氟作用的主导环节在哪里，学术界却一直存在分歧。如有人认为胶原蛋白是氟化物作用的主要靶点；有人认为氟中毒时骨量增加主要不是成骨活动增强，而是由于破骨细胞减少和生命周期缩短，骨吸收受抑制；有的国外学者把氟中毒时的骨软化归入骨转换缓慢、成骨和破骨活动均不活跃的"单纯性"骨软化一类等。近年来，大量动物实验和体外细胞培养观察确认成骨细胞功能活跃在氟骨症骨病变中是一个发生较早、并起主导作用的环节。氟骨症的骨硬化主要是成骨活动加强而不是破骨活动减弱的结果。氟骨症的骨质疏松属于骨转换加速的活动性骨质疏松，其破骨性吸收总是与成骨活跃相伴随。氟骨症的骨软化属于骨转换加速、兼有甲状旁腺功能亢进的混合性骨软化，而非单纯性骨软化；骨周软组织化骨也是在骨转换加速、成骨活动显著活跃的情况下发生的。成骨活跃和骨转换加速是氟骨症进展期的一个重要特征，是形成骨病变多样性的病理基础。从骨形成活跃到骨吸收增强，从骨量增多到减少，从骨质矿化增加到矿化不全，表面看来似乎相互矛盾，但彼此间存在着不可分割的联系。在骨转换加速的基础上，都可因一定条件而发生转化。机体的钙营养状态可能在这类转化过程中起着重要作用。

氟中毒时，成骨细胞系呈明显活跃状态，不仅表现为细胞数增多，而且细胞胞体肥大。通过鸡胚骨细胞培养，证实微摩尔浓度的氟化物能直接刺激成骨细胞系的增生和碱性磷酸酶活性增加，并且能够增加体外培养的鸡胚骨细胞生长和矿化，增强成骨作用。氟化物还能影响成骨细胞系的分化过程。研究表明，氟化物能增加成骨细胞的碱性磷酸酶的表达和活性以及骨钙素的含量。因此氟化物可以通过增加成骨细胞的增殖和活性来促进骨形成。氟骨症的骨周化骨是成骨活动高度活跃的表现。成纤维细胞是骨软组织中的重要细胞成分，在特殊条件下可以转换为成骨细胞。氟化物可能通过某种途径刺激成纤维细胞的成骨潜能，使其表达成骨表型，向成骨细胞转化。正常情况下处于静止状态的骨周成纤维细胞向成骨细胞转化，可能在氟骨症骨周化骨中起重要作用。

3. 氟化物对破骨细胞功能和分化的影响　　破骨细胞具有丰富的溶酶体、线粒体和大量的高尔基体和强大的细胞骨架系统。破骨细胞进行骨吸收的过程可分为 3 个阶段：①破骨细胞的黏附与极化过程；②破骨细胞的骨吸收过程；③破骨细胞的吞噬和转运过程。成骨细胞收缩并分泌胶原酶暴露骨矿化表面（决定了破骨细胞的吸收方向和范围），破骨细胞前体到达吸收位点，融合为破骨细胞，依赖整合素与骨结合。在细胞膜与矿化基质之间形成一个密闭的腔隙。然后，破骨细胞将氢离子和各种酶类释放到该腔隙中，溶解矿物质以及降解胶原，形成所谓的骨吸收陷窝。破骨细胞皱褶缘通过内吞作用，将降解的骨组织转运到胞浆中，形成内吞小泡，运送到游离区。既清除了降解产物，又维持了破骨细胞内环境的稳定。破骨细胞从骨表面脱离后转移到新的位点。在氟中毒时，破骨细胞常呈现活跃增生状态。在不同钙含量饲养条件下，氟化物对破骨细胞数量的影响不同。在多数情况下，氟化物导致破骨细胞性吸收增强。但是，目前过量氟对破骨细胞的激活作用机制尚不清楚。有些资料表明，氟中毒时经常伴有继发性甲状旁腺功能亢进，这可能是由于血清钙降低的结果。因此氟对破骨细胞的激活可能需经甲状旁腺激素来介导。在低钙偏食条件下饲养的大鼠发生氟中毒时血清钙水平与破骨细胞计数呈明显的负相关，但破骨细胞计数的增加并不伴随着血钙水平的变化，亦无甲状旁腺激素水平的增高。临床上也可见到有些氟骨症患者血清甲状旁腺激素水平正常，但仍发生骨质疏松。这些现象说明氟化物可能直接活化破骨细胞。

4. 整体低钙-靶细胞内 Ca^{2+} 升高参与了氟骨症的发病过程 根据流行病学资料和近年来的实验观察发现,膳食低钙是氟骨症的主要促发和加重因素。整体低钙-靶细胞内 Ca^{2+} 升高这种"钙矛盾"参与了氟骨症的发病过程。慢性氟中毒时,与一过性但反复发生的血清 Ca^{2+} 降低密切联系的甲状旁腺激素分泌增多与波动,是激活成骨细胞和加速骨转换的一个重要环节。氟骨症整体低钙、甲状旁腺激素分泌增多,已为大量国内外研究资料所证实。关于细胞内 Ca^{2+} 浓度,实验发现大鼠染氟后肝、肾、脑 $[Ca^{2+}]_i$ 多明显升高。在体外培养成骨样细胞染氟后,用全细胞膜片钳技术发现 25ng/ml 的氟离子即可引起成骨样细胞的钙通道开放。随着染氟剂量的增加,钙通道电流幅值增大,呈剂量依赖性;用 Fura-2 负载、紫外荧光检测,发现染氟可使成骨样细胞的 $[Ca^{2+}]_i$ 明显增高。国外已有实验证明甲状旁腺激素也可能通过电压门控性钙通道开放而引起成骨细胞 Ca^{2+} 内流。还有人报道甲状旁腺激素可提高体外培养成骨样细胞的 Ca^{2+} 浓度,认为这可能是除 cAMP 通路之外甲状旁腺激素激活成骨细胞的第二条信号转导途径。因此,过量氟的直接作用和/或通过甲状旁腺激素的间接作用,使成骨细胞钙通道开放,细胞内 Ca^{2+} 升高,可能是氟化物激活成骨细胞进而介导破骨细胞活化的一种早期机制。

5. 氟化物对骨调节激素、局部细胞因子的作用 在骨转换过程中,体内、外各种因素可通过不同途径影响成骨细胞、破骨细胞及其前体细胞和骨细胞的功能和生命活动,进而调节骨组织的生理或病理状态。目前研究发现,影响骨转换过程的因素主要包括营养、内分泌、细胞因子、化学因素、物理因素、年龄、遗传因素等,这些因素之间也相互影响。慢性氟中毒时,氟化物进入人体,可以引起激素的分泌、各种无机离子水平等全身性因素发生相应的变化,进而是骨组织局部环境包括细胞因子、转录因子等发生变化,骨组织细胞在细胞间和细胞内信号转导、细胞增殖、分化、凋亡以及功能实现等多方面发生异常,骨代谢表现为高骨转换状态,骨形成和骨吸收平衡破坏,最终导致氟骨症的发生。

组织的代谢过程是受多种骨代谢相关激素精确调节的,这些物质包括甲状旁腺激素、降钙素、1,25-$(OH)_2$-D_3、雌激素等，其中以甲状旁腺激素的作用最为重要。甲状旁腺激素还可促进 DNA 合成，改变细胞周期各时相细胞比例及增加 cyclin E 和 cyclin A 的表达，以加速成骨细胞增殖周期的过程。目前研究认为甲状旁腺激素对骨代谢具有双向调节作用。既有明显的促进骨吸收功能，也有提高骨量、改善骨质量、治疗骨质疏松的作用。甲状旁腺激素促进骨生长的作用可能是通过增加骨细胞中胰岛素样生长因子-1（IGF-1）的生成来介导。氟中毒常伴有甲状旁腺素分泌增加，对成骨活动发挥重要影响。资料表明骨组织细胞局部微环境产生的细胞因子对骨代谢的调节作用可能较全身性激素更为重要。骨细胞可通过自分泌和旁分泌方式分泌多种调节骨发育和生长的细胞因子，如与骨代谢密切相关的多肽生长因子类［如骨形成蛋白、胰岛素样生长因子-1（IGF-1）、血小板源性生长因子（PDGF）、成纤维细胞生长因子（FGF）等］、细胞因子类［如白细胞介素类、肿瘤坏死因子（TNF）、巨噬细胞集落刺激因子（MCSF）等］、原癌基因和抑癌基因类（如 c-fos、c-jun、bcl-2、$p53$ 等）、炎症介质类［如前列腺素类（PGs）等］。这些因子在地方性氟中毒及代谢性骨病中的调节作用正在成为研究的一个热点。深入系统地研究氟对这些因素的影响，有助于阐明氟中毒的发病机制，为氟中毒的防治提供新的方向和理论依据。

6. 氟化物对骨盐晶体的损害 氟在骨盐晶体中的主要形式是取代羟基，使羟磷灰石转变为氟磷灰石。从现有资料来看，氟对骨、牙矿化的影响有一部分是增加磷灰石的稳定性，如氟可促进磷灰石成核和生长，有利于磷酸二氢二钙（DCPD）或磷酸钙（OCP）向氟磷灰石、轻磷灰石转化，改善磷灰石的结晶度，降低其溶解度等。这些作用或可部分解释氟的抗龋能力、对牙釉质或骨质的过度矿化作用。早年曾有人考虑因氟磷灰石溶解度低，能抑制骨吸收，使血钙下降导致甲状旁腺亢进而启动一系列氟骨症病变。但很早已有人指出，经磷灰石转变为氟磷灰石需要很长时间，大约要 10～20 年才能使一个人骨量的一半发生转变；而氟对骨骼开始发生作用只需几周或几个月。氟的另一部分作用则给矿化带来不利影响，这主要是使骨盐晶体的体积增大而数量减少。在生理情况下很少量的氟磷灰石与大量羟磷灰石并存,对骨并无不良影响。但如果氟磷灰石数量过多,或形成正常骨所没有的巨大板状结晶,则可能使骨盐晶体力学框架的连续性、规则性遭到破坏,影响其力学性能。

骨盐晶体无疑是过量氟作用的靶成分之一,但氟对磷灰石成核、晶体生长或稳定性的影响,并不能成为氟骨症、氟牙发生发展的启动环节或主导机制,也无法解释过量氟所致骨相损害的严重性或多样性。

7. 氟化物对胶原的损害 20世纪70年代末印度学者用聚丙烯酰胺凝胶电泳方法发现氟中毒家兔的新生胶原有缺陷,只有12条高分子量的蛋白带,低分子量的几条蛋白带脱失。提出胶原是氟化物毒性作用的靶成分,当时被看成是氟研究的一项突破性进展。后来的一些实验还发现过量氟可干扰胶原蛋白的烷化,胶原合成不完全,交联不足,分解加速,形态学方法也观察到骨组织内胶原方向紊乱。最近国内研究表明,投氟半个月,大鼠肋软骨Ⅱ型胶原 mRNA 及长骨Ⅰ型胶原 mRNA 呈高表达。投氟两个月后骨胶原含量明显减少,Ⅰ型胶原交联度下降。

骨组织内胶原的沉积和降解、吸收离不开成骨细胞与破骨细胞的活动,单纯用胶原损害难以解释氟骨症一系列改变的发生、发展。

(李冰燕 张增利编)

主要参考文献

1. 孙殿军,沈雁峰,赵新华,等. 中国大陆地方性氟中毒病情动态与现状分析. 中国地方病学杂志,2001,20(6):429-43.
2. 陈志,杨风山. 我国地方性氟中毒防治科研进展. 中国地方病防治杂志, 1998,13(2):87-89.
3. Whitford GM, Sampaio FC, Pinto CS, et al. Pharmacokinetics of ingested fluoride: lack of effect of chemical compound. Arch Oral Biol,2008,53(11): 1037-1141.

4. Martínez MA, Ballesteros S, Piga FJ, et al. The tissue distribution of fluoride in a fatal case of self-poisoning. J Anal Toxicol, 2007, 31 (8): 526-533.
5. 李广生, 任立群. 不同钙含量饲养条件下氟中毒对大鼠骨转换的影响. 中华病理学杂志, 1997, 26 (5): 277-280.
6. 高勤, 王守立, 于燕妮, 等. 自由基在慢性氟中毒大鼠肾脏损伤中的作用. 中国地方病学杂志, 2001, 20 (2): 94-97.
7. 管孝鹏, 王志成, 富德, 等. SOD 配合物对过量摄氟大鼠肝、肾损害保护作用的形态学研究. 中国地方病学杂志, 1999, 18 (5): 323-325.
8. Bouaziz H, Croute F, Boudawara T, et al. Oxidative stress induced by fluoride in adult mice and their suckling pups. Exp Toxicol Pathol, 2007, 58 (5): 339-349.
9. Mittal M, Flora SJ. Vitamin E supplementation protects oxidative stress during arsenic and fluoride antagonism in male mice. Drug Chem Toxicol, 2007, 30 (3): 263-281.
10. 井玲, 邵宗俊, 任立群. 氟中毒大鼠肝细胞凋亡研究. 中国地方病学杂志, 1999, 18 (2): 84-86.
11. 刘明. 氟斑牙发病机制的研究现状. 国外医学: 口腔医学分册, 2001, 28 (5): 301-303.
12. 刘晓秋, 孙波, 李广生. 家兔慢性氟中毒骨骼病理与形态计量学研究. 中国地方病学杂志, 2001, 20 (5): 335-338.
13. 吕晓红, 李广生, 孙波. 慢性氟中毒神经细胞凋亡的研究. 中国地方病学杂志, 2000, 19 (2): 96-98.
14. 姜革. 中国饮茶型氟中毒及研究现状. 中国地方病防治杂志, 1999, 13 (6): 349-351.
15. Robinson C, Kirkham J. The effect of fluoride on the developing mineralized tissue. J Dent Res, 1990, 69: 685-691.
16. Burgenger D, Bonjour JP, Caverzasio J. Fluoride increases tyrosine kinase activity in osteoblastic-like cells: Regulatory role for the stimulation of cell proliferation and Pi transport across the plasma membrane. J Bone Miner Res, 1995, 16: 164-171.
17. Caverzasio J, Palmer G, Bonjour JP. Fluoride: mode of action. Bone, 1998, 22 (6): 585-589.
18. Kleerekoper M. Fluoride and the skeleton. Crit Rev Clin Lab Sci, 1996, 33 (2): 139-161.

19. Qu WJ, Zhong DB, Wu PF, et al. Sodium fluoride modulates caprine osteoblast proliferation and differentiation. J Bone Miner Metab, 2008, 26 (4): 328-334.
20. Sofuoglu SC, Kavcar P. An exposure and risk assessment for fluoride and trace metals in black tea. J Hazard Mater, 2008, 158 (2/3): 392-400.
21. Catani DB, Hugo FN, Cypriano S, et al. Relationship between fluoride levels in the public water supply and dental fluorosis. Rev Saude Publica, 2007, 41: 732-739.
22. Waddington RJ, Langley MS. Altered expression of matrix metalloproteinases within mineralizing bone cells in vitro in the presence of fluoride. Connect Tissue Res, 2003, 44 (2): 88-95.
23. Lau KH, Baylink DJ. Molecular mechanism of action of fluoride on bone cells. J Bone Miner Res, 1998, 13 (11): 1660-1667.
24. Khandare AL, Harikumar R, Sivakumar B. Severe bone deformities in young children from vitamin D deficiency and fluorosis in Bihar-India. Calcif Tissue Int, 2005, 76 (6): 412-418.
25. Jia L, Jin TY. Combined effect of fluoride and arsenate on gene expression of osteobast differentiation factor and osteoprotegerin. Biomed Environ Sci, 2006, 19 (5): 375-379.
26. Qu H, Wei M. The effect of fluoride contents in fluoridated hydroxyapatite on osteoblast behavior. Acta Biomater, 2006, 2 (1): 113-9.
27. Li Y, Liang C, Slemenda CW, et al. Effect of long-term exposure to fluoride in drinking water on risks of bone fractures. J Bone Miner Res, 2001, 16 (5): 932-939.
28. Zeiger E, Shelby MD, Witt KL. Genetic toxicity of fluoride. Environ Mol Mutagen, 1993, 21 (4): 309-318.
29. Abdellatif AG, Preat V. The modulation of rat liver carcinogenesis by perfluorooctanoic acid, a peroxisome proliferator. Toxicol Appl Pharmacol, 1999, 111 (3): 530-537.
30. 姚晓峰, 仲来福. 全氟辛酸对 HepG2 细胞的遗传毒性及氧化性 DNA 损伤. 毒理学杂志, 2005, 19 (3): 216-217.
31. 刘雨清, 张乃鑫, 章明效. 氟化钠对二乙基亚硝胺诱发的大鼠肝细胞癌癌前病变的促进作用. 中华病理学杂志, 1993, 22 (5): 299.

32. National Toxicology Program. NTP Toxicology and Carcinogenesis Studies of Sodium Fluoride (CAS No. 7681-49-4) in F344/N Rats and B6C3F1 Mice (Drinking Water Studies). Natl Toxicol Program Tech Rep Ser, 1990, 393: 1-448.
33. 江泉观, 纪云晶, 常元勋. 环境化学毒物防治手册. 北京: 化学工业出版社, 2004.
34. 常元勋. 靶器官与环境有害因素. 北京: 化学工业出版社, 2008.
35. Leone NC, Geever EF, Moran NC. Acute and subacute toxicity studies of sodium fluoride in animals. Public Health Rep, 1956, 71 (5): 459-467.
35. 马祥万, 李佩琦, 周宗正, 等. 磷肥厂高氟水污染饮用水源导致人群急性氟中毒. 中国地方病防治杂志, 1999, 14 (6): 371.

（丁晓飞　张增利编）

第八章

氯乙烯

一、理化性质

氯乙烯（vinyl chloride，VC），常温、常压下为无色气体，略呈芳香气味；微溶于水，可溶于氯化钠溶液、乙醇、二氯乙烷、轻汽油，极易溶于乙酸、四氯化碳。氯乙烯极易燃，在火焰中释放出氯化氢和光气等刺激性或有毒烟雾（或气体）；氯乙烯气体-空气混合物有爆炸性。

二、来源、存在与接触机会

本品于1945年在工业上开始大量生产，我国生产氯乙烯始于1957年，至1985年产量达50万吨，经过40多年的发展，目前国内已有聚氯乙烯生产企业70余家，2000年产量达到240万吨，居世界第三位。

（一）职业接触

氯乙烯为塑料工业的重要原料，主要用做制造聚氯乙烯的单体，也可与乙酸乙烯、丁二烯、丙烯腈、丙烯酸酯类等制成共聚物，制造合成纤维；也用于制造化学品中间体或溶剂，以及偏氯乙烯、塑料、树脂等；也用于冷藏中作冷冻剂等。在氯乙烯和聚氯乙烯的生产过程中，都有接触氯乙烯的可能，尤其是生产聚氯乙烯的聚合釜的清理，清釜工慢性氯乙烯中毒的可能性最大。应用聚氯乙烯树脂或含有氯乙烯的共聚物熔融后制作各种塑料制品时，会释放出氯乙烯单体，有时作业环境空气中的氯乙烯浓度很高，极易引起中毒。

（二）生活接触

1. **塑料袋** 多数聚氯乙烯塑料袋有毒，不能包装食品。如果用聚氯乙烯塑料袋盛装含油、乙醇类食品及温度超过50℃的食品，袋中的铅就会溶入食品中。塑料袋还会释放有毒气体（包括未聚合的氯乙烯单体），侵入到食品当中。

2. 装饰板材 以聚氯乙烯酯为基质的地板涂层、壁纸，从其制成放置 5~6 个月后，仍会向环境散发出其合成的原料成分（包括氯乙烯单体）。

3. 塑料玩具 聚氯乙烯塑料玩具是以氯乙烯等为原料聚合而成的，往往含有未完全聚合的氯乙烯单体。

三、吸收、分布、代谢与排泄

氯乙烯主要通过呼吸道吸入其蒸气而进入人体，液体氯乙烯污染皮肤时可部分经皮肤吸收。吸入人体的氯乙烯大部分以原型从呼吸道排出，少部分进入人体内，主要分布于肝、肾，其次为皮肤、血浆，脂肪最少。在停止接触氯乙烯 10min 内约有 82％被排出体外，有时在尿中亦可检出氯乙烯和氯乙醛。

经口给动物含有 300mg/kg 氯乙烯的大豆油，4h 后，92％的氯乙烯通过各种途径被排出体外。可见随水和食物一起摄入的低剂量氯乙烯进入动物机体后，在体内停留时间短暂，可能大部分来不及转化形成代谢物即被排出体外。但在生产条件下，长期吸入高浓度氯乙烯蒸气的人员，在他们的血液中蓄积了相当可观的氯乙烯并形成代谢物，从而对人体产生严重的危害，这种在血液中的蓄积和代谢时间长，后果严重。

目前认为氯乙烯在体内的代谢是在肝微粒体细胞色素 P_{450} 酶的作用下进行的。在该酶作用下，氯乙烯被氧化为具有高度活性的氧化氯乙烯（CEO），经自发重排（氧化）生成氯乙醛（CAD），CEO、CAD 等中间代谢产物在谷胱甘肽-S-转移酶催化下与谷胱甘肽（GSH）结合生成甲酰甲基谷胱甘肽（S-formylmethyl glutathione），随后进一步水解或氧化生成 S-甲酰甲基半胱氨酸和 N-乙酰-S-(2-羟乙基)半胱氨酸由尿排除。氯乙醛则在醛脱氢酶作用下生成氯乙酸，经尿排出。

四、毒性概述

(一) 动物实验资料

1. 急性毒性　　主要为麻醉作用,小鼠吸入浓度为 $199.7\sim286.7\text{g/m}^3$ 的氯乙烯 10min 便出现麻醉症状,最低致死浓度为 $573.4\sim691.2\text{g/m}^3$。大鼠和小鼠于 768.08g/m^3 浓度的氯乙烯下,30min 可发生急性中毒,常有血压下降、心律不齐、呼吸不规则等;尸检见肺淤血、水肿和出血,肝、肾充血等。

2. 慢性毒性　　大鼠在 1280mg/m^3 (500ppm) 浓度的氯乙烯下,7h/d,每周 5 天,历时 4 个半月,可出现肝重量增加、肝小叶中心变性以及肾间质和肾小管变性,但于 260mg/m^3 (100ppm) 浓度下肝增重不明显,128mg/m^3 (50ppm) 浓度下未发现任何病变。25 只小鼠于 76.8g/m^3 浓度的氯乙烯下,4h/d,每周 5 天,历时一年,第一个月未见异常改变,随后出现体重减轻及反应迟钝,13 只小鼠死于肺部损害,2 只死于腹腔出血,1 只小鼠后足肿大。X 线摄片示右跖骨溶骨性病灶。

3. 致突变　　在代谢活化系统存在条件下,氯乙烯对鼠伤寒沙门菌 TA100、TA1535 株具有致突变作用,可致大肠埃希菌株 K12 回复突变,致酵母菌和中国田鼠卵巢细胞正向突变,致啤酒菌有丝分裂基因转换。由此可见,氯乙烯的代谢产物具有致突变作用。此外,大鼠吸入氯乙烯 0.15mg/m^3、0.4mg/m^3、10mg/m^3 4 个月,可引起外周淋巴细胞染色体畸变率增加。大鼠吸入氯乙烯 0.15mg/m^3、0.4mg/m^3 3.5 个月,骨髓嗜多染红细胞染色体畸变率明显增加。

4. 生殖发育毒性　　对氯乙烯的生殖毒性和胚胎毒性研究结果发现,小鼠染毒 12.8g/m^3 氯乙烯连续 2 周后,受孕率、胎鼠的平均体重均低于对照组,并有明显的颅骨、胸骨和趾骨等骨化迟缓现象。而且氯乙烯可以通过胎盘,胎盘和胎鼠中的氯乙烯含量随着染毒剂量的增高而增加,但未发现明显的致畸效应。进一步的研究发现不同妊娠期的大鼠对氯乙烯敏感性不同,孕早期暴露会引起死胎率增加,显示出一定的胚胎毒性,但孕中期和孕晚期暴露则未发现毒性。以

837、2790、8370mg/m³浓度的氯乙烯对小鼠进行染毒后发现精子畸形率与对照组相比有极显著差异，也存在着剂量-效应关系。另外一项研究虽然发现了5、10和20mg/kg氯乙烯能使每日精子生成量和精子头计数减少，抑制睾丸组织中碱性磷酸酶和乳酸脱氢酶同工酶的活性，但并未发现氯乙烯对大鼠精子畸形率的影响。

大鼠和小鼠在妊娠前、后吸入氯乙烯5000ppm，结果表明氯乙烯可影响生殖功能，并有胚胎毒性，但无明显致畸作用。

5. 致癌 有实验使对氯乙烯最敏感的Sprague-Danlney大鼠吸入氯乙烯50～10 000ppm，每组雌、雄大鼠各60只，每天4h，每周5天，共52周。经过135周观察发现动物产生了肝血管肉瘤、肾胚胎瘤和zymbal腺肉瘤，无论是整个肿瘤发生率还是肝血管肉瘤发生率均有明显的剂量-效应关系。1979年纪云晶等报道，Wistar大鼠在动式染毒柜中吸入5000ppm的氯乙烯，每天6小时，每周6天，连续染毒一年，肿瘤发生率为54.12%（46/85），肝血管内皮血瘤占45.53%（37/85）。

（二）流行病学资料

两名工人吸入2.5%氯乙烯3min后，出现头晕、定向力障碍和脚心发热。脱离作业环境后，工人除了持续30min头痛外，其他症状完全消失。3名男性和3名女性志愿者吸入浓度分别为0%、0.4%、0.8%、1.2%、1.6%和2.0%的氯乙烯，一天两次，间隔6h，连续3天，观察到无作用剂量0.8%和1.2%，6名志愿者均出现头晕、恶心、视觉和听觉反应迟钝。13名男性志愿者先进行精神和神经反应检查，而后吸入氯乙烯130mg/m³、650mg/m³和1300mg/m³。受试者在染毒柜内停留15min，此后间隔1h和24h采集尿样和血样进行检查。结果表明，除了吸入1300mg/m³浓度时出现眼和鼻发干症状外，未见任何不良影响。同时还发现氯乙烯对吸入志愿者的精神反应无任何不良影响，工人在吸入期间也无精神和协调反应方面的异常改变，所有临床试验检查结果均在正常范围内。

对从事氯乙烯生产的168名青年进行4年观察，发现有肝损害者占3%，雷诺综合征者占6%，心口疼痛者占16%，有皮炎及硬皮病等皮肤损害者占8％。对工龄在2～17年的13名氯乙烯工人进行检查，发现所有工人血小板均减少，大多数工人肝功能失调，6人手指末节指骨骨质疏松，11人有四肢循环障碍，其中4人有雷诺综合征。我国（1995）对全国14个聚氯乙烯生产厂，工龄在1年以上的1902人进行流行病学调查，结果压缩室、聚合釜等点的氯乙烯浓度在50～966mg/m^{3}之间，超过国家最高容许浓度（30mg/m^3），作业工人中的中枢神经症状，如头痛、头晕、无力、失眠等，消化系统症状，如恶心、进食少、腹胀、肝区痛等的检出率以及肝、脾肿大检出率均明显高于对照组；血色素、白细胞及血小板计数降低，肝胆酸和氨基己糖水平明显高于对照组，谷胱甘肽过氧化酶和血浆铜蓝蛋白活性下降，与对照组差异有显著意义。

氯乙烯作业工人，尤其是氯乙烯接触程度较高的清釜工，可因肢端动脉病变等原因，导致局部骨组织缺血性无菌性坏死，出现四肢末端骨和一些关节的溶解性骨损，即肢端溶骨症。对97名氯乙烯作业工人进行职业健康检查，拍摄双手掌指骨和双手腕骨X线正位片388张。结果发现在97名氯乙烯作业工人中有双手掌指骨和腕舟骨骨质结构异常改变的共有49例，检出率为50.52％，其中男19例，女30例，发病年龄在25～49岁之间，平均37.1岁，工龄5～20年，平均12.6年，共分布在13个工种内。骨异常包括36例手掌骨骨皮质硬化，占73.5％；双手腕舟骨骨质疏松改变27例，其中左侧6例，右侧21例，占49例异常的55.1％。对某市137名氯乙烯作业工人进行系统的健康检查，并对工龄在3年以上的65名工人进行双手、双足X线拍片。发现指、趾末节骨末端有溶骨样等改变者17人，占受检人数的26.5％，其中工龄在11年以上者14人，占患病人数84.4％。其主要X线表现可分为：末节指骨末端出现一个弧形的溶骨线、丛状骨质吸收，呈空泡样改变、末端指/趾骨一部分骨灰碎裂及穿凿样缺损、碎骨片接合和愈合并产生畸形，使指（趾）变短、变粗。

氯乙烯对工人生殖功能影响调查协作组报道，对全国12个城市13个聚氯乙烯制造厂中2736名接触氯乙烯的工人及3442名对照厂工人进行了生殖功能的流行病学调查研究,结果表明,接触氯乙烯的男、女工人的各项生殖结局指标与对照组比较差异无显著性,但女工氯乙烯接触组妊娠合并症发生率明显高于对照组,表明氯乙烯对女工的妊娠过程有一定影响。国外学者报道丈夫参加氯乙烯作业后,妻子怀孕后的胎儿死亡率(包括流产及死产)显著高于对照组,也显著高于丈夫接触氯乙烯之前的胎儿死亡率。美国职业安全与卫生研究所于1970—1973年对俄亥俄州三家聚氯乙烯工厂聚合车间附近人群的新生儿先天缺陷调查显示,畸形发生率分别为17.4%、18.1%、20.3%,而对照组畸形发生率为10.1%($P<0.01$)。对氯乙烯作业女工生殖健康状况进行回顾性研究发现,在作业场所空气中氯乙烯浓度为$9.9\sim228.9mg/m^3$的情况下,妊娠高血压综合征发生率(第一胎)达到22.6%。继之对同一作业环境中的妊娠女工进行5年的前瞻性群组研究,进一步证实,氯乙烯作业女工妊娠高血压综合征(第一胎)发病率为27.9%,高于对照组(16.3%)。

1974第一例肝血管肉瘤发现后,世界各国氯乙烯工人均有氯乙烯致肝血管肉瘤的报道。多数病例是曾经在氯乙烯聚合和高压釜清除车间工作过数年的男性。诊断时的平均年龄为48岁(36~60),从第一次接触氯乙烯到诊断时的时间为20年(12~29),平均接触时间为18年(12~29)。一项队列研究发现工龄至少1年的10 173名接触氯乙烯工人,肝胆肿瘤死亡率明显增高。中枢神经和大脑肿瘤死亡率明显增高,未发现淋巴、造血系统肿瘤危险性增高。加拿大对451名工龄平均7.5年的氯乙烯作业工人调查,其标化死亡比(SMR)为259.6,差异显著。近年来,国、内外学者对氯乙烯作业工人的流行病学调查已有不少报道。不同的调查结果也不相同。在13个地区14家生产聚乙烯的工厂中,对5958名氯乙烯作业工人进行了23年(1958—1981年)的全死因、全肿瘤、肝癌的发病与死亡情况的回顾性调查,未发现肝血管肉瘤,且全肿瘤、肝癌发病和死亡与对照组差异无显著性。化工部青岛劳保所在1987年4~10月间调查国内6家工厂,工人接触氯乙烯浓度为$11\sim370mg/m^3$(平均值为$107mg/m^3$),未发现肝血管肉瘤,且全肿瘤、肝癌发病率和死亡率与对照组差异均无显著性。美国一篇报道发现氯乙烯作业工人全肿瘤死亡增高者主要发生在氯乙烯浓度高于 560mg/m^3，作业工龄至少 5 年以上的男职工中。

国际癌症研究所（IARC，1987）将氯乙烯归入 I 类，人类致癌物。可致肝血管肉瘤。我国把氯乙烯致肝血管肉瘤列入职业肿瘤名单。

(三) 中毒临床表现及防治原则

1. 急性中毒　　是指在短时间内吸入大剂量氯乙烯气体所引起的以中枢神经系统抑制为主要表现的全身性疾病。主要发生在聚合釜内从事清釜作业而又无防护者中，也见于抢修设备或意外事故时吸入大量氯乙烯者。临床上主要表现为麻醉症状。轻症者主诉眩晕、头痛、无力、胸闷、恶心、嗜睡及步态蹒跚等，常出现心律失常，严重中毒者可出现意识丧失，甚至死亡。眼或皮肤黏膜直接接触氯乙烯液体可致轻度化学灼伤。

2. 慢性中毒　　长期接触氯乙烯，可对人体健康有不同程度的影响，如出现神经衰弱综合征、雷诺综合征、周围性神经病、肢端溶骨症、肝及脾肿大、肝功异常、血小板减少等。

(1) 肢端溶骨症。有资料报道，该病多发生于聚合釜清釜作业工人，一般无主诉症状或诉有手指局部麻木。X 线片示一指或数指末节骨粗隆边缘缺损、骨质疏松、囊性变、空泡样变，典型者如半月状缺失，且工龄越长、车间空气氯乙烯浓度越高骨损害发生越多，损害程度越大。另有资料显示，肢端溶骨症有时伴有硬皮病，且常有雷诺现象同时存在。

(2) 恶性肿瘤。有关氯乙烯致癌的实验研究及职业流行病学调查资料表明：癌的高发器官是肝、肺、脑。1974 年美国首次报道人接触氯乙烯所致肝血管肉瘤，国内王炳森等于 1991 年也报告了氯乙烯接触者发生肝癌和肝血管肉瘤的病例。

3. 防治原则　　在氯乙烯生产过程中，必须做好密闭、通风、维护、保养、防火、防爆等措施。作业工人应该进行就业前体检、1～2 年定期体检，进行手指 X 线检查和肝功能检查。禁止患有神经衰弱、皮肤病、雷诺病、慢性湿疹、结缔组织病、肝和肾疾病者参加氯乙烯作业。

作业时穿戴好防护服,紧急事态抢救或撤离时,佩戴自给式呼吸器。当聚氯乙烯出料与清釜时,采取釜内通风法、釜内防水法或用防止粘釜法。

在发生氯乙烯泄漏事故时,应迅速撤离泄漏污染区至上风处,并隔离现场直至气体散尽,还要切断火源。应急处理人员戴自给式呼吸器。穿一般消防防护服。合理通风,将露出气体用排风机送至空旷地方,或装设适当喷头烧掉,或将漏气的容器移至空旷处。

一旦发生人员中毒事故,急性中毒患者应及时脱离现场,吸入新鲜空气,换下污染衣物,污染皮肤用大量清水冲洗。同时采取对症治疗。轻症中毒者,一般恢复较快。重度中毒则按内科急救原则救治。

慢性中毒者除一般对症治疗外,应注意营养,适当休息。有肝损害或肢端溶骨症者则应及时调离。

五、毒性表现

氯乙烯对骨的毒性表现在引起肢端溶骨症,早期患者大多有手指疼痛、麻木、发白、感觉异常等雷诺症表现,多发生于聚合清釜工及直接接触氯乙烯的人员。随着接触工龄的延长,在体内达到一定的蓄积量后,X线片上可显示出指骨粗隆边缘半月状骨缺损改变,即末节指骨骨质溶解性损害,并伴有骨皮质的硬化,最终发展至指骨变粗、变短,外形似鼓槌(杵状指)。手指动脉造影可见管腔狭窄、部分或全部阻塞。局部皮肤(手及前臂)局限性增厚、僵硬,呈硬皮病样损害,活动受限。聚氧乙烯加工过程中,长期接触氯乙烯浓度 $300mg/m^3$ 左右,可发生溶骨症,应予重视,短至3年即可发病,接触时间越长,患病率越高。手掌指骨骨皮质硬化和腕舟骨的骨质疏松改变,可能是肢端溶骨症发生的早期改变。

六、毒性机制

氯乙烯引起肢端溶骨症的原因并不完全清楚,目前认为早期接触氯乙烯会引起手掌、指及腕动脉痉挛，管腔变窄，使腕部以下掌、指骨血供发生障碍，成骨细胞活动下降，而破骨细胞活动占优势，在掌、指骨应力关系的作用下，使骨皮质代偿性增厚，同时密度增高，在腕舟骨引起骨质疏松改变。而在后期，随着接触工龄的增加，掌、指动脉进一步痉挛，管腔闭塞，成、破骨细胞系统平衡破坏，破骨细胞仍继续增强，使骨皮质进一步变薄，骨密度减低，出现骨局部缺损。

（丁晓飞　张增利编）

主要参考文献

1. 江泉观，纪云晶，常元勋．环境化学毒物防治手册．北京：化学工业出版社，2004．
2. 顾祖维，陈自强．氯乙烯对职业人群和居民健康危害评价．职业医学，1990，17（3）：173．
3. 全国化工系统氯乙烯职业危害科研协作组．氯乙烯慢性职业危害的调查．中华劳动卫生职业病杂志，1995，13（6）：343-344．
4. 氯乙烯作业人员恶性肿瘤调查协作组．氯乙烯作业工人恶性肿瘤发病情况的流行病学调查．中华劳动卫生职业病杂志，1993，11（3）：147-151．
5. 氯乙烯对工人生殖功能影响调查协作组．职业接触氯乙烯对生殖功能影响的调查．中华劳动卫生职业病杂志，1994，12（1）：12-15．
6. 刘玉华，甄志芹，边玉红，等．氯乙烯所致肢端溶骨症8例报告．工业卫生与职业病，1996，2（2）：106-107．
7. 王炳森，王敬钦，郭向阳．氯乙烯接触者并发肝癌和肝血管肉瘤的首例报告．中华劳动卫生职业病杂志，1991，9（3）：178-180．
8. 任雪峰，万俊香，李玉芳，等．氯乙烯致肝损伤与毒物代谢酶基因多态性的关系．中华劳动卫生职业病杂志，2001，19（6）：412-414．
9. 韩伟，张蓓，陈华．职业性接触氯乙烯致肝血管肉瘤一例报告．中华劳动卫生职业病杂志，2002，20（4）：312．
10. Li Y, Marion MJ, Zipprich J, et al. Gene-environment interactions between DNA repair polymorphisms and exposure to the carcinogen vinyl chloride. Biomarkers, 2009, 10: 1-8.

11. Dragani TA, Zocchetti C. Occupational exposure to vinyl chloride and risk of hepatocellular carcinoma. Cancer Causes Control, 2008, 19 (10): 1193-1200.
12. Dogliotti E. Molecular mechanisms of carcinogenesis by vinyl chloride. Ann Ist Super Sanita, 2006, 42 (2): 163-169.
13. 刘玉华, 甄志芹, 边玉红, 等. 氯乙烯所致肢端溶骨症8例报告. 工业卫生与职业病, 1996, 2 (2): 106-107.
14. 张以凡, 曹立群, 关国华. 氯乙烯对生育功能及子代健康影响的调查. 工业卫生与职业病, 1995, 21 (6): 363-364.
15. 侯光萍, 任恒岩, 吴广为. 氯乙烯对作业工人生殖内分泌影响的调查. 中国工业医学杂志, 1997, 10 (6): 362-363.
16. Lewis R. Vinyl chloride and polyvinyl chloride. Occup Med, 1999, 14 (4): 719-742.
17. Falappa P, Magnavita N, Bergamaschi A, et al. Angiographic study of digital arteries in workers exposed to vinyl chloride. Br J Ind Med, 1982, 39 (2): 169-172.
18. Preston BJ, Jones KL, Grainger RG. Clinical aspects of vinyl chloride disease: acro-osteolysis. Proc R Soc Med, 1976, 69 (4): 284-286.
19. 常元勋. 靶器官与环境有害因素. 北京: 化学工业出版社, 2008.

第九章

药　物

第一节　糖皮质激素

糖皮质激素（glucocorticoid，GC）主要是由肾上腺皮质束状带合成和分泌，其基本结构为甾核，参与机体的应激、免疫调节、抵御病原体侵入和抗炎等多方面的作用。长期以来，糖皮质激素广泛应用于自身免疫性疾病、肾疾病、器官移植等领域。这类药物通过非特异性抗炎、抗毒和免疫抑制等药理学效应发挥治疗作用，但长疗程及超生理剂量治疗引起的骨副作用逐渐成为临床医生面临的难题，故有关糖皮质激素与骨关系的研究备受关注。其中骨丢失及骨质疏松是长期应用糖皮质激素的严重并发症之一。长期应用糖皮质激素的患者中30%～50%发生自发性骨折。

一、毒性表现

糖皮质激素引起骨密度下降，增加骨折的危险。在一项糖皮质激素引起骨质疏松的流行病学调查中发现，快速骨丢失主要发生在糖皮质激素开始治疗的最初几个月，随后是较缓慢的下降。有研究显示骨密度在治疗的第一年丢失约12%，接着下降较慢，每年约3%。在一项对30名类风湿关节炎患者20周的研究发现，与安慰剂组相比，平均每天泼尼松用量7.5 mg导致腰椎骨小梁骨密度下降近8%，前臂骨丢失约2%～3%。糖皮质激素累积剂量与腰椎及髋骨骨密度的下降密切相关。随机对照临床研究也证实了每天使用泼尼松7.5mg也使患者骨密度明显减少，腰椎骨密度在12周时丢失了2.0%，20周时丢失了8.2%。几乎所有的研究都提示糖皮质激素应用者有较高的骨折发生率，尽管一些小的研究未达到统计学意义。四个随机临床研究表明在糖皮质激素治疗的第一年，新增的腰椎骨折发生率由8%上升到17%，骨折发生的危险与糖皮质激素的累积剂量密切相关。也有研究证实日剂量与骨折发生的危险密切相关，即日剂量越大，骨折的危险性越高。即使没有全身应用糖皮质激素也会出现骨形成抑制。一组类风湿关节炎患者与安慰剂组相比，接受曲安西龙关节腔内注射仅几天，就出现血骨钙素显著下降，且在2周后才恢复到基础水平。同样，严重的哮喘患者或慢性阻塞性肺病患者吸入倍氯米松5～9天（2000μg/d）也出现明显的血骨钙素水平下降。吸入糖皮质激素（3000μg/d）组与未用糖皮质激素组相比，腰椎和总髋关节的骨密度明显降低。糖皮质激素引起的骨密度下降导致骨折危险性明显增加，髋骨骨折发生率增加约50%～100%，脊椎骨折发生率增加4～5倍。在应用糖皮质激素（泼尼松≥5mg/d）超过6个月的229名患者中，脊椎压缩性骨折约占28%。英国一个大型回顾性研究观察了244 235名应用糖皮质激素患者的骨折发生情况，与对照组相比，发现在近期应用糖皮质激素者中，脊椎和髋骨骨折的相对危险度（RR）分别为2.6和1.6。

研究表明糖皮质激素生理剂量（泼尼松5～7.5mg/d）也会出现骨质损害，而且骨折增加的相对危险度是呈剂量依赖性的。对17 957名应用糖皮质激素患者进行的调查显示，与未应用糖皮质激素的对照组相比，前者髋骨及脊椎骨骨折的相对危险度明显增高，差异有显著性，且相对危险度与糖皮质激素的剂量、持续应用时间及口服模式（持续或零星服用）均密切相关。即使低剂量（≤10mg/d）、短时间（<90天）持续应用，其髋骨及脊椎骨骨折的相对危险度也明显高于未应用糖皮质激素组，大剂量、较长时间的持续应用糖皮质激素进一步增加髋骨及脊椎骨骨折的相对危险度。口服泼尼松的模式也与骨折的危险密切相关，持续应用者与零星应用者相比，前者髋骨及脊椎骨骨折的相对危险度均增加，且有统计学意义。如果更大剂量（>10mg/d）、更长时间（>90天）且为持续服用模式，出现骨折的危险性更大，与未应用糖皮质激素者相比，髋骨骨折的危险性增加7倍，脊椎骨骨折的危险性增加17倍。对1110名类风湿关节炎患者进行的研究发现，口服糖皮质激素（泼尼松平均用量8.6mg/d）超过5

年的患者中，33％发生了自发性骨折。糖皮质激素性骨质疏松常见的骨折部位2/3为脊椎骨。

关于皮质类固醇与骨坏死的关系已有多年的研究。1957年Pietrogrand和Mastromarino首次报道了因患天疱疮而长期应用激素治疗所引起的股骨头坏死，随后有大量临床和实验研究的报道。在既往的研究中，关于激素性骨坏死的发生率及其与激素剂量的关系、骨坏死发生的时间和累及的部位等，报道结果不尽一致。

目前报道较多的是患有系统性红斑狼疮或类风湿关节炎患者在应用激素后骨坏死的发生率增高。对72例系统性红斑狼疮患者给予40mg/d以上的泼尼松，其中32例患者发生骨坏死（占44％）。另外一项研究发现系统性红斑狼疮患者骨坏死与皮质类固醇平均日剂量的关系最为显著。国外报道皮质类固醇骨坏死的发生率为10％～30％，但此报告未指出为何种人群。国内在539例应用皮质类固醇的传染性非典型肺炎者中检出骨坏死176例（32.17％）。应用皮质类固醇总量＞2000mg者（换算成甲泼尼龙）骨坏死的发生率明显升高。甲泼尼龙的冲击剂量以320mg/d为界线，剂量大于320mg/d组的骨坏死发生率明显升高。用药时间大于30天者骨坏死的发生率也明显升高。因此可以认为，激素用量越大、用药时间越长、冲击剂量大且时间长，骨坏死的发生率就会随之升高。

以前的研究显示，激素性骨坏死发生的时间为用药后1～1.5年。近年来发现，实际上发病时间要早得多。主要是没有及时发现。延迟诊断的原因是多数骨坏死患者早期无临床症状。等患者有关节痛等主诉就诊时，采用X线摄片、CT扫描或MRI检查才作出诊断。最近一项研究显示，骨坏死可在用药3个月后发生。对72例用甲泼尼龙治疗的系统性红斑狼疮患者在用药后1、3、6及12个月采用MRI扫描，发现骨坏死的时间为用药后39.6～100.2天，5个月后无新的骨坏死发生。因此一般认为自应用激素开始6个月内无骨坏死者，不会再有骨坏死发生，除非有两次激素的冲击。

国外一项对72例患者进行的双髋、膝MRI筛查发现，44个髋部、48个膝部有骨坏死，28例超过一个关节受累，最多的1例为4

个关节受累。国内一项研究显示,单关节受累仅 19.13%,双关节受累 25.11%,而 3 个关节及以上受累者 52.18%。坏死灶最多的 1 例患者发生了 19 处骨坏死。骨坏死部位也可发生在髋、膝以外的部位,如肩、腕、踝等骨坏死,但均合并有股骨头或膝关节坏死。

二、毒性机制

糖皮质激素引起骨质疏松的确切机制尚不清楚,可以认为糖皮质激素不是通过某一方面的单一因素诱发骨质疏松的,它可能通过影响钙离子的代谢、内分泌系统、各种骨细胞功能及细胞因子活性等多种途径导致骨量丢失。目前认为主要与以下几项因素有关:

(一)对全身的影响

1. 性腺激素分泌减少 糖皮质激素减弱垂体促性腺激素(LH、FSH)的分泌,引起血中雌二醇、雌酮、脱氢雄甾酮和黄体酮的浓度降低。肾上腺所分泌的脱氢表雄酮、雄烷二酮和雌激素由于促肾上腺皮质激素(ACTH)过度抑制和肾上腺萎缩而被抑制。雄烷二酮分泌减少,致使其在外周组织被芳香化为雌酮减少。其中雌激素在骨的代谢中具有非常重要的作用。雌激素水平的下降促进破骨细胞的形成并增加其活性,增加骨吸收,导致骨质疏松的发生。

2. 继发性甲状旁腺功能亢进 长期服用糖皮质激素者可发生轻度甲状旁腺功能亢进,可能归因于肠道钙吸收的抑制和高尿钙引起的负钙平衡,且甲状旁腺素的分泌不受高钙和 $1,25\text{-}(OH)_2\text{-}D_3$ 抑制。

3. 肠钙吸收的抑制 药理剂量的糖皮质激素抑制肠道钙吸收,这种作用与 $1,25\text{-}(OH)_2\text{-}D_3$ 关系不大,可能与肠上皮刷状缘中与钙结合的蛋白减少有关。研究表明,仅 25% 受损的肠钙吸收由轻度 $1,25\text{-}(OH)_2\text{-}D_3$ 减少所致;摄入 $1,25\text{-}(OH)_2\text{-}D_3$ 可改善肠钙的转运,但不能使肠钙吸收恢复正常。

4. 肾小管对钙重吸收减少 摄入糖皮质激素后出现空腹高钙尿。高钙尿乃骨吸收增加和肾小管钙重吸收减少所致。尿钙的丢失可因高钠饮食而加强,亦可通过限制钠摄入和使用噻嗪类利尿剂而减弱。

(二) 对骨的直接影响

1. 作用于成骨细胞，抑制骨形成 成骨细胞是糖皮质激素作用于骨的主要位点。糖皮质激素穿过成骨细胞膜后，与成骨细胞内糖皮质激素受体上的 E 片段相结合，形成激素-受体复合物，再与靶基因上的激素反应片段连接，在癌前基因蛋白 Fos 和 Jun 的调节下，启动或抑制靶基因转录。其主要作用途径是：①糖皮质激素通过特异性糖皮质激素受体介导抑制成骨细胞前体分化，使成骨细胞活性和数量均减少；成骨细胞增殖减少主要与依赖周期蛋白的激酶和周期蛋白 D_3 的表达降低有关，同时伴有周期蛋白激酶抑制剂转录水平的升高和与细胞从 G_1 向 S 期转移有关的转录因子的表达减少。②通过转录和转录后机制减少 I 型胶原和非胶原蛋白（包括骨钙素、骨桥蛋白、纤连蛋白、$β_1$-整合素、骨唾液酸蛋白、碱性磷酸酶等）的合成；又以组织特异性的方式提高成骨细胞胶原酶 mRNA 的表达和蛋白酶的水平，促进 I 型胶原蛋白的分解。③促进成骨细胞凋亡。④其他：通过减少胰岛素样生长因子（IGF）-I 的合成，影响 IGF 结合蛋白合成和对抗转化生长因子-β（TGF-β）的作用，而削弱骨重建；或因性功能减退间接影响成骨细胞的效能；或增强成骨细胞对甲状旁腺素的反应。体外器官培养发现，糖皮质激素对骨具有双向作用，长时间超生理剂量可抑制成骨细胞活性，减少成骨细胞数量，抑制胶原和非胶原成分（如骨钙素）的合成；接受糖皮质激素治疗的患者血清骨钙素水平明显降低。

糖皮质激素可促进成骨细胞及骨细胞凋亡。给 7 个月龄小鼠服用泼尼松 27 天后，椎骨密度降低，组织学上可见骨松质和骨小梁面积减少，成骨细胞集落形成单位减少，椎骨中成骨细胞的凋亡数增加了 3 倍，干骺端的骨皮质中 28% 的骨细胞发生凋亡。在给予地塞米松的小鼠颅骨中可见成骨细胞凋亡，同时发现具有抑制促骨细胞凋亡作用的 *bcl-2* 基因表达水平下降，故认为 *bcl-2* 基因表达减弱可能与成骨细胞和骨细胞凋亡增加有关。此外，地塞米松可导致胶原蛋白合成减少。

2. 作用于破骨细胞，增强骨吸收 糖皮质激素对破骨细胞的作用是相反的。现在已有证据表明糖皮质激素增加破骨细胞的形成，这种作用从骨髓中的原始细胞开始。

糖皮质激素导致的骨质疏松症患者骨活体检查可见骨吸收增加。一般认为糖皮质激素可降低肠内可溶性钙结合蛋白的含量，降低肠黏膜对钙的转运功能，减少钙的吸收。另外，糖皮质激素可直接作用于肾小管上皮细胞，使其减少对钙的重吸收，进一步降低血钙水平，引起继发性甲状旁腺功能亢进，导致骨吸收增加。但在应用糖皮质激素治疗者血清甲状旁腺素水平未见明显升高，不能很好地解释糖皮质激素导致骨质疏松症患者骨吸收增加的现象。对人类骨形态学研究发现糖皮质激素对破骨细胞很可能是双重调节作用。短期应用糖皮质激素可抑制破骨细胞形成，对骨吸收没有明显影响。然而，长期应用糖皮质激素可刺激破骨细胞形成增加，从而导致骨吸收增加。

护骨素（osteoprotegerin，OPG）是肿瘤坏死因子受体家族中的一员，它在体内的浓度下降可能与骨吸收有关。OPG具有诱导成纤维细胞增生、抑制破骨细胞生成及骨吸收的作用。它的配体（OPG-L）是细胞因子，在人骨髓基质细胞和成骨细胞中均有表达，是破骨细胞生成的最后效应器，可结合和活化位于破骨细胞上的受体，刺激破骨细胞生成。OPG与OPG-L结合时可抑制后者与破骨细胞受体结合，减少破骨细胞的生成。体外实验也证实，在培养的成骨细胞中地塞米松破坏基础OPG mRNA稳态水平，进而抑制OPG基因转录。同时地塞米松可升高OPGL mRNA水平，使OPG-L/OPG比例增加20~40倍，促进破骨细胞分化，使骨吸收增加。在临床研究中亦发现，应用糖皮质激素治疗的肾病患者OPG水平较治疗前明显下降。

自明确激素可以导致骨坏死以来，国内、外许多学者致力于对其发病机制的研究和探索，分别提出了脂肪代谢紊乱、骨内压增高、微血管损伤、骨质疏松及血管内凝血等学说，但激素导致骨坏死的详细发病机制至今仍未完全明了。目前普遍认为与以下因素有关：①激素诱导的血管内凝血机制：各种原因引起的血管内凝血是股骨头缺血性坏死的重要发病机制。长期大剂量使用糖皮质激素引起体内高脂血症，脂肪分解，血中游离脂肪酸增多，从而使血管内皮损伤，胶原暴露，激活内源性凝血途径，使纤维蛋白血小板血栓形成。对14例晚期激素性股骨头坏死患者股骨头标本染色后发现，在坏死与正常骨之间移行的修复区内观察到大量微血栓形成，且主要位于静脉内。②激素诱导的细胞损害机制：临床研究发现，因使用糖皮质激素致股骨头置换患者的股骨头中可见到大量骨细胞凋亡，而因外伤、乙醇或镰状红细胞贫血导致股骨头置换的患者股骨头未见类似表现。通过与其他原因的骨坏死比较，发现在激素性骨坏死的股骨近端，骨髓间质干细胞库的细胞数量明显降低，因此认为激素可能会诱导股骨头附近成骨细胞库损伤而对骨产生副作用。动物实验发现使用糖皮质激素4周的小鼠成骨细胞凋亡增加3倍，28%的皮质骨干骺端骨细胞凋亡。其分子机制可能与激素诱导凋亡相关基因的表达有关。细胞凋亡是受细胞内源性基因、酶和信号传导途径调控的"瀑布式"激活过程，同时还可引起继发性组织损伤。在一部分股骨头坏死患者中，不仅股骨头出现坏死病灶，而且病变可延伸至股骨干骺端，这可能与凋亡所引起的继发损伤有关。患者在激素剂量减小或停用后仍发生股骨头进行性坏死，则可能是这种"瀑布式"激活过程的延续。③激素诱导的细胞脂肪化：激素诱导的骨髓基质细胞的成脂分化是骨坏死的发病原因之一。成骨细胞和脂肪细胞来源于共同的间充质干细胞，糖皮质激素可诱导间充质干细胞向脂肪细胞分化，阻止成骨细胞的形成，使成熟成骨细胞数量减少。激素诱导骨髓基质细胞大量转化成脂肪细胞，引起股骨头髓内脂肪细胞堆积，使相对密闭的骨髓腔压力明显增高，微小血管受压变细，血流受阻，同时堆积了过多脂肪的肝可释放脂肪栓子，附着于受压、受损的血管壁而发生脂肪栓塞，引起股骨头微循环障碍，从而导致缺血性坏死。④骨质疏松症和骨折对微血管的机械性压迫：长期使用激素最突出的副作用就是骨质减少症。激素致骨质疏松后，容易因轻微压力而发生骨小梁细微骨折，受累骨由于细微损伤的积累，机械性抗力降低从而发现塌陷，压迫骨内小血管引起缺血性骨坏死。

激素性股骨头坏死是一个复杂的多因素病理过程，是内外多种因素相互作用的综合结果,它既有本身解剖特点的影响,又有激素诱导的影响。相信随着科学的发展,这方面的机制会日益明确。

(郝 莉 张增利编)

第二节 喹诺酮类药物

喹诺酮类药物自1962年问世并用于临床以来,至今已经过了几代的更新。主要用于泌尿系、肠道、呼吸道等感染,临床应用十分广泛。被认为是广谱、高效、不良反应少的一类药。且与其他抗菌药物之间无交叉耐药性。主要不良反应为头痛、眩晕、过敏、胃肠反应、谷丙转氨酶(ALT)增加、谷草转氨酶(AST)增加、肾功能低下等。喹诺酮类药物对婴幼儿、儿童的软骨毒性有较多报道。

一、毒性表现

动物实验研究表明,喹诺酮类药物对幼年犬、兔、鼠、猪等均可引起软骨及关节损害,尤其多见于承重滑液关节,可使犬站立行走困难,跛行。小鼠长期口服后,它可抑制小鼠胚胎肢芽的分化和形成,其损害的典型表现和病理改变为荷重关节力学强度下降,关节疼痛,活动受限,关节伴有非炎性渗出。软骨细胞呈注满液体水疱样变化,软骨骨质疏松,软骨中间基质丢失,扩大形成空腔,基质大片液化。软骨细胞聚集在中央带周围,软骨细胞变性、坏死、减少或消失。软骨细胞粗面内质网和线粒体发生肿胀,胶原脱失,胶原纤维数量减少。喹诺酮类药物对不同种属动物软骨损害的敏感性如下:犬>大鼠>兔>猪>猴,并且损害程度与剂量呈正相关。而喹诺酮类药物对幼猴在50mg/kg剂量以下时未见明显软骨损害。

对应用环丙沙星的634例患儿进行了调查分析,平均用药剂量25mg/kg,年龄3个月至14岁,结果8例(1.3%)出现关节病,均为女性,减量或停药后逐渐恢复。37例囊性纤维症患儿,年龄6个月至11岁,口服环丙沙星的剂量为10~28mg/kg,仅1例(2.7%)

女孩出现腕、肩关节痛，无肿胀，停药后消失。另外一项用环丙沙星治疗1113例囊性纤维病患儿的研究发现可逆性关节病36例（3.2%）。文献中曾报告1例不可逆性关节损害患儿，男性，17月龄，因阑尾切除术后感染用环丙沙星治疗（因为对阿莫西林过敏），1个月后出现关节疼痛，X线检查正常，但停药后发展到多个关节肿胀、疼痛，活动受限。此时X线显示关节软骨表面破坏，关节腔狭窄。患者在2年内生长缓慢，病情持续发展3年，最后行双膝及右髋关节置换术。

以环丙沙星为例，体外实验分别采用0.5、5、50mg/L三个浓度，结果发现三种浓度的环丙沙星均使软骨细胞明显减少、变性，软骨细胞增殖受到抑制，并呈剂量依赖性。

喹诺酮类药物易透过胎盘屏障。孕妇口服环丙沙星后，药物在母血、羊水和脐血中浓度分别为1.83、1.35、0.65mg/L，胎儿每克软骨中药物为1.11μg。胎儿软骨中药物浓度明显高于胎儿血浆药物浓度。超微结构显示，胎儿软骨可发生和动物相同的软骨病理和形态变化，即软骨细胞水肿、退行性变化、基质丢失。故孕妇应禁用。

喹诺酮类药物易分泌进入乳汁。药物在乳汁中的浓度和体液中的浓度基本一致，受乳婴幼儿同样可发生软骨损害。故哺乳期妇女应禁用喹诺酮类药物。

几乎所有的喹诺酮类药物如氟诺沙星、环丙沙星、培氟沙星等都有软骨损害作用。其软骨损害敏感顺序为：萘啶酸＞氟诺沙星＞环丙沙星。不同关节对喹诺酮类药物损害软骨的敏感性为：膝关节＞髂关节＞肘关节。不同年龄对喹诺酮类药物损害软骨的敏感性为：年龄越小，软骨损害越快、越重。敏感性由大到小依次为：胎儿＞婴幼儿＞儿童＞少年。成年人则较少发生关节损伤。

二、毒性机制

喹诺酮类药物软骨损害发生的详细机制不很清楚，可能与下列因素有关：

（1）喹诺酮类药物干扰软骨基质成分如氨基葡萄糖、胶原、蛋白质等的合成与分化，并呈浓度或剂量依赖性。

（2）喹诺酮类药物破坏 DNA 结构，抑制胶原纤维合成，使其合成代谢障碍，从而使软骨细胞发生退行性病变与坏死，线粒体和内质网肿胀。由于胶原纤维减少和断裂，在压力作用下可产生裂痕，出现关节软骨表面溃疡、糜烂。表现为疼痛、行走困难，活动受限。

（3）喹诺酮类药物整合 Ca^{2+} 和 Mg^{2+} 而致软骨损害，软骨细胞对 Ⅱ 型胶原纤维的黏附需要有 Ca^{2+} 和 Mg^{2+} 参与，而喹诺酮类药物可集聚于软骨细胞内与 Ca^{2+} 和 Mg^{2+} 络合而抑制该过程进行，导致软骨损害。

（郝　莉　张增利编）

第三节　抗癫痫药物

癫痫是神经科常见病，目前控制癫痫发作的主要手段是药物治疗。传统的抗癫痫药主要以苯巴比妥、苯妥英钠、丙戊酸钠、卡马西平 4 种药为代表。自这些药物在临床广泛应用以来，其确切的疗效已被临床证实，但有人发现，患者服用苯巴比妥后可致骨密度降低。抗癫痫药物对骨代谢的影响在 20 世纪 60 年代末就有报道，近年来广大学者对此进行了深入的研究。

一、毒性表现

通过测量 78 例癫痫患者手臂、腿、肋骨、骨盆、脊柱的骨密度后发现，持续服用苯巴比妥和苯妥英治疗 24 个月以上的患者骨密度有明显改变。苯巴比妥组骨密度下降首先出现在肋骨和脊柱，与苯巴比妥相比，苯妥英可以引起大多数骨位点骨密度下降。对一个社区的 9704 名老年女性作了随访研究，发现持续使用苯妥英的患者骨丢失最明显，其跟骨骨丢失率是未使用抗癫痫药组的 1.8 倍（其他抗癫痫药是 1.6 倍）。关于卡马西平和丙戊酸对骨密度的影响仍有争议。53 例服用卡马西平和丙戊酸的儿童，其 $L_2 \sim L_4$ 腰椎平均骨密度值与对照组健康儿童无差别。另外一项研究调查了 19 例卡马西平和丙戊酸单药治疗 6 个月以上儿童的桡骨、尺骨和腰椎骨密度的改变，发现了丙戊酸治疗组和卡马西平治疗组患者骨密度轻微下降，但无统计学意义。可是其血清碱性磷酸酶水平明显高于对照组，这说明卡马西平和丙戊酸影响了患儿的骨代谢，只是还没到骨密度改变的程度。另外一项研究认为长期丙戊酸治疗，骨质减少和骨质疏松症发生率高达 70%。抗癫痫药拉莫三嗪治疗 2 年以上的 53 例 3~7 岁癫痫患儿中，43.4% 患儿出现矮身材、24.4% 患儿伴随骨生成下降和骨量减少。为了评估骨折风险与抗癫痫药物的关系，丹麦学者进行了一项大范围的人群病例对照研究。他们共选出 124 655 名在 2000 年发生过骨折的人作为样本，373 962 名性别和年龄相匹配的人作为对照组。分析结果发现在未经调整的分析中，所有抗癫痫药物都与骨折风险增加有关。在调整后的分析显示，卡马西平的骨折风险增加比值比 1.18（95% 可信限为 1.1~1.26）；奥卡西平比值比 1.14（95% 可信限为 1.03~1.26）；氯硝西泮比值比 1.27（95% 可信限 1.15~1.41），苯巴比妥比值比 1.79（95% 可信限为 1.64~1.95），丙戊酸比值比 1.15（95% 可信限为 1.05~1.26）。其他抗癫痫药物由于缺乏统计学支持，不能排除增加骨折风险的可能性。此外，随着使用抗癫痫药物数量的增加，将显著增加骨折的发生率。

处于生长发育时期的儿童对抗癫痫药物更敏感。抗癫病药致儿童骨损害的主要临床表现为：①佝偻病：佝偻病的发病机制为骨发育过程中维生素 D 及钙、磷缺少引起的骨基质矿化障碍，骨骺端软骨板及新形成的骨小梁、骨皮质均受累。有学者发现，抗癫痫药引起佝偻病主要见于住院治疗和卧床患者，可能与其户外活动少及钙摄入不足有关。临床表现包括肌张力降低、肌无力等，严重者可出现手足搐搦。病变期骨负重可导致长骨弯曲变形。骨活检是最敏感的诊断方法，可发现大量未矿化的骨质。生化检查显示钙、磷及维生素 D 代谢物降低，碱性磷酸酶升高。②骨软化：有人把服药者出现的低血钙、低血磷、高碱性磷酸酶及病理上所见到的骨质软化与骨矿含量减少称为抗癫痫药物性骨软化。这种骨软化约占服药者的 1/3，不仅影响青少年的生长发育，而且由于血钙降低、神经肌肉兴奋性增高而使癫痫更易发作，由此而不得不增加抗癫痫药的剂量，抗癫痫药又可进一步使血钙降低，如此形成恶性循环，使治疗更加困难。骨软化的临床主征为肢体疼痛、无力，但均较轻微，不易受患者重视，骨密度测定是临床诊断的主要依据。③骨质疏松：骨质疏松是指骨的有机成分和钙盐都减少，骨折风险性增加，其组织学变化是骨皮质变薄和骨小梁减少。可分为初级和次级骨质疏松，前者是由骨质减少所致，后者的发生有比较特殊的致病机制，而长期使用抗癫痫药主要引起后者次级骨质疏松。目前骨质疏松的诊断主要依据骨密度测定，生化检测显示骨转化指标均增高，但骨吸收增加的程度大于骨生成。④骨折：骨折是长期服用抗癫痫药最严重的骨变化，尤其是髋骨。骨软化和骨质疏松均会增加骨折的风险。

经综合分析，抗癫痫药对骨代谢的副作用受多方面因素的影响。主要为：①抗癫痫药治疗持续时间和剂量。治疗持续时间越长、剂量越大的患者，骨生化和骨密度异常越明显，骨质疏松的程度持续性增加，抗癫痫治疗时间是导致骨密度下降的重要危险因素。②使用药物的数量：骨密度和骨生化异常的程度与使用的抗癫痫药数量有关，多药联合治疗是引起成人骨量下降的重要危险因素。③抗癫痫药的种类：服用酶诱导剂（如苯妥英、苯巴比妥、卡马西平、扑米酮）的患者比使用非酶诱导剂（如丙戊酸、拉莫三嗪、氯硝西泮、加巴喷丁、托吡酯、乙琥胺）的患者更容易出现骨密度下降。④患者的年龄、性别及其他：在抗癫痫治疗过程中，各种患者都有患骨病的危险，但儿童、绝经后妇女、老年患者和在专科机构治疗的患者更易患抗癫痫药相关骨病。女童比男童、全身性发作比局部性发作、体力活动少比体力活动多的患者更易患抗癫痫药相关骨病。

二、毒性机制

抗癫痫药导致骨疾病的机制尚不完全明确，目前认为主要有以下几种原因：①诱导肝细胞色素 P_{450} 酶系：经典的抗癫痫药甚至一些新型抗癫痫药都可能刺激肝细胞色素 P_{450} 酶上调。一方面能加速维生素

D的代谢，使钙吸收减少，血清甲状旁腺激素水平继发代偿性增高，使骨转化加快；另一方面可加速性激素代谢，使其生物活性下降，导致骨丢失率增加。②影响骨转化：服用卡马西平的癫痫患者血清骨生成和骨吸收指标明显增加。提示骨吸收和骨生成加速，骨转化加快，但骨吸收增加的程度大于骨生成，导致骨矿物质密度下降。但在动物实验组发现苯妥英治疗组小鼠骨生成速度减慢，骨小梁的吸收加速。③干扰维生素K代谢：维生素K在骨钙素羟基化过程中起促进作用。长期服用苯妥英会抑制骨生成，伴发维生素K的缺乏，导致了小鼠骨丢失。④其他：低剂量的苯妥英和治疗量的卡马西平都可以直接抑制人类成骨细胞生长。亦有研究发现经典的抗癫痫药可直接抑制肠内钙吸收，服用丙戊酸的患者肾小管功能紊乱，尿中钙丢失增加，导致低钙血症。以上各种机制中，有人认为骨转化加快可能是最重要的抗癫痫药导致骨量减少的原因。但最大的可能是，每种抗癫痫药通过其中一种或更多种的发病机制影响骨代谢。

（郝　莉　张增利编）

第四节　双膦酸盐类药物

　　双膦酸盐类药物是20世纪80年代开发出的一类新型骨吸收抑制剂。它是高极性化合物，是焦磷酸分子中连接2个磷酸根的氧原子被碳原子置换，并对其侧链进行化学修饰后产生的一类新型化合物。1987年，美国开发出第一个用于临床的该类药物——依替膦酸钠。随后，二十余种该类制剂陆续上市。在短短的十几年内形成了3代产品。双膦酸盐类药物是治疗和预防骨质疏松症的主要药物。也可用于多发性骨髓瘤、恶性肿瘤骨转移、变形性骨炎以及高钙血症的治疗。如今，双膦酸盐类药物已成为恶性高钙血症和变形性骨炎的一线治疗药物。越来越多的骨质疏松症和骨转移性疾病患者也正在接受该类药物的治疗。在近三十年的临床应用中，双膦酸盐类药物表现出较低的毒副作用，多为消化道反应以及关节痛、肌痛等骨肌反应。然而，近

3年来，不断有应用双膦酸盐类药物治疗患者发生颌骨坏死的报道。包括目前在临床广泛使用的第2代静脉注射制剂帕米膦酸、唑仑二膦酸盐以及口服制剂阿仑膦酸盐，颌骨坏死大多数发生在拔牙或其他口腔操作治疗后，而且传统的治疗方法如清创术、抗生素以及高压氧等对其无效。

一、毒性表现

双膦酸盐性颌骨坏死多发生在药物使用过程中，也可发生在使用结束后。多发生在50岁以上的患者。下颌骨较为多见，无明显性别差异。多数患者最初表现为拔牙后创面不愈，并时常伴有炎性分泌物，色黄，味臭。部分患者并无拔牙史，但仔细追问，可有牙髓治疗、牙体制备、摘戴修复体及意外烫伤等所导致的口腔黏膜损伤病史。另有少数患者无任何软组织损伤史。牙龈上出现小块暗红色区域并伴有不适感，可能是坏死的骨片挤压周围的口腔软组织所引起。后两类患者往往会因反复出现的牙痛而最终拔牙，以缓解疼痛症状。此时的表现属早期阶段。一般看不到影像学上的颌骨改变。进一步发展，拔牙创伤或黏膜破损处出现大面积溃烂，黏膜下方的骨面暴露并继发二次感染，产生逐渐加剧的颌骨疼痛。这种状况可持续数年并导致广泛的骨面暴露。急性感染时，患者可因周围神经受到压迫而出现剧烈的颌骨疼痛。随着病程的不断恶化，死骨最终形成。死骨外观上多孔，质轻，呈虫蚀样或浮石粉状，周围可有白色骨质包被。未分离的病变松质骨则多表现为骨小梁排列紧密、骨质硬化。组织病理学上，病变骨多表现为破骨细胞减少，Howship陷窝缺失以及松质骨内骨小梁形成增多，结缔组织内可见明显的炎性细胞包绕菌落，小静脉充满红细胞，但血管多无破损。急性感染区可见炎性细胞及其所包绕的菌落明显增多，其间有少量的成骨细胞；即将分离的死骨内则可见到散在分布的多个小脓疱。

双膦酸盐性颌骨坏死发生率较低，约为0.1%～1%。一项纳入368例双膦酸盐类药物相关性颌骨坏死病例的研究结果显示，下颌骨骨坏死病例占65%，上颌骨骨坏死病例占26%，上、下颌骨均出现骨坏死病例占9％，其中女性患者略多（女：男为3：2）。大约1/3的骨坏死病例是无痛性的。上颌骨多病灶或双侧病灶比下颌骨略多见（31％和23％）。94％的患者采用静脉给药，只有小部分口服给药。另外60％的病例曾有过齿外科手术，主要是拔牙。在另两项99例调查中，大部分颌骨坏死是由静脉输注帕米膦酸盐、唑仑膦酸盐治疗恶性肿瘤引起的，也有小部分是由口服阿仑膦酸盐、利塞膦酸盐治疗骨质疏松引起的，其中82％的病例曾有过齿外科手术，临床表现为颚痛、牙痛、骨暴露、知觉改变和软组织反复感染，结果表现为慢性疼痛、毁容以及治疗无效，早期诊断能降低发病率。

二、毒性机制

双膦酸盐性颌骨坏死的机制尚不完全清楚。多数学者认为骨细胞功能障碍、微血管栓塞坏死和细菌感染是其发生的主要机制。

破骨细胞功能障碍机制认为，长期承受咀嚼压力的颌骨会经常发生微损伤和微骨折，正常骨具有吸收重建功能，可以消除这种微创伤，而双膦酸盐类药物进入人体后，可被破骨细胞吞噬进入细胞。抑制其功能并可诱导其凋亡，从而使破骨细胞和成骨细胞之间的动态平衡被打破。此外，双膦酸盐类药物还可抑制成骨细胞所介导的破骨性吸收。作为结果，骨的动态重建被严重抑制。骨表现出很少的生理性再塑，对日常生活中发生的微骨折也失去修复能力，最终成为颌骨坏死的基础。

微血管栓塞坏死机制认为，微循环是骨进行新陈代谢、自我修复的基础，颌骨尤其是下颌骨骨皮质相对较多，其中动脉血流也比较微弱并且不规则。容易形成血管内血栓而导致局部缺血。双膦酸盐类药物本身具有抗血管生成作用，一些全身和局部因素如肿瘤、长期应用类固醇或雌激素、急/慢性感染以及炎症等进一步提高了发生血栓栓塞的危险。牙科局麻过程中血管收缩药的使用，加重了局部血循环不畅。微循环障碍直接导致局部修复能力降低，加之口腔内环境特殊，容易发生颌骨坏死。但也有学者不支持这一观点，他们提出，病理切片显示病变区域的血管壁完整无损，况且骨是因为失去血供而坏死还是由于坏死后才出现血供消失也尚不清楚。

细菌感染机制则认为，口腔内菌群纷繁复杂，长期接受双膦酸盐类药物治疗的患者，骨新陈代谢功能低下，颌骨长期处于血供缺乏状态，这类患者的创口愈合能力明显下降，不能应付口腔内存在的微生物菌群，会由最初的拔牙创伤感染进展为颌骨骨髓炎，并最终发展为颌骨坏死。其他骨由于具有良好的软组织封闭而可免受微生物菌群的侵袭感染，这也许是双膦酸盐性骨坏死多发生于颌骨尤其是拔牙后的最直接原因。局部应用氯已定可以改善双膦酸盐性颌骨坏死症状的临床症状，也从侧面提示表面细菌的控制有助于裸露骨面的再封闭，同时也证实了细菌在双膦酸盐性颌骨坏死中的作用。

（郝　莉　张增利编）

第五节　甲状腺激素

三碘甲腺原氨酸（T_3）是骨发育和功能的重要调节剂，甲状腺激素用于甲状腺功能减退的替代治疗，如甲状腺切除术后和自身免疫性甲状腺炎，甲状腺激素也用于毒性结节性甲状腺肿的抑制性治疗或甲状腺手术治疗后，并抑制促甲状腺激素。

过多的甲状腺激素会引起骨密度降低，绝经后妇女过多使用左甲状腺素治疗更为危险。组织形态学分析表明成骨细胞和破骨细胞活性均增加，皮质骨骨小梁体积减小，生化指标也表明甲状腺激素治疗骨转换增加，吡啶和羟基吡啶交联分泌增多，碱性磷酸酶和骨钙素也是如此。与组织形态学一致，骨吸收指标比骨形成指标升高得多，表明吸收和形成不平衡，导致骨量丢失。大剂量的外源性甲状腺激素会增加骨量的丢失，尤其是对于那些因其他原因而容易发生骨质疏松骨折的人群。对于甲状腺毒症患者的研究发现，年龄增长、钙摄入不足和绝经可增加用甲状腺激素治疗时的骨量丢失。

三碘甲腺原氨酸对骨作用的靶细胞可能是成骨细胞，因为对体外无成骨细胞的破骨细胞再吸收无激活作用。啮齿类动物成骨细胞系列

都可表达受体 $T_3R\alpha_1$ 和 $T_3R\beta_1$。已发现甲状腺功能亢进患者 IL-6 和 IL-6 可溶性受体水平均高，甲状腺功能亢进患者血循环中 IL-6 水平高于甲状腺功能正常的绝经后妇女，Graves 病或毒性结节性甲状腺肿患者单核细胞产生的 IL-6 比对照组多，这些结果均表明 IL-6 对三碘甲腺原氨酸刺激引起骨量丢失有重要作用。已表明男、女性 IL-6 均可随年龄增长而增多，过量使用甲状腺素是否会引起 IL-6 进一步升高尚未确定。

三碘甲腺原氨酸对骨胰岛素样生长因子-Ⅰ（IGF-Ⅰ）的产生有直接作用。用三碘甲腺原氨酸处理的 MC3T3-E1 成骨细胞株可见 IGF-Ⅰ mRNA 升高，对 IGF-Ⅰ的作用是双阶段的。三碘甲腺原氨酸刺激增加 IGF-Ⅰ，对在发育过程中促进骨形成很重要，可能是抵抗骨量丢失的保护机制。这种保护作用随年龄增长而减弱，研究表明随增龄，IGF-Ⅰ降低，且 IGF-Ⅰ结合蛋白的相对浓度有改变，引起 IGF-Ⅰ作用减弱。甲状腺激素本身可影响 IGF 结合蛋白浓度并抑制 IGF-Ⅰ作用。患甲状腺功能亢进的绝经后妇女伴严重骨量丢失者没有发现 IGF-Ⅰ升高，而绝经前妇女则有，且后者的骨量丢失严重，三碘甲腺原氨酸对骨局部因子还存在调节作用。

（郝　莉　张增利编）

主要参考文献

1. Silverman SL, Lane NE. Glucocorticoid-induced osteoporosis. Curr Osteoporos Rep, 2009, 7 (1)：23-26.
2. De Nijs RN. Glucocorticoid-induced osteoporosis：a review on pathophysiology and treatment options. Minerva Med, 2008, 99 (1)：23-43.
3. 孔德诚, 王莉. 糖皮质激素引起骨质疏松的发病机制及其防治措施. 中国骨质疏松杂志, 1999, 5 (3)：70-72.
4. Canalis E. Mechanisms of glucocorticoid action on bone：implications to glucocorticoid-induced osteoporosis. J Clin Endocrinol Metab, 1996, 81：3441-3447.
5. Lane NE, Lukert B. The science and therapy of glucocorticoid-induced bone loss. Endocrinol Metab Clin N Am, 1998, 27：465-483.

6. 刘素彩,李恩. 糖皮质激素诱导骨质疏松的细胞及分子学机制. 国外医学: 内分泌学分册,2000,20(1):11-13.
7. 田静,高洁生. 糖皮质激素引起骨质疏松的发病机制与防治. 国外医学:内分泌学分册,2001,28(4):166-168.
8. Canalis E, Giustina A. Glucocorticoid-induced osteoporosis: summary of a workshop. J Clin Endocri Metab, 2001, 86 (12): 5681-5685.
9. 张晔,吴小涛. 地塞米松对成骨细胞骨保护蛋白 mRNA 的调节. 中国骨质疏松杂志,2002,8(4):349-351.
10. Civitelli R, Ziambaras K. Epidemiology of glucocorticoid-induced osteoporosis. J Endocrinol Invest, 2008, 31 (7 Suppl): 2-6.
11. Eastell R, Reid DM, Compston J, et al. A UK consensus group on management of glucocorticoid induced osteoporosis: an update. J Intern Med, 1998, 244: 271-292.
12. Zalavras C, Shah S, Birnbaum MJ, et al. Role of apoptosis in glucocorticoid-induced osteoporosis and osteonecrosis. Crit Rev Eukaryot Gene Expr, 2003, 13 (2/4): 221-235.
13. Weinstein RS, Nicholas RW, Manolagas SC. Apoptosis of osteocytes in glucocorticoid-induced osteonecrosis of the hip. J Clin Endocrinol Metab, 2000, 85 (8): 2907-2912.
14. Drigo I, Saccari A, Barbi E, et al. Osteonecrosis of the hip after short courses of oral and inhaled steroids in a child with an increased number of glucocorticoid receptors. Eur J Pediatr, 2006, 165 (12): 913-915.
15. Kisielinski K, Niedhart C, Schneider U, et al. Osteonecrosis 15 years after femoral neck fracture and long-term low-dose inhaled corticosteroid therapy. Joint Bone Spine, 2004, 71 (3): 237-239.
16. Stahlmann R. Children as a special population at risk-quinolones as an example for xenobiotics exhibiting skeletal toxicity. Arch Toxicol, 2003, 77 (1): 7-11.
17. Sendzik J, Lode H, Stahlmann R. Quinolone-induced arthropathy: an update focusing on new mechanistic and clinical data. Int J Antimicrob Agents, 2009, 33 (3): 194-200.
18. Sendzik J, Shakibaei M, Schlfer-Korting M, et al. Fluoroquinolones cause changes in extracellular matrix, signalling proteins, metalloproteinases and caspase-3

in cultured human tendon cells. Toxicology, 2005, 212 (1): 24-36.
19. Stahlmann R, Lode H. Toxicity of quinolones. Drugs, 1999, 58 (Suppl 2): 37-42.
20. Pfister K, Mazur D, Vormann J, et al. Diminished ciprofloxacin-induced chondrotoxicity by supplementation with magnesium and vitamin E in immature rats. Antimicrob Agents Chemother, 2007, 51 (3): 1022-1027.
21. Sheng Z, Cao X, Peng S, et al. Ofloxacin induces apoptosis in microencapsulated juvenile rabbit chondrocytes by caspase-8-dependent mitochondrial pathway. Toxicol Appl Pharmacol, 2008, 226 (2): 119-127.
22. Oliphant CM, Green GM. Quinolones: a comprehensive review. Am Fam Physician, 2002, 65 (3): 455-464.
23. De Sarro A, De Sarro G. Adverse reactions to fluoroquinolones. an overview on mechanistic aspects. Curr Med Chem, 2001, 8 (4): 371-384.
24. 成睿珍, 殷安宁. 喹诺酮类药物不良反应. 天津药学, 2008, 20 (3): 34-35.
25. 菱燕巴. 喹诺酮类药物不良反应分析及注意事项. 中国医院用药评价与分析, 2008, 8 (2): 143-144.
26. 夏锡青, 裴小兵. 喹诺酮类药物不良反应. 中国临床保健杂志, 2005, (8): 354-355.
27. 万志龙, 刘明亮, 游雪甫. 喹诺酮诱发关节病的致病机制. 国外医药: 抗生素分册, 2007, 28 (1): 6-9.
28. Khanna S, Pillai KK, Vohora D. Insights into liaison between antiepileptic drugs and bone. Drug Discov Today, 2009, 14 (7/8): 428-435.
29. Ensrud KE, Walczak TS, Blackwell TL, et al. Antiepileptic drug use and rates of hip bone loss in older men: a prospective study. Neurology, 2008, 71 (10): 723-730.
30. Kulak CAM, Borba VZC, Bilezikian JP, et al. Bone mineral density and serum levels of 25OH-vitamin D in chronic users of antiepileptic drugs. Arq Neuropsiquiatr, 2004, 62 (4): 940-948.
31. Andress DL, Ozuna J, Tirschwell D, et al. Antiepileptic drug-induced bone loss in young male patients who have seizures. Arch Neurol, 2002, 59 (5): 781-786.
32. Pack AM, Morrell MJ, Marcus R, et al. Bone mass and turnover in women

with epilepsy on antiepileptic drug monotherapy. Ann Neurol, 2005, 57: 252-257.
33. Pack AM, Olarte LS, Morrel MM, et al. Bone mineral density in an outpatient population receiving enzyme-inducing antiepileptic drugs. Epilepsy Behav, 2003, 4: 169-174.
34. Ensrud KE, Walczak TS, Blackwell TL, et al. Antiepileptic drug use increases rates of bone loss in older women: a prospective study. Neurology, 2004, 62 (11): 2051-2057.
35. Pack AM, Morrell MJ, Randall A, et al. Bone health in young women with epilepsy after one year of antiepileptic drug monotherapy. Neurology, 2008, 70 (18): 1586-1593.
36. Nettekoven S, Ströhle A, Trunz B, et al. Effects of antiepileptic drug therapy on vitamin D status and biochemical markers of bone turnover in children with epilepsy. Eur J Pediatr, 2008, 167 (12): 1369-1377.
37. Nissen-Meyer LS, Svalheim S, Taubøll E, et al. How can antiepileptic drugs affect bone mass, structure and metabolism? Lessons from animal studies. Seizure, 2008, 17 (2): 187-191.
38. Takahashi A, Onodera K, Kamei J, et al. Effects of chronic administration of zonisamide, an antiepileptic drug, on bone mineral density and their prevention with alfacalcidol in growing rats. J Pharmacol Sci, 2003, 91 (4): 313-318.
39. Pack AM, Gidal B, Vazquez B. Bone disease associated with antiepileptic drugs. Cleve Clin J Med, 2004, 71 (Suppl 2): S42-48.
40. King AE, Umland EM. Osteonecrosis of the jaw in patients receiving intravenous or oral bisphosphonates. Pharmacotherapy, 2008, 28 (5): 667-677.
41. Sparidans RW, Twiss IM, Talbot S. Bisphosphonates in bonediseases. Pharm World Sci, 1998, 20 (5): 206-213.
42. Rosen CJ, Kessenieh CR. Comparative clinical pharmacology and therapeutic use of bisphosphonates in metabolic bone diseases. Drugs, 1996, 51 (4): 537-551.
43. Junquera L, Gallego L, Pelaz A, et al. Oral bisphosphonates-associated osteonecrosis in rheumatoid arthritis. Med Oral Patol Oral Cir Bucal, 2009 (in press).
44. Silverman SL, Landesberg R. Osteonecrosis of the jaw and the role of bisphos-

phonates: a critical review. Am J Med, 2009, 122 (2 Suppl): S33-45.
45. Mariotti A. Bisphosphonates and osteonecrosis of the jaws. J Dent Educ, 2008, 72 (8): 919-929.
46. Jeal W, Barrudell LB, McTavish D. Alendronate, A review of its pharmacological properties and therapeutic efficacy in postmenopausal osteoporosis. Drugs, 1997, 53 (3): 415-434.
47. Marx RE. Pamidronate (Aredia) and zolendronate (Zometa) induced avascular necrosis of the jaws: a growing epidemic. J Oral Maxillofac Surg, 2003, 61: 1115-1117.
48. Ruggiero SL, Mehrotra B, Rosenberg TJ. et al. Osteonecrosis of the jaws associated with the use of bisphosphonates: a review of 63 cases. J Oral Maxillofac Surg, 2004, 62 (5): 527-534.
49. Baqan JV, Jimenez Y, Murillo J, et al. Jaw osteonecrosis associated with bisphosphates: Multiple exposed areas and its relationship to teeth extractions. Study of 20 cases. Oral Oncol, 2006, 42 (1): 327-329.
50. Wang J, Goodger NM, Pogrel MA. Osteonecrosis of the jaws associated with cancer chemotherapy. J Oral Maxillofac Surg, 2003, 61: 1104-1107.
51. Merigo E, Manfredi M, Meleti M, et al. Jaw bone necrosis without previous dental extractions associated with the use of bisphosphonates (pamidronate and zolendronate): a four-case report. J Oral Pathol Med, 2005, 34: 613-617.
52. Robinson NA, Yeo JF. Bisphosphonates-a word of caution. Ann Acad Med Singapore, 2004, 33: 48-49.
53. Marx RE, Sawatari Y, Fortín M, Broumand V. Bisphosphonate-induced exposed bone (osteonecrosis/osteopetrosis) of the jaws: risk factors, recognition, prevention and treatment. J Oral Maxillofac Surg, 2005, 63: 1567-1575.
54. Katz H. Endodontic implications of bisphosphonate-associated osteonecrosis of the jaws: a report of three cases. J Endod, 2005, 31: 831-834.
55. Sitters MA, Caldwell CS. Bisphosphonates, dental care and osteonecrosis of the jaws. Tex Dent J, 2005, 122: 968-792.
56. Odvina CV, Zerwekh JE, Rao DS, et al. Severely suppressed bone turnover: a potential complication of alendronate therapy. J Clin Endocrinol Metab, 2005, 90 (3): 1294-1130.
57. Fournier P, Boissier S, Filleur S, et al. Bisphosphonates inhibit angiogenesis

in vitro and testosterone-stimulated vascular regrowth in the ventral prostate in castrated rats. Cancer Res, 2002, 62 (22): 6538-6544.
58. Durie BG, Katz M, Crowley J, et al. Osteonecrosis of the jaw and biphosphonates (letter). N Engl J Med, 2005, 353 (1): 99-100.
59. Baran DT, Braverman LE. Thyroid hormones and bone. J Clin Endocrinol Metab, 1991, 72: 1182-1183.
60. Clarke N, Kabadi UM. Optimizing treatment of hypothyroidism. Treat Endocrinol, 2004, 3 (4): 217-221.
61. Wartofsky L. Use of sensitive TSH assay to determine optimal thyroid hormone therapy and avoid ostoclastic bone resorption by an indirect effect. J Endocrinol, 1992, 133: 327-331.
62. Salvi M, Girasole G, Pedrazzoni M, et al. Increased serum concentration os interleukin-6 and bone metabolism in patients with thyroid function disorders. J Clin Endocrinol Metab, 1997, 82 (1): 78-81.
63. Wei J, Xu H, Davies JL, et al. Increase of plasma IL-6 concentration with qge in healthy subjects, Life Sci, 1992, 51: 1953-1956.
64. Varga F, Rumpler M, Klaushofer K. Thyroid hormones increase insulin-like growth factor Mrna levels in the clonal osteoblastic cell line MC3T3-E1. FEBS Lett, 1994, 345: 67-70.
65. Benbasset CA, Maki KC, Unterman TG. Circulating levels of insulin-like growth factor (IGF) binding protein-1 and-3 in aging men: relationships to insulin, glucose, IGF, and dehy-droepiandrosterone sulfate levels and anthropometric measures. J Clin Endocrinol Metab, 1997, 82: 1484-1491.
66. Harper KD, Weber TJ. Secondary osteoporosis. Diagnostic considerations. Endocrinol Metab Clin North Am, 1998, 27 (2): 325-348.
67. Gharib H, Mazzaferri EL. Thyroxine suppressive therapy in patients with nodular thyroid disease. Ann Intern Med, 1998, 128 (5): 386-394.
68. Mysliwiec J, Zbucki R, Winnicka MM, et al. Crucial role of interleukin-6 in the pathogenesis of thyrotoxicosis-related disturbances of bone turnover in mice. Horm Metab Res, 2007, 39 (12): 884-888.

第十章

放射性核素

放射性核素自发现以来，在医学上和其他领域得到了广泛的应用。在给人类生活带来了许多益处的同时，对人类也产生了许多副作用。放射线对人类骨毒性最严重的事件莫过于发生于 19 世纪初的一次事件，涂夜光表涂料的女工中骨肉瘤的患病率显著升高。这是因为在工作中她们接触到的大量放射性核素沉积到骨中造成的结果。随着人们对放射线的认识以及劳动条件的改善，这样严重的病例已不多见。虽然骨仍然是放射性核素沉积和在体内贮存的部位，但是其沉积和贮存的量导致骨肿瘤发生的情况现已少见。目前，放射线对人类骨毒性的主要危害存在于临床上的放射治疗。放射治疗已成为治疗肿瘤的主要方法之一。这种治疗方式的一些不良反应也开始引起人们的重视，其中放射性骨坏死是最为严重的并发症之一。

一、毒性表现

放射性骨坏死多为局部恶性肿瘤放射治疗后的并发症，常发生在颌骨、肋骨及锁骨等部位，骨盆内骨的放射性骨坏死比较少见。其发生与放射线的种类、总剂量、放射分割次数、个体和不同组织对放射线的敏感性等有关。

放射性骨坏死发生的时间因骨而异，下颌骨通常在照射后 1 年内出现，其他骨的间隔时间较长（2.4~17.6 年，平均 5 年），呈进行性发展。临床表现可不明显，部分患者有局部疼痛、病理性骨折等。其病理变化主要是骨的变性和坏死，骨髓炎或细菌感染为继发病变，多位于骨暴露的部分。骨密质变化较大，在照射后的早期，表现为层板骨纹理结构粗糙，骨着色不均匀，部分骨细胞消失，骨陷窝空虚，并可见微裂，成骨和破骨现象均不明显。以后骨层板结构消失或断裂，骨细胞大部分消失，形成死骨。骨松质变化较轻，可见骨小梁萎缩，偶出现骨微裂，但骨小梁边缘仍可见骨的沉积线。骨髓组织有不同程度的纤维化，偶见炎症。变性骨周围可见大量破骨细胞和成骨细胞。颌骨照射野内的血管变化不突出，可见小动脉内膜、内弹力层消失，肌层纤维化，外膜增厚，偶见动脉管腔内存在脱落的内皮细胞团块，或有血栓形成。电镜下显示骨细胞皱缩，细胞器消失，细胞核的染色质凝集，骨基质的胶原纤维溶解变性。

从放射疗法来说，不论外照射、近距离治疗（包括插植治疗和腔内治疗），还是外照射和近距离治疗的结合都可能引起放射性骨坏死，术中放疗也会引起放射性骨坏死。颌骨放射性骨坏死的发生率文献报道 0.9%～35.0%，平均 3.5%，不同的文献报道的发生率也不一致。造成发生率悬殊的原因可能与研究对象和观察时间的长短不同有关。选择那些放疗前经过牙科处理的患者作为研究对象，放射性骨坏死的发生率仅 0.9%。对 1969—1999 年 30 年间进行放疗的 830 例头颈部肿瘤患者作回顾性分析，颌骨放射性骨坏死的发生率为 8.2%。下颌骨放射性骨坏死发生率明显高于上颌骨（24:1），其原因可能与下颌骨血供较差和/或下颌骨骨质密度较大有关。男性下颌骨放射性骨坏死发生率高于女性，老年人高于年轻人。下颌骨放射性骨坏死可发生在放疗后的任意时段，但 70%～94% 在放疗后的最初 5 年内发生。近年报道的下颌骨放射性骨坏死发生率持续下降，这种趋势得益于新放疗设备的应用、对放射性骨坏死危险因素认识的加深、患者口腔预防措施的实施和医生于放疗前后对患者牙齿情况的详细检查和处理。

综合分析下颌骨放射性骨坏死的危险因素，包括治疗相关因素、肿瘤相关因素以及患者相关因素三个方面。①治疗相关因素：头颈部肿瘤放疗剂量或累积剂量越高，发生下颌骨放射性骨坏死的危险性越大，这已被多篇文献所报道，但亦有外照射剂量<50 Gy 而发生下颌骨放射性骨坏死的报道。放射线种类、照射野大小、不同剂量分割方式、投照技术优劣等也与下颌骨放射性骨坏死密切相关。大多数文献报道认为，同步放、化疗治疗头颈部肿瘤，并不增加下颌骨放射性骨坏死的危险性，但也有报道认为它可使该并发症的发生时间显著提前。②肿瘤相关因素：肿瘤位于扁桃体区、后磨牙区或肿瘤与下颌骨

相邻甚至直接侵犯下颌骨时,放射性骨坏死发生率都较高。③患者相关因素:患者放疗期间,放疗前、后短期内拔牙可明显增加下颌骨放射性骨坏死的发生率。头颈部肿瘤高剂量放疗后短期内拔牙,下颌骨放射性骨坏死发生率可高达 60%。另外,缺齿、重度牙周炎、口腔卫生差、嗜烟和酗酒都是下颌骨放射性骨坏死的危险因素。

二、毒性机制

放射性骨坏死的发病机制至今未能完全明确。最早是 Kanthak 于 1941 年提出的三因素理论,即放射线、创伤、感染三者共同作用,导致放射性骨髓炎的发生;但 Marx 于 1983 年提出的"三低"理论目前最为流行,即放疗引起局部血管损伤,导致局部营养障碍,致使组织"低血运、低细胞、低氧",最终发展为放射性骨坏死。然而,新的研究结果表明,放射性骨坏死发生的原因主要是射线对成骨细胞和破骨细胞的直接损伤,而不是仅仅由于局部血供障碍引发的继发症。大多数学者逐渐认为放射性骨坏死是骨及其周围软组织在放射性损伤后,由于修复和愈合能力丧失而导致的慢性不愈的创伤。当高能射线粒子击中肿瘤组织或正常组织后,细胞内部的 RNA、DNA 和酶未直接受损,而是胞内水分子转变为自由基,自由基转而与 DNA、RNA 或酶分子作用,破坏、分解核酸或氨基酸序列。在细胞水平上,表现为染色体断裂、交联和分解,使细胞损伤或死亡。在组织水平上,则表现为血栓形成,内皮坏死和玻璃样变性,同时出现骨膜纤维化、骨细胞坏死和骨髓腔纤维化。在发病过程中,成骨细胞要先于破骨细胞死亡,破骨细胞则继续活动而形成骨的多孔状损害。正常骨内,成骨细胞和破骨细胞维持一个动态平衡,放疗引起的细胞损伤,打破了骨代谢的平衡,最终造成放射性骨坏死的产生。而血管损伤发生在细胞损伤之后,它能加重放射性骨坏死的程度并加速其发展。但确切的发病机制,仍有待于进一步研究。

(李冰燕 张增利编)

主要参考文献

1. Kanthak F. X-ray irradiation and osteonecrosis of the jaws. J Am Dent Assoc, 1941, 28: 1925-1929.
2. Marx RE. Osteoradionecrosis: A new concept of its pathophysiology. J Oral Maxillofae Surg, 1983, 41: 283-288.
3. Koga DH, Salvajoli JV, Alves FA. Dental extractions and radiotherapy in head and neck oneology: review of the literature. Oral Dis, 2008, 14 (1): 40-44.
4. Katsura K, Sasai K, Sato K, et al. Relationship between oral health status and development of osteoradionecrosis of the mandible: A retrospective longitudinal study. Oral Surg Oral Med Oral Pathol Oral Radiol Endod, 2008, 105: 731-738.
5. Vanderpuye V, Goldson A. Osteoradionecrosis of the mandible. J Natl Med Assoc, 2000, 92 (12): 579.

第十一章

其他物质

第一节 乙醇

长期过度饮酒可造成慢性乙醇中毒,成为人体健康的一个危险因素。众所周知,慢性乙醇中毒可以损害肝、肾、脑、心等脏器与骨。生长中的骨对乙醇特别敏感。乙醇可以降低骨密度峰值,导致骨质疏松,降低骨强度而发生骨折。骨折的危险性和饮酒量呈剂量依赖关系。骨折危险性的增加是因为过度饮酒使骨密度降低。乙醇性骨病的特征是相对于正常的骨吸收增加,骨形成减少。这一生理过程的不平衡造成骨重建的缺乏,结果减少了骨量,增加了骨折的危险。

一、毒性表现

(一)饮酒与骨折

乙醇可能增加男性和女性发生骨折的危险性,一般为骨干和四肢的骨骨折。然而,女性只有一小部分骨折是由于过度饮酒引起的。而男性过度饮酒不管是否伴有性腺功能减退,据报道均易发生骨折。而且,随着饮酒史延长和乙醇摄入量的增加,骨折发生率将明显上升。

报道显示 15~24 岁男性腰椎骨密度与饮酒总量呈负相关。对中国云南省多民族老年人骨质疏松骨折和脊柱后凸作了调查分析,发现饮酒组 1302 人中有 187 人骨折,不饮酒组 3260 人中有 89 人骨折。饮酒组的骨折率大约是不饮酒组的 2.1 倍,差异具有显著性。国外报道 45 岁以上过度饮酒男性中,79% 发生过骨折,脊柱骨折占 25%。单侧或双侧的股骨颈骨折发生率显著增加。对美国 34~59 岁的 84 484 名女性调查发现 6 年内发生了 5934 个前臂和髋部骨折。每天摄入乙醇 25g(1~2 杯威士忌),则其发生髋部骨折的相关危险度(RR)为 2.33(95% CI,1.18~4.75),发生前臂骨折的 RR 为

1.38（95％ CI，1.09~1.74）。啤酒和白酒可导致此危险，但葡萄酒不增加骨折的危险性。在对过量饮酒增加髋部骨折的危险性研究中发现在酒的种类中，啤酒比其他酒类对髋部骨折有更明显的影响。50岁以上体重少于 $21kg/m^2$ 的体瘦女性中，每天摄入乙醇量大于 15 克者，骨折风险增加。这可能与脂肪细胞内贮存雌激素有关，使肥胖者在一定程度上可对抗乙醇性骨质疏松的发生。

（二）饮酒与骨密度降低

有很多证据证实了过度饮酒和骨密度降低有关。对每天摄入乙醇量 11~29g 的 7598 名老年妇女调查，结果发现她们的大转子骨密度比不饮酒者的明显增高，但超过 30g 的饮酒者的全身骨密度显著降低。因此认为适量饮酒可减少骨量的丢失，而过量饮酒增加骨量的丢失。每天至少饮酒 150 克已 8 年或更长历史的女性骨量明显减少（RR 0.66；95％CI，0.01~0.34）。长期酗酒者的骨密度减少 0.5~0.7 个标准差。大量饮用啤酒者的骨密度特别低。

（三）饮酒与骨坏死

流行病学研究显示，饮酒发生股骨头坏死的相对危险度（RR）为 7.8，并且存在明显的剂量-效应关系，每周累计饮酒少于 400 ml、400~1000 ml 和多于 1000 ml 者的 RR 分别为 3.3、9.8 和 17.9，说明长期、过量饮酒与股骨头坏死存在确定的联系。研究报道成人累计饮用 150 L 纯乙醇（每周累计饮酒不少于 400 ml）即可发病。乙醇所致的股骨头缺血性坏死的在饮酒人群中发病率较低（占 0.3％），但是在首诊为股骨头缺血性坏死的患者中，乙醇性的可占 31.8％，乙醇所致的股骨头缺血性坏死主要发生在年龄较大者（平均年龄为 49 岁），男性（97％），大部分发生股骨头塌陷（90％）。

二、毒性机制

乙醇性骨质疏松症的主要病理变化是骨基质和骨矿物质含量减少，表现为骨皮质变薄。其发生的机制与以下因素有关：①乙醇打破了骨吸收和骨形成的动态平衡，导致骨量丢失，发生骨质疏松。长期酗酒者的成骨细胞功能减弱，类骨质形成参数降低，同时伴随着矿化率的降低和矿化面积的减少,结果导致骨形成率降低和骨小梁厚度下降。而破骨细胞的数目与正常情况下的数目相比并没有明显的变化,其功能参数也没有明显下降。实验研究发现以递增浓度乙醇处理骨髓基质细胞 21 天,其分化为成骨细胞明显减少,而生成大量脂肪细胞,这种效果具有时间、剂量依赖性。脂肪基因呈高表达,成骨基因(Ⅰ型胶原 mRNA)呈低表达。说明乙醇能够从基因水平诱导骨髓基质细胞成脂分化增多,成骨分化减少,抑制了成骨细胞的生成及活性,使破骨细胞的作用相对增强。②长期、过度饮酒发生慢性乙醇中毒,可抑制 1α 羟化酶活性,影响了活性维生素 D 的生成,造成 $1,25-(OH)_2-D_3$ 减少。而且,乙醇能够抑制人骨生长因子、氟化钠、甲状旁腺素对骨形成的刺激作用。这些因素均可导致骨细胞代谢降低,成骨能力减弱,发生骨质疏松。③长期、过量饮酒还可引起男性性功能低下,这可能是乙醇对睾丸和下丘脑及脑垂体的直接作用所致。乙醇直接作用于睾丸使睾酮合成减少,增加肝睾酮 A 环还原酶活性而促进睾酮分解代谢,并能提高肝芳香酶活性,促进睾酮转变为雌激素,从而降低骨密度。

对于乙醇性骨坏死的发病机制,人们已提出多个假设,如脂肪栓塞、微骨折、血管炎、骨内高压和血管凝血等。目前,临床研究和动物实验已经证实骨髓内脂肪积聚和脂肪代谢异常是乙醇性股骨头坏死的一种早期病理变化。骨髓基质系统是由基质细胞及细胞外基质组成的一个网络组织。骨髓基质细胞中存在着具有高度增殖及多向分化能力的多潜能基质干细胞。这些干细胞在体外培养时能够分化成各系定向祖细胞,进而再分化为成纤维细胞、网状细胞、成骨细胞、成软骨细胞、脂肪细胞、肌原细胞等支持造血微环境所必需的多种细胞。在不同的培养条件下,其终末分化途径不同,骨髓基质细胞在成骨细胞与脂肪细胞分化之间呈反向变化。乙醇作用于细胞时导致骨髓基质细胞分化为成骨细胞明显减少,分化为脂肪细胞大为增加。这说明乙醇能够导致骨髓基质细胞分化为脂肪细胞,且有一定的剂量依赖性。由于脂肪细胞和成骨细胞共享一个干细胞池,当外来刺激导致骨髓多潜能基质干细胞分化为脂肪细胞系的时候,则干细胞池不能提供足够的成骨细胞以用于修复坏死骨。同时,股骨头是一个不能舒张的半密闭腔隙,当乙醇诱导骨髓基质细胞大量分化为脂肪细胞时,造成髓内脂肪组织堆积,引起骨内压增高,静脉回流障碍,动脉灌注减少。血流淤滞,局部缺血,代谢产物积聚,毛细血管通透性增加,血浆外渗,骨髓间质水肿,缺血进行性加重,导致股骨头内微循环障碍,大量骨细胞缺血、缺氧而死亡,最终发生股骨头坏死。这可能是乙醇性股骨头坏死的病理学机制。

(张增利编)

第二节 烟 草

吸烟对于健康的危害已得到公认,可导致人体肺、心、脑、肾等脏器的损害。近年来,许多研究结果表明,吸烟与骨质量密切相关,可增加女性和男性由于骨质疏松发生骨折的危险性。骨折的风险与吸烟者的吸烟量、烟龄、体重、用过雌激素与否等多种因素有关。

一、毒性表现

(一) 吸烟与骨折

1. 髋部骨折 吸烟与髋部骨折的相对危险度(RR)约是 1.2~1.5。对 17 379 例男性和 13 393 例女性的调查分析发现吸烟者发生髋部骨折的 RR 分别为 1.36(男)和 1.59(女),显著高于不吸烟者。而且,随着吸烟史延长与数量增多,RR 有明显升高的趋势。20 世纪 80 年代,国外曾报告吸烟者和非吸烟者的对比研究,吸烟者中发生骨折的 RR 为 1.5(95% CI,0.8~3.0)。这些数据支持髋部骨折与吸烟有关。另一项研究调查了 34 856 名 50 岁以上的成年人,其中有 421 人发生髋部骨折。吸烟女性髋部骨折的 RR 为 1.5(95% CI,1.0~2.4),瘦女性(BMI<20kg/m^2)的 RR 为 3.0(95% CI,1.8~5.0),男性为 1.8(95% CI,1.2~2.9)。吸烟女性,尤其是

未用过雌激素者,髋部骨折的 RR 增加。肥胖女性不管是否吸烟,髋部骨折的 RR 均未增加。但是,也有一些报道未发现吸烟与髋部骨折的危险有相关性。

2. 脊柱、前臂和其他骨折 对 12 192 名绝经期妇女进行的调查发现有 1358 人在 38~57 岁时遭遇骨折。其中,吸烟者比不吸烟者的骨折危险性大,比值比（OR）=1.5;95% CI,1.3~1.9。吸烟与踝部骨折比值比（OR）=2.2;95% CI,1.6~3.2。每天吸烟 10 支以上且烟龄达 5 年以上的 38 名女性吸烟者中,有 76% 发生 1 个或多个椎体骨折,而 572 名对照者中只有 43% 发生椎体骨折。

吸烟增加因骨质疏松发生骨折的危险性,多数发生于老年人,并可能降低肥胖和雌激素的保护作用。吸烟与骨折风险的相关程度具有年龄依赖性。吸烟与饮酒对于 60 岁以下者无影响,对 60~69 岁者有影响,对 70 岁以上者有明显影响。70 岁以上的瘦人吸烟、饮酒、尚无其他潜在性疾病者,骨折的相对危险度（RR）为 20.2（$P<0.05$）。而肥胖者的相对危险度降低到 6.9。对于吸烟和饮酒并具有潜在性疾病的瘦人,椎体骨折的相对危险度达 192.5（$P<0.05$）。以前吸烟的瘦且未曾用过雌激素者,发生前臂骨折的相对危险度是 1.5（95% CI,2.5~11.3）。而曾经应用雌激素 1 年以上者,相对危险度降低为 0.7（95% CI,0.2~2.5）。表明高体重和雌激素可拮抗吸烟所导致的骨质疏松作用。

由此可见,长期大量吸烟者发生骨质疏松性骨折的危险性很高。若吸烟者为高龄、瘦人、未用过雌激素,而且患有潜在性疾病,其发生骨折的危险性明显增高。相反,若吸烟者为非高龄、肥胖、曾用过雌激素,而且无潜在性疾病,其发生骨折的危险性相对降低。

(二) 吸烟与骨密度

吸烟引起的骨折危险性增加的原因是吸烟引起的骨密度降低。如果吸烟者从 10~12 岁开始吸烟,因此降低骨密度高峰,可能引起成年期骨密度不足。90% 以上的骨密度高峰是在 15~18 岁形成,吸烟可能对矿化速度产生阻碍,导致骨密度峰值降低。

为了证实吸烟对骨密度的影响,对平均年龄 49 岁（27~73 岁）

的 41 对孪生女性（21 对单合子）进行了调查，受试者每年平均吸烟 23 条（5～64 条），吸烟者的骨密度随年龄增加而减少。如果女性从青春期开始每天吸烟一包，则到绝经期时骨密度降低 5%～8%，此足以增加骨折的风险。对 15～50 岁 425 例中国北方健康志愿者的调查发现男、女性峰值骨量形成之前，青少年时期活动量与骨密度正相关。峰值骨量形成之后，活动量与骨密度无统计学意义。青少年男性组 Ward 三角区和全身骨密度与每天吸烟量负相关。每日吸烟量多、吸烟年限长者与每日吸烟少、吸烟年限短者比，前者骨密度低的几率大。提示机体低骨密度同吸烟有一定的联系。日吸烟量超过 15 支者，腰椎、股骨颈、Ward 三角区和全身骨密度值分别为 1.127、0.952、0.844 和 1.148g/cm^2，均显著低于日吸烟量未超过 15 支者（1.179、1.002、0.907 和 1.219g/cm^2），其中股骨颈和 Ward 三角区骨密度也分别显著低于非吸烟者（0.998 和 0.896 g/cm^2）；修正体重等混杂因素后，这种差异在腰椎和全身部位仍然具有显著意义。吸烟 15 年以上者，其骨密度值比日吸烟量少于 15 支且吸烟不足 15 年者低 4.6%～6.7%。进一步的研究发现当前吸烟者与以前吸烟者之间除了前臂之外，其他骨的骨密度相近似。以前吸烟者与从不吸烟者相比，大多数骨的骨密度降低。

二、毒性机制

吸烟可促进骨质疏松的发生，严重者可发生骨折，主要原因是骨密度的降低，这一危险性出现在老年人阶段。青少年是峰值骨密度形成时期，大多数人正是从此时期开始吸烟，吸烟可降低峰值骨密度的形成，增加了老年后骨质疏松症和骨折的发生率。

吸烟可能影响骨形成-骨吸收的偶联和内分泌激素的调节，增加了骨丢失。吸烟导致骨吸收的作用主要是抑制雌激素的合成，促进雌激素代谢，进而降低血中雌激素水平。尼古丁可抑制芳香酶体系中的细胞色素 P$_{450}$，改变其在酶系中的活性中心位点，从而以剂量依赖方式抑制雄甾烯二酮向雌激素转化，减少雌激素的生成。此外，烟碱能促进雌激素的分解代谢，使雌二醇发生可逆性脱氢反应生成雌酮，然后它的 C2 位点被不可逆地羟基化生成 2-羟基酮或 2-甲基雌酮，或在 16α 位点发生羟基化生成 16-羟基酮或 16-雌三醇，使循环中的雌激素水平降低，从而造成骨吸收增加，最终形成骨质疏松症。烟碱也可直接或间接使破骨细胞的活性增加，骨吸收增多，离子钙浓度升高，尿钙和尿嘧啶排出增多，导致骨丢失增加。还有人发现吸烟后血浆肿瘤坏死因子水平显著升高，而肿瘤坏死因子可以使破骨细胞活性增强，明显促进骨吸收。

目前对于吸烟导致骨形成减少的机制尚不清楚，有学者认为，尼古丁可以抑制胶原基质的合成和碱性磷酸酶的活性，从而影响成骨细胞的功能，骨形成减少。

（张增利编）

主要参考文献

1. Santori C, Ceccanti M, Diacinti D, et al. Skeletal turnover, bone mineral density, and fractures in male chronic abusers of alcohol. J Endocrinol Invest, 2008, (4): 321-326.
2. 刘凤英，郭子宏，冯晴，等. 云南省多民族老年人骨质疏松骨折和驼背的分析. 中国骨质疏松杂志, 2002, 8 (3): 237-241.
3. Clark MK, Sowers MF, Dekordi F, et al. Bone mineral density and fractures among alcohol-dependent women in treatment and in recovery. Osteoporos Int, 2003, 14 (5): 396-403.
4. Cawthon PM, Harrison SL, Barrett-Connor E, et al. Alcohol intake and its relationship with bone mineral density, falls, and fracture risk in older men. J Am Geriatr Soc, 2006, 54 (11): 1649-1657.
5. Hoidrups S, Gronbaek M, Gottschau A, et al. Alcohol intake, beverage preference, and risk of hip fracture in men and women. Am J Epidemiol, 1999, 149: 993-1001.
6. Ganry O, Baudoin C, Fardellone P, et al. Effrect of alcohol intake on bone mineral density in elderly women: the EPIDOS study. Am J Epidemiol, 2000, 151: 773-780.
7. Diez A, Puig J, Serrano S, et al. Alcohol-induced bone disease in the absence

of severe chronic liver damage. J Bone Miner Res, 1994, 9: 825-831.
8. Chon KS, Sartoris DJ, Brown SA, et al. Alcoholism-associated spinal and femoral bone loss in abstinent male alcoholics, as measured by dual x-ray absorptiometry. Skeletal Radiol, 1992, 21: 431-436.
9. Gainge MJ, Coupland AC, Cliffe SJ, et al. Cigarette smoking, alcohol and caffeine consumption, and bone mineral density in postmenopausal women. Osteoporosis Int, 1998, 8: 355-363.
10. Holbrook L, Barrett-Conner. A prospective study of alcohol consumption and bone mineral density. Br Med J, 1993, 306: 1506-1509.
11. Rapuri PB, Gallagher JC, Balhorn KE, et al. Alcohol intake and bone metabolism in elderly women. Am J Clin Nutr, 2000, 72: 1206-1213.
12. Yisheng Wang, Yuebai Li, Keya Mao, et al. Alcohol-induced adipogenesis in bone and marrow: A possible mechanism for osteonecrosis. Clin Orthop, 2003, 410: 213-224.
13. 王义生，李杰，殷力，等．酒精性骨坏死发病机制的分子生物学实验研究．河南医学研究，2004, 13 (1): 23-27.
14. Wezeman FH, Juknelis D, Frost N, et al. Spine bone mineral density and vertebral body height are altered by alcohol consumption in growing male and female rats. Alcohol, 2003, 31 (1/2): 87-92.
15. 秦林林，陈金标，葛崇华，等．781 例 15-51 岁健康者骨密度与影响因素分析．中华预防医学杂志，1999, 33 (5): 282-285.
16. Moon JG, Shetty GM, Biswal S, et al. Alcohol-induced multifocal osteonecrosis: a case report with 14-year follow-up. Arch Orthop Trauma Surg, 2008, 128 (10): 1149-1152.
17. Roach R, Miller D, Griffiths D. Multifocal osteonecrosis predominantly affecting the knees secondary to chronic alcohol ingestion: A case report and review. Acta Orthop Belg, 2006, 72 (2): 234-236.
18. Hoidrup S, Prescott E, Soresen TI, et al. Tobacco smoking and risk of hip fracture in men and women. Int J Epidemiol, 2000, 29: 253-259.
19. Olofsson H, Byberg L, Mohsen R, et al. Smoking and the risk of fracture in older men. J Bone Miner Res, 2005, 20 (7): 1208-1215.
20. Honkanen R, Tuppurainen M, Kroger H, et al. Relationship between risk factors and fractures differ by type of fracture: A population-based study of

12192 perimenopausal women. Osteoporos Int, 1998, 8: 25-31.
21. Kanis JA, Johnell O, Oden A, et al. Smoking and fracture risk: a meta-analysis. Osteoporos Int, 2005, 16 (2): 155-162.
22. Hopper JL, Seeman E. Bone density in twins discordant for tobacco use. N Engl J Med, 1994, 330: 387-392.
23. Vestergaard P, Mosekilde L. Fracture risk associated with smoking: a meta-analysis. J Intern Med, 2003, 254 (6): 572-583.
24. 陈金标, 秦林林, 李光伟, 等. 386例健康男性骨密度与吸烟的关系. 中华预防医学杂志, 2001, 33 (3): 149-151.
25. Baron JA, Farahmand BY, Weiderpass E, et al. Cigarette smoking, alcohol consumption, and risk of hip fracture in women. Arch Intern Med, 2001, 161 (7): 983-988.
26. Szulc P, Garnero P, Claustrat B, et al. Increaced bone resorption in moderate smokers with low body weight: The minos study. J Clin Endocrinol Metab, 2002, 87 (2): 666-674.
27. Gerdhem P, Obrant KJ. Effects of cigarette-smoking on bone mass as assessed by dual-energy X-ray absorptiometry and ultrasound. Osteoporos Int, 2002, 13: 932-936.
28. 雷光华, 周江南, 李康华, 等. 被动吸烟对大鼠骨密度与骨代谢的影响. 中华实验外科杂志, 2002, 19 (2): 127-129.
29. 雷光华, 周江南, 李康华, 等. 被动吸烟对大鼠腰椎骨密度和血浆TNF水平的影响. 中国现代医学杂志, 2002, 12 (10): 60-62.
30. 秦林林, 陈金标, 马海波, 等. 中国北方人骨密度及影响因素的多元回归分析. 中日友好医院学报, 1997, 11 (3): 197-201.
31. Kiel DP, Zhang Y, Hannan MT, et al. The effect of smoking at different life stages on bone mineral desity in elderly men and women. Osteoporosis Int, 1996, 6: 240-248.